中国轻工业“十三五”规划教材

“十三五”江苏省高等学校重点教材（编号：2018-2-184）

简明食品毒理学

王周平　孙　震　主编

中国轻工业出版社

图书在版编目（CIP）数据

简明食品毒理学/王周平，孙震主编．—北京：中国轻工业出版社，2024.5

中国轻工业“十三五”规划教材

“十三五”江苏省高等学校重点教材

ISBN 978-7-5184-2878-6

Ⅰ.①简… Ⅱ.①王… ②孙… Ⅲ.①食品毒理学—高等学校—教材 Ⅳ.①R994.4

中国版本图书馆 CIP 数据核字（2020）第 019860 号

责任编辑：马　妍

文字编辑：赵萌萌　　责任终审：张乃柬　　整体设计：砚祥志远

策划编辑：马　妍　　责任校对：晋　洁　　责任监印：张京华

出版发行：中国轻工业出版社（北京鲁谷东街 5 号，邮编：100040）

印　　刷：河北鑫兆源印刷有限公司

经　　销：各地新华书店

版　　次：2024 年 5 月第 1 版第 3 次印刷

开　　本：787×1092　1/16　印张：21

字　　数：460 千字

书　　号：ISBN 978-7-5184-2878-6　定价：50.00 元

邮购电话：010-85119873

发行电话：010-85119832　010-85119912

网　　址：http://www.chlip.com.cn

Email：club@chlip.com.cn

240826J1C103ZBW

本书编写人员

主　　编　王周平　江南大学

　　　　　孙　震　江南大学

副 主 编　李　理　华南理工大学

　　　　　聂少平　南昌大学

　　　　　王　新　西北农林科技大学

参编人员（以章节编写先后顺序排序）

　　　　　顾华杰　苏州科技大学

　　　　　刘　俊　扬州大学

　　　　　马　良　西南大学

　　　　　周鸿媛　西南大学

　　　　　付　静　陕西理工大学

　　　　　谭浩东　华南理工大学

　　　　　房志家　广东海洋大学

　　　　　张　毅　江南大学

　　　　　张春玲　西北农林科技大学

　　　　　钟亚东　南昌大学

　　　　　段　诺　江南大学

前言 | Preface

食品毒理学历来是食品质量与安全专业、食品科学与工程专业以及以食品安全为前提的相关专业的重要课程，是一门理论教学和实验技术并重的专业课。近年来，由于学科发展和课程增多，各院校缩短课时是大势所趋，一些高校的食品毒理学课程仅有20课时左右，现有的教材难以适应教学工作的变化，给教学工作带来了较大的困难。本书在内容的取舍上注意到食品毒理学的基础性、系统性、应用性和先进性，较好地处理了基础与前沿、传统与现状的关系。在系统介绍食品毒理学基本概念、原理和方法的基础上，将相关学科的最新技术应用到食品毒理学中，使其成为一本为食品质量与安全专业的学生编写的教材，同时也适合从事食品科学、食品工程、粮油加工、食品检验、卫生检验、外贸商检、畜（水）产加工、兽医卫检和预防医学等相关工作、需要一些毒理学基础知识的读者学习使用，也可作为农业、轻工、生物、医药卫生、环境保护等学科有关研究人员、研究生、专业技术工作者及食品监督检验和管理人员的参考用书。

本书编写人员均为国内高校食品院系食品毒理学课程专任教师，具有本领域教学与科研的丰富经验。本书编写分工如下：王周平（江南大学）、顾华杰（苏州科技大学）编写绪论（第一章）；孙震（江南大学）编写第二章、第十一章和附录；刘俊（扬州大学）编写第三章；马良、周鸿媛（西南大学）编写第四章；付静（陕西理工大学）、李理、谭浩东（华南理工大学）编写第五章；房志家（广东海洋大学）编写第六章；张毅（江南大学）编写第七章；张春玲、王新（西北农林科技大学）编写第八章；钟亚东、聂少平（南昌大学）编写第九章；段诺（江南大学）编写第十章，卢镜宇（江南大学）参加了实验视频拍摄工作。全书由王周平、孙震统稿，张毅、段诺参与了审校工作。

限于编写人员的学识和写作水平，书中难免存在不足之处，恳请广大读者提出宝贵意见和建议，以便进一步修改和完善。

编　者
2020年1月
于无锡

目录 Contents

第一章 绪论

CHAPTER 1

重要名词与英文对照

毒理学 toxicology　食品毒理学 food toxicology
危险度评价 risk assessment　外源化学物 xenobiotics
描述毒理学 descriptive toxicology　机制毒理学 mechanistic toxicology
管理毒理学 administrative toxicology　体内试验 in vivo test
体外试验 in vitro test

“民以食为天，食以安为先”，食品的安全性直接关系到广大人民的健康和安全，也关系到经济的发展、社会的进步、政局的稳定。进入 21 世纪以来，食品安全事件频发，如 2005 年苏丹红事件和人感染猪链球菌事件、2008 年三聚氰胺事件、2009 年地沟油事件、2010 年瘦肉精事件、2011 年毒黄瓜事件和塑化剂事件、2012 年黄金大米事件、2017 年毒鸡蛋风波等，这些事件不仅严重影响食品产业的发展，造成巨大的经济损失，也严重危害人民的身体健康和安全，动摇公众对食品安全和消费的信心。食品安全事件的发生映射出了食品安全监管和应急体系中的漏洞。经过近几年的不断努力，我国食品安全监管部门的应急体系建设正逐步完善，面对食品安全事件采取的应对措施积极，有效降低了食品安全事件的不良影响，食品安全事件的频发也得到一定程度的遏制。然而，我国的食品安全形势仍不容乐观，仍存在着深层次的管理问题和缺陷。食品毒理学的发展为保障和提升食品安全和质量提供了理论和技术支持，肩负着为监管部门提供科学决策依据的时代使命。

第一节　食品毒理学概述

一、食品毒理学概念

毒理学（toxicology）是一门研究外源因素（化学、物理和生物等因素）对生物系统和环境生态系统的有害作用及其机制的应用学科。“toxicology”一词是由古希腊语中“toxikon”与“logos”两个词组合演变而来的，前者意为“毒物”，后者意为“描述”，合起来就是“描述毒物的科学”，所以也有人称之为“毒物学”。

毒理学既是一门研究外源化学物（xenobiotics）对生物体的毒性反应、严重程度、发生频率和毒性作用机制的科学，也是对毒性作用进行定性和定量评价的科学。毒理学能评估和预测外源因素对人体健康和生态环境的危害，为确定安全限值、制定有关标准和管理方案及采取防治措施提供科学依据，其基本任务是发现毒性、研究机制、科学管理，以达到预防的目的。

早期，毒理学属于药理学、法医学及病理学研究的范畴，其主要任务是探讨化学物质进入机体后引起的病理变化、毒作用机理、中毒症状和后果，以及寻找有效的解毒方法和治疗方法。继而形成的经典毒理学（classical toxicology），是研究化学物质的测定、事故、特性、效应和调节的中毒有害作用机理和保护作用的一门学科，主要研究内容是外源性化学物对生物有机体的有害作用及机理。

自20世纪40年代以来，由于社会生产的快速发展，人工合成的化学物大量进入人类环境，严重污染了环境，导致各种疾病发生，这引起了各国科学工作者的重视，再加上科学技术飞速发展的促进，使毒理学获得了长足进步，形成了多学科交叉的现代毒理学（modern toxicology）。现代毒理学是研究环境、物理、化学和生物因素对生物体的毒作用性质、量化机理及防治措施的一门科学，包括毒性作用机制、毒素和毒性测定、化学物质毒性分级以及各种应用毒理学（如食品毒理学、卫生毒理学和机制毒理学），可为制定法规、申报药品和保健食品提供必要的权威性研究资料及对环境因素进行危险性评价。

卫生毒理学（health toxicology）是现代毒理学的一个重要分支学科，属于预防医学的范畴，包括环境毒理学、工业毒理学、食品毒理学、农药毒理学、放射毒理学等。作为卫生毒理学的一个分支，食品毒理学（food toxicology）也属于预防医学的范畴，它随着预防医学的发展而建立起来，是现代食品卫生学的一个重要组成部分，也是食品质量与安全专业不可或缺的一项知识，它是毒理学的基础知识和研究方法在食品科学中的具体应用。因此，食品毒理学是应用毒理学方法，研究食品中有毒有害外源化学物的性质、来源以及对人体健康的损害作用及其作用规律，评价其安全性，并确定其安全限值，以及提出预防管理措施的一门学科。

二、食品毒理学的学科任务、研究内容和研究对象

食品毒理学的学科任务是：研究食品中毒物的分布、形态及其进入人体的途径与代谢规律，阐明影响中毒发生和发展的各种条件；研究食品中化学物的急性和慢性毒性，特别应阐明致突变、致畸、致癌和致敏等特殊毒性，提出早期诊断的方法及健康监护措施；研究化学物在食物中的安全限量，评定食品的安全性，制定相关卫生标准。

食品毒理学的研究内容包括：食品中有害物质的来源、化学成分、理化性质在食物中的存在形式，摄入途径，在体内的代谢过程，有害物质的损害作用、毒性性质、大小，毒理机制，安全限量、管理和预防措施等。

食品毒理学的研究对象主要是食品中的有毒有害物质，包括：化学性污染物（如农用化学品、工业化学品、日用化学品、药物、各种环境污染物、重金属元素等）、生物性污染物（如动植物毒素、微生物毒素等）、食品包装材料、食品添加剂、食品中天然存在或加工过程

中形成的有害物质等。

三、 毒理学的研究领域

目前国际上较为认同的毒理学研究工作可分为以下三个领域：

（1）描述毒理学（descriptive toxicology） 利用毒理学基本原理和方法，探讨外源化学物对生物体损害作用，描述和鉴定其毒性。其主要任务是毒性鉴定、发现和描述毒性。它通过观察和识别外源化学物对人体和环境的影响，包括用动物实验预测外源化学物的潜在危害；对接触人群的直接观察，为外源化学物的安全性评价和管理提供科学依据。

（2）机制毒理学（mechanistic toxicology） 研究重点是外源性化学物对生物体产生毒作用的细胞、生化和分子机制。通过研究能阐明外源性化学物产生毒性的生物学过程，为建立敏感的预测试验、安全性评价、设计和生产安全性的化学物、化学性疾病的诊断和治疗提供依据。目前，其主要应用领域有：研制解毒剂；验证在人类、实验动物中均发现的毒效应；排除发生在实验动物但与人类可能无关的毒效应；研发、生产较为安全的药物，指导临床合理治疗疾病；老药新用治疗中毒；促进基础学科研究的发展。

（3）管理毒理学（administrative toxicology） 根据描述毒理学和机制毒理学的研究资料进行科学决策；决定各种化学物能否进入人类生产和生活环境中，如进入其危险度能否为人们所接受以及如何防止其危害；协助政府部门制定相关法规条例和管理措施并付诸实施，以确保化学物、药品、食品等进入市场足够安全，达到保护人民群众身心健康的目的。

毒理学的这三个研究领域，每一方面都有其独有的特征，但又相互联系，危险度评价是三者之间关系的核心交叉，如图 1-1 所示。危险度评价（risk assessment）是安全评价的进一步发展，是一种定量评价，可以预测化学物在接触人群中引起的有害健康效应的发生率。危险度（risk）是一种统计学概念，是指在特定条件下接触某种水平的化学物而产生健康损害的预期频率，可用绝对危险度或相对危险度表示。

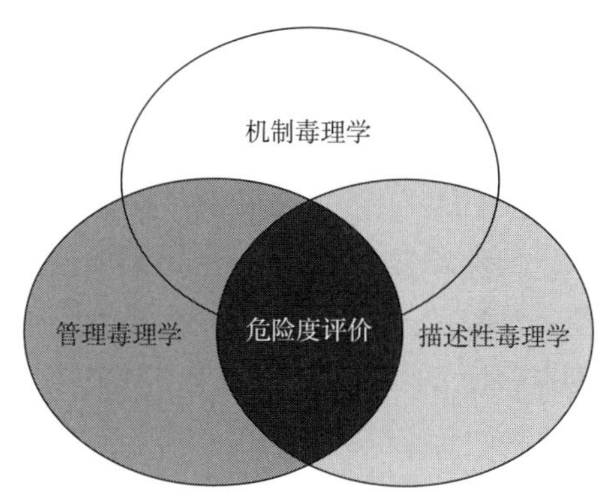

图 1-1 毒理学研究范畴示意图

反应停事件：反应停（Thalidomide）又称沙利度胺，是联邦德国格兰泰（Chemie Grunental）制药公司研发的具有一定催眠镇静作用的化合物，能显著抑制孕妇的早孕反应，由于其急性毒性小（小鼠经口 LD_{50}>5g/kg），被误认为是一种安全有效的镇静安眠药，于 1957 年 10 月向市场正式投放，治疗剂量为 50~200mg/kg。此后不到一年，反应停便作为一种非常理想的无任何的抗妊娠反应的药物，相继在欧洲、日本、澳洲和加拿大等 51 个国家或组织获准销售。但随后不久即发现，孕妇只要在末次月经后 6~8 周内口服 200mg 反应停便会引起胎儿的严重短肢（海豹肢），服药的孕妇还出现了流产、早产和胎死的现象。1962 年 3 月该公司撤回了联邦德国市场上所有的反应停，但是期间共造成全球1.2万余名新生儿畸形。

1960年美国食品药品监督管理局（FDA）的药物审查员弗朗西斯·凯尔西在接到“反应停”在美国销售的申请后，不理会该药在欧洲等地已经得到批准的现实，坚持要求制药公司必须提供更多实验报告，特别是该药对神经系统有何副作用的研究报告，顶着药商巨大的压力，坚持不批准该药在美国销售。正是由于凯尔西的坚持，美国幸运地逃过了这一全球性的灾难。1962年美国总统肯尼迪授予凯尔西联邦公务员的最高奖励“杰出联邦公务员总统奖”。

问题： 1. 管理毒理学对保护人类健康、生产环境和生态环境还有哪些重要的作用？
2. 美国为什么会避免“反应停”事件的发生？

第二节　毒理学发展简史

一、 毒理学的起源和发展

毒理学起源于人类早期为获取食物而对各种外源物质进行品尝食用，人类对自然界中存在的有毒物质的认识可以追溯至5000年前，而有文字记载的历史约3500年。古希腊Mithridates六世利用罪犯筛选得到了50多种不同的毒物和解药，这是系统研究毒物与人体作用的开端。古埃及人Ebers Papyrus记载了颠茄草、铅、铜、锑等多种毒物，并且已经可以从桃仁中提取氢氰酸。古印度人记载了砒霜、鸦片、乌头类等毒物。古印第安人以含毒糖苷的植物种子提取物作为武器。

Pathagoras（公元前580年—公元前498年）研究了金属对生物体的毒性作用，提出了中毒的因果关系，为早期毒理学的建立和发展做出了重要贡献。Hippocrates（公元前460年—公元前377年）提出了古代毒理学的概念，并在其著作中详细阐述了毒物的专业知识。Theophrastus（公元前370年—公元前286年）撰写了《理论植物学》和《植物学史》，成为重要的早期毒理学教材。Dioscorides（公元前90年—公元前40年）首先观察了汞的毒性，并对毒物进行了分类。

古代人类对外源性毒物与毒性知识的应用，主要反映在两个方面：一方面，在实践中逐渐积累了用天然毒物治疗疾病和解救中毒的经验；另一方面，将识别和发现的各种天然毒物应用于狩猎、战争冲突和谋杀。

二、 近代毒理学的萌芽和发展

1. 萌芽

一直到中世纪末期，社会上发生的中毒事件均以毒杀和误服解释。1198年Maimonides发表了世界上第一本有关毒物的专著《毒物及其解毒药（*Poisons and Their Antidotes*）》，描述了治疗昆虫蜇咬、毒蛇和狂犬咬伤的方法，探讨了生物利用度，注意到牛奶、奶油和黄油可以延缓小肠对毒物的吸收，并且驳斥了某些当时流行的非科学的中毒治疗方法。欧洲文艺复兴时期，著名的医学家瑞士人 Paracelsus（1493—1541 年）最早指出毒理学实验研究的重要性，明确指出剂量的概念，指出所用物质都是有毒的，没有不是毒物的物质，唯有剂量使之区分为毒物还是药物（All substances are poisons, there is none which is not a poison. The right dose differentiates a poison from a remedy——Paracelsus）。即毒物和非毒物之间没有严格的界限，同一种化学物质，由于使用剂量、对象和方法的不同，则可能是毒物，也可能是非毒物。由此帕拉塞尔萨斯（Paracelsus）（图 1-2 所示）提出了至理名言“The dose make the poison”，即剂量决定毒性。在此期间他与其他学者共同研究职业性铅中毒、汞中毒、煤烟和烟垢的毒性危害等，并提出了职业毒理学、法医毒理学和环境毒理学的早期概念，对药理学、毒理学、治疗学等生物医学的诸多领域都做出了前所未有的重要贡献，为近代毒理学的起源奠定了基础。

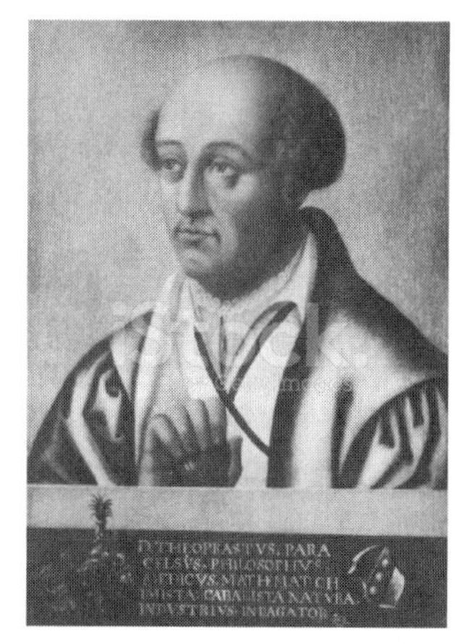

图 1-2　帕拉塞尔萨斯
（Paracelsus，1493—1541 年）

2. 发展

进入 19 世纪欧洲工业革命后，由于生产环境的极端恶劣，体力劳动极其繁重又缺乏防护，因而职业中毒非常严重与频繁，如陶瓷工人发生铅中毒，多数采矿工人发生汞中毒、磷中毒，矿工多数患有硅沉着病（旧称硅肺、矽肺），甲醛中毒也屡见不鲜。为适应当时的需要，许多学者围绕各种职业接触的化学物质开展了大量的实验研究工作，并出版了第一批毒理学书籍，促进了毒理学的迅速发展。

近代毒理学的研究始于 16 世纪。巴黎大学的西班牙学者 Orfila（1798—1853 年）（图 1-3 所示）首次采用数千只狗作为实验动物对当时认为有毒的物质进行了实验验证，第一次用化学分析方法，系统地阐明了化学物质引起的中毒症状与该物质在机体内的浓度之间存在“剂量-效应（反应）关系”。1815 年，他出版了第一部专门研究化学物质有害作用的毒理学专著，首次提出毒理学是一门独立的学科。因此，Orfila 被视为现代毒理学奠基人。随后，Kobert（1854—1919 年）和 Lewin（1854—1929 年）相继于 1893 年和 1920 年出版了毒理学教科书，爱尔兰医师 Marsh（1790—1860 年）创立了砷的检测方法，为现代毒理学和药理学的发展进一步奠定了科学基础。

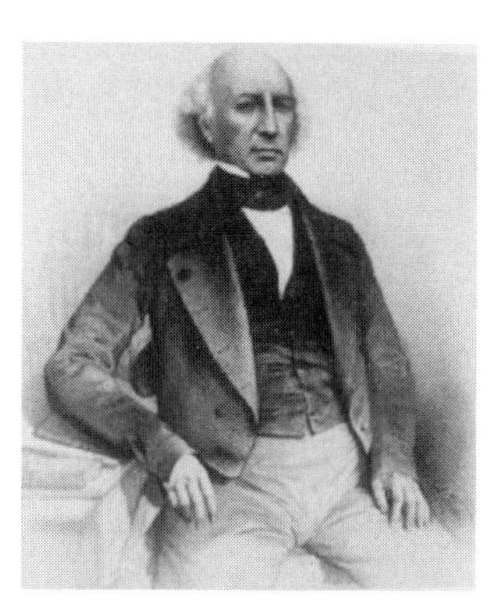

图 1-3　奥尔菲拉
（Orlila，1787—1853 年）

进入 20 世纪以来，毒理学家们也有很多突出的成就，如对砷及其他一些重金属的毒作用机理探讨（C. Voegthin，1924 年），亚硝酸盐及硫代硫酸钠联用对氰化物中毒的治疗（陈克恢，1934 年），BAL（二巯基丙醇）对砷中毒的治疗（R. A. Petera 等，1945 年），对有机磷农药的研究（P. Muller，1944—1946 年）等，促进了近代毒理学的成熟。19 世纪末到 20 世纪初，近代毒理学成为了一门独立的学科。

但在 20 世纪 50 年代以前，多数的毒理学研究是描述性的，主要依靠形态学的变化进行判断，着重研究中毒的后果、中毒的症状，可认为是药理学和法医学的延伸。

三、 现代毒理学阶段

20 世纪后半叶，随着人类面临的食品安全的严峻挑战，现代毒理学逐渐发展起来。由于社会生产的快速发展，外源化学物日渐增多，大量化学物进入人类环境。这些外源化学物对生物界，尤其是对人类的巨大负面效应引起了关注，如震惊世界的反应停事件、水俣病事件、TCDD 污染以及多种化学物的致癌作用等（表 1-1）。毒理学者因此而做了很大努力，做了许多相关的研究工作，加之科学技术的发展，使毒理学研究有了长足的进步。此后，化学物中毒机理的研究也伴随着生理学、化学与物理学的发展而广泛展开，特别是生物化学与遗传学的飞速发展，推动毒理学从不同领域、不同角度、不同深度形成了众多的、交叉的分支学科，为毒理学发展提供了必要的基础理论。可以说现代毒理学的发展和生命科学的发展是同步进行的，生命科学的新理论、新技术又推动了现代毒理学的迅速发展。如胆碱酯酶抑制剂、有机磷中毒及解毒机制、混合功能氧化酶及细胞色素 P450 对毒物代谢转化作用的研究都促进了现代毒理学的发展。

表 1-1　　20 世纪世界重大食品药品中毒事件

时间	发生地	中毒原因	有毒作用	受害数	死亡数
1900 年	英国曼彻斯特	啤酒发酵中误用含砒霜的葡萄糖	神经系统，中毒性心肌炎	7000 人	1000 人
1930 年	德国	有毒结核杆菌误作卡介苗	结核病，侵犯各组织器官	207 人	72 人
1937 年	美国	磺胺酏剂	急性肾衰竭	358 人	107 人
1950—1989 年	中国河南等 12 个省	饲喂黑斑病甘薯	肝、肾、肺损伤	64095 头牛	3560 头
1955 年	日本神通川	食用含镉大米	骨痛病	258 人	128 人
1956 年	日本森永公司	奶粉含砷	神经系统，多样性皮肤损害	12131 人	130 人
1956 年	日本熊本	化肥厂使用汞做催化剂污染水域引发汞中毒（水俣病）	严重的神经性疾病	180 人	50 人
1956—1961 年	欧洲、加拿大等	反应停	海豹肢	世界范围 12000 名畸形婴儿（西德 6000~8000 例畸胎、日本 1000 例畸胎）	

续表

时间	发生地	中毒原因	有毒作用	受害数	死亡数
1959—1989 年	中国云南	紫茎泽兰中毒	腹泻、气喘、鼻腔糜烂	67579 匹马	51029 匹马
1960 年	英国	黄曲霉毒素	致肝癌		10 万火鸡
1964 年	日本新潟（音 xi）	水俣病	严重的神经性疾病	102 人	8 人
1968 年	日本爱知县	米糠油中多氯联苯	皮肤病、全身无力		
1971 年	伊拉克	将含甲基汞的小麦种子，因标识不清误作口粮	严重的神经性疾病	6530 人（100 000 人，1973 年统计）	459 人（6000 余人，1973 年统计）
1974 年	印度	玉米发霉致黄曲霉毒素中毒	致肝癌	379 人	106 人
1981 年	西班牙	橄榄油（工业用菜籽油变质）	多种症状和体征	17800 人	256 人
1986 年	中国台湾	西施舌中涡鞭毛藻	麻痹性贝毒致神经毒	44 人	2 人
1987 年	中国贵州	假酒（甲醇）	中枢神经系统损害、眼部损害	上千人中毒	23 人（失明 5 人）
1992 年	印度	啤酒中掺入甲醇	中枢神经系统损害、眼部损害	125 人住院	200 人
2000 年	俄罗斯	毒蘑菇中毒	消化系统损伤、血液、神经系统损伤	中毒数百人（274 人住院）	60 人（三个地区）

随着生产发展，外源性化学物的大量使用造成的中毒事件频发引起了人们的重视，欧美各国先后通过了有关外源性化学物的管理法规，规定了新化学物在投放市场前需经过毒理评价，为毒理学的发展提供了社会需求。1906 年美国率先通过了第一部《美国食品与药品法》。1938 年美国建立了美国联邦管理和执法机构——食品和药品管理局（FDA）。20 世纪 50 年代，美国著名的毒理学家 Lehman（1900—1979 年）等人出版的《食品、药品和化妆品中化学物的安全评价》首次被 FDA 指定为毒理学研究的指南。20 世纪 70 年代，美国环境保护局（EPA）开始制定危险度评定方法，并通过了《有毒物质控制法》和《污染治理法》。

从 1975 年开始，毒理学的一个新的分支——管理毒理学应运而生，产品安全评价和危险度评定开始成为毒理学研究的主要目的和产物，各种危险度评定的规范和指导原则得以正式颁布。1992 年，美国 EPA 又提出了生态危险度评定的框架，并于 1996 年正式颁布。

20 世纪七八十年代，分子生物学技术迅速发展，促进了其在毒理学研究中的应用，分子生物学手段开始在毒理学研究中占据重要地位。此后，毒理学发展进入鼎盛时期，分子毒理学也逐渐形成并快速发展。1986 年，美国 Vanderbilt 大学医学院生化系环境毒理学中心更名为分子毒理学中心。1997 年，加拿大 Josephy 出版了《分子毒理学》（*Molecular Toxicology*）教材。

目前，现代毒理学研究已从传统的自然毒素鉴定和参与药品开发，扩展到识别、评价和控制空气、水、食品、化妆品、动物饲料等人类环境中的外源性化学物，以及这些外源性化学物对人类健康和环境的危害。

四、 我国食品毒理学的发展

我们的祖先在毒理学的早期形成中做出了卓越的贡献。神农尝百草时就已开始区分食物、药物与毒物，作为中国最早的一部药物学专著，《神农尝百草》已经有鉴别药物与毒物的典型记载，它将药物按其功用分为上品、中品和下品三类，即无毒可久服的药物、防治一般疾病的药物和有毒的药物；宋代宋慈著《洗冤集录》（公元 1247 年），对服毒、解毒和检验毒物的方法有相当系统的记载，是世界上第一部法医毒理学著作；明朝时代《天工开物》一书中不仅描述了有毒物质，而且提出了一些预防生产过程中的中毒防护措施；明代李时珍的《本草纲目》不仅对许多毒物都有记载，而且对生产性铅中毒的危害做了详尽描述："铅生山穴石间……其气毒人，若连月不出，则皮肤萎黄，腹胀不能食，多致病而死。"其可视为世界上第一部药物学与毒理学的专著。

然而近代以来，我国毒理学研究在很长一段时间内一直停滞不前，直至 20 世纪 50 年代现代毒理学的理论和方法才在我国逐步建立和发展起来。我国食品毒理学早期的代表性工作是 20 世纪 60 年代初开始从事农药残留量标准制定及水果保鲜的研究工作。1975 年，卫生部组织举办了第一期食品毒理学培训班，为各省、市防疫部门和高等院校培养了一大批食品毒理学工作者，并在短时间内形成了一支庞大的食品毒理学队伍，在培训班讲义的基础上于 1978 年修订出版了我国第一部食品毒理学著作，为我国食品毒理学的发展与研究打下了良好的基础。

改革开放后，鉴于国际上毒理学的发展和我国实际需要，我国在一些医学院校的预防医学专业开设了卫生毒理学基础课程。此后，又设立了毒理学硕士学位和博士学位点。20 世纪 80 年代以来，随着食品工业的快速发展，以及食品科学与工程专业的迅速增多，一些院校又相继开设了食品毒理学课程。2002 年教育部批准食品质量与安全专业，许多院校将食品毒理学课程设为必修课或学位课。目前，我国已有 27 所高校或科研院所设立了卫生毒理学博士/硕士一级学科点，其中"985"单位（双一流）10 所，"211"学校 17 所。这些高校或科研院所的卫生毒理学博士生和硕士生研究方向涵盖了环境毒理学、食品毒理学、工业毒理学、临床毒理学、药物毒理学、分析毒理学等，每年毕业研究生数百名，为疾病预防控制、卫生监督、卫生行政管理、药物安全评价、高等院校和科研院所等部门输送了大量高水平毒理学科研技术人才。

20 世纪 80 年代以来，食品毒理学的学术团体与杂志也相继建立和出版。食品毒理学机构派出了大批学者赴美、欧、日等国访问、进修，他们学成归国后及时将国际上食品毒理学最新发展、理论、信息及研究技术带回国内，推动了我国食品毒理学与国际水平的接轨。1989 年，中华预防医学会成立了卫生毒理学及生化毒理学组；1993 年，中国毒理学会（Chi-

nese Society of Toxiology，CST，以下简称学会）成立，随后成立了 18 个专业委员会，其中包括食品毒理学专业委员会。学会通过举办国际性和全国性的学术会议交流不仅传入了国外的毒理学理论和技术，同时也将我国的食品毒理学研究成果介绍给了全世界，从总体上推动我国食品毒理学发展到了一个新水平，同时缩小了我国食品毒理学与国际先进水平的差距，迎来了我国食品毒理学新的发展时期。

1994—1995 年，我国颁布和实施了《食品安全性毒理学评价程序和方法》国家标准（GB 15193）和《食品安全法》，随后于 2003 年和 2014 年两次修订《食品安全性毒理学评价程序和方法》国家标准，目前施行的《食品安全性毒理学评价程序和方法》国家标准（GB 15193—2014）于 2015 年 5 月 1 日起正式实施，包括《食品安全性毒理学评价程序》（GB 15193. 1—2014）、《食品毒理学实验室操作规范》（GB 15193. 2—2014）等 17 项新标准。

2003 年，根据《国务院机构改革方案》，在国家药品监督管理局（SDA）的基础上组建成立国家食品药品监督管理局（SFDA，State Food and Drug Administration），除原职能外，负责食品、保健品、化妆品的管理，从此我国食品和药品安全有了全国统一的协调管理机构。2008 年，国家食品药品监督管理局归卫生部管理，为其直属机构。2018 年成立国家市场监督管理总局，其职能包括了食品药品监督管理等。

[案例] 磺胺酏事件

1935 年药学家们发现了磺胺的抗菌作用，各种磺胺片剂、胶囊相继问世。1937 年美国一家制药企业 Massengill 公司的主任药师瓦特金斯做溶剂，用二甘醇代替乙醇使小儿服用方便配制儿童口服液，称为磺胺酏剂。该公司未进行动物实验，就将药品投放市场，用于治疗感染疾病。到 1937 年 9 月该公司共生产了 908. 5L 的磺胺酏剂，这些药物主要的销售地区是美国俄克拉荷马州的塔尔萨市。9~10 月，塔尔萨市不明原因的患肾功能衰竭病人大大增加，人们怀疑这些病例与服用该公司的磺胺酏剂有关。为证实药物无害，瓦特金斯自己服用了少量的磺胺酏剂和二甘醇，以证实产品无害。

但是 10 月中旬，美国 FDA 派出调查组进行调查发现，在 4 周内 353 人服用磺胺酏剂，有 107 人死亡，其中大部分是儿童。经调查引起这起事件的原因是磺胺酏剂中所含的二甘醇。联邦法院对该公司罚款 26100 美元，瓦特金斯在内疚中自杀，以死谢罪。“磺胺酏剂事件”成为 20 世纪影响最大的药害事件之一。1937 年的“磺胺酏剂事件”促使美国国会通过《食品、药品和化妆品法》（Food，Drugs and Cosmetic Act，简称 FDCA，1938 年），对西方药学产生了重大影响。

问题：我们从“磺胺酏剂事件”中得到了什么启示？

第三节 食品毒理学的研究方法

食品毒理学是在药理学的基础上发展起来的综合性学科，需要应用多方面的知识和方法，如生理学、生物化学、遗传学、生态学、免疫学、生物学、微生物学、药理学、病理学、食品卫生学、流行病学、数理统计学、分析化学、仪器分析等才能完成其广泛而多样的研究任务。随着近年来分析化学、生物化学、分子生物学等学科的飞速发展，毒理学的研究方法已从宏观的整体动物实验、临床观察和流行病学研究发展到微观的探索细胞、亚细胞甚至分子水平的有害效应，层次分明地进行深入研究。

一、 化学分析法

化学分析法是利用分析化学、物理化学和仪器分析等方法进行提取，研究毒物的化学组成、所含杂质、稳定性、溶解度、解离特性，以及生物材料（血液、尿等）、空气、水、食品和化妆品中的外源性毒物或其代谢产物的分析测定等，有助于毒物作用机理的研究。食品中有毒有害化学物质的化学分析主要采用的仪器有气相色谱（GC）仪、高效液相色谱（HPLC）仪、色质联用（HPLC-MS）仪、串联质谱（MS-MS）仪、原子吸收分光光度计、电耦合等离子发光分光光度计（ICP）、可见或紫外分光光度计及其他一些常规化学分析仪器等。

二、 生物学方法

运用生物学方法观察毒物对生物体的作用，包括生理、生化以及病理学等各方面的变化，以及对中毒事故的治疗或处理。

其中常用的生物学方法又可分为两大类：一类是实验研究，根据采用的方法不同，又可分为体内试验（in vivo test）和体外试验（in vitro test）；另一类为流行病学调查。毒理学还利用限定人体试验和流行病学调查直接研究外源性化学物对人体和人群健康的影响（表 1-2）。

表 1-2　　食品毒理学研究方法的比较

研究方法	体内试验	体外试验	个体观察	流行病学研究
优点	可严格控制接触条件，能测定多种类型的毒作用、测定多种效应，能评价宿主特征（如性别、年龄、遗传特征等和其他调控因素等）的作用	多用于外源化学物对机体急性毒性作用的初步筛查，可进行某些深入的研究（如机制、代谢），影响因素少，易于控制，人力物力花费较少	能规定限定的暴露条件，能直接在人群中测定毒效应，能测定效应的强度	暴露条件真实，在各种化学物之间可发生相互作用，直接测定对人群的毒作用，能表示全部人的敏感性
缺点	影响因素较多，难以进行代谢和机制研究，动物暴露与人暴露相关的不确定性	缺乏整体毒物动力学过程，不能全面反映毒作用，不能作为毒性评价和危险性评价的最后依据，难以观察慢性毒作用	耗资多，限于较低浓度、较短时间、较少量的人群（一般少于 50 人）、暂时、微小、可逆的毒效应的暴露，一般不适合研究最敏感人群	耗资、耗时多（多为回顾性），无健康保护，干扰因素多，难以明确暴露条件，有混杂暴露问题，测定的毒效应不深入

1. 实验研究

（1）体内试验也称整体动物试验　一般是以实验动物为模型（model），按目标动物可能接触的剂量和途径使实验动物在一定时间内，按照一定的途径，接触（exposure）一定剂量的外源化学物之后观察动物出现的形态和功能的变化，确定所发生的毒性效应（effect）与反应（response），包括外源化学物质对生物体的毒性作用、作用的性质和特征以及中毒的机理等，并最终将此毒理学研究的结果外推（extrapolation）至人，以阐明外源化学物质对人类危害的严重性、发生的机会与频率、人类中毒的诊断指征与救治措施以及预防中毒的定量的安全评价，以便最终保护人类的健康。

通常评价外源性化学物的一般毒性多采用整体动物进行，如急性毒性试验、亚急性毒性试验、亚慢性毒性试验、慢性毒性试验、致畸和繁殖毒性试验等。整体动物实验不仅可以反映食品污染物的综合生物学效应，而且可以反映在动物整体状态下环境污染物的各种生物学效应。

体内试验多采用哺乳动物整体进行，常用的哺乳动物有大鼠、小鼠、豚鼠、家兔、仓鼠、狗、猫、猴等。检测环境污染物的毒性试验，会选用鱼类或其他水生生物，有时还可以用鸟类和昆虫进行试验。

①优点：可以严格控制实验条件，如选择最敏感的实验动物品种，控制染毒的剂量和途径；能测定多种类型的毒作用。

②缺点：体内试验影响因素较多，难以进行代谢和机制研究；需要消耗大量的试验动物、时间和经费。

另外，虽然食品毒理学的实验动物多以哺乳动物为主，而且哺乳动物在解剖学、生理学、生物化学及外源化学物在机体内的代谢转化等方面与人类有共性的一面，但是哺乳动物在物种进化上、遗传上及其所决定的生理、生殖等方面毕竟与人类有着本质的差别，所以在毒理学外推问题上，不论是理论或方法皆应慎之又慎，仍需深入研究。

（2）体外试验　根据选用的指示生物不同，食品毒理学实验可分为微生物试验和哺乳动物体外试验。

①微生物试验：微生物试验是一种利用受试物的诱变作用和微生物的表型变化来进行外源性化学物诱变性和致癌性的筛选方法。目前，主要用鼠伤寒沙门氏菌基因缺陷型的回复突变试验（Salmonella typhimurium/ reverse mutation assay），又称 Ames 试验。该方法是检测基因点突变中最为广泛应用的一种微生物体外实验方法，具有快速、简便、敏感、检出率高的特点，成为毒理学致突变遗传学的终点初筛检测的标准方法，并被各国列为安全性评价的试验内容之一。由于微生物细胞缺乏免疫系统，而哺乳动物具有免疫系统，因此，Ames 试验结果与哺乳动物体内的实际情况会有一定的差异。

②哺乳动物体外试验研究：哺乳动物体外试验研究是利用游离器官、培养的细胞或细胞器进行的研究，可分为以下 3 种不同的水平。

a. 器官水平：包括器官灌流和组织薄片培养两种方法。器官灌流技术是将特定的液体通过血管流经某一离体的脏器，借此可使离体脏器在一定时间内保持生活状态，与受试化学物接触，观察在该脏器出现的毒害作用，即脏器出现的形态和功能变化以及受试化学物质在脏器中的代谢情况。常用的灌流器官有肝、肾、肺、脑等。这种方法的优点是基本保持器官完整性，常用于毒物代谢的研究。

b. 细胞水平：细胞培养在毒理学研究中应用极广泛，所应用的细胞包括从动物或人的脏器新分离的细胞即原代细胞（primary cell），或经传代培养的细胞如细胞株（cell strain）及细胞系（cell line）。细胞培养可用于外源性化学物毒性和致癌性的各种过筛试验及解毒药物筛选，同时，也可用来研究化学物的代谢和中毒机理的探讨。

c. 亚细胞水平：将细胞制成匀浆后，进一步离心分离成为不同的细胞器（organelle）或组分，如线粒体、微粒体、内质网等，进而用于实验。随着差速离心技术的发展，亚细胞水平体外试验在毒理学研究中的应用日趋广泛。特别是在研究中毒机理，毒物引起损伤的亚细胞定位以及化学物代谢方面有着很重要的意义。

优点：简单、快速、经济，条件易于控制。多用于外源化学物对机体急性毒作用的初步筛检、作用机制和代谢转化过程的深入观察研究。

缺点：体外试验与整体实验不同，缺乏神经-体液调节因素等的控制，不能全面反映整体状况下的生物学效应；缺乏整体毒物动力学过程，并且难以研究外源化学物的慢性毒作用。

体内试验和体外试验各有其优点和局限性，应主要根据实验研究的目的和要求，采用最适当的方法，并且互相验证。

2. 流行病学调查

生物学实验是化学物质安全性评价的必不可少的步骤，特别是新化学物质尚未投入使用，暂时只能根据动物实验资料进行评价。但是若已投入使用，仅仅依靠动物实验资料进行评价，则远远不够。因为动物实验结果与人群中调查结果有很大差距。

流行病学调查方法即采取逆向研究或通过中毒事件，直接对由于种种原因食用了含有毒性物质的食物或饲料引起不良反应的人群或动物群体进行调查。调查结果可进一步验证动物实验的结果，并获得动物试验所不能获得的资料。流行病学调查主要用于研究疾病、健康和卫生事件的分布及其决定因素。

①优点：一方面，可以研究已知化学物对人群健康的影响（从因到果）；另一方面，可对已知疾病的化学物病因进行探索（从果到因）。

②缺点：观察外源化学、物理及生物因素暴露人群的毒性效应大多数为慢性毒性效应，所需时间较长；暴露人群的观察指标大多是非特异性的，需要足够的样本量与对照人群比较；外源性因素复杂，种类繁多，多种因素可能有联合作用，难以确定特定的毒性效应及其因果关系。

流行病学调查也可将动物毒性试验的结果在群体中验证，可直接观察对人体健康的影响，为制订有关卫生标准提供依据，以确定是否污染了环境或确保日常生活中所接触的微量物质不呈现任何毒性反应。例如，动物实验证明了 TCDD 为强致畸原，1～3μg/kg 体重就能影响母猴的妊娠过程。但是对于人类的作用就不同了，在意大利的 Seveso 发生过世界上最严重的爆炸性 TCDD 外泄事故，相当大范围居民区的污染量达 4～20$\mu g/m^2$，居民中不少人患了“氯痤疮”（chlorancne）。但是，在连续三年对数千名育龄妇女妊娠结果的流行病学调查中，未能证实自发性流产、死产或出生缺陷率有所增高。因此，在评判危险性时，实验动物资料与人群流行病学资料要相辅相成。

3. 人体观察

通过中毒事故的处理或治疗，可以直接获得关于人体的毒理学资料，这是临床毒理学的主要研究内容。中毒的临床观察指在毒物、药物中毒救治或新药研发过程中出现中毒的临床观察。常见于偶然发生的事故，如误服、自杀、毒性灾害等，通过急性中毒事故的处理和治疗，可直接观察到中毒症状、毒效应的可能靶器官。

有时可设计一些不损害人体健康的受控的实验，但仅限于低浓度、短时间的接触，并且毒作用应有可逆性。这类受控的临床研究又称志愿者实验，是在志愿者知情同意、不损害健康和不违背医学伦理前提下进行的临床研究。

人体观察可减少由动物实验结果外推于人的不确定性，特别是一些神经毒物出现的毒性效应，如头晕、目眩等，需要通过表达描述了解其中毒症状。

三、 新技术和新方法

近年来，一些新技术和新方法快速发展，在毒理学研究中的应用越来越多，如以基因组学、蛋白组学、代谢组学为代表的高通量、高灵敏度的快速检测和研究方法；基于毒性通路的暴露组学技术；基于不断强化的动物保护和 3R（即减少、替代和优化实验动物的使用）概念的替代毒理学技术；基于先进信息工具的数据整合与分析技术和模块研发；基因修饰动物应用于毒理学安全性评价等。这些方法大都具有高通量、低成本且省时经济的特点，测试剂量更加宽泛，更重要的是这些方法大都是非动物测试方法，动物试验被部分替代甚至完全替代。这些新技术新方法的应用必将推动我国食品毒理学学科取得快速蓬勃的发展。

第四节 食品毒理学实验的原则和局限性

一、 食品毒理学实验的原则

在毒理学试验中，应遵循以下几个基本原则。

（1）外源性化学物在实验动物产生的作用可以外推于人 基本假设为：①人是最敏感的动物物种；②人和实验动物的生物学过程包括化学物的代谢，与体重（或体表面积）相关。

这两个假设也是全部实验生物学和医学的前提。以单位体表面积计算在人产生毒作用的剂量和实验动物通常相近似。而以体重计算则人通常比实验动物敏感，差别可能达 10 倍。因此，可以利用安全系数来计算人的相对安全剂量。已知人致癌物均对某种实验动物具有致癌性，实验动物致癌物是否都对人有致癌性，还不清楚，但这已作为动物致癌试验的基础。一般认为，如果某一化学物对几个物种实验动物的毒性是相同的，则人的反应也可能是相似的。

（2）实验动物必须暴露于高剂量，这是发现对人潜在危害的必需的和可靠的方法 此原则是根据质反应的概念，随剂量或暴露增加，群体中效应发生率增加。毒理学试验中，一般要设 3 个或 3 个以上剂量组，以观察剂量-反应（效应）关系，确定受试化学物引起毒效应及其毒性参数。毒性试验的设计并不是为了证明化学品的安全性，而是为了表征化学品可能产生的毒作用。仅仅检测受试化学物在人的暴露剂量是否引起毒效应是不够的。当引起毒效应的最低剂量（LOAEL）与人的暴露剂量接近时，说明该化学物不安全。当该剂量与人的暴露剂量有很大的距离（几十倍、几百倍或以上）时，才认为具有一定安全性，此距离越大，安全性越可靠。如果在研究中所用的一系列剂量不能引起毒性效应，则认为所用剂量还不是足够高，应增加剂量，以确定受试化学品的毒性。但如果在试验的最高剂量组的剂量与人可能的暴露剂量有足够的安全界限，则对于安全性评价来说未观察到毒效应的研究是可以接受的。

在毒理学试验中实验模型所需的动物数总是远少于处于危险中的人群数。为了在少量动物中得到有统计学意义的可靠的结果，需要应用相对较高的剂量，以使效应发生的频率足以检测。例如，低达0.01%的癌症发生率，这意味着在100万人群中有100人发生癌症，此发生率太高，不能被公众接受。在实验动物直接检测如此低发几率将至少需要30000只动物。因此，别无选择，在毒理学试验中，对相对较少的实验动物必须以较高剂量进行试验，然后根据毒理学原则外推估计低剂量暴露的危险性。

（3）成年的健康（雄性和雌性未孕）实验动物和人可能的暴露途径是基本的选择　选用成年的健康（雄性和雌性未孕）实验动物是为了使实验结果具有代表性和可重复性。以成年健康实验动物作为一般人群的代表性实验模型，而将幼年和老年动物、妊娠的雌性动物、疾病状态作为特殊情况另作研究。这样可降低实验对象的多样性，减少实验误差。毒理学实验结果的敏感性取决于受试物处理引起毒效应强度和实验误差两个因素，处理引起的毒效应强，实验误差小，则实验结果的敏感性增加，反映受试物处理的真实效应，反之亦然。

在下文所述的实验设计中要规定实验条件，严格控制可能影响毒效应的各种因素，实施质量保证，降低实验误差。只有这样，才能保证试验结果的准确性和可重复性。不能重复的实验结果是没有任何科学价值的。外源化学物以不同途径染毒，实验动物表现的毒性可有很大差异，这是由于染毒部位解剖生理特点不同，外源化学物吸收进入血液的速度和量也不同，首先到达的器官和组织也不同。因此，毒理学试验中染毒途径的选择，应尽可能模拟人接触该受试物的方式。

二、 食品毒理学实验的局限性

历史上，环境污染物及某些药物所引起的中毒和死亡事件多次发生，引起各国的重视，推动了毒理学的发展。各国政府主管部门制订和多次修订了有关药品和各种化学品安全性评价的规范或准则，希望在啮齿类和非啮齿类的毒理学研究能为有关候选新药和各种化学品提供安全性证据，但以动物的资料预测人的毒性的预测价值尚有待于研究。有研究表明，对人的毒性约一半不能由临床前（动物）毒性研究预测。有的实验动物的毒性和人的相符率仅有20%甚至更低。按照目前的规范，进行毒理学安全性评价，可以在一定程度上提高新药和各种化学品的使用安全性，但仍不能完全排除对人健康危害的危险。WHO在《临床前药物安全性实验原则》的文件中指出“虽然事先对生物活性物质进行了最仔细彻底的研究，但给人使用时总是不可避免地要冒一定的危险”。这就是利用动物实验的局限性，即动物实验的结果外推到人的不确定性。

由上述可知，用实验动物的毒理学实验资料外推到人群接触的安全性时，会有很大的不确定性。这是因为，外源化学物的毒性作用受到许多因素的影响。

（1）实验动物和人对外源化学物的反应敏感性不同，有时甚至存在着质的差别：虽然在毒理学实验中通过用两种或两种以上的动物，并尽可能选择与人对毒物反应相似的动物，但要完全避免物种差异是不可能的。而且，由于实验动物不能述说涉及主观感觉的毒效应，如疼痛、腹胀、疲乏、头晕、眼花、耳鸣等，这些毒效应就难以或不可能发现。在动物实验中，可观察到体征（sign），而没有症状（symptom）。

（2）在毒理学实验中，为了寻求毒作用的靶器官，并能在相对少量的动物上就能得到剂量-反应或剂量-效应关系，往往选用较大的染毒剂量，这一剂量通常要比人实际接触的剂量大得多。有些化学物在高剂量和低剂量的毒性作用规律并不一定一致，如大剂量下出现的反应有可能是由于化学物在体内超过了机体的代谢能力，这就存在高剂量向低剂量外推的不确定性。

（3）毒理学实验所用动物数量有限，那些发生率很低的毒性反应，在少量动物中难以发现。而化学物一旦进入市场，接触人群往往会很大。这就存在小数量实验动物到大量人群外推的不确定性。

（4）实验动物一般都是实验室培育的品系，一般选用成年健康动物，反应较单一，而接触人群可以是不同的人种、种族等，而且包括年老体弱及患病的个体，在对外源化学物毒性反应的易感性上存在很大差异。

以上这些均构成了从毒理学动物实验结果向人群安全性评价外推时的不确定因素。

第五节 食品毒理学发展趋势

一、食品毒理学学科发展趋势

随着现代毒理学的发展和分子生物学技术的不断创新与完善，以及新物质和材料的不断涌现，促进了食品毒理学学科的发展及与其他学科的交叉融合，形成了一些新的分支学科和理论体系，如营养毒理学、植物化学物毒理学、保健/功能食品毒理学、纳米食品毒理学、食品微生物危害的毒理学评价和风险评估、营养素/食品/膳食模式的风险/收益评估等。

二、由被动毒理学向主动毒理学发展

主动毒理学或称积极毒理学（positive toxicology），主要包括发现毒理学（discovery toxicology）、预测毒理学（predictive toxicology）和预发展毒理学（predevelopmental toxicology）等内容。其含义是毒理学家在新产品开发的全部进程中，均应发挥积极主动的指导和决策作用，而不仅仅是在产品开发的中后期参与毒理学安全性评价。目的是在新化学物的创新早期对新化学物进行毒性筛选，及时发现和淘汰因毒性问题不适用于进一步研究开发的化学物或化学结构，或者有针对性地设计一些试验研究，解决某些重要化学物的特异性毒性问题，指导化学物合成，帮助选择先导化学物，从而预测和评价化学物的毒性。

三、由高剂量测试向低剂量测试发展

以基因组表达谱、蛋白质组表达谱、代谢组谱、生物标志物等敏感、特异的毒性指标体系将替代或部分替代以死亡、组织病理学为主的传统毒性指标体系。有可能使毒理学评

价从“高剂量向低剂量推导”变成“低剂量原则”，毒理学实验将不再是观察高剂量引起的致死效应，而是观察化学物在比较接近常态下的生物学过程，阐明化学物造成健康损害的生物学机制，使毒理学成为预防医学的重要组成部分。从而阐明和评价更接近实际条件下暴露剂量对人体和其他生物的毒性效应，解决从高剂量向低剂量外推时不确定性带来的误差。

四、 由低通量测试向高通量测试发展

现行毒性试验均为低通量方法，今后将建立大量中、高通量（high throughput testing）的毒性试验方法，以满足快速、早期测试新产品的需求。目前，已建立了某些细胞毒性、遗传毒性、胚胎毒性和致畸性的高通量方法，如96孔和384孔板的高通量彗星试验和利用胚胎干细胞的体外模型系统检测遗传毒性等方法。

五、 生物标志物在食品毒理学研究中的应用

生物标志物（biomarker）在毒理学中的应用显得越来越重要。生物标志物包括反映机体暴露水平的暴露标志物、反映毒性作用的效应标志物和反映个体遗传敏感性的易感标志物。在对外源物质进行毒性评价中，一个或多个灵敏的生物标志物组成的标志模型的确立能够为毒性作用的预测提供准确的和早期的依据，大大减少不确定性。尤其在人群流行病学研究中，以生物标志物为手段的监测研究正成为食品毒理学研究的一个热点。

六、 食品毒理学研究对风险评估的作用

风险评估（risk assessment）是指对人体接触食源性危害因子（化学、生物和物理因子）产生的已知或潜在的健康不良效应的可能性、严重性和不确定性进行科学评价。风险评估一般包括危害识别，危害特征描述，暴露量评估（特别是摄入量评估）和危险性特征描述等几个步骤。其中，危害识别和危害特征描述主要是通过毒理学的研究资料，包括动物试验、体外试验和人群流行病学资料获得物质的毒性大小和剂量反应关系特征，从而推出人群的安全暴露水平，并根据人群的暴露水平对人群摄入该类物质的风险进行评估，为政府制定标准和监管提供科学的依据，这是当今国际上食品毒理学研究的主要工作内容。因此，食品毒理学的主要研究任务之一就是作为风险评估的基础。

本章小结

本章重点介绍了食品毒理学的基本概念和食品安全性的概念，介绍了食品毒理学的研究内容、任务和研究领域。要求学生重点掌握毒理学的研究方法和食品毒理学现代技术的应用，熟悉食品毒理学的历史以及重要的历史事件、现状、发展趋势，掌握食品毒理学的六个发展趋势。

复习思考题

1. 简述毒理学、食品毒理学及现代毒理学的主要研究内容、任务和目的。
2. 食品毒理学的研究方法有哪几种?
3. 描述毒理学、机制毒理学、管理毒理学的研究内容及相互关系是什么?
4. 毒理学主要分支有哪些?
5. 试述毒理学研究策略、发展趋势及有关进展。
6. 试述现代毒理学面临的挑战和发展机遇。
7. 了解目前国内有哪些重要的毒理学杂志。
8. 了解目前国内外对食品毒性检测有哪些技术和方法,新技术和新方法有哪些?
9. 在毒理学学科建立的过程中,有哪些做出特殊贡献的人物?
10. 历史上有哪些著名的公害事件?

第二章 毒理学的基本概念

CHAPTER 2

重要名词与英文对照

毒物 toxicant/poison
毒效应谱 spectrum of toxic effects
选择性毒性 selective toxicity
暴露生物标志物 biomarker of exposure
剂量-反应/效应关系 dose-response/effect relationship
质反应/量反应 quantal response/gradual response
半数致死剂量/浓度 LD_{50}/LC_{50}
未观察到有害作用剂量 NOAEL
安全限值 safety limit values
迟发毒作用 delayed toxic effect
高敏感性 hypersensibility
特异体质反应 idiosyncratic reaction
最高容许残留量 maximum residue limit（MRL）
基准剂量 benchmark dose
中毒 poisoning/toxication
损害作用 adverse effect
生物标志 biomarker
效应生物标志物 biomarker of effect
观察到有害作用的最低剂量 LOAEL
阈 threshold
速发毒作用 immediate toxic effect
超敏反应 hypersensitivity
高耐受性 hyperresistibility
每日允许摄入量 acceptable daily intake（ADI）

第一节 毒物、毒性和毒性作用

一、 毒物与中毒

1. 毒物

毒物（toxicant/poison）是指在一定条件下，以较小剂量进入机体就能干扰或破坏机体的正常生理功能，引起机体暂时性或永久性的功能性或器质性损害，甚至危及生命的化学物。毒物可以是固体、液体或气体，在与机体接触或进入机体后，由于其本身固有的特性，能对机体产生损害作用或使机体出现异常反应。

化学物的有毒或无毒是相对的，不存在绝对的界线。在一定的条件下，任何一种化学物都有引起机体损害的潜力，而在另一条件下则对人的健康安全无毒。16 世纪著名瑞士医学家、毒理学实验研究的奠基人 Paracelsus 曾说："物质本身并非毒物，只有在一定剂量下才变成毒物"。化学物的有毒或无毒主要决定于剂量，只能以产生毒效应的剂量大小相对地加以区别（The dose makes the poison）。通常，凡是在日常可能接触的途径和剂量就能对机体发生损害的化学物称为毒物，而像粮、油、米、面、酱、醋、茶等生活用品就不归为毒物范畴。然而，几乎所有的化学物，当它进入生物体内超过一定量时，都能产生不良作用，即使是安全的药物或食品中的某些主要成分，如果过量给予，也可引起毒效应。例如，食盐一次服用 15~60g 即有害于健康，一次用量达 200~250g 可因其吸水作用导致电解质严重紊乱引起死亡。

另一方面，接触途径也是使化学物成为毒物的条件。少量食盐经口摄入不会有不良作用，但同量食盐接触眼结膜、角膜或鼻黏膜，就会产生刺激作用，甚至引起溃疡。

人类早期对毒物的概念主要限定于动植物中的天然毒素，随后又增加了对微生物毒素的认知。20 世纪 40 年代以后，大量化学合成品进入人类生产生活领域，人类接触的毒物种类迅速增加。根据美国《化学文摘》记载，2002 年登记注册的化学物质总数超过 4000 万种，其中具有商业用途超过 65 万种，已投入市场和使用者在 7 万~8 万种，全球每年进入市场的新化学品 1500~2000 种。表 2-1 列举了一些世界上最著名的有毒物质。

表 2-1 世界上最著名的有毒物质

毒物	LD_{50}[①]	MLD[②]/（μg/kg）（小鼠）	毒性
放射性元素钋 210			氰化物的 2.5 亿倍
肉毒杆菌毒素	1.3~2.1ng/kg（人）	0.000 03	1g 可致 1200 万人死亡
VX 毒素	11μg/kg（大鼠，肌肉）		
沙林毒气	172μg/kg（小鼠，皮下） 13~15mg/m^3（大鼠，吸入）	3000	
蓖麻籽毒素	3.0μg/kg（小鼠）	0.02	1g 可致 35 000 人死亡
澳洲内陆太攀蛇蛇毒	2.1μg/kg		1g 可致 15 000 人死亡
相思豆毒素	0.04μg/kg		
尼古丁	3.3mg/kg（小鼠经口）， 50mg/kg（大鼠经口）		
河豚毒素	8μg/kg（小鼠腹腔注射）		相当氰化钠的 1250 倍，0.48mg 可致人死亡
二噁英 2，3，7，8-TCDD			氰化钾的 1000 倍，28.35g 可致 100 万人死亡

续表

毒物	LD_{50}[1]	MLD[2]/（μg/kg）（小鼠）	毒性
毒鼠强	0.1~0.3mg/kg（大鼠，经口）		毒性是氰化物的数倍
氰化物	氰化钠：6.4mg/kg（大鼠，经口）	10 000	1g 可致 500 人死亡

注：① LD_{50}，半数致死剂量或浓度（详见本章第三节）；
② MLD，最小致死剂量或浓度（详见本章第三节）。

食品毒理学中所谓的毒物，主要是指直接或间接污染食品的对人体有害的化学物。包括农用化学物质，如化肥、农药、兽药、生长激素等；生物毒素，如动、植物原料中的天然毒素 、微生物及其毒素、寄生虫及其毒素；食品加工过程中的食品添加剂、器皿、包装材料中的有害物质，以及食品加工过程中产生的有毒物质。此外，还有重金属污染物以及放射性元素。

毒物根据来源可以分为内源性毒物和外源性毒物两大类。前者指机体自身代谢所形成的毒物，后者主要指外环境中存在的化学物质，与机体接触并进入机体产生危害的物质，是目前毒理学主要的研究对象。

2. 中毒和食物中毒

中毒（poisoning/toxication）是指机体与化学物接触后引起的功能性或器质性的病变，从而引起病理的过程。根据病变发生发展的快慢，可区分为急性中毒、亚急性中毒和慢性中毒。

食物中毒（food poisoning）是指食用了被生物性、化学性有毒有害物质污染的食品，或食用了含有有毒物质的食品后出现急性、亚急性食源性疾病的过程。已经列入《中华人民共和国传染病防治法》管理的疾病不在其列。

食物中毒具有以下的特征：①突然爆发，潜伏期短；②临床表现相似，且多见胃肠道症状；③易集体发病，但一般无传染性；④发病者均与某种食物有明确的联系，停止食用该种食物后，发病即停止。

食品中可能存在的危害人体健康的有害因素，按其性质可以分为以下几类：

1. 生物性有害因素

①细菌：葡萄球菌、溶血链球菌、肠球菌、伤寒与副伤寒沙门菌、非伤寒沙门菌、致泻性大肠杆菌、小肠结肠耶尔森菌、变形杆菌、肉毒梭状芽孢杆菌、产气荚膜梭菌、蜡样芽孢杆菌、志贺菌、布氏杆菌、霍乱弧菌、副溶血性弧菌、河弧菌、创伤弧菌、气单胞菌、李斯特菌、空肠弯曲菌等（表 2-2）。

表 2-2　　常见的细菌性食物中毒及其污染源

种类	机制类型	常见中毒食品
沙门菌	感染型	肉蛋禽奶等动物性食品
副溶血性弧菌	感染型、毒素型	海产品及盐渍食品

续表

种类	机制类型	常见中毒食品
变形杆菌	感染型	主要见于动物性食品
金黄色葡萄球菌	毒素型	淀粉类、乳及乳制品、蛋类
大肠杆菌	毒素型、感染型	动物性食品、剩饭
肉毒梭状芽孢杆菌	毒素型	罐头食品、酱腌制品
李斯特菌	感染型	冰箱冷藏熟食及冷藏生鲜未经彻底烧熟烧透的食品
志贺菌	感染型	熟肉制品
椰毒假单胞菌	毒素型	谷物发酵制品 、鲜银耳、薯类制品
空肠弯曲菌	感染型、毒素型	未煮熟的肉类、生鲜奶、受污染的水或冰
蜡样芽孢杆菌	毒素型	含淀粉较多的各类食物（剩米饭）

②病毒：甲肝病毒、戊肝病毒、轮状病毒、诺瓦克病毒、肠道病毒等；

③寄生虫：华支睾吸虫、带绦虫、广州管圆线虫、旋毛虫、包虫、弓形虫等；

④昆虫：粮食中的甲虫、螨虫、蛾类以及动物性食品和发酵食品中存在的蝇、蛆等。

2. 动植物中存在的天然有害因素及霉菌毒素：

①动物性毒素：河豚、毒贝、动物肝脏、腺体等动物组织中所含毒素；

②植物性毒素：豆类、木薯、四季豆、发芽马铃薯、银杏、含氰果核仁、野毒芹等植物性食物中所含的毒素（表 2-3）；

③霉菌毒素：真菌中所含毒素，如黄曲霉毒素、赭曲霉毒素、镰刀真菌毒素等（表 2-4）。

表 2-3　　常见有毒的动、 植物成分及毒性

名称	有毒成分	作用机制	体征表现
发芽马铃薯、青番茄	龙葵素	抑制胆碱酯酶活力	胃痛加剧、恶心、呕吐、呼吸困难，严重可导致死亡
黄花菜	秋水仙碱	破坏细胞分裂	咽干、恶心、呕吐、腹痛、腹泻
四季豆（扁豆）	皂素、植物红细胞凝集素、蛋白酶抑制剂	与肠道上皮细胞结合，减少了肠道对营养的吸收，造成动物营养素缺乏和生长迟缓。皂素、植物红细胞凝集素对消化道黏膜有强烈的刺激作用	呕吐、恶心、腹痛、腹泻，严重者头晕、胸闷

续表

名称	有毒成分	作用机制	体征表现
杏仁、桃仁、木薯、高粱、利马豆	生氰糖苷（苦杏仁苷、亚麻仁苷、牛角花苷、亚麻苦苷）	心智紊乱、肌肉麻痹、呼吸窘迫	口中苦涩、流涎、头晕、呕吐、心悸、四肢无力，严重者呼吸困难、意识不清、可导致死亡
十字花科蔬菜（油菜、甘蓝、西蓝花、包菜、芥菜）	致甲状腺肿素（芥子油苷、硫氰酸酯）	抑制甲状腺素合成，抑制甲状腺对碘的吸收	甲状腺代偿性肿大
粗制棉籽油	棉酚	血液毒、细胞毒	损害肝、心、肾等实质器官，损害生殖系统
动物肝脏中毒	大量维生素 A	降低细胞膜和溶酶体膜的稳定性，引起肝、脑、骨骼、皮肤的病变	头痛、嗜睡、呕吐
动物甲状腺	甲状腺素	扰乱人体正常的内分泌活动	头痛、胸闷、呕吐、心悸
河豚鱼	河豚鱼毒素	神经毒	神经麻痹、急性呼吸衰竭、可危及生命

表 2-4　常见主要的真菌毒素及毒性

毒素	毒效应	主要污染的食品
黄曲霉毒素 B_1、B_2、G_1、G_2	急性黄曲霉中毒，致癌	玉米、谷物等粮食，花生、坚果
黄曲霉毒素 M_1	肝毒性	牛奶
伏马菌素 B_1、B_2、B_3、B_4、A_1、A_2	致癌	玉米
单端孢霉烯族毒素	造血系统毒性，脑出血或脑膜出血、神经失调、皮肤坏死、胃和小肠的黏膜出血、呕吐、免疫抑制	谷物、玉米
柄曲霉素	致癌	玉米
青霉酸	致癌	玉米
红色青霉毒素 A、B	肾毒性，流产	玉米、干豆、谷类
棒曲霉素	致癌、肝损伤	苹果和苹果制品
赭曲霉素	巴尔干肾病、致癌	谷类、花生、绿咖啡
麦角碱	坏疽性中毒、痉挛性中毒	谷类

3. 化学性有害因素

①残留在食品中的农药、兽药、化肥和其他各种来源的有害元素等危险因素，金属、类金属及其化合物（如有机汞、镉、铅化合物等），亚硝酸盐、农药、盐酸克伦特罗、甲醇、毒鼠强等；

②来自食品容器、包装材料和涂料的高分子聚合物的有害单体、低聚合物和添加剂等；

③超剂量、超范围使用的食品添加剂；

④食品加工储藏中产生的有害物质，如白酒生产中产生的甲醇、水解植物蛋白过程中产生的氯丙醇类、食品高温加热过程中产生的丙烯酰胺等。

二、毒　　性

1. 毒性

毒性（toxicity）通常是指某种化学物对生物体的易感部位产生损害作用的能力。毒性是化学物本身固有的特性，一种物质进入生物体后，相同浓度及摄入途径条件下，其损害作用越大、毒性也越大。

一种物质是否有毒、其毒性大小是相对的，关键在于剂量。化学物的剂量（或浓度）与生物体产生中毒反应之间存在着一定的关系，即剂量-效应关系。能引起生物体发生中毒反应的剂量越小（或浓度越低），则此物质的毒性越大；反之，引起中毒反应的剂量越大（或浓度越高），则物质的毒性越小。不同化学物对生物体引起毒效应所需的剂量差别很大，毒性高的化学物，如肉毒梭菌毒素，以极小的剂量即可使动物死亡；有些外源化学物，如水，只有饮入极大量时才能引起动物中毒，被列为实际无毒的物质。化学物的毒性除了与剂量有关外，还与接触的方式与途径（经口给药、注射给药、经皮给药）、与时间分布（一次给药，多次给药）有关。

不同行业中毒物的毒性分级方法不同，我国《食品安全国家标准　急性经口毒性试验》（GB 15193.3—2014）中以实验动物的 LD_{50} 确定食品中化学物毒性等级，将食物中的化学物分为极毒、剧毒、中等毒、低毒、实际无毒 5 个等级（详见第六章）。《中华人民共和国国家职业卫生标准　职业性接触毒物危害程度分级》（GB Z230—2010）根据毒性危害指数（THI）将职业性接触毒物分为极度危害（Ⅰ级）、高度危害（Ⅱ级）、中度危害（Ⅲ级）、轻度危害（Ⅳ级）4 个级别。

2. 影响毒性的因素

毒性作用的发生不仅与化学物的剂量、接触途径、接触期限、吸收速率和接触频率等有密切关系，还与机体的年龄、遗传背景、性别、饮食、生理和健康状况有关。

例如，基因的多态性对毒性作用的发生有较为明显的影响。过去认为，原发性高血压的发生与钠摄入量有密切关系，因此原发性高血压病人须严格限制钠的摄入。现在观点认为，原发性高血压是遗传、营养和其他环境因素相互作用的结果，约有一半原发性高血压病人的血压变化与钠摄入量有关，其余则与钠摄入量无关，过分限制钠的摄入也会带来一系列钠缺乏症状。因此，限制钠摄入量并不适用于所有高血压患者。

3. 选择性毒性

选择性毒性（selective toxicity）是指在接触条件完全相同的情况下，一种化学毒物只对某种生物产生损害作用，而对其他种类生物的毒性较小或无害；或只对生物体内某一组织器官有毒性，而对其他组织器官毒性较小或不具备毒性作用。

许多化学毒物具有选择性毒性。例如，砷可致人类皮肤、肺、肝和胃肠道的癌症，但在实验动物中未发现有此作用；再如镇静药反应停对人和猴等灵长类动物有致畸作用，但对大鼠和小鼠则无此作用。大多数化学毒物只造成机体一个或几个组织器官的损害，而不能使所有的组织器官受害，这些都是选择性毒性的体现。

外源化学物对机体存在选择性毒性的原因主要有以下几个方面：

（1）物种和细胞学的差异　各物种之间的结构、生理、遗传和代谢等均有差别。如细菌具有细胞壁，青霉素可以通过抑制细菌细胞壁肽聚糖的合成抑杀细菌，而人体细胞没有细胞壁，因此青霉素对人体细胞的毒性作用很低。

（2）化学物生物转化过程的差异　不同食物或组织器官对化学物在体内的生物转化过程不同。如细菌不能直接吸收叶酸，通过利用对氨基苯甲酸、谷氨酸和蝶啶来合成叶酸，哺乳动物体内不能合成叶酸。再如，正常情况下，甲醇在体内先代谢成甲醛进一步转化为甲酸，但是人类眼睛中缺少将甲醛转变成甲酸的酶，甲醛能抑制视网膜氧化和磷酸化过程，使视网膜细胞发生恶性变化，进而发展成视神经萎缩，导致失明，因此人类眼睛对甲醇的毒性作用较机体更为敏感。

（3）不同组织器官对化学物的亲和力的差异　不同组织器官对化学物的亲和力有较大的差异。如碘与甲状腺具有很高的亲和力，是一种有效的抗甲状腺药。医学上常常用放射性 I-131 治疗甲状腺功能亢进，自 1942 年用此方法治疗第一例甲亢患者以来，该方法已使用有近 70 多年的历史。全世界接受 I-131 治疗的甲亢患者已达 200 万，我国至今也已有 20 余万甲亢病人接受了 I-131 治疗。国内外大量的临床实践证明放射性 I-131 治疗甲亢具有简便安全、疗效确切、复发率低、并发症少和费用较低等优点，是放射性核素治疗学最为成熟和应用最广泛的方法。

（4）不同机体或组织器官对化学物所导致损伤的修复能力存在差异　一般肝肾等器官的再生能力较强，脱毒后，能较好地修复损伤部位，恢复正常功能；而脑组织的再生能力较差，一旦发生实质性损害则难以降解。例如，化合物 *N*-甲基-*N*-亚硝基脲对大鼠诱发的肿瘤主要在胸部，在肝脏中从未发现。这是因为肝脏能有效地将 RNA 和 DNA 分子中形成的 *O*-6-烷基-鸟嘌呤进行酶解，而胸部组织中却不存在这种酶解作用。

选择毒性是毒作用的普遍特点，发生在物种之间、个体内和群体内，反映了生物反应的多样性和复杂性。选择性毒性的存在一方面给毒理学评价中用某种实验动物来预测化学物对人类的毒性效应时带来了非常大的困难或障碍，在一定程度上将实验动物毒性试验的结果外推到人类的过程造成了影响。另一方面，人们又可利用生物的多样性和选择性毒性，开发有选择性毒性的农药来杀灭有害的昆虫、植物，从而保护农作物；研究开发新的人或兽用抗生素，选择性地杀灭机体内的微生物等。选择性毒性的存在对农业、畜牧业和医疗卫生事业等领域都有着重要的理论意义和广泛的实际应用价值。

三、 半衰期

半衰期（$t_{1/2}$）是指外源化学物在血浆中的浓度降低一半所需要的时间。例如，某一化学物在体内的半衰期为 8h，表示在染毒后 8h 血浆中的浓度为最高值的一半，再过 8h 又减少一半，为原来最高浓度时的 1/4。

半衰期反映了化学物在机体内消除的情况，半衰期越短在体内消除的越快，它也是影响毒物毒性强度的另一重要因素。

四、 毒作用及其类型

毒作用（toxic effect）又称毒性作用或毒效应，是化学毒物对机体所致的不良或有害的生物学改变，故又可称为不良效应或有害效应。毒作用的特点是，在接触化学毒物后，机体表现出各种功能障碍、应激能力下降、维持机体稳态能力降低及对于环境中的其他有害因素敏感性增高等。

毒作用可按照化学物对机体损伤的表现，对毒作用的某个方面和特点从不同的角度进行阐述，其毒作用可以区分为下列类型。

1. 可逆性毒作用和不可逆毒作用

从组织损害的恢复情况即愈后的角度，外源物的毒性作用可分为可逆性毒作用与不可逆性毒作用两类。

（1）可逆性毒作用（reversible toxic effect）　是指停止接触外源化学物后其毒性作用可逐渐消失，造成的损伤可逐渐恢复。通常机体接触化学物的浓度越低、时间越短、造成的损伤越轻，则脱离接触后该毒物对机体的毒性作用消失得就越快，所产生的毒作用多是可逆的。

（2）不可逆作用（irreversible effect）　是指停止接触后毒物后引起的损伤仍继续存在，甚至进一步发展。机体接触的化学物的剂量大、时间长，常产生不可逆的作用。例如，长期吸入生产性粉尘引起的矽肺就是不可逆的。还有致突变、致癌、神经元损伤以及肝硬化等往往是不可逆的。

有些外来化学物对某些酶的抑制或对某些组织细胞的损伤虽然不可逆，但停止接触后，由于酶的重新合成或细胞的增生而得到补偿，使得中毒症状和体征逐渐消退，临床的表面现象为可逆。

外源化学物的毒性作用是否可逆，主要取决于被损伤组织和功能的再生与恢复能力。对于肝脏再生能力强的组织，多数外源化学物对其的轻度损害是可逆的，而对中枢神经系统这样的再生能力很差，甚至不能再生的组织所造成的损害基本上是不可逆的。化学毒物引起组织的形态学改变许多是不可逆作用。

2. 速发毒作用与迟发毒作用

（1）速发毒作用（immediate toxic effect）　又称即时毒效应，是指某些外源化学物一经与机体接触，在短期内即出现或发生中毒的效应。比较典型的例子是某些化学物质的刺激毒性和腐蚀作用。再如吸入高浓度的一氧化碳、氢氰酸或硫化氢可立即出现中毒，甚至立即死亡。多数引起速发毒性的外源物，一般不会产生迟发毒性作用。

（2）迟发毒作用（delayed toxic effect）　是指机体接触化学物后毒效应需经过一定时间间隔才表现出来。这是由于在接触当时所产生的不可逆损伤并无临床表现，需要较长时间的发展才有所表现的缘故。例如，以三邻甲苯磷酸酯（TOCP）为代表的某些有机磷农药的具有迟发神经毒作用，在急性中毒恢复后 8～14d 又出现肢体麻痹、共济失调等临床表现相当严重的中毒性神经病；母亲在妊娠期间服用己烯雌酚会引起子代青春期阴道癌。化学物的致癌作用，也有较长的潜伏期，一般要在人类从初次接触到观察到肿瘤大多数需要 10~20 年的时间。

3. 急性毒性作用和慢性毒性作用

急性毒性（acute toxicity）和慢性毒性（chronic toxicity），是按引起毒作用所需接触次数或期限来区分的。在毒理学实验中，按照染毒（exposure）次数或期限将外源化学物引起的中毒分为四种急性（acute）、亚急性（subacute）、亚慢性（subchronic）、慢性（chronic）染毒试验。急性一般指单次或接触时间不超过 24h；亚急性染毒的期限常为数天至 1 月；亚慢性染毒常为 1~3 月；慢性染毒在半年以上直至终生。相关的毒理学动物试验将在以后的章节中详细介绍。如在纽约、洛杉矶等城市多次发生的光化学烟雾事件便是急性中毒典型事例，而在日本发现的水俣病及骨痛病都是由于金属污染物（前者为汞，后者为镉）污染环境，在食物链中富集，经过若干年长期作用下所致的慢性损害。

短期大剂量接触所引起的急性中毒和长期小剂量接触所引起的慢性中毒相比，所发生的毒作用的程度和性质会有差别。如，苯急性中毒主要表现在对中枢神经系统的抑制作用，而慢性中毒则主要表现为骨髓造血系统损害，甚至导致白血病。

同一外源化学物引起急性作用所需剂量比慢性作用每次接触的剂量大。但是不同外源化学物产生急性作用所需剂量可相差很远。如二噁英（dioxin，TCDD），其 LD_{50}为 0.001mg/kg 体重，比乙醇 10 000mg/kg 体重小 10^7倍，而布氏杆菌毒素的 LD_{50}比 TCDD 还要小 10^2倍。一般而言，急性毒性往往在 1 次（或 24h 内多次）接触后不久，即出现临床中毒表现。

同一种外源化学物急性和慢性毒性损伤的器官、系统和作用机制可能一致，也可能不一致。有些外源化学物只有急性毒性而没有慢性毒性或其慢性毒性不明显，这存在争议。有的外来化学物常见慢性毒性，而很少有急性毒性的发生。

4. 局部毒作用和全身毒作用

根据毒作用发生的部位和影响的范围，外源物的毒性效应可分为局部毒作用和全身毒作用。

（1）局部毒作用（local toxic effect）　是指某些化学物在机体最初直接接触的部位造成损伤。如接触或摄入强酸、强碱等腐蚀性物质可直接损伤皮肤、胃肠道；吸入刺激性气体、蒸气和雾作用，如氯气、氢氰酸可对呼吸道黏膜、眼结膜或角膜具有刺激作用。这类作用表现为接触部位的细胞广泛受损。

（2）全身毒作用（systemic toxic effect）　是指食品中的外源化学物被吸收进入机体后，从进入（接触）部位经吸收，随血液循环分布过程到达体内其他组织器官才引起的毒效应。其损害一般发生于一定的组织和器官系统。除少数高度活泼的化学物质之外，大多数外源性化学毒物都可引起全身毒作用。如 CO 与血红蛋白有极强的亲和力，可引起全身性的缺氧；重金属铅吸收后可引起血液、神经、消化、生殖等多系统病变。

5. 超敏反应

超敏反应（hypersensitive）又称过敏反应，是指已经致敏的机体再次接受相同抗原刺激后，所引起的生理功能紊乱或组织细胞为主的异常的适应性免疫应答。引起超敏反应的外源化学物称为过敏原（allergen），可以是完全抗原，也可以是半抗原。当这些过敏原与机体接触后作为一种半抗原与内源性蛋白质结合形成抗原，从而产生抗体，人体通常需要 1~2 周的时间来生成足够量的抗体，当机体再次接触该化学物或相似化学性质的化学物，将发生抗原抗体反应，于是激发超敏反应的典型表现。其临床表现因人而异，与剂量也无关。人类最常见的化学物过敏的反应有皮炎、荨麻疹、皮肤瘙痒和结膜炎等，有时可引起严重的过敏性休克，甚至死亡。我国著名食品安全学家陈君石教授在 2013 年中国毒理学会第六届全国毒理学大会上呼吁将食物过敏纳入毒理学研究领域。

目前研究发现，约有 170 种食品可导致食物过敏反应，但对食物过敏的生物学及免疫学机制仍不清晰，食物过敏的诊断缺乏统一标准，治疗手段单一。食物过敏是机体对食物产生的一种不良反应，是人体对食物中抗原物质产生的由 IgE 介导和非 IgE 介导的免疫反应，主要表现为呼吸道、皮肤、黏膜及消化系统内或全身性变态反应。根据流行病学调查，近年来食物过敏发病率上升趋势随着城市化发展、环境恶化等因素而增加，不同地区、种族、年龄的食物过敏发生特征及流行现状也有所不同。

婴幼儿及儿童食物过敏发病率高于成人。婴儿期最常见的过敏原是牛奶和鸡蛋。随着儿童成长，花生、坚果、海鲜、鸡蛋和牛奶通常可能引发过敏反应；成人常见花粉过敏，同时导致食物过敏的交叉反应。食物过敏的患病率在发达国家和发展中国家呈上升趋势，美国有 300 万人对花生和坚果过敏，6 岁以下儿童食物过敏的患病率为 5%～8%，成人为 1%～2%。在过去 10～15 年间，食物过敏明显增加了个人以及全球卫生事业的负担。

我国卫生部颁布的 GB 7718—2011《预包装食品标签通则》，是第一部对过敏原提出要求的法规。其所列出的易引起过敏的食物有：含有麸质的谷物、甲壳纲类动物、鱼类、蛋类、花生、大豆、乳、坚果及包含这 8 类食物的加工制品，并且要求如果将这 8 种食物的一种或几种用作配料时，宜在配料表中使用易辨识的名称，或在配料表附近位置加以提示。

由于各国、各地区和各民族人民的居住环境、饮食习惯、生活方式、身体素质等不同，机体对食物的适应性有差异，对过敏原的抵御能力也有差异。在美国，花生、坚果、鸡蛋和牛奶是威胁健康的主要过敏原，而在日本则是大豆、鱼、甲壳类动物、花生、鸡蛋和牛奶。

6. 高敏感性与高耐受性

高敏感性（hypersensibility）是指少数个体对某种外源化学物具有较高的反应性或高感受性，一般这些生物体在接触较低剂量的特异外源化学物后，当大多数生物体尚未表现任何异常时，就有少数生物个体出现了中毒症状。

高敏感性与过敏性反应不同，不属于抗原抗体的反应，不需要预先接触，只要机体接触一次小剂量的该化学物即可产生毒性作用，其中毒症状表现与该生物群体接触较高剂量时的中毒症状相同。如果以人群作为研究对象，这部分个体称为易感人群。

与此相对应的是，接触外源化学物的人群中，有少数个体，他们对某种外源化学物特别不敏感，能够耐受远远高于大多数个体所能耐受的剂量，即这些个体具有高耐受性（hyper-resistibility）。

7. 特异质反应

特异质反应（idiosyncratic reaction，IR）是由遗传决定的，具有先天性遗传缺陷的某些生物体对化学物的异常反应，表现为对某种化学物的异常敏感或者是异常不敏感。IR 是罕见的，发生率一般在 1/100 000～1/100。例如苯丙尿酮症（phenylketonurics，PKU）是新生儿中发病率较高的一种隐性遗传病，是一种常见的氨基酸代谢病 。患者由于在常染色体上缺少正常基因 P（基因型是 pp），而导致体细胞中缺少一种苯丙氨酸羟化酶，体内的苯丙氨酸不能按正常的代谢途径转变成酪氨酸，只能转变成苯丙酮酸。苯丙酮酸在体内积累过多，会对婴儿的神经系统造成不同程度的损害，因而新生儿出生三四个月后，出现智力低下的症状，并且头发发黄，尿液中有一种特殊的味。为保障消费者的健康安全，GB 2760—2014《食品安全国家标准食品添加剂使用标准》规定，对于使用食品添加剂阿斯巴甜的食品应在商标或说明书中标明“阿斯巴甜（含苯丙氨酸）”字样，以达到警示的目的。

[提示] 蚕豆病是葡萄糖-6-磷酸脱氢酶（G6PD）缺乏的遗传性疾病。3岁以下蚕豆病患者占70%，男性占90%。

[病因] 遗传性G6PD缺乏基础上接触新鲜蚕豆导致急性溶血。

[临床症状] 溶血性贫血、黄疸、血红蛋白尿等。

[危害] 蚕豆病严重者可发生肾衰竭，如抢救不及时，可危及生命。

[并发症] 肝脾大、肾衰竭等。

[检查] 血常规检查、尿常规检查、生化检查、酶活力测定、过筛试验、G6PD酶活力测定。

[诊断] 食蚕豆后出现急性溶血并G6PD缺乏的证据即可诊断。

[饮食建议] 不能进食蚕豆及其制品（如粉丝、豆瓣酱）。

[治疗原则] 本病以药物治疗为主。

[治愈性] 不可治愈，但可预防发病。

[重要提醒] 关键是使患者本人知晓带有该基因，婚后预测胎儿患病风险。

五、 损害作用与非损害作用

外源化学物在机体内产生的生物学效应包括损害作用和非损害作用，研究外源化学物的损害作用并阐明作用机制是毒理学的主要任务之一。许多情况下，区别损害作用和非损害作用比较困难，尤其在临床表现出现之前更是如此。一般认为，损害作用与非损害作用之间有以下区别。

1. 非损害作用

在非损害作用（non-adverse effect）中，一切生物学变化都是暂时的和可逆的，并在机体代偿能力范围之内，机体与化学物停止接触后，不能检出机体维持体内稳态能力的降低。

非损害作用具有以下的特点：

（1）不造成机体形态、结构、功能异常；不造成机体生长发育过程和寿命的改变；

（2）不降低机体维持稳态的能力和对额外应激状态代偿的能力；

（3）不影响机体的功能容量，如进食量、体力劳动负荷能力等涉及到解剖、生理、生化和行为方面的指标；

（4）不引起机体对其他某些环境因素不利影响的易感性增高。

2. 损害作用

损害作用（adverse effect）是指影响机体行为的生物化学改变、功能紊乱或病理损害，或对外界环境应激能力的下降。

损害作用具有以下的特点：

（1）使机体正常形态、生长发育过程均受到影响，寿命缩短；

（2）造成机体功能容量的各项指标改变、生理、生化和行为方面的指标变化超出正常值范围；

（3）维持体内的稳态能力下降、对额外应激状态的代偿能力降低；

（4）对其他环境有害因素的易感性增高；

（5）化学物所造成的机体生物学改变是持久的和不可逆的。

此外，下列代谢和生化方面的改变也被认为是损害作用：

（1）化学毒物的剂量增加，机体对它的代谢速率反而降低，或消除速率减慢；

（2）代谢过程中的某些关键酶受到抑制；

（3）酶系统中两种酶的相对活性比值发生改变；

（4）一些酶受到抑制后，致使相关的天然底物浓度增高，造成机体的功能紊乱；或在负荷试验中，对专一性底物的代谢和消除能力降低。

损害作用和非损害作用的区分确定是一件非常复杂的工作，需要大量的知识和技术。随着分子生物学以及整个生命科学的不断发展，对损害作用和非损害作用的区别也逐渐深入。不断出现一些新的概念、方法，有可能对一些更为细微的生物学变化进行更为灵敏的测定，用一些更能反映机体内细微生物学变化的灵敏指标取代旧的指标，所以过去可能认为是非损害作用的，今后可能认为是损害作用。

3. 正常值和对照值

在毒理学研究中，为了确定化学物的损害作用和无损害作用，常常需要一个“正常值”作为比较。通常正常值的确定方法为，选择一群按当前的认识水平认为是“健康”或“正常”或符合某一标准的个体，进行某项指标的测定，以 $\overline{X} \pm 2SD$ 作为正常值的范围。另外，在进行试验研究时还要设立未经受试物处理的对照组，在完全一致的试验条件下与试验组进行相同指标的测定。对照组的测定值应在正常值范围内，并与试验组的结果比较，进行统计学检验。这种观察指标的数值如符合下列情况之一者，即可认为超过正常范围，属于损害作用。

（1）与对照组相比，差异显著（$P<0.05$），且不在正常值范围内；

（2）与对照组相比，差异显著（$P<0.05$）但数值仍在正常值范围内。可是在停止接触受试物后，该差异在一段时间内仍继续存在；

（3）与对照组相比，差异显著（$P<0.05$），数值虽仍在正常值范围内。但在机体处于功能或生化应激状态下该差异更为明显。

对于某些尚未建立正常值的指标，常把试验组与对照组的测定值进行比较，如具有统计学意义则认为出现了损害作用。总之，损害作用与非损害作用都属于生物学作用，后者经过量变达到某一数值后发生质变而转变为前者。随着科学研究的不断深入，检测技术和手段的进步，有关外源化学物质的毒作用机制在更深层次的阐明，损害作用的指标和概念将不断得以更新。

六、　靶器官与效应器官

外源化学物直接发挥毒作用的器官就称为该物质的靶器官（target organ）。外源化学物进入机体后，通过血流有选择性地运送至靶器官。如脑是甲基汞的靶器官，肾和肺是镉的靶器官。毒作用的强弱，主要取决于该物质在靶器官中的浓度，但靶器官不一定是该物质浓度最高的场所。

出现毒性效应的器官称为效应器官。效应器官可以是靶器官，也可以不是靶器官。例如马钱子碱中毒可引起抽搐和惊厥，靶器官是中枢神经系统，效应器官是肌肉。有机磷农药可抑制胆碱酯酶的活性，导致胆碱能神经持续兴奋，此时有机磷农药的靶器官是神经系统，而唾液、虹膜括约肌、横纹肌、肠道平滑肌等是效应器官。因此有机磷农药中毒表现为流涎、瞳孔缩小、全身肌纤维震颤、排便频繁或腹泻等。

蓄积器官是化学物在体内的蓄积部位，毒物在蓄积器官内的浓度高于其他器官。但对于蓄积器官并不一定显示毒性作用，因为蓄积器官内没有该毒物的特异性受体，因而，蓄积器官不同于靶器官。例如DDT、六六六等有机氯农药的靶器官是中枢神经系统和肝脏，但是这类农药的蓄积器官是脂肪组织。

七、 毒效应谱

化学物与机体接触后，可引起机体的多种毒效应，包括肝、肾、肺等实质性损伤、内分泌系统紊乱、免疫抑制、神经行为改变、出现畸胎、形成肿瘤等多种形式。效应的范围则从微小的生理生化正常值的异常改变到明显的临床中毒表现，甚至死亡。毒效应的这些性质与强度的变化构成了化学物的毒效应谱（spectrum of toxic effects）。具体可以表现为：①机体对外源化学物的负荷增加，即在体内化学物和（或）其代谢物的量及分布的增加；②意义不明的生理和生化改变；③亚临床改变；④临床中毒；⑤甚至死亡。毒效应谱还包括致癌、致突变和致畸胎作用。随着外源化学物异常变动程度的加强，对人体健康的影响逐渐由生理性向病理性发展。

八、 生物标志物

生物标志物（biomarker）是指各种化学物通过生物屏障并进入组织或体液对生物体系作用后所引起机体器官、细胞、亚细胞的生化、生理、免疫和遗传等任何可测定观测值的改变，包括进入体内的该化学物或其代谢产物的可监测指标。生物标志物是毒理学的前沿性研究，它的研究和利用已引起了国内外预防医学界的广泛关注。生物标志物在食品毒理学领域的应用同样促进了食品毒理学的发展，在阐明食品污染物接触与健康损害方面发挥了重要的作用。

1989年美国国家科学院（NAS）按照外源化学物与机体的关系及其表现形式，以及反映暴露到疾病各个阶段的连续变化关系，将生物标志物分为暴露标志物、效应标志物和易感性标志物三大类（图2-1）。

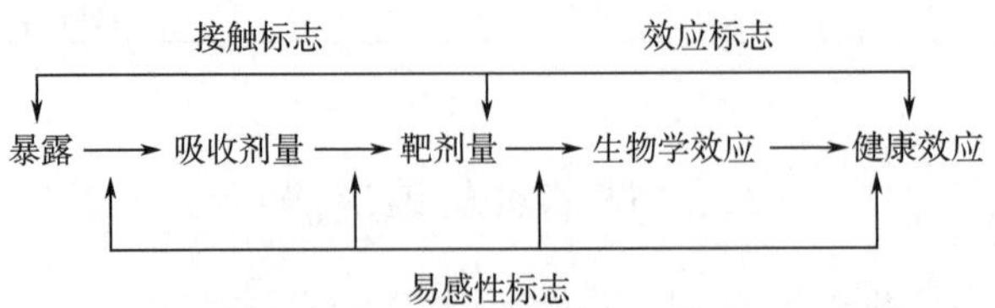

图2-1 从暴露到健康效应的模式图和生物学标志的关系

1. 暴露生物标志物

暴露生物标志物（biomarker of exposure）又称接触生物标志物，是指机体内某个组织、液体或排泄物中测定到的外源性物质及其代谢产物（内剂量），或外源化学物与某些靶分子或细胞相互作用的产物（生物有效剂量），见表2-5。

表2-5　暴露生物标志物举例

类型	举例
内剂量的生物标志	
化学物	母体化合物：有机氯化合物，脂肪组织中的二噁英（TCDD），呼出气中的挥发性有机物；代谢产物：黄曲霉毒素尿中代谢物
化学混合物	尿中可替宁水平（烟草中化合物）
金属	血铅水平
生物因子	乙肝病毒DNA，乙肝表面抗原病毒蛋白，抗-乙肝病毒核心抗原
生物有效剂量的生物标志	
化学物	尿中的黄曲霉毒素 B_1-*N*-7-鸟嘌呤加合物
内源性暴露	
激素	雌激素，儿茶酚雌激素-3，4-醌

资料来源：周宗灿．现代毒理学简明教程．2012.

依照上述分类，广义的生物标志物应包括：

（1）体内剂量标志物　外源化学物及其代谢产物在体内可测量到的剂量标志物，是外源化学物进入人体的可靠证据，它表示被人体吸收的外源化学物的数量。相对于外环境暴露剂量来说可称为内剂量或靶剂量。在细胞、组织或体液或排泄物中可直接测定的外源化学物及其代谢物的浓度。如呼出的酒精、头发中的砷、铅等金属，尿液中苯和黄曲霉毒素的代谢物及其他致突变物。

GB 19522—2010《车辆驾驶人员血液、呼气酒精含量阈值与检验》规定车辆驾驶人员血液酒精含量阈值≥20且<80mg/100mL为酒后驾车，>80mg/100mL为醉酒驾车。使用呼气式检测仪时，呼气酒精含量可按1∶2200的比例关系换算成血液酒精含量。对饮酒者也可以用血液中酒精代谢的第一个降解产物乙醛含量反映暴露乙醇的剂量以及接触时间的长短。

［提示］ 联合国世卫组织在一份报告中指出：酒精中毒是当今世界范围内第一公害，大量酒精会杀死大脑神经细胞，久而久之导致记忆力减退，其毒性可以累及全身主要脏器，影响消化系统、心血管系统，引起脂肪肝、肝硬化等肝脏疾病。在西方国家酒精中毒是80%肝硬化的原因，对病毒性肝炎、肝癌等发生和预后有着较大的影响（见表2-6）。

表 2-6　　1992 年一些国家人均纯酒精消费量与肝硬化的关系

国家	人均纯酒精消费量/L	肝硬化死亡率/（1/10 万）	国家	人均纯酒精消费量/L	肝硬化死亡率/（1/10 万）
卢森堡	15.1	27.0	罗马尼亚	10.5	50.1
法国	14.2	23.9	荷兰	9.7	6.2
奥地利	12.0	41.6	澳大利亚	9.0	8.8
葡萄牙	12.8	40.6	新西兰	8.8	5.1
匈牙利	12.4	104.5	芬兰	8.6	16.7
丹麦	12.3	18.8	日本	7.9	19.1
瑞士	12.1	13.7	加拿大	7.9	11.1
捷克	10.5	27.0	波兰	7.6	15.6
保加利亚	10.3	28.9	冰岛	4.3	1.5

资料来源：江正辉 . 2001.

（2）生物有效剂量标志物　生物有效剂量标志物是外源化学物进入体内后，与靶组织细胞内 DNA 或蛋白质产生相互作用的反应产物。这种标志物不仅可从靶细胞及其周围组织中测量到，有时也可从替代物如血液中测量到。目前对生物学有效剂量的标志物的检测与应用存在很多局限性。

在生物有效剂量标志物中，迄今已发现各种烷化剂、多环芳烃、芳香胺和黄曲霉毒素等多种致癌物和突变剂可导致加合物的形成。目前在人群中发现蛋白质加合物的主要有芳香胺、多环芳烃、黄曲霉毒素、溴化甲烷、环氧丙烷、乙烯、丁二烯、苯乙烯、氯乙烯、苯等 20 余种毒物的血红蛋白加合物，还有黄曲霉毒素的白蛋白加合物，如表 2-7 所示。

表 2-7　　生物有效剂量标志物

生物有效剂量标志物	食品暴露物质	生物材料
DNA 加合物	多种烷化剂、苯并（α）芘	外周血淋巴细胞
血红蛋白加合物	环氧乙烷	红细胞
黄曲霉毒素-*N*-7-鸟苷加合物	黄曲霉毒素	尿液
顺铂-DNA 加合物	各种烷化剂	肿瘤化疗病人白细胞
O-6-甲基脱氧鸟苷	亚硝胺	胃肠道黏膜细胞
8-羟基脱氧鸟苷	辐射等形式的氧化应激	尿液

2. 效应生物标志物

效应生物标志物（biomarker of effect）是指在一定的暴露物的作用下，机体产生相应地可测定的生化、生理的变化或者其他病理方面的改变。可以反映与不同靶剂量的化学物质或其代谢产物有关的对健康有害的效应，表现为确定的或潜在的健康损害或疾病。

如长期酗酒会引起机体正常生理过程或病理过程的改变，常见的有丙氨酸转氨酶（alanine aminotransferase，ALT）、天门冬氨酸转氨酶（aspartate aminotransferase，AST）、平均红细胞体积（mean corpuscular volume，MCV）、γ-谷氨酰转肽酶（γ-glutamyl-transferase，γ-GT）、糖缺乏性转铁蛋白（carbohydrate—deficient transferrin，CDT）、总血清唾液酸（Total serum sialic acid，TSA）等的体内生理指标的变化。此类标志物不是由乙醇代谢形成，而是由酒精性器官损伤而间接产生，可以标志长期酗酒行为。

效应生物标志物可反映出结合到靶细胞的外源化学物及其代谢产物的持续作用，进一步引起细胞与组织的生物学或生化学的变化。这些变化主要发生在细胞的特定部位，尤其是在基因的某些特定序列。在效应生物标志物中出现比较多的是细胞遗传标志物。

效应生物标志物包括早期效应的生物标志物（biomarker of early biological effect）、细胞结构和功能改变的效应生物标志物（biomarker of altered structure/function effect）和疾病效应标志物（biomarker of disease effect）三类。分别提示与不同靶剂量的外源化学物或其代谢物有关联的对健康有害效应的信息。

早期效应的分子生物标志物主要用于反映外源化学物与细胞相互作用后在分子水平上的变化早期效应的分子标志物。如 DNA 的氧化损伤，DNA 链断裂等。

细胞结构和功能改变的效应生物标志物可反映外源化学物与细胞相互作用后的形态或功能改变。如肝损害时血清谷胱甘肽-*S*-转移酶（GSTs）和氨基乙酰丙酸（ALA）和乳酸脱氢酶（LDH）活力的升高，心肌损害时谷草转氨酶（SGOT）和肌酐激酶活力升高，有机磷农药中毒时胆碱酯酶活力抑制。同时包括一些基因的异常表达，如癌胚抗原，肿瘤生长因子（TGF-B）等。

疾病效应标志物是从暴露到疾病整个过程中最后一组标志物，这一类标志物常常是为了疾病筛选而提出的。这一标志物与机体亚临床或临床症状出现密切相关，是机体疾病的反映（表 2-8）。

表 2-8　　亚临床疾病的效应生物标志物

效应生物标志物	疾病
血清甲胎蛋白	肝癌、胃肠道疾病、胎儿神经管缺失
癌胚抗原	胃肠道癌、其他胃肠道疾病
肿瘤特异性抗原	各种癌症
血清谷草转氨酶	心肌梗死

3. 易感性生物标志物

易感性生物标志物（biomarker of susceptibility）是指个体暴露于某种特定的外源化学物时，由于其先天遗传性或后天获得性缺陷而反映出其反应能力的一类生物标志物。

在外源化学物与机体的相互作用过程中，机体因素是很重要的。性质与剂量相同的外源化学物对不同的个体可出现迥然不同的反应，这取决于受作用个体的易感性。易感性生物标志物虽然不包括在暴露效应（疾病）关系链中，但在暴露效应关系中的每一步都起到重要的作用，是决定疾病是否发生的主要因素。这类生物标志物是在暴露之前就已存在的遗传性或获得性的可测量指标，决定着因暴露而容易导致疾病的发生的可能性。易感性生物学标志可用以筛选易感人群，保护高危人群。

一些细胞的恶性转化需要两次或两次以上的突变。第一次突变可能发生在生殖细胞或由父母遗传得来，为合子前突变，也可能发生在体细胞；第二次突变则均发生在体细胞本身。成视网膜细胞瘤是一个典型例子。遗传型视网膜母细胞瘤患者出生时 Rb 基因的一个等位基因由于生殖细胞突变而丧失功能，出生后如视网膜母细胞中另一个等位基因发生了体细胞突变，这个细胞就会转化为肿瘤细胞。

再如患有着色性干皮病的个体暴露于紫外线发生皮肤癌的危险性增高，是因为他们缺乏 DNA 修饰蛋白。遗传决定的易感性因素大部分是稳定的，而获得性易感性因素如年龄、生理变化、膳食、生活方式则随环境与时间的变化导致易感程度的变化。

通过动物体内试验和体外试验研究生物学标志并推广到人体和人群研究，生物学标志可能成为评价外源化学物对人体健康状况影响的有力工具。接触标志用于人群可定量确定个体的暴露水平；效应标志可将人体暴露与环境引起的疾病提供联系，可用于确定剂量—反应关系和有助于在高剂量暴露下获得的动物实验资料外推人群低剂量暴露的危险度；易感性标志可鉴定易感个体和易感人群，应在危险度评价和危险度管理中予以充分的考虑。

第二节 剂量、剂量-量（质）反应关系

一、剂量、量反应与质反应

1. 剂量

剂量（dose）是指机体通过各种方式接触到的或人为给予机体的外源化学物的数量，是决定化学物对机体造成损害作用的最主要因素。当化学物进入动物机体达到一定的剂量，才能引起毒作用效应。在毒理学中剂量的概念有多种：

（1）接触剂量（exposure dose）又称外剂量是机体接触化学物的量或在实验中给予机体受试物的含量；

（2）内剂量（internal dose）又称体内负荷（body burden）是通过各种途径被吸收进入体内血循环化学物及其代谢产物的含量。例如，血铅和血镉浓度可分别作为铅和镉的内剂量；

（3）生物有效剂量（biological effective dose）又称靶器官剂量（target organ dose）和到达剂量是到达体内的特定效应部位（组织、细胞和分子）并与其相互作用的化学物及其代谢物质的含量。

表示经口接触的剂量单位常以单位体重暴露外源化学物的量［mg/（kg 体重）］来表示，如果是接触空气或水中的污染物，也可用 mg/m^3 或 mg/L 表示。

当一种化学物经通过不同的途径（如胃肠道、呼吸道、皮肤、注射等）与动物机体接触时，其吸收量和吸收速率各不相同，因此在提及剂量时，必须说明染毒途径。除静脉注射外，其他染毒途径均需考虑该化学物的吸收系数，即吸收进入血液的量与染毒量之比。

2. 量反应与质反应

在毒理学研究中，根据机体对化学毒物有害作用生物学效应的特点分为量反应和质反应两类。

（1）量反应（gradual response）　又称效应（effect），是指一类生物学改变可以用计量单位来表达其强度的毒作用。可以被定量测定，所得的资料是连续性的。如有机磷农药抑制血液中乙酰胆碱酯酶和羧酸酯酶的活性，其抑制程度可用酶活性单位 x 的测定值表示；氯霉素能抑制动物的造血机能，使血中的红细胞数量下降了 x 个/mm^3；苯可使血液中的白细胞数量减少等。

量反应仅涉及个体，即一个人或一个动物。

（2）质反应（quantal response）　又称反应（response），是指接触一定剂量的外源化学物后，引起出现某种生物学改变并达到一定强度的个体数量在一个群体中所占的比率。这类质效应没有强度的差别，不能以具体的数值来表示，只有两种可能性，即：发生与不发生。常以“阴性或阳性”、“有或无”来表示，如死亡或存活、中毒或未中毒。

质反应一般以百分比或比值来表示。如死亡率、发病率、阳性率以及肿瘤发生率等。

如某食物中毒，吃该食品的人 120 人中，有 60 人出现呕吐、腹泻的症状，3 人中毒死亡，则该食物中毒的发生率为 50%，死亡率为 2.5%。此百分率即为质反应。

二、剂量-反应（效应）关系

剂量-反应（效应）关系（dose-response/effect relationship）表示外源化学物作用于生物体的剂量与其引起的生物学作用的发生率或发生强度之间的关系。

即外源化学物质的剂量越大，所产生的反应强度应该越大，或出现的效应发生率越高。如在急性毒性实验中，随着亚硝酸盐的浓度增高，各试验组的小鼠死亡率也相应增高，表明二者之间存在剂量—效应关系。剂量-反应（效应）关系是反映暴露与毒性作用之间因果关系的重要证据，是毒理学研究的核心。食品安全性评价或各种允许量标准的制订主要是建立在剂量—反应（效应）关系上，只有其研究成果才能将评价结果用于人类的安全性使用上。

三、剂量-反应（效应）关系曲线

1. 剂量-反应（效应）关系曲线的形式

把生物体接触外源化学物的剂量作为横坐标（自变量），以生物体毒性效应强度的计量单位或反应的百分率或比值为纵坐标（因变量）绘制散点图，所得到一条曲线即剂量—反应（效应）关系曲线。

由于外源化学物导致的生物学作用或作用强度存在个体生物学差异，同时生物体对外源化学物毒性作用的易感性分布不一致，剂量-反应（效应）关系曲线一般可呈现上升或下降不同的形式，如苯导致白细胞数量减少的效应即为下降曲线。通常曲线的形式有以下几种：

（1）抛物线（图 2-2-A）　一些化学物的剂量-反应（效应）关系，呈现一条先陡峭后平缓的曲线。一些营养素如 VA、硒当摄入剂量超过一定范围后呈现的毒性的趋势便为该种形式。

（2）S 形曲线（图 2-2-B）　在毒理学实验中大多数化学物的剂量—反应关系曲线为 S 形曲线。又可分为对称 S 形曲线和非对称 S 形曲线两种形式。

对称 S 形曲线：个体对外源化学物的易感性不一致，即少数个体对外源化学物特别易感或特别不易感，群体中的所有个体对某一化学物质的敏感性差异呈正态分布，剂量与反应率之间的关系表现为对称 S 形曲线。在低剂量范围内，随着剂量的增加，毒效应发生率增加较慢；曲线的中间部分，即反应率的 50%左右，斜率最大，剂量略有变动，反应就会有较大增减（图 2-3）；当剂量继续增加时，毒效应的发生率又趋向和缓。典型的 S 形曲线较多出现在质反应中，如急性致死性毒性试验，实验中设多个剂量组，每一组有足够多的实验动物，即可获得典型的 S 形曲线。

不对称 S-形曲线：该曲线是毒理学中最常见的曲线。个体对外源化学物毒作用的易感性成偏态分布，则曲线为不对称 S 形曲线。

（3）直线形（图 2-2-C） 在这种剂量-反应关系曲线中，化学物剂量的变化与效应的强度或反应率的改变成正比。即随着剂量的增加，效应或反应的改变也随着增强。由于在生物体中，效应的产生受到多种因素的影响，情况十分复杂，故这种曲线关系较少见。仅在某些体外试验或离体器官试验中，在一定剂量范围内才能见到线性关系，如 Ames 致突变试验中低剂量的范围内。

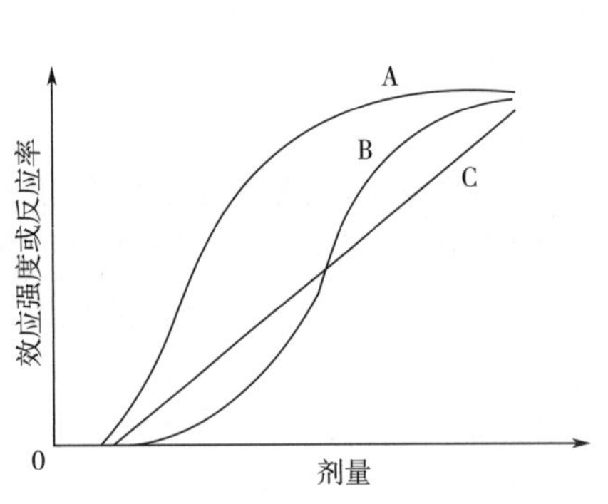

图 2-2 剂量-反应关系曲线的三种类型

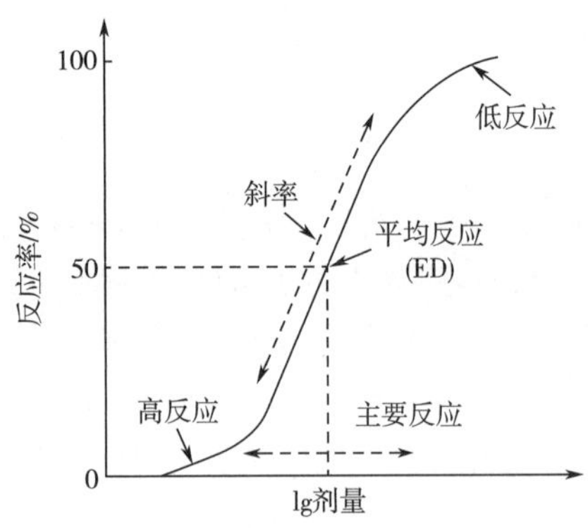

图 2-3 剂量-反应曲线的 S 形

（4）U 形曲线（图 2-4） 某些生物体生理功能需要的微量元素（钴、硒、铬）和多种维生素等外源性营养物质，接触或给予剂量与个体效应程度之间的关系呈“U”形曲线。在最低剂量区域，生物体有害效应的“程度”最高，随着剂量的增加，生物体的有害效应逐步减轻。对生物体必需营养物质而言，剂量—反应曲线的这一区域就常称为营养缺乏（nutrient deficiency），即因营养缺乏而引起的生物体的有害效应。当剂量增加到一定程度时，营养缺乏有害效应不再存在，机体呈自稳状态（homeostasis）。如果剂量进一步加大并超过生理需要量，机体就可能出现某些与营养缺乏不同的中毒效应，若每日的摄入量超过一定量时甚至会导致死亡。

例如，当人体对硒的安全摄入量为 50~200μg/d，当摄入量低于 50μg/d 可能会导致肿瘤、大骨节病和克山病的高发和免疫力的下降。当剂量增加到 50~200μg/d 时，营养缺乏有害效应不再存在；如果剂量进一步加大并超过 200μg/d 硒，机体会出现中毒效应，若每日的摄入量超过 1mg 则可能导致死亡。与大多数化学物一样，这种有害效应的程度随着剂量的增大而加重。例如，大剂量接触维生素、硒、雌激素等机体必需物质，可分别造成肝损害和出

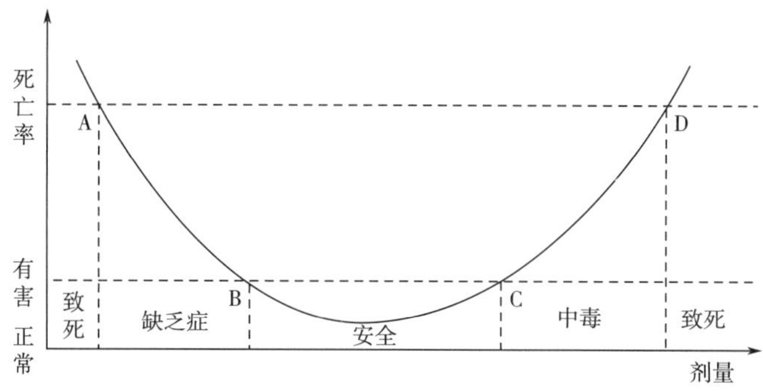

图 2-4　必需营养物质的 U 形剂量-反应关系曲线

A—致死的最低剂量　B—适合健康的最低剂量　C—适合健康的最高剂量　D—不致死的最高剂量

生缺陷、脑组织损害，或者使患乳腺癌的危险度明显增加。所以根据这些微量元素的剂量反应关系，找出其对健康的安全剂量，是食品毒理学的研究主要内容。

2. 剂量-反应（效应）关系曲线直线化转换

为便于在低剂量与高剂量间进行相互推算，以及不同外源化学物之间的毒性强弱进行比较，通常需要将剂量—反应（效应）关系曲线转化为直线。

（1）抛物线　因为抛物线是一种对数曲线，所以只要把剂量转换成对数，即可转换成一条直线。

（2）S 形曲线　由图 2-5 可知，当把 S 形曲线的纵坐标单位转换为反应频率，S 形曲线即可转换为钟形曲线，表现为正态分布。在该分布曲线下，如以 50%受试个体出现反应的剂量作为中位剂量，以此中位数为基准点，在其两侧 1 个、2 个和 3 个标准差范围内分别包括了受试总体的 68.2%、95.5%和 99.8%。

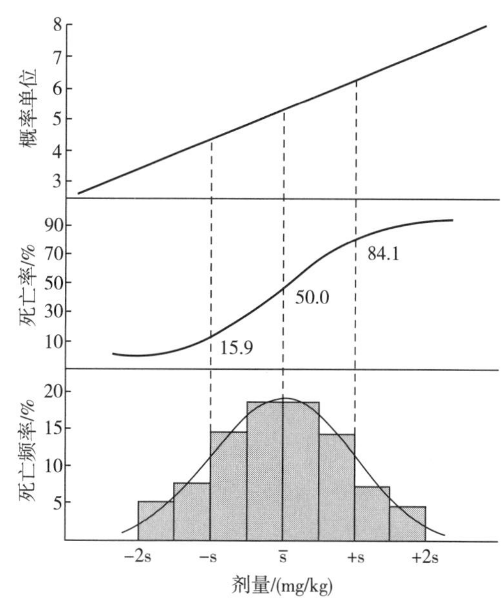

图 2-5　S 形剂量-反应曲线向直线的转换

将各标准差的数值均加上 5，则-3~+3 变为 2~8，后者即为对应反应率的概率单位。每个概率单位相当于一个标准差面积下的反应频率所代表的反应率，当横坐标用概率单位表示时，对称 S 形曲线即转换为直线。反应率与概率单位之间的对应关系见表 2-9。

表 2-9　　反应率与概率单位之间的对应关系

反应率/%	0.1	2.3	15.9	50.0	84.1	97.7	99.9
概率单位	2.0	3.0	4.0	5.0	6.0	7.0	8.0

（3）不对称S形曲线　若将不对称S形曲线的剂量取对数时，则可转化成对称“S”形曲线。若进一步将纵坐标反应率改为概率单位，则该曲线可转为一直线。

第三节　表示毒性的常用参数

致死剂量（LD）（上限参数）	有害作用（下限参数）	非有害作用
绝对致死剂量（LD_{100}）	观察到有害作用剂量（LOAEL）	最小有作用剂量
半数致死剂量（LD_{50}）	阈	阈
最小致死剂量（LD_{01}，MLD）	未观察到有害作用剂量（NOAEL）	最大无作用剂量（LOEL）
最大非致死剂量（LD_0）	基准剂量（BDM）	

一、毒性上限参数

毒性的上限参数主要涉及一系列外源化学物的致死剂量或浓度。

致死剂量（lethal dose，LD）是指在急性毒性试验中外源化学物引起受试实验动物死亡的剂量，一般用mg/（kg体重）表示。如果当外源化学物存在于空气中或水体中，就称致死浓度（lethal concentration，LC）用mg/m^3或mg/L表示。

1. 绝对致死剂量

绝对致死剂量（浓度）（absolute lethal dose LD_{100}或LC_{100}）是指外源化学物引起一群受试动物个体全部死亡所需要的最低剂量（浓度）。如降低此剂量，就会有受试动物存活者。

“一群”的观念较广，可能包括10个、20个、100个甚至更多的个体。由于在一个动物群体中有个体差异的存在，受试群体中总是有少数高耐受性或高敏感性的个体，故LD_{100}作为评价化学毒物毒性大小或常有很大的波动性。因此，一般不把LD_{100}作为评价化学物毒性大小或对不同化学毒物的毒性进行比较的指标。

2. 半数致死量

半数致死量（half lethal dose，LD_{50}）与半数致死浓度（median lethal concentration，LC_{50}），是指经过一定途径给予受试物后，经过统计学处理得到的能使一群受试动物个体半数死亡所需的剂量。

LD_{50}这个概念是1927年由Trevan提出的一种带有置信限估计的中介值，是反映化学物毒效应的上限指标。外源化学物毒性大小与LD_{50}呈反比，即毒性越大，LD_{50}的值越小；反之，LD_{50}的值越大（见表2-10）。常用于评价外源化学物急性毒性大小最主要的参数，也是对不同化学物进行急性毒性分级的基础标准。

表示LD_{50}的单位为每千克体重所摄入受试物质的毫克数、克数或毫升数，即mg/kg体重、g/kg体重或mL/kg体重。例如，滴滴涕（DDT）的LD_{50}为300mg/kg体重（大鼠、经口）。在计算LD_{50}时，应同时计算其95%可信区间。95%可信区间过大，所得的LD_{50}即不可信。

表 2-10　　不同化学物半数致死量（LD_{50}）的比较

物质名称	动物	途径	LD_{50}/（mg/kg）
乙醇	小鼠	经口	10000
乙醇	大鼠	经口	10810
氯化钠	小鼠	腹腔注射	4000
硫酸钠	大鼠	经口	1500
硫酸吗啡	大鼠	经口	900
苯巴比妥钠	大鼠	经口	150
DDT	大鼠	经口	100
硫酸番木鳖碱	大鼠	腹腔注射	2
尼古丁	大鼠	腹腔注射	1
河豚毒素	大鼠	腹腔注射	0.1
二噁英	豚鼠	腹腔注射	0.001
肉毒毒素	大鼠	腹腔注射	0.00001

一般来讲，对动物毒性很低的物质，对人体的毒性也很低，LD_{50}越大表明其毒性越小，在食品中使用时其安全性越高。表 2-11 是几种常见的食品添加剂的 LD_{50}。

表 2-11　　几种常见的食品添加剂的 LD_{50}

品名	LD_{50}/（mg/kg）	GB 2760 规定最大使用量/（g/kg）	主要用途
过氧化苯甲酰	7710	0.06	面粉处理剂
苯甲酸及其钠盐	2530	0.2~2.0	食品防腐剂
丁基羟基茴香醚（BHA）	2000~5000	0.2	抗氧化剂
二丁羟基甲苯（BHT）	890	0.2	抗氧化剂
亚硝酸钠	220	0.15 残留 0.05	护色剂、防腐剂
亚硝酸钾	200	0.15 残留 0.05	护色剂、防腐剂

通过表 2-11 可以看出，过氧化苯甲酰属于实际无毒类，苯甲酸属于低毒类，而肉制品常用的亚硝酸钠和亚硝酸钾以及早餐谷类所添加的营养强化剂氧化锌，都属于中毒类。

LD_{50}是一个生物学参数，受多种因素的影响，对于同一种化学物来说，不同动物种属的敏感性不同。如异氰酸甲酯对大鼠的 LD_{50}为 69mg/kg，对小鼠则为 120mg/kg。另外，染毒途径和方式都可影响外源化学物的 LD_{50}，如内吸磷对大鼠经口染毒的 LD_{50}为 2.5mg/kg，经皮染毒的 LD_{50}为 8.2mg/kg。因此，在表示 LD_{50}时，必须注明试验动物的种属和染毒途径。

LD_{50}（LC_{50}）值是一个统计量，它受实验动物种属、年龄、健康状况及实验环境、条件等各种因素影响，见（表 2-12）。LD_{50}（LC_{50}）也与试验操作者熟练程度有关，使用 LD_{50}

(LC_{50}) 值评价化学物毒性应充分考虑其应用的局限性。

表 2-12 黄曲霉毒素 B_1 对不同动物的经口 LD_{50}

动物	LD_{50}/(mg/kg)	动物	LD_{50}/(mg/kg)
雏鸭	0.335~0.50	大鼠(初生)	0.56
兔	0.30~0.50	大鼠(幼年)	0.55~0.74
猪	0.62	大鼠(雄 100g)	7.2
猫	0.55	大鼠(雌 100g)	17.9
犬	1.0	小鼠	9.0
鳟鱼	0.5	田鼠	10.2
豚鼠	1.4~2.0	绵羊	2.0
鸡	6.5~16.5	猴	2.2~3.0
火鸡	2.0		

[提示] 小鼠经口给予三聚氰胺的试验中。雄性小鼠的口服 LD_{50} 为 3161mg/(kg 体重),大鼠 LD_{50} 也在相同的范围内,三聚氰胺具有比较微弱的急性毒性,属于低毒类。大鼠为期 13 周的试验表明其最低无明显作用剂量(NOEL)为 63mg/(kg·d),试验组小鼠体重均下降,膀胱结石率也具有剂量相关性,且雄鼠膀胱结石率高于雌鼠,发现膀胱上皮溃疡并且也具有剂量相关性。因此,三聚氰胺事件中,绝大多数患者均为较长时间食用"毒牛奶"所致,在临床上属于慢性中毒,不宜采用急性毒性参数 LD_{50} 来评价。因此,寻求新的、更好的参数或更好的测试方法是目前面临的新问题。

3. 最小致死剂量

最小致死剂量(minimum lethal dose, MLD, LD_{01} 或 MLC, LC_{01})是指外源化学物使受试动物一个群体中仅引起个别动物出现死亡的剂量。从理论上讲,低于此剂量不能使动物出现死亡。该参数易受受试动物中个别动物敏感性大小的影响。同样,一般也不把 LD_{01} 作为评价化学物毒性大小指标。

4. 最大耐受量

最大耐受量(maximal tolerance dose, MTD, LD_0 或 MTC, LC_0)是指外源化学物在一个动物群体中不引起受试动物死亡的最高剂量。MTD 常在急性致死毒性以外的试验中作为设计最大剂量的参考数值。

二、 毒性下限参数

1. 观察到损害作用的最低剂量

观察到损害作用的最低剂量(lowest observed adverse effect level, LOAEL)是指在一定时

间内，一种外源化学物按一定的方式与机体接触，使某项灵敏的观察指标开始对机体产生不良效应的最低剂量。即引起超过机体自稳适应（homeostatic adoption）极限的最低剂量，从理论上讲，低于此剂量的任何剂量都不应对机体产生任何损害作用。能否观察到化学物质造成的损害作用，在很大程度上受到检测技术灵敏度和精确性、被观察指标的敏感性以及样本大小的限制。

2. 阈剂量

阈剂量（ threshold level）是指外源化学物引起生物体某种非致死性有害作用的最小剂量或浓度。分为急性阈剂量（ acute threshold dose，Lim_{ac}）、慢性阈剂量（chronic threshold dose，Lim_{ch}）。通常情况下，一种外源化学物的急性阈剂量比慢性阈剂量高，受试对象表现出的中毒症状也较为明显。

用不同的指标、方法观察毒作用，可以得出不同的阈剂量（见表 2-13）。由于受试验动物分组、有限的检测水平以及试验方法的局限性，得到阈剂量几乎不可能，实际得到的可能是 LOAEL。

表 2-13　　几种化学物质不同观察指标的阈剂量　　单位：mg/L

化学物质	形态学变化	临床症状	肌肉工作能力降低	条件反射变化
乙酸乙酯	7.0	3.0	1.5	0.5
对二氧乙酯	7.5	5.0	—	0.5
硝基丙烷	5.8	—	0.2	0.1
四硝基甲烷	0.1	0.1	0.003	0.003
二乙胺	3.0	2.0	2.0	0.25

3. 未观察到有害作用的水平

未观察到有害作用的水平（no-observed adverse effect level，NOAEL）是指外源化学物在一定时间内，按一定方式与最敏感的实验动物接触后，根据现有的知识水平，采用现代的检测方法和最灵敏的观察指标，未能观察到对机体有任何损害作用的最高剂量。从理论上讲，在 NOAEL 的基础上，任何剂量的微小增加即可达到阈剂量水平。但由于受到检测手段的限制，常不能发现机体的细微异常改变，只有剂量增加到一定水平时，才能看到损害作用。故在实际工作中得到的这两个剂量之间存在一定的差距。

对于同一化学毒物，在使用不同种属动物、染毒方法、接触时间和观察指标时，会得到不同的 NOAEL 和 LOAEL。因此，在表示某种化学物的 LOAEL 和 NOAEL 这两个毒性参数时，应注明实验动物的种属、品系、接触途径、接触时间和观察指标。需要指出的是，对于特定毒物的 NOAEL 和 LOAEL 都不是一成不变的，随着检测手段的进步和更为敏感的效应指标的发现，这两个毒性参数会逐渐得以更新。

寻求确定 NOAEL 是食品毒理学和管理毒理学的重要内容和主要目的之一。食品毒理、工业毒理和环境毒理的各种卫生标准，如某种化学物的每日允许摄入量（ADI）和最高允许残留量（MRL）等，大多是以“无观察到有害作用的剂量”作为基本依据和参数来制定的。

三、 中毒危险性指标

1. 致死作用带

致死作用带是指不同的致死性指标之间的比值，如 LD_{100}/LD_{50} 或 LD_{100}/MLD。致死作用带实际上反映化学物质致死剂量的离散程度，可以用剂量—反应曲线转换后的回归方程的斜率表示。致死作用带越窄，表示化学物质引起实验动物死亡的危险性越大。

2. 急性毒作用带

急性毒作用带（acute toxic effect zone，Z_{ac}）是指半数致死量（LD_{50}）与急性阈剂量（Lim_{ac}）的比值；表示为：

$$Z_{ac} = \frac{LD_{50}}{Lim_{ac}}$$

Z_{ac} 值的大小可反映 Lim_{ac} 距 LD_{50} 之间距离的宽窄，即表示引起实验动物的死亡剂量与最低毒作用剂量之间的宽窄。如果化学物的急性毒作用带 Z_{ac} 越窄，即 Z_{ac} 值越小，说明该化学物从产生可观察的损害到导致急性死亡的剂量范围窄，引起急性致死的危险性就越大；反之，则引起急性致死的危险性就越小。如采用往某些急性毒作用带窄的化学物质里掺入颜色或特殊气味，可以使人们引起警觉而采取有效措施避免悲剧发生。由于测定 Lim_{ac} 时所用的观察指标不同，所求出的 Lim_{ac} 值必然不同，因而 Z_{ac} 也具有一定的波动性。

3. 慢性毒作用带

慢性毒作用带（chronic toxic effect zone，Z_{ch}）是指化学毒物急性阈剂量与慢性阈剂量的比值，表示为：

$$Z_{ch} = \frac{Lim_{ac}}{Lim_{ch}}$$

如果化学物的慢性毒作用带越宽，即 Z_{ch} 越大，说明该化学物的急性阈剂量与慢性阈剂量之间的剂量范围大，由极轻微的毒效应发展到较为明显的中毒表现之间发生发展过程难于觉察，故发生慢性中毒的危险性越大，也表明该化学物的蓄积作用大，实验动物多次接受较低剂量（浓度）的化学物，即能产生慢性毒效应；反之，则说明发生慢性中毒的危险性小。

根据外源化学物毒作用带的大小，把化学毒物对动物和人群产生的危险性分为极度危险、高度危险、中度危险和轻度危险四级（表 2-14）。

表 2-14　外源化学物危害性分级

作用带	极度危害	高度危害	中度危害	轻度危害
Z_{ac}	<6	6~18	18.1~54	>54
Z_{ch}	>10	5~10	2.5~4.9	< 2.5

毒理学中的有关化学物的毒性参数之间的关系可用图 2-6 数轴图表示。

4. 剂量-反应关系曲线斜率在毒理学研究中

剂量-反应（效应）关系曲线通常直线化处理，直线的斜率越大，即直线越陡，说明较

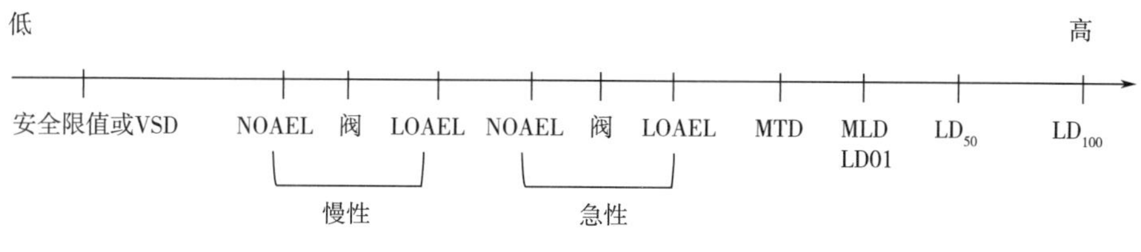

图 2-6　毒性参数和安全限量的剂量轴

小剂量的变化即能引起较大幅度的反应或效应的变化，反映了一定剂量范围内该毒物危险性大小和毒作用的特点。与 LD_{50} 相结合斜率大小有助于更全面地了解毒性的特点。如图 2-7 所示：

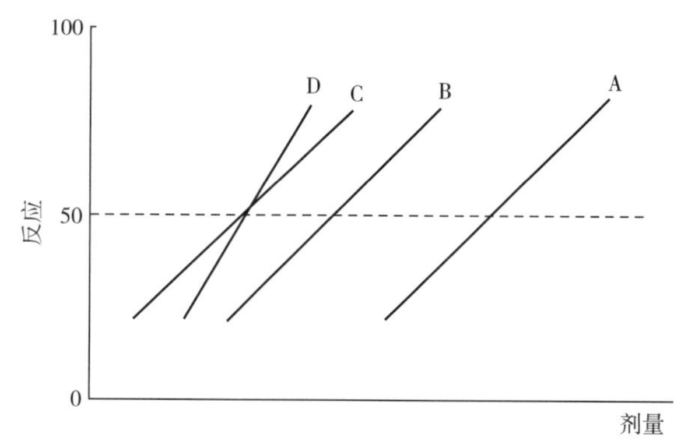

图 2-7　化学物质毒性的比较

A、B、C、D 四种化学物质，化学物质 A、B、C 的剂量反应关系曲线已用剂量对数和死亡率（概率单位）转换成直线，四条直线斜率相同，而 LD_{50} A>B>C，D，因此，急性毒性大小的次序为 C，D>B>A。而化学物 D 的 LD_{50} 与 C 相同，但斜率不同，D 物质的斜率比 C 大。C 物质的斜率小，比较平缓，需要有较大的剂量变化才能引起明显的死亡率的改变。当物质 D 染毒剂量稍增加时，其死亡率明显上升，所以尽管二者 LD_{50} 值相同，但 D 化学物质的实际危险性比 C 大。可见在低于 LD_{50} 的剂量时急性毒性 C>D，即在低于 LD_{50} 的剂量时化学物 C 引起实验动物的死亡率高于化学物 D。由此可见，在较低剂量时，斜率小的化学物质危险性较大，而在较高剂量时，斜率大的物质危险性较大。

第四节　安全限值

安全限值即卫生标准，是指为保护人群健康，对生活和生产环境和各种介质（空气、水、食物、土壤等）中与人群身体健康有关的各种因素（物理、化学和生物）所规定的浓度和接触时间的限制性量值，在低于此种浓度和接触时间内，根据现有的知识，不会观察到任何直接和/或间接的有害作用。在低于此种浓度和接触时间内，对个体或群体健康的危险度是可忽略的。常用的安全限值有每日容许摄入量（acceptable daily intake，ADI）、可耐受摄入量（tolerable intake，TI）、参考剂量（reference dose，RfD）、参考浓度（reference concentration，RfC）和最高容许残留量（maximum residue limit，MRL）等。

一、 每日允许摄入量

每日允许摄入量（acceptable daily intake，ADI）是指人类终生每日随同食物、饮水和空气摄入某种外源化学物质而对健康不引起任何可观察到损害作用的剂量。ADI 是 WHO 提出的，根据“无观察到有害作用剂量”来制订的安全参数。以每千克体重可摄入的量表示，即 mg/kg 体重。

由于人和动物的敏感性不同、人群中的个体差异较大以及用有限的实验动物数据外推到大量的接触人群等因素，在制定人群接触的卫生标准时，把动物实验数值换算为人类的数值时，需要有安全系数（safety factor）。安全系数是利用未观察到有害作用剂量（NOAEL）来计算日容许摄入量时（ADI）时所用的系数，其计算公式如式（2-1）。所用的系数取决于受试物毒作用的性质，受试物应用的范围和用量，适用的人群，以及毒理学数据的质量等因素。安全系数一般采用 100，可以理解为种间差异与个体间差异各为 10。10×10=100。但根据毒性资料，100 倍的安全系数只是一个估计值，并不十分精确，可因各类环境标准而异，目前缺乏统一的意见，很大程度上是凭经验的，可供选用的范围也很大，WHO 专家委员会曾建议可在 10~2000 范围内选用。食品中制定时标准的安全系数一般比较严格，可采用 100。

$$\text{ADI（mg/kg 体重）}=\frac{\text{NOAEL（mg/kg 动物体重）}}{\text{安全系数}} \tag{2-1}$$

例如，某食品添加剂的动物未观察到有害作用剂量（NOAEL）为 5mg/kg，则此添加剂的人体 ADI 为 5/100=0.05 mg/kg。如果一般成人体重以 60kg 计，则此食品添加剂的成人最高摄入量每日不应超过 0.05×60=30mg/（d·人）。

表 2-15 给出了几种食品防腐剂的相关安全参数。

表 2-15 食品防腐剂的最大使用量和安全参数

食品添加剂（代码）	使用范围	最大使用量/（g/kg）	ADI/（mg/kg 体重）	LD_{50}大鼠口服/（mg/kg 体重）	备注
苯甲酸（17.001）	①碳酸饮料	0.2	0~5.0（苯甲酸及其盐的总量，以苯甲酸计）（FAO/WHO，1994）	2530 低毒	以苯甲酸计，塑料桶装浓缩果蔬汁不得超过2g/kg，苯甲酸和苯甲酸钠同时使用时，以苯甲酸计，不得超过最大使用量
	②低盐酱菜、酱类、蜜饯	0.5			
	③葡萄酒、果酒、软糖	0.8			
苯甲酸钠（17.002）	①酱油、食醋、果酱（不包括罐头）、果汁（味）型饮料	1.0			
	②食品工业用塑料桶装浓缩果蔬汁	2.0			

续表

食品添加剂（代码）	使用范围	最大使用量/（g/kg）	ADI/（mg/kg 体重）	LD$_{50}$大鼠口服/（mg/kg 体重）	备注
山梨酸钾（17.004）	①葡萄酒、果酒	0.6	0~0.2（FAO/WHO，1994）	2400~3000 低毒	
	②酱油、食醋、果酱、氢化植物油、软糖、鱼干制品、即食豆制食品、糕点、馅、面包、蛋糕、月饼、即食海蜇、乳酸菌饮料	1.0			
	③食品工业用塑料桶装浓缩果蔬汁	2.0			
十二烷基二甲基溴化胺（新洁尔灭）（17.026）	果、蔬保鲜	0.07		15.0mL/L（96h）；无蓄毒性实际无毒	
稳定态二氧化氯（17.028）	①果、蔬保鲜	0.01	0~30（FAO/WHO，1994）	2500 低毒（2g/100mL 稳定态二氧化氯）	
	②鱼类加工	0.05（水溶液）			
2，4-二氯苯氧乙酸（17.027）	果、蔬保鲜	0.01	0.3	375 中等毒	残留量：≤2.0mg/kg
乳酸链球菌素（17.019）	①罐头、植物蛋白饮料	0.2	0~33 000IU/kg 体重（FAO/WHO，1994）	14.7g/kg 体重（雄性）；口服 6.81g/kg 体重（雌性）实际无毒	对乳酸链球菌的微生物毒性研究表明，无微生物毒性或致病作用，其安全性很高
	②乳制品、肉制品	0.5			
	③酱油、食醋、果酱、氢化植物油、软糖、鱼干制品、即食豆制食品、糕点、馅、面包、蛋糕、月饼、即食海蜇、乳酸菌饮料	1.0			

续表

食品添加剂（代码）	使用范围	最大使用量/（g/kg）	ADI/（mg/kg 体重）	LD_{50} 大鼠口服/（mg/kg 体重）	备注
纳他霉素（17.030）	用于乳酪、肉制品（肉汤、西式火腿）、广式月饼、糕点表面、果汁原浆表面、易发霉食品	200~300mg/L	无毒性作用水平人口服3mg/kg 体重（FAO/WHO，1994）。本品不能由动物或人的胃肠道吸收	2730mg/kg 体重（雄性）低毒	残留量小于10mg/kg

从表 2-15 通过可以看出，乳酸链球菌素属于实际无毒类，苯甲酸、山梨酸、稳定态二氧化氯属于低毒类，2，4-二氯苯氧乙酸属于中毒类。

二、 最高容许残留量

最高容许残留量简称容许量（maximum residue limit，MRL）又称最高残留限量，是指允许在食物表面或内部残留的药物或化学物的最高含量（或浓度）。具体是指在屠宰或收获以及加工、贮存和销售等特定时期内，直到被人体消费时，食物中的药物或化学物残留的最高容许含量或浓度。

最高容许残留量是根据 ADI 计算的，其计算方法如式（2-2）：

$$MRL=\frac{ADI\ [mg/(kg\ 体重\cdot d)]\times 体重\ (kg)}{人每日食物摄入量\ (kg)\times 食物系数} \tag{2-2}$$

式中，食物系数是指待定食物占食物总量的百分率。

例：假定：经试验已确定马拉硫磷的人体 ADI＝0.05mg/（kg 体重·d），食物中马拉硫磷的人体吸收率为 80%，平均 60kg 的人每日进食 1000g 各类食物；食物结构为：粮食 450g，蔬菜 350g，其他食品 200g。请制定食物中马拉硫磷最高容许残留量。

计算：（1）如果仅粮食中有马拉硫磷残留，则粮食中马拉硫磷的 MRL 为：

$$MRL=\frac{0.05mg/(kg\ 体重\cdot d)\times 60kg\times 80\%}{1kg\times\frac{450g}{1000g}}\approx 5.33mg/kg \tag{2-3}$$

（2）如果粮食和蔬菜中均有马拉硫磷残留，则粮食和蔬菜中马拉硫磷的 MRL 为：

$$MRL=\frac{0.05mg/(kg\ 体重\cdot d)\times 60kg\times 80\%}{1kg\times\frac{450g+350g}{1000g}}\approx 3.0mg/kg \tag{2-4}$$

三、参考剂量（浓度）

参考剂量（浓度）是美国环境保护局（EPA）对非致癌物质进行危险性评价提出的概念。参考剂量（reference dose，RfD）和参考浓度（reference concentration，RfC），是指一种日平均剂量和估计值。人群（包括敏感亚群）终身暴露于该水平时，预期在一生中发生非致癌（或非致突变）性有害效应的危险度很低，在实际上是不可检出的。

RfD 和 RfC 是根据试验中可获得的 NOAEL 和 LOAEL 两个具体参数计算而来的。

$$RfD = NOAEL(\text{或} LOAEL)/SF \times MF \tag{2-5}$$

式中　*SF*——安全系数；

MF——修正系数。

安全系数（safety factor，SF）是根据所得的最大无有害作用剂量（NOAEL）提出安全限值时，为解决由动物实验资料外推至人的不确定因素及人群毒性资料本身所包含的不确定因素而设置的转换系数。安全系数一般采用 100，据认为安全系数 100 是为物种间差异（10）和个体间差异（10）两个安全系数的乘积。

四、基准剂量

传统毒理学用 NOAEL/SF 来确定参考剂量 RfD 的方法沿用至今，不足之处越来越明显，其主要原因为 NOAEL 只强调没有观察到有害作用的剂量且忽略了剂量-反应曲线的形状，难以确定一定剂量尤其是高于 RfD 时产生的风险。因此，NOAEL 不能反映阈值，所得到的接触水平不一定没有危险。由此美国 Crump 于 1984 年最先提出一种新的计算 RfD 的方法——BMD 法（benchmark dose，BMD），试图代替 NOAEL 或 LOAEL 法。

基准剂量的定义为使外源化学物有害效应的反应率上升到某一特定水平时相应的剂量。是依据动物实验剂量-反应关系结果，用一定的统计学模型求得的受试物引起一定比例（定量资料为 10%，定性资料为 5%）动物出现阳性反应剂量的 95%可信区间下限值。即指 ED_1、ED_5 或 ED_{10}的 95%可信限下限值。

其方法是将按剂量梯度设计的动物试验结果，以最适当的模型计算描述剂量反应关系，求得 5%阳性效应反应剂量的 95%可信区间下限值，如：通过慢性毒性试验，以获得的剂量-反应关系为基础，经统计学处理，可得到镉导致大鼠肾小管吸收障碍剂量的 95%可信区间下限值，此即为镉导致慢性肾损害的 BMD。这种方法和结果来自整个试验的结果，而且也考虑了试验组数、每组实验动物数目，以及观察终点的离散程度，所得结果的可靠性、准确性好。

此参数最初开始在发育毒理研究中应用，现已逐步推广到其他范畴，特别是推广应用到人群健康效应的流行病学调研资料的研究。美国国家环境保护局研制的 BMD 软件（benchmark dose software，BMDS；网址：http：//www. epa. gov/ncea/bmds.）制定了基准剂量方法应用的技术指导文件，但是目前美国和欧洲没有将它应用于食品添加剂，这意味着 BMD 并不能完全取代 NOAEL。

本章小结

本章重点介绍了毒理学研究中所用到的基本概念，介绍了毒物、毒性、毒作用及其基本类型，要求学生重点掌握选择性毒性出现的原因；重点掌握急、慢性毒性作用和生物标志物在毒理学研究中心的意义。介绍了剂量、质反应和量反应的概念，要求学生重点掌握剂量-量（质）反应关系。介绍了表示毒性的一系列常用参数，要求学生重点掌握 LD_{50}，NOAEL在毒理学中的应用。介绍了常用的化学物安全限值的表达方式，包括每日容许摄入量（ADI）、最高容许残留量（MRL）等的，要求掌握 ADI、MRL 的计算方法。

复习思考题

1. 毒理学中主要的毒性参数有哪些？试述描述毒物毒性常用指标及意义。
2. 选择性毒性出现的原因是什么？
3. 为什么把毒效应谱看成连续谱？
4. 损害作用的特点是什么？
5. 简述剂量-反应关系的概念及主要曲线类型。
6. 绘制一条典型的剂量-反应曲线。标出阈值和饱和度。
7. 一个剂量-反应曲线能告诉毒理学者怎样的信息？
8. 阈剂量的定义？
9. 慢性毒作用带的定义及意义？
10. 生物学标志物有哪几类？
11. 剂量反应关系曲线主要有哪几种类型及意义如何？

第三章

CHAPTER 3

外源化学物的生物转运

重要名词与英文对照

生物转运 biotransportation
生物转化 biotransformation
脂/水分配系数 lipid/water partition coefficient
滤过 filtration
膜动转运 cytosis
吸收 absorption
肝肠循环 hepatoenteral circulation
首过效应 first pass effect
血/气分配系数 blood/gas partition coefficient
分布 distribution
贮存库 storage depot
排泄 excretion

案例导入

镉大米事件

据人民网报道，2013 年 5 月 16 日，广州市食品药品监督管理局网站公布了第一季度餐饮食品抽验结果，其中一项结果为 44.4%的大米及米制品抽检产品发现镉超标。随即广东各地对餐饮环节查获的镉超标大米进行下架封存，要求企业召回问题大米，对相关单位进行立案查处。广州的管理部门要求，米和米制品须出具镉检测合格报告才能经营。日本与国际食品法典委员会（CAC）规定大米中镉限量标准是 0.4mg/kg；GB 2762—2017《食品中污染物限量》规定大米中镉限量标准是 0.2mg/kg，这与欧盟的标准一致。相比于以面包、土豆为主食的国家，中国人对稻米的需求量非常大，65%的中国人以它为绝对主食。但若长期摄入这些大米，量的积累会让潜在的健康风险暴发。

案例分析：

镉是常见的环境和工业毒物，是已知的在生物体内最易蓄积的毒物之一，很少量的镉进入机体内就可因生物蓄积和生物放大作用对机体产生一系列的损伤。WHO 将镉列为重点研究的食品污染物，国际癌症研究机构（IARC）将镉列为 1 类（人类致癌物）。镉可通过职业接触，摄入被工业“三废”排放污染的食物、饮用水、空气，吸烟等途径进入人体。通过消化道摄入镉的吸收率约为5%。膳食是人体摄取镉的最主要途径，其中，大米是非职业人群膳食镉暴露的最主要来源。镉被机体吸收后，自然排泄非常缓慢，生物半衰期长达10~30年。进入体内的镉经血液循环分布到全身组织器官，主要蓄积在肝脏和肾脏中。肝脏内镉含量随着时间延长而递减，而肾脏镉含量却逐渐增加，约占全身镉总量的1/3。镉对骨骼、肾脏、肝脏、心血管、生殖等器官系统有损害作用，并有降低免疫力及“三致”等毒作用。

第一节　概　　述

机体对外源化学物的处置可以简单地分成相互关联的吸收（absorption）、分布（distribution）、代谢（metabolism）和排泄（excretion）四个过程，简称为ADME过程。如图3-1所示，外源化学物通过与机体接触，进入机体循环系统的过程称为吸收；由机体循环系统分散到全身组织细胞的过程称为分布；在组织细胞内经酶类催化发生化学结构与性质变化的过程称为代谢，在代谢过程中可能形成新的衍生物以及分解产物，即代谢产物；最后，外源化学物及其代谢产物排出或离开机体的过程称为排泄。其中，吸收、分布和排泄过程都是外源化学物穿越生物膜的过程，且其本身的结构和性质不发生变化，为外源化学物在体内量变过程，故统称为生物转运（biotransportation）；外源化学物在体内的代谢过程称为生物转化（biotransformation），涉及外源化学物的化学结构与性质变化，为外源化学物在体内质变的过程。

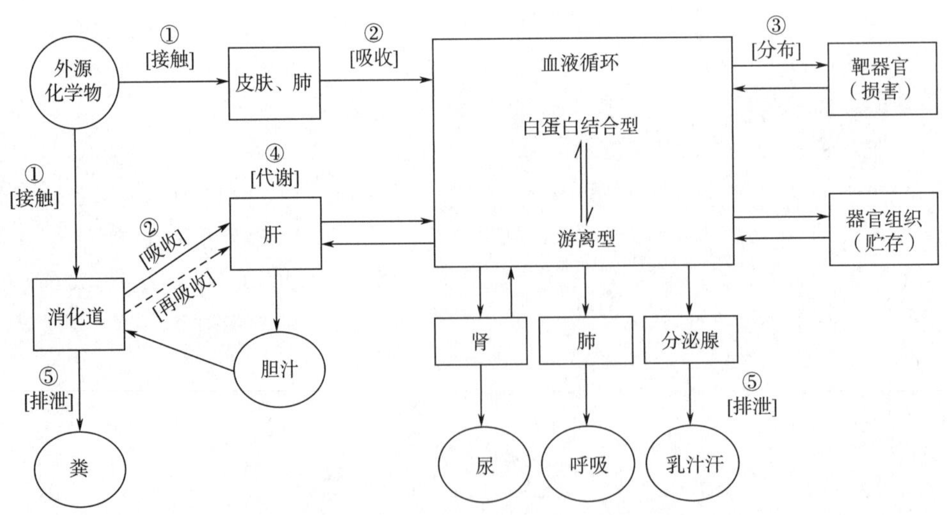

图3-1　外源化学物在体内的动态变化过程

外源化学物对机体的毒性作用，主要取决于两个因素：一是外源化学物的固有毒性和接触量；二是外源化学物或其活性代谢产物到达作用部位的效率。而后者与外源化学物在体内的吸收、分布、代谢和排泄过程密切相关。因此研究外源化学物在体内的动态变化过程，可以为外源化学物的生物学效应和毒性作用机制研究提供可靠的资料。

第二节　生物膜及跨膜转运

外源化学物的吸收、分布和排泄过程（即生物转运过程）都必须通过由生物膜构成的屏障系统。生物膜可将细胞或细胞器与周围环境隔离，保持细胞或细胞器内部理化性质的稳定，还可选择性地允许某些物质透过，以便摄入或排出一些物质，使细胞在进行新陈代谢的同时又能保持细胞内物质的稳定。因此，生物膜的结构特性及其转运方式对外源化学物在机体内的毒作用大小和性质有重大的影响。

一、　生物膜的结构与功能

生物膜（biomembrane）是细胞和各种细胞器表面所包裹的一层极薄的膜系结构，是具有特殊结构和功能的选择性通透膜。生物膜主要包括细胞膜（cell membrane）和细胞器膜（organelle membrane）。其中，细胞膜是包裹在细胞表面的一层薄膜，也称质膜（plasma membrane），厚度 6~10nm。细胞器膜则包括核膜、线粒体膜、内质网膜、高尔基复合体膜和溶酶体膜等。

生物膜主要由脂质和蛋白质组成，此外还含有少量糖类物质。一般将生物膜的结构描述为“流动镶嵌模型”。如图 3-2 所示，生物膜是以流动的脂质双分子层为基架，每个脂质分子具有一个“头部”和两个“尾部”。其中，头部是由亲水的磷酸和碱基组成，具有亲水性；而尾部是由两条脂肪酸链组成，呈现疏水性。所有脂质分子的亲水端（头部）都向着膜两侧表面，而疏水端（尾部）则向着膜的中心。由于组成脂质双分子层的脂肪酸链大部分为不饱和脂肪酸，熔点低于正常体温，所以脂质双分子层呈液态或流动状态，但其脂质分子呈有规则的晶体排列，故称脂质双分子层为液晶状态。蛋白质分子以不同的方式镶嵌在脂质双

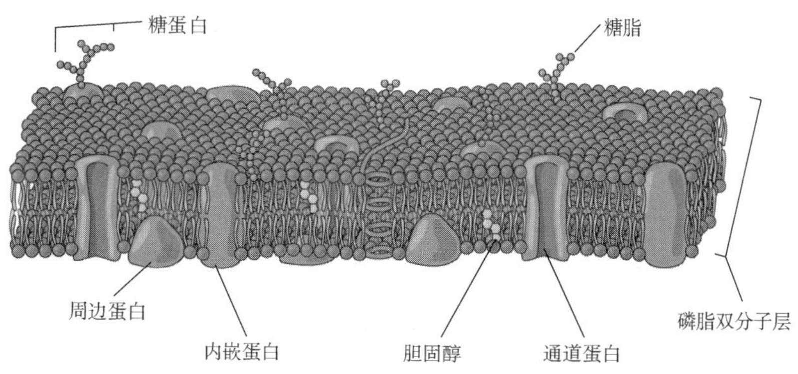

图 3-2　生物膜的结构

分子层中，可能有下列镶嵌形式：①蛋白质分子穿透整个脂质双分子层，两端暴露在膜外；②部分埋藏在脂质双分子层内，一端露在膜外，另一端埋藏在膜内；③吸附在脂质分子层表面。需要注意的是，露在膜外的蛋白质分子具有亲水性，而埋藏于脂质分子层内的部分则呈现疏水性。细胞膜的表面还含有糖类分子，形成糖脂、糖蛋白。生物膜的内外表面上，脂类和蛋白质的分布不平衡，反映了生物膜两侧功能不同；蛋白质分子在具有流动性的脂质双分子层中可以横向移动。

生物膜在结构上有以下三个特点与外源化学物转运密切相关：①生物膜脂质双分子层中的脂质成分对于水溶性化学物具有屏障作用；②镶嵌在脂质双分子层中的蛋白质分子可以起到载体和特殊通道的作用，使某些水溶性化学物得以通过生物膜；③生物膜上分布有很多直径为 0.2~0.4nm 的微孔，可作为某些水溶性小分子的通道。

许多外源化学物的毒性作用与生物膜有关，特别是毒性较强和毒作用较为专一的毒物更是如此。许多外源化学物在生物膜上都有专一的受体（蛋白质），使外源化学物能选择性地作用于一定的靶细胞或靶器官。例如，氰化钾主要作用于线粒体内膜细胞色素 C 氧化酶；有机磷化合物是作用于半埋藏在生物膜外表面的乙酰胆碱酯酶。

二、 跨膜转运

外源化学物通过生物膜即跨膜转运的方式主要有被动转运、主动转运和膜动转运三大类。

（一） 被动转运

被动转运（passive transport）是指外源化学物顺浓度差通过生物膜的过程，整个过程不需要外界供给能量。外源化学物的被动转运包括简单扩散、易化扩散和滤过三种方式（图 3-3）。

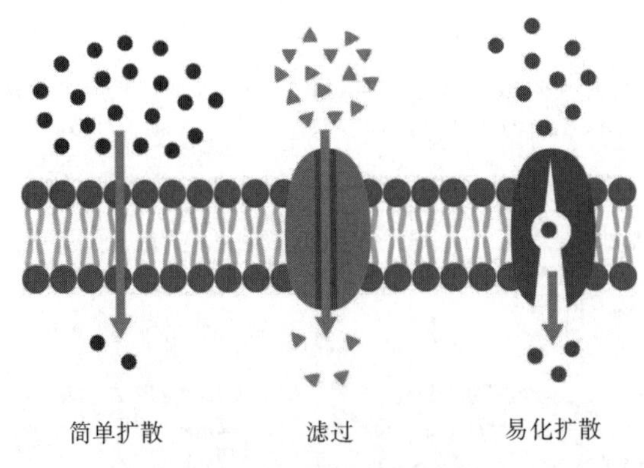

图 3-3 被动转运方式

1. 简单扩散

简单扩散（simple diffusion）又称脂溶扩散，外源化学物首先溶于膜的脂质成分，而后经脂质双分子层由浓度较高的一侧向浓度较低的另一侧进行扩散性转运。大多数外源化学物经简单扩散的方式通过生物膜，简单扩散是外源化学物在体内生物运转的主要机制。

影响简单扩散过程的主要有以下三个因素：①生物膜两侧的浓度差：浓度差越大，外源化学物的扩散越快；反之亦然。例如，O_2由肺泡及毛细血管进入血液和CO_2由血液进入肺泡细胞的过程，都是主要依靠浓度差起作用；②外源化学物在脂质中的溶解度：外源化学物在脂质中的溶解度可用脂/水分配系数（lipid/water partition coefficient）K表示，指一种物质在脂相和水相的分配达到平衡状态时，其在脂相和水相中溶解度的比值。K值越大，该物质越容易在脂肪中溶解，也容易透过生物膜。因此，能以简单扩散方式通过生物膜的主要是脂溶性物质和脂肪的溶剂。但由于生物膜的结构包括脂相和水相，外源化学物在生物转运过程中，除通过脂相外，还要通过水相，所以一种外源化学物如果在水中溶解度过低，即使脂水分配系数很大，也不容易透过生物膜进行扩散。只有既易溶于脂肪又易溶于水的化学物，才最容易透过生物膜进行扩散，例如，乙醇既为脂溶性，也易溶于水，故易于透过生物膜而被吸收。③外源化学物的电离或解离状态：有很多外源化学物为弱有机酸或弱有机碱，在体液中可部分解离。解离型外源化学物极性大，脂溶性小，难以扩散；而非解离型外源化学物极性小，脂溶性大，容易跨膜扩散。非解离型的比例，取决于该化学物的解离常数pK_a（该物质50%解离时的pH）和体液的pH。例如，马钱子碱处于呈碱性的肠液中，主要呈非离解状态，故容易透过小肠膜而被吸收，呈现明显毒性；而在强酸性的胃液中，马钱子碱大部分离解，则不易透过胃黏膜被吸收。

2. 滤过

滤过（filtration）是外源化学物中水溶性的小分子随同水分子透过生物膜上亲水性孔道的过程。生物膜上具有一些亲水性孔道或间隙，这种孔道可能由嵌入脂质双分子层中的蛋白质结构中亲水性氨基酸构成；也可能是脂质双分子层脂肪酸链在膜的流动中出现间隙而形成孔道。在渗透压梯度和液体静压作用下，水可作为载体，携带水溶性的外源化学物通过此种孔道。凡分子大小和电荷与膜上亲水孔道结构相适应的溶质都可随同水分子通过此种亲水性孔道，但其分子直径必须小于亲水性孔道的直径。

不同组织生物膜孔道的直径不同。大部分细胞的膜孔径都较小，约为0.4nm，分子质量<200u的化学物方可通过，仅允许不带电荷的极性分子如水、乙醇等及O_2、CO_2等气体分子通过。毛细管和肾小球的膜上具有较大的孔道，直径约为7nm，水作为溶剂，可携带一些分子质量高达60ku的分子透过孔道。值得注意的是，滤过可使外源化学物的浓度在血浆和细胞外液之间达到平衡，但不能使外源化学物的浓度在细胞外液和细胞内液之间达到平衡。

3. 易化扩散

易化扩散（facilitated diffusion）又称载体扩散，是载体介导的转运方式，按顺浓度方向转运，不需消耗能量。其可能的机制是细胞膜上的载体蛋白与被转运的物质在高浓度一侧结合，引起载体蛋白的构象发生改变，进而把被转运物传送到低浓度一侧再发生解离。一些水溶性分子（如葡萄糖）在体内的转运（由血浆进入红细胞、由肠道进入血液或由血液进入中枢神经系统）都是通过这一转运过程进行的。因为有载体的参与，易化扩散具有以下特点：①特异选择性：载体蛋白的结合位点与相应的被转运物之间具有严格的化学结构的特异性，即不同的物质只能通过各自相应的载体进行跨膜转运；②饱和性：当被转运物在膜两侧的浓度差达到一定水平时，转运速率不再伴随浓度差的增大而增加；③竞争性抑制：两种结构相似的物质经同一载体跨膜转运时，一种物质的转运量增加时，另一种物质的转运量会相应减少。

（二） 主动转运

主动转运（active transport）是指小分子物质利用细胞代谢产生的能量，逆浓度梯度或电位梯度进行的跨膜转运过程（图 3-4）。主动转运对胃肠道中的吸收、分布（特别是外源化学物吸收后不均匀分布）和通过肾脏、肝脏的排出过程具有重要意义。例如，机体需要的某些营养物质如某些糖类、氨基酸、核酸和无机盐等由肠道吸收进入血液的过程，必须通过主动转运逆浓度梯度吸收。此外，肾小球滤液中葡萄糖和氨基酸被肾小管重吸收的过程也通过主动转运来完成。

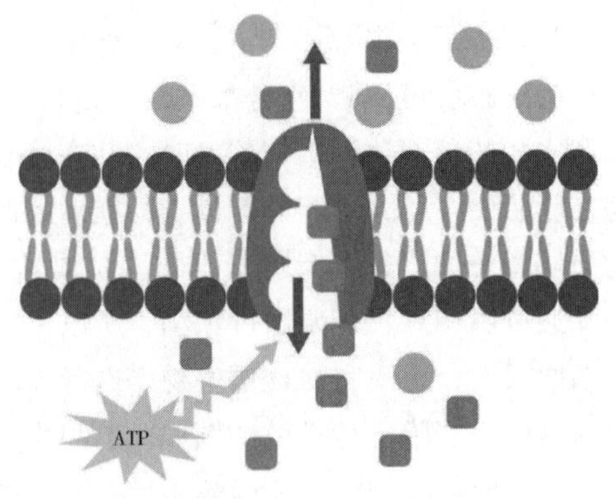

图 3-4 主动转运模式

主动转运的主要特点是：①耗能：主动转运可逆浓度梯度而转运，故需消耗一定的代谢能量。②需要有载体参加：载体往往是生物膜上的蛋白质，可与被转运的外源化学物形成复合物，然后将其携带入生物膜另一侧并将其释放。结合时载体构型发生改变，但组成成分不变，释放化学物后，又恢复原有构型，并继续执行第 2 次转运。③具有选择性：主动转运系统有一定选择性，即化学物结构发生改变，可影响转运过程的进行。④具有饱和性：载体是生物膜的组成成分，具有一定的容量，载体容量饱和时，转运即达到极限。⑤存在竞争性抑制：如果两种化学物质基本相似，在生物转运过程中又需要同一转运系统，则两种化学物质之间可出现竞争性抑制。少数外源化学物由于其化学结构或性质与体内经常存在的某些营养素或内源性化学物相近似，往往会借后者的运载系统进行转运，例如，铅可利用钙的载体，抗癌药物 5-氟尿嘧啶吸收则是通过小肠上皮细胞上的嘧啶运载系统等。

（三） 膜动转运

颗粒物和大分子物质的转运常伴有膜的运动称为膜动转运（cytosis）。膜动转运可分为胞吞作用和胞吐作用，其主要特点是：在转运过程中生物膜结构发生变化；转运过程具有特异性；生物膜呈现主动选择性；需消耗一定的能量。膜动转运对外源化学物和外来异物的进入和消除都具有重要意义，例如，白细胞吞噬微生物、肝脏网状内皮细胞对有毒异物的消除都与此有关。

1. 胞吞作用

胞吞作用（endocytosis）又称入胞作用，是通过质膜的变形运动将细胞外部的物质转运入细胞内的过程。根据入胞物质的大小及入胞机制的不同，可将胞吞作用分为吞噬作用、胞饮作用及受体介导的内吞作用三种类型，如图 3-5 所示。

吞噬作用（phagocytosis）是指摄入直径大于 1μm 的颗粒物质的过程。在摄入颗粒物质时，细胞部分变形，使质膜凹陷或形成伪足将颗粒包裹摄入细胞内部。人体内具有一些特化的吞噬细胞，如巨噬细胞和中性粒细胞。

胞饮作用（pinocytosis）又称吞饮作用，是一种非选择性的连续摄取细胞外基质中液滴的内吞过程。吞入的物质通常是液体或溶解物，所形成的小囊泡的直径小于 150nm。

受体介导的内吞作用（receptor-mediated endocytosis）是细胞依靠细胞表面的受体，特异性地摄取细胞外蛋白或其他化学物的过程。受体介导的内吞作用是一种选择浓缩机制，既可

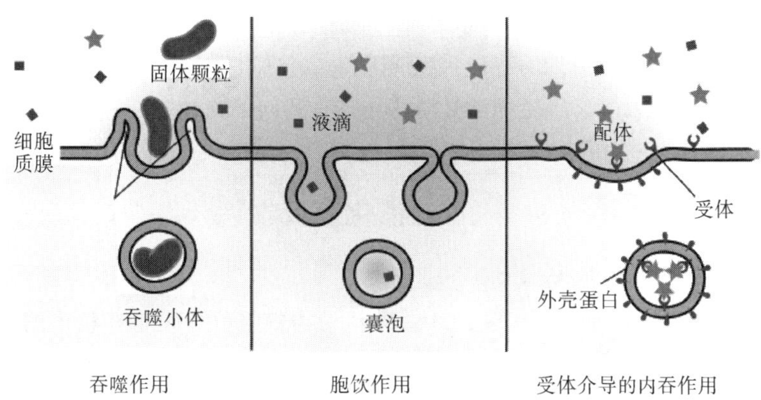

图 3-5　胞吞作用的类型

保证细胞大量地摄入特定的大分子，同时又避免了吸入细胞外大量的液体。低密度脂蛋白、运铁蛋白、糖蛋白等都是通过受体介导的内吞作用进行转运的。其基本特点是：配体与受体的结合是特异的，具有选择性；需要形成特殊包被的内吞泡。

2. 胞吐作用

胞吐作用（exocytosis）是将某些大分子物质或颗粒物从细胞内运出细胞的过程，又称出胞作用，是一种与胞吞作用相反的过程。细胞内物质形成小泡，小泡逐渐移到细胞表面，小泡膜与细胞膜融合在一起，并且向细胞外张开，将其内含物质排出细胞外（图 3-6）。

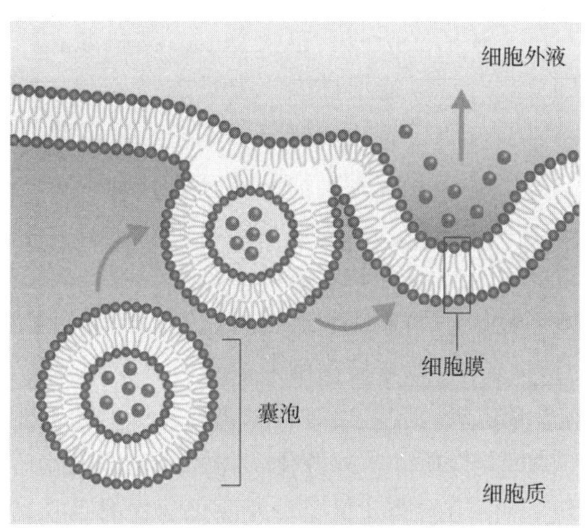

图 3-6　胞吐作用模式

第三节　外源化学物的吸收

吸收指外源化学物从接触部位，通常是机体的外表面或内表面（如皮肤、消化道黏膜和肺泡）的生物膜转运至血循环的过程。外源化学物主要通过消化道、呼吸道和皮肤吸收。在毒理学实验研究中还会采用特殊的染毒途径如腹腔注射、静脉注射、肌内注射和皮下注射等。外源化学物的吸收没有单独的特殊系统或通路，外源化学物在吸收过程中的跨膜转运与氧气、食物成分和其他营养素等生物学必需物质具有共同的路径。外源化学物的吸收过程大多是被动吸收，少数为主动吸收。

一、经消化道吸收

（一）消化道吸收的特点和影响因素

消化道又称胃肠道（gastrointestinal tract）。化学物的吸收可发生在整个消化道，甚至是在口腔和直肠中，但主要是在小肠（图 3-7）。小肠是消化道中最长的部分（人类 2~3 m），小肠黏膜的皱襞很多，在皱襞上有指状突起的绒毛结构，绒毛上还存在许多微绒毛。这些结构使小肠黏膜总面积比小肠作为单纯管道的内面积增加约 600 倍，这也是经消化道吸收主要在小肠内进行的原因。

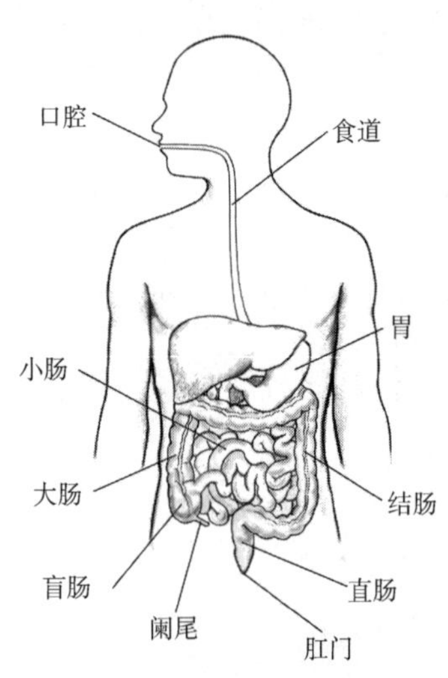

图 3-7　消化系统模式图

进入消化道内的脂溶性的非解离型的外源化学物以简单扩散方式通过消化道黏膜上皮层到达黏膜的血液中。因此，简单扩散是外源化学物在消化道吸收的主要方式。简单扩散主要取决于胃肠道腔内 pH、外源化学物的解离常数（p*K*a）和脂溶性。消化道从口腔至胃、肠各段的 pH 相差很大，有机酸和有机碱在不同 pH 溶液中的解离度不同，因此，在胃肠道不同部位的吸收有很大差别。有机酸在胃内主要呈非解离状态，脂溶性大，主要在胃和十二指肠内吸收，而有机碱在胃内呈解离状态，难以吸收，主要在小肠吸收。外源化学物经膜孔（直径 0.4nm）滤过主要是较小（相对分子质量<200）的水溶性分子。某些金属类可以经特异的转运载体机制吸收，如铬和锰可以通过铁转运机制吸收，铅可以利用钙转运机制吸收，甲基汞主要和半胱氨酸形成结合体通过氨基酸的转运载体吸收。一些颗粒物质如偶氮染料和聚苯乙烯乳胶可通过吞噬或胞饮作用进入小肠上皮细胞。

除了外源化学物本身的理化性质外，外源化学物经消化道吸收还受胃肠蠕动、胃肠道内容物和肠道菌群等的影响。胃肠道的蠕动状况对外源化学物的吸收具有显著的影响，胃肠道蠕动快，可减少外源化学物在消化道内停留的时间，从而减少吸收。当胃中有食物充盈时，外源化学物从胃迁移至小肠的过程会滞后，延迟外源化学物的吸收。肠内微生物会影响外源化学物的再吸收，例如，从胆汁排入小肠内的葡糖醛酸结合型外源化学物代谢产物，由于其脂/水分配系数较低，在小肠上段基本不被吸收，但被微生物解离后可被再吸收入血液。

（二）肝肠循环与肝首过效应

肝肠循环（hepatoenteral circulation）又称肠肝循环（enterohepatic cycle），是指经胆汁或部分经胆汁排入肠道的外源化学物，在肠道中又重新被吸收，经肝门静脉又返回肝脏的现象。此现象主要发生在经胆汁代谢的外源化学物中，如图 3-8 所示。如果经胆汁排入肠道的外源化学物极性较高，且在肠道内不再发生变化，则几乎不再吸收，多随粪便排出。有些外源化学物在肝脏内发生结合反应后水溶性增高，经肝脏分泌进入胆汁再排入肠道，然而在肠道细菌酶作用下，再次水解释放出化学物原型，又被肠道重新吸收进入肝脏。

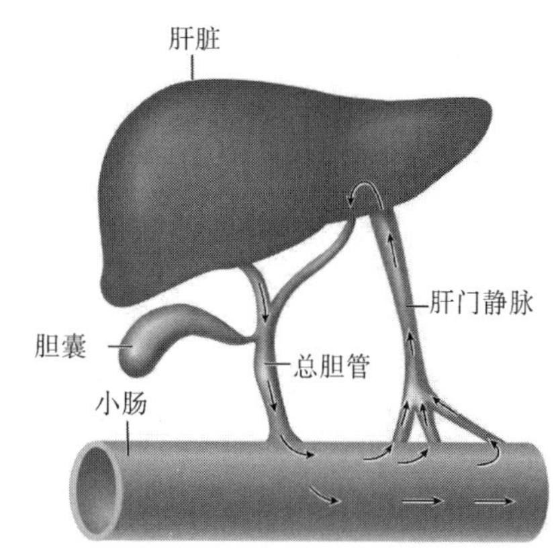

图 3-8 肝肠循环示意图

由于胃肠道血液循环的特点，除口腔和直肠外，经由胃和肠吸收进入局部血管的外源化学物都要汇入肝门静脉，再次进入肝脏并在此代谢，未被代谢的外源化学物原型及其代谢产物离开肝脏随体循环分布到全身。这种外源化学物未到体循环就被肝脏代谢和排泄的现象称为肝首过效应（first pass effect）。肝首过效应的存在就好像第一道关口，会使进入体循环中的外源化学物原型的量低于入肝之前，但增加了外源化学物的代谢产物。其中的部分代谢产物不进入体循环，而是排入胆汁，参与肝肠循环或经由粪便排出体外。如果肝脏是非靶器官，并且经肝首过效应的外源化学物毒性降低，那么肝首过效应就具有积极的保护作用。此外，某些外源化学物在从吸收部位转运到血液循环系统的过程中已经开始被消除。例如，乙醇可被胃黏膜的醇脱氢酶氧化；吗啡在小肠黏膜和肝脏内可与葡糖醛酸结合。在现代毒理学中，将在吸收部位发生代谢后再进入体循环的现象都视为首过效应。

二、 经呼吸道吸收

空气中的外源化学物主要从呼吸道（respiratory tract）侵入机体（图 3-9）。存在于空气中的外源化学物以气态（气体、蒸气）和气溶胶（烟、雾、粉尘）的形式存在。从鼻腔到肺泡整个呼吸道各部分由于结构不同，对外源化学物的吸收情况也不同。经呼吸道吸收，以肺泡吸收为主，经肺吸收的速度相当快，仅次于静脉注射（见图 3-9）。

气态物质水溶性影响其吸收部位，易溶于水的气体如二氧化硫、氯气等在上呼吸道吸收，水溶性较差的如二氧化氮、光气等则可深入肺泡，并主要通过肺泡吸收。气态物质到达肺泡后主要通过简单扩散经由呼吸膜进入血液，其吸收速度受多种因素影响，主要为肺泡和血液中物质的浓度（分压）差。呼吸膜两侧的分压达到动态平衡时，气体在血液内的浓度与在肺泡中的浓度之比称为该气体的血/气分配系数（blood/gas partition coefficient），该系数越大，气体越易被吸收入血液。例如，乙醇的血/气分配系数为 1300，乙醚的为 15，说明乙醇较乙醚更容易被吸收。气态物质的吸收速率还取决于其在血液中的溶解度、肺通气量和血流量。

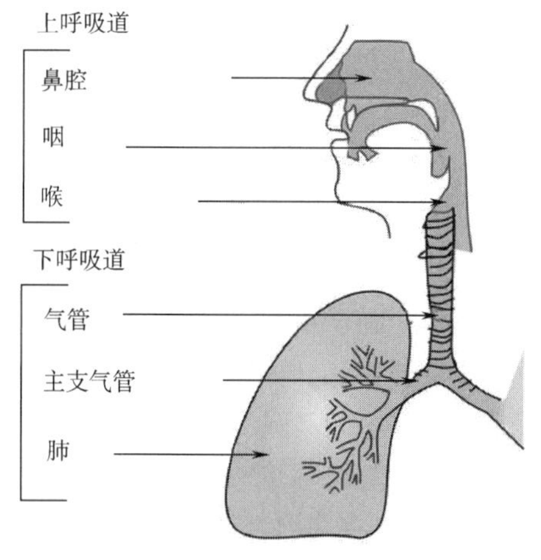

图 3-9 呼吸系统模式图

气溶胶与气态物质经呼吸道吸收的情况不完全相同。影响气溶胶吸收的重要因素是气溶胶中颗粒的大小和化学物质的水溶性。气溶胶的沉积部位主要取决于颗粒的大小，直径在 5 μm 及以上的颗粒物通常在鼻咽部位沉积；直径在 2~5 μm 的颗粒物主要沉积在肺的气管和支气管区域，主要通过呼吸道纤毛部分的黏液层逆向运动而被清除，颗粒物质最终可能被吞咽下并在胃肠道吸收；直径在 1 μm 以内的颗粒物可到达肺泡，可被吸收入血或通过肺泡巨噬细胞吞噬移动到黏液纤毛远端的提升装置被清除，或通过淋巴系统清除或蓄积。

三、 经皮肤吸收

皮肤是机体的一个天然屏障，皮肤的表皮层可提供 80%的抵抗能力，对外源化学物的渗透性差。但不少外源化学物还是能透过皮肤的，如果通过皮肤吸收外源化学物达到足够的量，同样会引起机体的系统反应。例如，四氯化碳可通过皮肤吸收而引起肝损伤；有机磷农药可经完整的皮肤吸收，引起中毒甚至死亡。

外源化学物经皮吸收有两条途径。通过表皮脂质屏障是主要的吸收途径，因为皮肤表面绝大部分是由表皮细胞构成的。外源化学物通过角质层到透明层、到颗粒层、到生发层和基膜、最后到达真皮层（图 3-10）。在这一吸收过程中，外源化学物需要通过许多细胞层，最后进入血液。另一途径是通过汗腺、皮脂腺和毛囊等皮肤附属器，绕过表皮屏障直接进入真皮。由于皮肤附属器的表面积仅占表皮面积的 0.1%~1%，故此途径不占主要地位，只能吸收少量外源化学物。有些电解质和某些金属能经此途径被少量吸收。

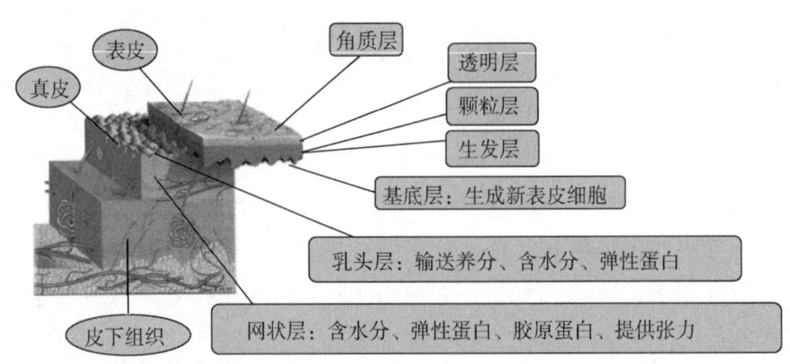

图 3-10 皮肤组织学结构示意图

外源化学物经表皮脂质屏障吸收的过程一般可分为两个阶段。第一阶段是穿透阶段，即外源化学物透过皮肤表皮，即角质层的过程；第二阶段为吸收阶段，即由角质层进入乳头层和真皮，并被吸收入血液的过程。影响穿透阶段的主要因素是外源化学物的相对分子质量、角质层厚度和外源化学物的脂溶性。其中，脂溶性的外源化学物穿透表皮的速度与其脂/水分配系数成正比，但与其相对分子质量成反比。水溶性的外源化学物可通过角蛋白纤维管吸收。在吸收阶段，外源化学物必须具有一定的水溶性才易被吸收，因为血浆是一种水溶液。目前，认为脂/水分配系数接近于 1，即能同时具有脂溶性和水溶性的化学物易被吸收进入血液。

此外，由于气温能影响皮肤的血流和间质液流动，所以在高温环境中外源化学物一般较易经皮肤吸收。在高湿、高温和无风环境内，因皮肤表面有大量汗液分泌，外源化学物易于溶解和黏附，从而延长其与皮肤接触时间，有利于吸收。

四、 其他吸收途径

外源化学物通常经上述三种途径吸收。但在毒理学动物实验中经常采用腹腔、皮下、肌肉和静脉注射进行染毒。静脉注射可使外源化学物直接进入血液，分布到全身。腹腔注射因腹膜面积大、血流供应充沛而吸收外源化学物很快，并首先经门静脉循环进入肝脏，然后到达其他器官。皮下或肌内注射时吸收较慢，要经过局部的吸收过程，但可直接进入人体循环。

第四节　外源化学物的分布

分布是指外源化学物通过吸收进入血液和淋巴液后，随血液和淋巴液分散到全身各组织与器官的过程。进入血液的外源化学物在某些组织蓄积而浓度较高，如果外源化学物对蓄积器官造成毒性损伤，即称这些器官为靶器官；未显示明显的毒作用，则这些器官组织统称为贮存库（storage depot）。大多数外源化学物在体内各器官组织的分布是不均匀的。研究外源化学物在体内的分布规律，有利于了解外源化学物的靶器官和贮存库。

一、 外源化学物的器官分布

外源化学物与器官或组织的亲和力及器官或组织的血流量是影响其分布的关键因素。外源化学物的初始分布阶段主要取决于器官或组织的灌注速率。人体灌注速率高的器官组织有肺、肾上腺、肾、甲状腺、肝、心脏、小肠和脑；灌注速率低的器官组织有皮肤、骨骼肌、结缔组织和脂肪组织。在初始分布阶段，灌注速率高的器官组织，外源化学物浓度高，但随时间的延长，分布受外源化学物经膜扩散速率和器官组织对外源化学物的亲和力的影响，引起外源化学物的再分布。如铅一次经口染毒 2h 后，剂量的 50%在肝内，1 个月后铅体内残留剂量的 90%与骨骼结合；一次静脉注射二噁英 5min 后，剂量的 15%在肺内，仅约 1%在脂肪中，但 24h 后仅有 0.3%的剂量在肺中，约 20%在脂肪中。

二、 外源化学物在组织中的贮存

[提示] 外源化学物在体内的贮存具有双重意义：一方面，如果蓄积部位并非化学物的靶组织或靶器官，蓄积对化学物的急性中毒具有保护作用，可减少在靶器官中的化学物的量；另一方面，任何毒性化学物在蓄积部位的浓度都与血浆中呈游离态的毒性化学物的浓度保持平衡，当血液中游离毒性化学物被清除后，蓄积部位的毒性化学物可能被释放入血液，成为游离型化学物的来源，具有潜在的危害。

（一） 与血浆蛋白结合作为贮存库

血浆中各种蛋白质如白蛋白、转铁蛋白、球蛋白和脂蛋白都可以结合大量的外源化学物，其中，白蛋白的结合量最高。根据同血浆白蛋白结合与否，外源化学物在血液中存在的形式分为结合型和游离型，两者之间处在平衡状态。一般只有游离型外源化学物可依靠简单扩散的方式通过生物膜到达靶部位，而血浆蛋白结合型外源化学物分子量较大，不能跨膜转运，暂无生物学效应，不被代谢和排泄，可延缓消除过程及毒效应。因此，外源化学物与蛋白质结合可以认为是外源化学物的暂时贮存库，是机体的一种保护机制，以降低血液中游离型外源化学物的浓度。值得注意的是，外源化学物与血浆蛋白结合是可逆的。由于各种原因，结合型外源化学物可再次转变为游离型化学物，且速度非常快（可用毫秒计），并导致血液中游离型化学物浓度增加。此外，不同的外源化学物与血浆蛋白的结合具有竞争性，结合力更强的外源化学物可取代已被结合的外源化学物，使之成为游离态而显示毒性。例如，强毒性农药滴滴涕（DDT）的代谢产物滴滴伊［1,1-双（对氯苯基）-2,2-二氯乙烯，DDE］能竞争性置换已与白蛋白结合的胆红素，从而使血中游离胆红素升高，引发机体出现黄疸。

（二） 肝脏和肾脏作为贮存库

肝脏和肾脏既是机体内化学物转化和排泄的重要器官，可消除外源化学物，又是一些外源化学物的贮存库，具有一定的化学物蓄积作用。肝脏和肾脏具有较高的与外源化学物结合的能力。这些器官的细胞中含有一些特殊的结合蛋白。例如，肝细胞中有一种配体蛋白能和许多有机酸结合，还能与一些有机阴离子、偶氮染料致癌物和皮质类固醇结合，使这些有毒的化学结合物在肝脏中贮存；肝脏和肾脏含有一种可诱导蛋白，即金属硫蛋白，其能与镉、汞、锌及铅结合，可保护肾小管免受这些重金属对它的损害，但当金属硫蛋白耗尽时也可引起毒性作用。

（三） 脂肪组织作为贮存库

脂溶性外源化学物易于分布和蓄积在体脂内，如有机氯农药和二噁英等。不同人群机体内的脂肪含量存在差异，肥胖者的脂肪约占体重的50%，消瘦者的脂肪占体重的20%左右。脂溶性外源化学物在脂肪中的贮存，可降低其在靶器官中的浓度，减轻对靶器官的损害。因此，相比于消瘦者，这类化学物对肥胖者的毒性要小。但是，这些化学物从脂肪组织向血液中释放的再分布情况不容忽视。当机体饥饿时，机体中的脂肪含量快速下降，可能会导致血液中化学物浓度突然增高，从而引起中毒。

（四） 骨骼组织作为贮存库

骨骼组织中某些成分与某些外源化学物有特殊亲和力，因此这些物质在骨骼中的浓度很高。例如，F^-可替代骨骼中羟基磷灰石晶体基质中的OH^-，使骨骼中氟含量增加。外源化学物在骨中的沉积和贮存是否有损害作用，取决于化学物的性质。若骨组织不是这些外源化学物的靶组织，则对骨骼没有伤害。例如，体内90%的铅在骨髓中蓄积而对骨骼没有明显毒性；但骨骼是氟的靶组织，氟可破坏骨质，引起氟骨症。

氟骨症是指长期摄入过量氟化物引起氟中毒并累及骨组织的一种慢性侵袭性全身性骨病。主要临床表现是腰腿关节疼痛、关节僵直、骨骼变形以及神经根、脊髓受压迫的症状和体征。

氟中毒是一种地方病与工业病，分急、慢性两类。急性氟中毒常见于制造氢氟酸的工作人员，由于吸入氟化氢气体所引起；慢性者多是因长期进食小量含氟过高的饮水与食物，以及吸入氟化物的矿粉所引起。氟中毒累及牙齿称为氟斑牙。

三、外源化学物在分布过程中的屏障

造成外源化学物在各器官中分布不均衡的另一因素是机体的很多部位对于外源化学物的透过具有明显的屏障作用，因此不受或较少受到这些外源化学物的危害。屏障是阻止或减少外源化学物由血液进入某种组织器官的一种生理保护机制。主要的屏障有血-脑屏障和胎盘屏障等，但是这些屏障都不能有效地阻止亲脂性物质的转运。

（一）血-脑屏障

血-脑屏障（blood-brain barrier）是指脑毛细血管壁与神经胶质细胞形成的血浆与脑细胞之间的屏障和由脉络丛形成的血浆与脑脊液之间的屏障。这些屏障能够阻止某些物质，尤其是有害的外源化学物，由血液进入脑组织。血-脑屏障由脑毛细血管内皮细胞、基膜和神经胶质膜构成。如图 3-11 所示，血脑屏障的解剖学和生理学基础是：①中枢神经系统的毛细血管内皮细胞间相互连接很紧密，几乎无空隙。②毛细血管周围被星形胶质细胞足突所包围。因此，外源化学物必须穿过上述屏障才能进入大脑，其通透速度主要取决于外源化学物的脂溶性和解离度。例如脂溶性的甲基汞很易进入脑组织，引起中枢神经系统中毒，脑内的甲基汞逐渐被代谢转化成汞离子而不能反向穿透出血脑屏障被排除，可在脑内滞留。而非脂溶性的无机汞盐则不易进入脑组织，故其毒作用主要不在脑而在肾脏。③中枢神经系统间液中蛋白质浓度很低，因此在不溶性外源化学物从血液进入脑的过程中，蛋白质结合机制不能发挥作用。

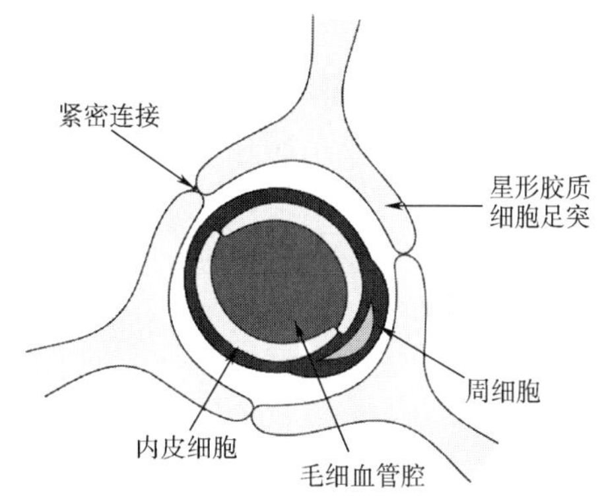

图 3-11　血-脑屏障结构示意图

（二）胎盘屏障

胎盘屏障（placental barrier）是胎盘绒毛组织与子宫血窦间的屏障。胎盘屏障使得母体血与胚胎血分开，互不干扰，同时又进行选择性的物质交换。胎盘由多层细胞构成，调控妊娠母体与胎儿之间的物质交换，是保护胎儿免受外源化学物损害的重要关口，能阻止某些化学物向胎儿转运，但至今没有肯定胎盘在防止化学物从母体进入胚胎的特殊作用。胎盘屏障的解剖学基础是基于母体血液循环系统和胚胎之间的几层细胞，结构如图 3-12 所示。对于不同物种动物和同一物种的不同妊娠阶段，胎盘细胞层数并不一样。例如，猪和马有 6 层；大鼠、豚鼠只有 1 层；家兔在妊娠初期有 6 层，到妊娠末期仅有一层；人类有 3 层。胎盘的厚薄程度也有差异，胎盘细胞层数较少，则较薄，外源化学物相对容易透过。例如，大鼠胎盘比人类胎盘薄，外源化学物容易透过大鼠的胎盘，故毒理学的致畸试验常用受孕大鼠。大部分外源化学物主要通过简单扩散的方式透过胎盘，但胚胎发育所必需的营养物质，则通过主动转运方式。

（三）其他屏障

其他屏障还有血-眼屏障、血-睾丸屏障等，都可以保护相关组织或器官，减少其受外源化学物的损害。例如，血-睾丸屏障由于有多层细胞将生殖细胞与毛细血管分隔开，可阻止水溶性化学物进入生殖细胞。

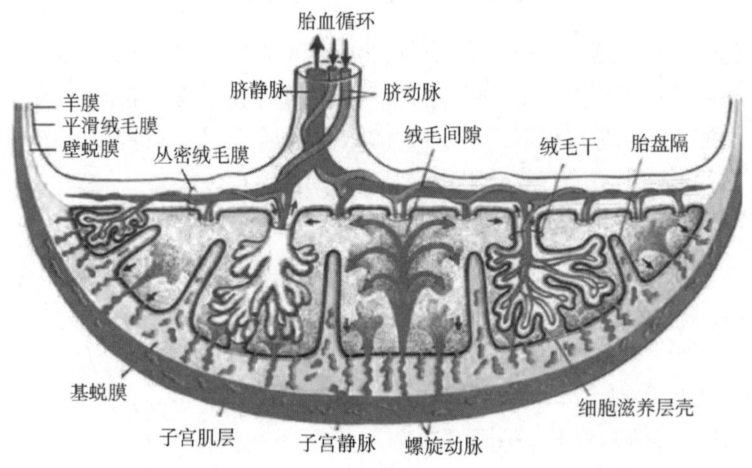

图 3-12　胎盘屏障结构示意图

第五节　外源化学物的排泄

排泄是外源化学物及其代谢产物向机体外转运的过程，是生物转运的最后一个环节。化学物由体内消除是代谢和排泄作用的综合结果。化学物或其代谢物排出越快，毒效应越小。大多数外源化学物及其代谢产物从机体排出的主要途径是经肾脏随尿液排出和经肝、胆通过肠道随粪便排出；此外，气态和挥发性化学物可经肺随呼出气排出；某些化学物还可随乳汁、汗液、唾液排出，或通过指甲和毛发排出。化学物在排出过程中，也可能对排泄器官或排出部位造成继发性损害。例如，肾排出铅、汞、镉等，可致肾近曲小管损害；砷自皮肤汗腺排出可引起皮炎；汞自唾液腺排出可致口腔炎等。

一、　经肾脏随同尿液排泄

肾脏清除外源化学物及其代谢产物和清除体内营养物质代谢产物的机制相同。肾脏是水溶性化学物的主要清除器官，水溶性外源化学物通过肾脏的反渗透过程经血液循环清除。肾脏排泄外源化学物的效率较高，是最重要的排泄器官，其主要排泄机制有三种：肾小球滤过、肾小管重吸收和肾小管分泌。随血液循环到达肾脏的外源化学物在肾小球滤过，或者被近曲小管主动分泌到肾小管中，再运到远曲小管；若在近曲小管没有被再吸收，就经尿排泄。外源化学物及其代谢产物的尿排泄是以上三种过程的总和（图 3-13）。

（一）　肾小球滤过

肾小球滤过是指血液流经肾小球时，血浆中的水分子、小分子溶质（包括相对分子质量较小的血浆蛋白质），从肾小球的毛细血管中转移到肾小囊的囊腔，形成原尿。肾小球的毛细血管壁不同于通常的细胞膜，它具有 7～8nm 的较大膜孔，并存在滤过压。除与大分子蛋白质结合的化学物外，分子质量< 60ku 的外源化学物分子几乎都能通过肾小球滤过，排入肾

小管。肾小球的滤过膜通透性、有效滤过压及肾血浆流量都会影响肾小球的滤过过程。与血浆蛋白结合的外源化学物难滤过；带负电荷的外源化学物不易滤过，带正电荷的物质容易过滤到原尿中。但当肾脏处于病理情况时，肾小球的滤过膜上带负电荷的糖蛋白会减少或消失，导致带负电荷的血浆蛋白滤过量比正常时明显增加，从而出现蛋白尿。

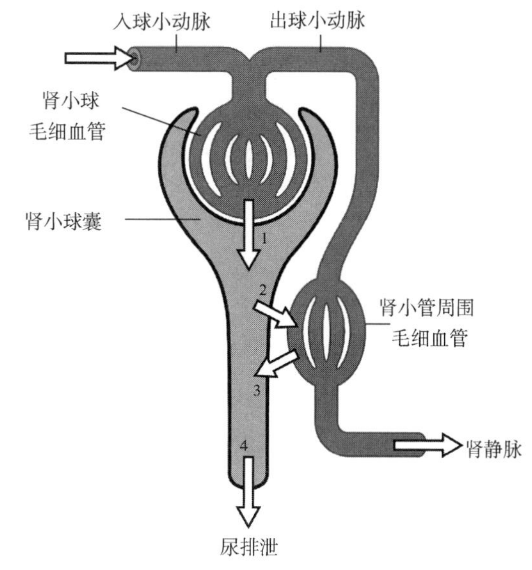

图 3-13 肾脏排泄机制示意图

1—肾小球滤过 2—肾小管重吸收

3—肾小管分泌 4—尿排泄

滤入肾小管腔的化学物有两条去路：随尿液排出体外或经肾小管重吸收。脂/水分配系数高的化学物可以通过简单扩散的方式进入肾小管上皮细胞，并重新吸收入血。而水溶性高的外源化学物则随尿液排泄。在生理条件下，尿液的 pH 低于血浆 pH，为 6 左右，调节尿液 pH 使化学物处于解离状态，可促进其大量排出体外。当尿呈酸性时，则有利于碱性外源化学物的解离和排出；而尿液呈碱性时，酸性外源化学物则较易排出。例如苯巴比妥中毒时可服用碳酸氢钠使尿液呈碱性，促进其排泄。

（二） 肾小管重吸收

肾小管重吸收是指肾小管上皮细胞将小管液中的水分和某些溶质部分或全部地转运至血液的过程。例如，原尿中的葡萄糖、氨基酸和少量蛋白质全部被肾小管重吸收，水和电解质大部分被重吸收，尿素部分被重吸收，肌酐完全不被重吸收。

肾小管重吸收有主动重吸收和被动重吸收两种。主动重吸收是指肾小管上皮细胞逆电化学差，将小管内溶质主动转运到小管外组织间液的过程，需消耗能量，Na^+、K^+、葡萄糖、氨基酸等都属主动重吸收；被动重吸收是指小管液中的水和溶质凭借电化学差通过肾小管上皮细胞进入细胞外液的过程。近曲小管是大部分外源化学物的主要重吸收部位。肾小管的总重吸收量为 99%左右。肾小管重吸收具有选择性和有限性的特点。重吸收的选择性，既能保留对机体有用的物质，又可有效地消除对机体有害的和过剩的物质，从而维持机体内环境的稳态；重吸收的有限性可能与该物质转运的膜载体有关，当膜载体饱和时，该物质就不再被转运而从尿中排出，达到转运极限。

（三） 肾小管分泌

肾小管逆浓度梯度将外源化学物从近曲小管的毛细血管中主动转运到小管液中的过程，称为肾小管分泌。肾小管通过分泌 H^+、K^+和 NH_3，并与原尿中的 Na^+进行交换，在调节电解质和酸碱平衡方面起重要作用。肾小管主动分泌方式有两个通道，即弱酸性通道、弱碱性通道，分别由两种载体转运，有机阴离子主动转运载体可主动分泌有机酸，有机阳离子主动转运载体则主要分泌某些阳离子。近曲小管的刷状缘膜上的 *P*-糖蛋白也被认为是外源化学物的主动分泌机制之一。如果肾小管的主动转运载体被抑制，会使相应外源化学物在血中的浓度上升。肾小管主动分泌过程中，相同结构的外源化学物间可能有竞争性抑制现象。例如，药物丙磺舒抑制青霉素的主动分泌，使青霉素的排泄减慢，药效延长并增强。

影响肾脏排泄外源化学物的因素，除了外源化学物及代谢产物的脂溶性、解离常数等理化性质外，也包括肾脏的血流量、血浆蛋白结合程度、尿液 pH 和尿量等。

二、 经肝脏随同胆汁排泄

肝脏除了作为外源化学物代谢的主要器官外，也是外源化学物排泄的器官之一。这一排泄是主动转运的过程，在肝脏中至少包含有机酸、有机碱和中性有机物三种主动转运系统。此外，还可能有另一种主动转运系统排泄金属。外源化学物经胃肠道吸收后，首先进入肝脏进行生物转化，其代谢产物或化学物原型可以直接进入胆汁，最终随粪便排出体外。经胆汁排泄的主要是在肝内的代谢转化产物。肝胆排泄是水溶性强且分子质量较大的外源化学物的主要排泄途径，尤其是那些不能在肠道内重吸收的强极性有机阴、阳离子。通常，与葡糖醛酸、谷胱甘肽和甘氨酸结合的分子质量较大的外源化学物大都经肝胆排泄。在人体内，相对分子质量>500 的外源化学物大多经肝胆排泄；分子质量较小的外源化学物主要由肾脏排泄；中等分子质量的则在两种器官都有排泄。除外源化学物的结构、理化性质外，胃肠道内的食物成分、胃肠道的健康状况及肠道菌群等因素都会影响外源化学物的肝胆排泄。

外源化学物及其代谢物由胆汁进入肠道。一部分可随粪便排出，一部分由于肠液或细菌的酶催化，增加其脂溶性而被肠道重吸收，重新返回肝脏，形成肠肝循环，这就使外源化学物从肠道排泄的速度显著减慢，生物半衰期（$t_{1/2}$）延长，毒作用持续时间延长。例如，甲基汞-谷胱甘肽结合体在胆道被 γ-谷氨酰转肽酶分解，甲基汞在肠道再次被吸收。但肝脏的代谢和排泄也具有首过效应的积极作用，可阻挡胃肠道吸收的化学物进入全身体循环。

三、 经肺随同呼出气排泄

经呼吸道吸入的，在体内不能被代谢的气态外源化学物和经其他途径吸收的挥发性外源化学物（如 CCl_4）都会经肺排到肺泡腔内随呼气排泄。肺排泄的机制主要是简单扩散方式，排出速度与吸收速度成反比。肺排泄的速度取决于肺泡壁两侧的气体分压差的大小，血/气分配系数小的外源化学物经肺排出速度快。在血液中溶解度低的气态物质，其排出速度受灌注限制，溶解度高的则受通气限制。血液中溶解度低的气体物质（如乙醚）经肺排泄较快；溶解度高的气体物质（如氯仿）排泄则较慢。黏附到气管、支气管和细支气管壁的气溶胶颗粒可随黏膜上的纤毛运动向上排出，此为呼吸系统的一种防御功能。但是如果黏液被吞咽，又会从消化道再吸收。

四、 其他排泄途径

外源化学物还可经由其他途径排出体外。例如，随同汗液、唾液或乳汁排泄。这些排泄途径虽然在整个排泄过程中所占比例并不大，但有些却具有特殊的毒理学意义。

脂溶性和碱性化学物容易在乳汁中浓集，已知乙醇、咖啡碱、有机氯杀虫剂及铅等 40 多种化学物可随乳汁排泄。按单位体重计算，婴儿通过哺乳暴露于外源化学物及其代谢产物的剂量远远超过一般人群，特别是毒性极大的二噁英类物质随同乳汁的排泄具有重要的毒理学意义。此外，若用含有黄曲霉的饲料饲喂奶牛，牛奶中就含有黄曲霉毒素的代谢产物，对长期摄入牛乳及其制品的人群造成健康损害。

脂溶性化学物还可通过简单扩散方式由汗液和唾液排出体外，经唾液排出的物质可因吞咽而被胃肠道吸收。某些重金属如铅、汞、锰可在毛发和指甲内富集，且含量与其吸收量呈一定比例，故可用毛发中化学物浓度作为吸收或接触指标。

本章小结

本章介绍了外源化学物在体内生物转运的过程，内容主要包括外源化学物跨膜转运的方式；吸收的主要途径及其影响因素；外源化学物在体内的分布及机体内的主要贮存库；外源化学物在体内的主要排泄途径及其作用机制。

机体对外源化学物的处置可以简单地分成相互关联的吸收、分布、代谢和排泄四个过程。其中，吸收、分布和排泄过程都是外源化学物穿越生物膜的过程，且其本身的结构和性质不发生变化，为外源化学物在体内量变过程，统称为生物转运。外源化学物的生物转运过程都必须通过由生物膜构成的屏障系统。外源化学物通过生物膜的方式主要有被动转运、主动转运和膜动转运三大类。在一般情况下，大部分外源化学物通过简单扩散进行生物转运。吸收指外源化学物从接触部位转运至血循环的过程。外源化学物主要通过消化道、呼吸道和皮肤吸收，在毒理学实验研究中还会采用特殊的注射染毒途径。分布是指外源化学物通过吸收进入血液和淋巴液后，随血液和淋巴液分散到全身各组织与器官的过程。血浆蛋白、肝脏和肾脏、脂肪组织和骨骼是机体中重要的贮存库。排泄是外源化学物及其代谢产物向机体外转运的过程，是生物转运的最后一个环节。大多数外源化学物及其代谢产物从机体排出的主要途径是经肾脏随尿液排出和经肝、胆通过肠道随粪便排出；此外，气态和挥发性化学物可经肺随呼出气排出；某些化学物还可随乳汁、汗液、唾液排出或通过指甲和毛发排出。

复习思考题

1. 什么是外源化学物的体内过程？
2. 什么是生物转运和生物转化？它们的区别是什么？
3. 外源化学物跨膜转运的方式有几种？各种转运方式的毒理学意义分别是什么？
4. 哪种方式是外源化学物生物转运的主要方式？其影响因素有哪些？
5. 什么是外源化学物的吸收？吸收的途径有哪些？
6. 影响消化道吸收和呼吸道吸收的因素分别是什么？
7. 什么是肝肠循环？其毒理学意义是什么？
8. 什么是首过效应？其毒理学意义是什么？
9. 什么是分布？影响外源化学物在体内分布的因素有哪些？
10. 什么是贮存库？体内的主要贮存库有哪些？
11. 什么是排泄？排泄的途径有哪些？
12. 经肾脏排泄的主要机制是什么？

第四章

CHAPTER 4

外源化学物的生物转化

重要名词与英文对照

Ⅰ/Ⅱ相反应 phase Ⅰ/Ⅱ biotransformation
重排反应 rearrangement
代谢产物 metabolite
代谢解毒/失活 metabolic detoxication/inactivation
单胺氧化酶 monoamine oxidase, MAO
二胺氧化酶 diamine oxidase, DAO
多胺氧化酶 polyamine oxidase, PAO
谷胱甘肽-*S*-转移酶 glutathione-*S*-transferase, GST
环加氧酶 cyclooxygenase, COX
还原反应 reduction reaction
黄素腺嘌呤二核苷酸 flavin adenine dinucleotide, FAD
黄嘌呤氧化酶 xanthineoxidase, XOD
混合功能氧化酶反应体系 mixed function oxidase system, MFO
甲基化反应 methylation
结合反应 conjugation reaction
硫酸基转移酶 sulfotransferase, SULT
偶氮还原反应 azo-reduction reaction
羟化反应 hydroxylation
醛氧化酶 aldehyde oxidase, AOX
水解反应 hydrolysis reaction
肽酶 peptidase
微粒体含黄素单加氧酶 microsomal flavin-containing monooxygenase, FMO
微粒体环氧化物水解酶 microsomal epoxide hydrolase, mEH
细胞色素 P450 cytochrome P450, CYP
N-乙酰转移酶 *N*-acetyltransferase, NAT
醇脱氢酶 alcohol dehydrogenase, ADH
代谢活化 metabolic activation
蛋白水解酶 protease/proteinase
毒物动力学 toxicokinetics
二硫化物 disulfide
非微粒体酶系 non-microsomal enzyme system
环氧化反应 epoxidation
甲基转移酶 methyltransferase, MT
醌还原 quinone reduction
硫酸结合反应 sulfo-conjugation
葡萄糖醛酸结合 glucuronosyl conjugation
醛脱氢酶 aldehyde dehydrogenase, ALDH
生物转化 biotransformation
羰基还原反应 carbonyl reduction reaction
脱烷基反应 dealkylation
酰胺酶 amidase

酰基化 acylation　　酰基转移酶 acyltransferase
硝基还原反应 nitro-reduction reaction　　亚硫酸氧化酶 sulfite oxidase
氧合反应 oxygenation　　氧化反应 oxidationreaction
氧化脱氨/脱硫/脱卤反应 oxidative deamination/desulfuration/dehalogenation
遗传多态性 genetic polymorphism　　乙醇氧化系统 ethanol oxidizing system
诱导作用 induction　　酯酶 esterase

案例导入

[案例 1]

在我国以及世界各国历史上曾发生过多起由于消费者饮用了由工业酒精勾兑含有甲醇的假白酒而造成失明、甚至致多人死亡的毒酒大案，如 1998 年山西朔州假酒中毒案，1950 年美国亚特兰大假酒中毒案，2006 年俄罗斯假酒中毒案。这些假酒中含有工业酒精（酒精度>95%，甲醇含量较高），极易导致机体中毒，而中毒机理主要是甲醇进入机体后，迅速分布在机体各组织内，经甲醇脱氢酶作用转化成甲醛，甲醛再经甲醛脱氢酶作用，氧化为甲酸。这个过程就是甲醇在生物体内的生物转化过程。甲醇本身及其中间代谢产物甲醛均会对机体产生毒性作用，可对神经、视网膜、呼吸道黏膜等造成损伤，且甲醇在生物体内氧化缓慢，仅为乙醇的 1/7，排泄也慢，故在生物体内存在明显蓄积现象。未被氧化的甲醇经呼吸道和肾脏排出体外，部分经胃肠道缓慢排出。现有新研究表明，由甲醇生物转化而来的甲酸，可引起代谢性酸中毒和眼部损伤。同时，又由于甲醇可抑制机体内某些氧化酶系统，抑制糖的需氧分解，造成乳酸和有机酸（包括甲酸）聚积，进而引起酸中毒。因此，"毒酒"的甲醇中毒，可认为是由其本身及其代谢产物（即生物转化产物）共同所致。

[案例 2]

2011 年 12 月 24 日，国家质检总局公布了对 200 种液体乳产品质量的抽查结果。检测报告显示，两家知名企业的纯牛奶产品中黄曲霉毒素 M_1（Aflatoxin M_1，AFM_1）不符合国标要求。其中一个产品被检出 AFM_1 含量为 1. 2μg/kg，而国家标准 GB 2761—2017《食品安全国家标准　食品中真菌毒素限量》规定其最高值为 0. 5μg/kg，故该批次产品超标 140%。

乳制品中的 AFM_1 主要由饲料中污染的黄曲霉毒素 B_1（Aflatoxin B_1，AFB_1）进入奶牛体内进行生物转化生成。黄曲霉毒素属于真菌毒素，是粮食作物在田间受黄曲霉、寄生曲霉等真菌污染、采收后粮食未及时晒干或储藏不当等情况下被霉菌侵染所产生的次级代谢产物。黄曲霉毒素在食物链中广泛存在，主要污染花生、玉米、水稻、大麦、小麦及其衍生产品（例如：谷物制品、饲料）等。目前研究已发现 20 余种黄曲霉毒素，其中，科研工作者和消费者主要关注的是 AFB_1、AFB_2、AFG_1、AFG_2 以及两种代谢产物

AFM_1和AFM_2。各种黄曲霉毒素中AFB_1毒性最强，且有强致癌性，已被WHO的癌症研究机构划定为1类致癌物。当奶牛摄入受AFB_1污染的饲料后，在奶牛体内AFB_1开始生物转化，主要发生Ⅰ相反应，即在微粒体混合功能氧化酶细胞色素P450酶系（CYP450）的作用下进行羟基化反应，生成溶解性更强的代谢产物AFM_1等物质，AFM_1可迅速进入乳汁，从而导致原料乳的污染。AFM_1虽毒性弱于AFB_1，但仍存在致癌性和致突变性，对人及动物肝脏组织有破坏作用。

第一节 概　　述

如第三章所述，机体所接触的外源化学物在体内会经过吸收、分布、生物转化（即代谢）和排泄过程，简称ADME过程。这一动态过程中的各个环节在时相上交叉存在并相互联系和影响。其中吸收、分布、排泄三个过程属于生物转运过程，发生的是量的变化；生物转化是该过程中唯一发生化学变化即质变的环节。外源化学物质在机体内的浓度随时间变化的规律可用数学方程式或动力学参数来描述。毒物动力学（toxicokinetics）可描述外源物质进入机体的速率以及化合物进入机体后将产生的ADME过程。在毒物动力学研究中，生物转化则是外源化学物在机体内经过多种生物转化酶的催化而发生一系列化学结构改变并形成代谢产物（metabolites）的过程，同时还包括某些自发的非酶促生物化学反应。

外源化学物可通过各种不同途径以不同的形式进入机体并分布到作用部位。而细胞膜的构造决定了其在吸收大多数水溶性或极性物质时，有较强的选择性，即允许一些水溶性营养成分通过，但对绝大多数有毒水溶性物质有明显阻滞作用。然而，细胞膜对脂溶性物质并无选择性吸收，故使得一些脂溶性有毒物质进入机体并富集，最终造成毒害。这些化学毒物的生物转化主要依靠体内的生物转化酶（biotransformation enzymes）来催化。肝脏，机体主要的代谢器官，肝细胞表达的生物转化酶类型最多、含量最高，对绝大多数外源化学物的生物转化过程起主要作用。但肝脏并非唯一的代谢器官，肺、肾、胃肠道、神经、皮肤、睾丸、肾上腺、胎盘等，也具有生物转化外源化学物的能力，这属于肝外代谢，对某些外源化学物的代谢具有重要意义。在生物转化过程中，酶具有极重要的作用，这些代谢酶可分为微粒体酶和非微粒体酶，种类繁多，并具有多态性。前者主要存在于肝脏，后者除肝脏外，也存在于其他组织。

外源化学物进入机体后可不经代谢直接以原型排出体外，或经历Ⅰ相反应（phase Ⅰ reaction）生成代谢物直接排出体外，或再经历Ⅱ相反应（phase Ⅱ reaction）形成结合物后排出体外。Ⅰ相和Ⅱ相反应均被认为是机体内生物转化过程的两个典型阶段。Ⅰ相反应是指对脂溶性物质的氧化（oxidation）、还原（reduction）和水解（hydrolysis）反应，包括羟基化、环氧化、脱氨基和脱硫基反应等，使脂溶性物质成为易于反应的活性代谢物，水溶性提高，易于通过肝和胆汁等途径排泄出体外。但Ⅰ相反应产生的活性代谢物也可以和富电子的DNA碱基、磷脂等基团发生反应，导致DNA的氧化、环化和缺失等一系列突变性损伤，其结果不仅导致癌变的发生，也导致人体衰老和其他一些疾病的发生。外源化学物进入组织，特别是进入肝细胞后，经Ⅰ相反应，一般能使非极性的化学物产生极性基团，同时也改变化学物原有的基团，或增加新的功能基团（如—OH、—SH、—NH_2与—COOH等），使其易于进行Ⅱ相反应。Ⅱ相反应是具有一定极性的外源化学物或经Ⅰ相反应的代谢产物与体内某些内源化学物或基团之间发生的结合（conjugation）反应，会掩盖外源化学物的某些功能基团，使它们的生物活性、分子大小、溶解度等发生改变。这些结合产物有利于从肝、肾和小肠黏膜分泌或转运以促进外源化学物的排出。因此，Ⅱ相反应即结合反应虽属耗能反应，但它在保护机体不受外源性化学物的影响方面起着重要作用。上述过程将明显增加外源物质或毒素的水溶性，使其更易于排出体外。

外源化学物经代谢所形成的产物在化学结构上必然发生改变，进而导致溶解性（solubility）和生物学活性（biological activity）的变化。外源化学物生物转化的毒理学意义则表现在其代谢产物溶解性以及毒性强弱的改变上。通常，生物转化是将亲脂的外源化学物转变为极性较强的亲水性物质（Ⅰ相），从而有利于其经尿液或胆汁排出，否则易于在体内积累，造成不良影响。外源化学物经机体生物转化（Ⅱ相）后，其代谢产物的水溶性常较外源化学物原型增强，这一作用被称为代谢解毒（metabolic detoxication）或代谢失活（metabolic inactivation），使外源化学物毒性降低或变成无毒产物，如一些脂溶性物质。但仍有少数外源化学物经代谢作用后毒性增强或从无到有，即代谢活化（metabolic activation），使外源化学物变成有毒或毒性更大的产物，如苯并［a］芘、黄曲霉毒素 B_1（Aflatoxin B_1，AFB_1）和苯等。因此，不论是失活还是活化，外源化学物都经过分子结构的改变，即活性基团的增减或改变、整个分子的缩合或降解或与某些化学物质结合等。由此可见，在整个过程中，机体与外源化学物的相互作用均在分子水平上进行。而一种外源化学物在体内能否发挥其毒作用以及其毒作用的强弱程度，很大程度上是取决于机体的代谢能力，而代谢产物的量则取决于外源化学物与机体相互作用的相对速率。

综上所述，研究外源化学物的生物转化是毒理学基础理论研究的重要组成部分，它有助于阐明毒作用机理，解释毒物的联合作用，判断或评价环境中外源物质对机体的危害程度以及指导毒理学实验，并对很多实际工作均具有十分重要的意义。

第二节　Ⅰ相反应的相关酶系

Ⅰ相代谢是通过氧化反应、还原反应或水解反应引入或暴露化合物极性基团，多数情况下，Ⅰ相代谢产物的极性增高，导致其生物活性减弱或丧失，但也可能形成活性代谢物。其相关酶系可分类如下：

一、微粒体酶系

微粒体酶系（microsomal enzyme system）是肝脏、肺、肾、小肠、胎盘和皮肤处细胞内质网上的一个酶系统。微粒体（microsome）并不是独立的细胞器，而是在细胞匀浆和差速离心过程中获得的、由破碎的内质网自我融合形成的近似球形的膜囊泡状结构，它包含内质网膜和核糖体。外源化学物可影响微粒体酶活力。

1. 混合功能氧化酶

在微粒体酶系中，有些酶特异性差，能催化化合物的羟基化、脱烷基化、脱氨基化、脱卤素和硫原子氧化等多种类型的氧化反应，故称为混合功能氧化酶（mixed-functional oxidase，MFO）。MFO 催化 O_2分子中的一个氧原子加到底物分子上使之羟化，另一个氧原子被 NADPH+H^+提供的氢还原成水，但此过程无高能磷酸化合物生成，又称细胞色素单加氧酶（monooxygenase）或羟化酶（hydroxylase）。

除肌肉外，几乎所有脏器与组织都含有 MFO，不过肝脏含量最高。MFO 主要由三部分组成：血红素蛋白类（细胞色素 P450 和细胞色素 b_5，均含有铁卟啉环结构，具有传递电子的功能）、黄素蛋白类（还原型辅酶Ⅱ-/NADPH-细胞色素 P450 还原酶、还原型辅酶Ⅰ-/NADH-细胞色素 b_5还原酶）和脂类。某些化合物可消耗辅酶或抑制辅酶的合成，进而抑制 MFO 酶活性，或其中间代谢产物抑制 MFO 酶活力。MFO 不仅催化胆固醇、胆酸、类固醇、维生素 D 及前列腺素等内源性化合物的代谢和合成，还对抗外源化学物的蓄积和损害作用。

（1）细胞色素 P450 酶系　细胞色素 P450（cytochrome P450，CYPs）酶系是混合功能氧化酶系中的一个主要成分，相对分子质量 5000，是含铁卟啉环的血红素蛋白。细胞色素 P450 和其他血红素蛋白结构之间的差别是在第 5 个配位上为酶氨基酸链上的半胱氨酸的硫基（*S*—）。CYPs 主要分布在肝脏、肺和皮肤等处，该酶系的主要功能是代谢和/或活化药物、前毒物和前致癌物以及致变剂，改变原型物的活性、使其活性降低或消失，极性增加而易于排出体外；其次是代谢胆固醇、胆汁酸、甾酮物质、维生素 D 与前列腺素等体内物质。细胞色素 P450 酶活力不稳定，易受某些药物的影响。细胞色素 P450 酶催化脂肪族或芳香族的羟基化、杂原子（*N*—、*S*—和 *I*—）氧化和 *N*-羟基化、杂原子（*O*—、*S*—、*N*—和 *Si*—）脱烷基化、不饱和烯烃的环氧化等反应，以及氧化酯裂解、增环反应、芳烃环脱卤反应、环偶联反应、芳烃环迁移、缩环反应等复杂反应类型。细胞色素 P450 酶是一蛋白质超家族，其每一种都有相对特异的底物。其中有些 P450 为结构型，有些则为诱导型。由于该酶含有的铁离子在还原态与 CO 结合，可在光谱 450nm 波长处出现最大吸收峰，故由此而得名。此外，根据 P450 酶系的基因测序结果，按照氨基酸序列同源性可分为：家族、亚家族和单酶。通常，P450 酶的氨基酸序列同源性>40%即属于同一家族（如 CYP1），如>59%，则属于同一亚家族（如 CYP1A）。P450 的命名是用斜体词根 CYP 代表除小鼠（小鼠用 CYP）之外所有物种的细胞色素 P450 的基因和 cDNA。

（2）NADPH 细胞色素 P450 还原酶　NADPH 细胞色素 P450 还原酶（cytochrome P450 reductase，CPR）是肝微粒体酶系的主要组分，是定位在内质网膜上的一个重要的黄素蛋白，以黄素腺嘌呤二核苷酸（flavin adenine dinucleotide，FAD）和黄素单核苷酸（flavin mononucleotide，FMN）为辅基，是唯一传递电子给人细胞色素 P450 酶系以帮助完成其氧化功能的辅酶。NADH 细胞色素 b_5还原酶（NADH cytochrome b_5 reductase）催化脂肪酸脱饱和电子，传递途径中 NADH 上的氢原子转至 FAD 上，形成 $FADH_2$，使传递链下一成员细胞色素 b_5铁卟啉蛋白中的铁离子得以还原。电子传递顺序为 NADPH→FAD→FMN→P450。CPR 与 CYPs 的电子传递反应是细胞色素氧化还原反应的限速步骤。除了 CYP 酶系外，CPR 也能为亚铁血红素加氧酶、脂肪酸去饱和酶及延长酶、鲨烯单加氧酶和固醇类还原酶提供电子。CPR 还直接介导一系列化合物的代谢反应，能还原醛及醌类化合物。醛被还原成相应的醇，而醌则通过单电子还原产生半醌自由基，半醌自由基在有氧的条件下会自氧化而生成母体醌类和超氧离子，后者能够转化为过氧化氢和氢氧根离子，从而启动脂质过氧化。

（3）磷脂　磷脂能促进 CYPs 和黄素蛋白类（NADPH-CYP450 还原酶和 NADH 细胞色素 b_5还原酶）相互作用，固定膜上的蛋白酶，促进底物羟基化反应或增强外源化学物与 CYPs 的结合作用。

2. 微粒体含黄素单加氧酶

微粒体含黄素单加氧酶（microsomal flavin-containing monooxygenases，FMOs）与细胞色素 P450 酶系一样，是一种微粒体酶，主要分布在肝、肾、肺等组织的内质网膜上，其催化的反应以 FAD 为辅酶，同时需要还原型 NADPH 和 O_2的参与。FMO 催化亲电子的胺、伯胺，分别氧化成 *N*-氧化物，以及羟胺和肟。含硫外源化学物和磷化氢可分别氧化生成 *S*-和 *P*-氧化物。由 FMO 催化的很多反应也可被细胞色素 P450 催化，但其催化机制与细胞色素 P450 不同。FMO 催化第一步是 NADPH 还原 FAD，被还原的 FAD 结合分子氧形成 C4α-过氧羟黄素（hydroperoxylflavin）。因此，当底物结合于 FMO 时，酶已处于活化形式，便于进行氧化反应。FMO 的另一特性是形成的活性较强的代谢物不使酶失活，而是离开 FMO 产物结合域，抑制或共价修饰微粒体上的邻近蛋白如 CYP450，而不是 FMO 本身。此外，FMO 优先催化 NADPH 去氢，而对谷胱甘肽或半胱氨酸等亲核物质的去氢氧化作用较弱。

3. 环加氧酶

环加氧酶（cyclooxygenase，COX）又称前列腺素 H 合成酶或前列腺素内过氧化物合成酶，是花生四烯酸转化为前列腺素类物质的限速酶。COX 将花生四烯酸转化成前列腺素 G2（PGG_2），过氧化物酶进一步将 PGG_2还原成前列腺素 H_2（PGH_2）。COX 有三种异构体：①COX-1是一种结构酶，参与保护胃肠黏膜、调节肾血流和促进血小板聚集等正常生理作用。该酶在人体多种组织持续表达，对外界刺激不敏感，但参与炎症过程；②COX-2 既是诱导酶也是结构酶。在正常生理状态下，多数组织无法检出该酶，但组织损伤和炎症等因素则诱导其表达。肿瘤的发生、发展和转移也与 COX-2 有密切关系；③COX-3 是 COX-1 的一种变异型，主要存在于大脑皮质、心脏和主动脉中。该酶不参与炎症过程，其生理和病理学意义尚不很清楚。

4. 乙醇氧化系统

肝微粒体内有少量的乙醇氧化系统（microsomal ethanol oxidizing system，MEOS），是乙醇-P_{450}单加氧酶，可催化乙醇氧化生成乙醛，仅在血液中乙醇浓度过高时才会被诱导而起作用。乙醇经 MEOS 氧化，不能产生 ATP，却可增加对氧合 NADPH 的消耗，最终产生羟乙基自由基。

5. 偶氮还原酶和硝基还原酶

偶氮还原酶和硝基还原酶均为黄素蛋白酶类。偶氮还原酶（azoreductase）存在于肝细胞微粒体和肝细胞胞质中或源于人类小肠产气荚膜杆菌，由 NADPH 供氢，在有氧条件下进行反应。硝基还原酶（nitroreductase）存在于肝、肾、肺等细胞微粒体中，是 FAD 型还原酶，由 NADH 供氢，在厌氧条件下进行反应。它们分别催化偶氮苯和硝基苯还原成胺。

6. 酯酶和酰胺酶

酯酶（esterase）在体内分布广泛，肝脏最丰富。酯酶分为三类：①水解有机磷酸酯的 A 类酯酶；②被有机磷酸酯抑制的 B 类酯酶；③既不降解有机磷酸酯，也不被有机磷酸酯抑制，但优先与醋酸酯作用的 C 类酯酶。酯酶水解酯类物质生成醇和酸。酰胺酶（amidase）主要分布于肝微粒体，可水解酰胺类物质生成酸和胺。

7. 微粒体环氧化物水解酶

微粒体环氧化物水解酶（microsomal epoxide hydrolase，mEH）是典型的生物转化酶，它主要在肝、小肠、肾和肺表达，并将外源性化合物水解为更易溶于水的二氢二醇衍生物。mEH 对环氧化物的细胞毒性和基因毒性的保护效应有底物依赖的选择性。

8. 其他微粒体酶

包括催化内源性和外源性醛糖还原的醛糖还原酶（aldose reductase）、对外源性酮具有底物专一性的酮还原酶（ketoreductase）和羰基还原酶（carbonyl reductase）。NADPH 醌氧化还原酶 1（NADPH dehydrogenase quinonel oxido-reductase 1，NQO1）是一种可诱导的还原酶，主要存在于细胞的胞质内，但在微粒体、线粒体和高尔基体中也可检出。NQO1 在哺乳类各器官均有表达，以肝脏含量最为丰富，并呈现组织依赖性。大鼠、小鼠和人类的 NQO1 酶的基因和氨基酸序列均已鉴定。还原性脱卤素酶（reductive dehalogenase）是依赖于钴胺素的酶，催化环境中许多有机卤化合物（如多氯联苯）的生物脱卤。

二、 非微粒体酶系

非微粒体酶系（non-microsomal enzyme system）又称Ⅱ型酶，包括细胞质酶系（醇脱氢酶、醛脱氢酶、黄嘌呤氧化酶、硫氧化物和氮氧化物的还原酶等）、线粒体酶（单胺氧化酶、脂环族芳香化酶等）、血浆酶系（单胺氧化酶、酰胺酶等）和肠道菌群酶系，其所催化的反应可在肝脏、肠道、肾脏、胎盘和血浆等处进行。非微粒体酶系可催化除葡萄糖醛酸结合反应外的其他所有结合反应及某些化合物的氧化、还原、水解等代谢反应。Ⅰ相反应相关的非微粒体酶有：

1. 醇脱氢酶和醛脱氢酶

醇脱氢酶（alcohol dehydrogenase，ADH）是一种含锌酶，分布于肝脏、肾、肺和胃黏膜细胞的胞质。醇脱氢酶在催化醇类氧化成醛的反应中涉及辅酶Ⅰ-烟酰胺腺嘌呤核苷酸和辅酶Ⅱ-烟酰胺腺嘌呤二核苷酸磷酸。醛脱氢酶（aldehyde dehydrogenase，ALDH）分布于肝细胞的细胞质和线粒体中，以氧化型辅酶Ⅰ（oxidized nicotinamide adenine dinucleotide，NAD）为辅酶催化醛类氧化生成相应的酸类。例如，摄入的乙醇经 ADH 催化形成的乙醛主要由线粒体中 ALDH 继续催化形成酸。

2. 醛氧化酶

醛氧化酶（aldehyde oxidase，AOX）是一类高度保守的钼-黄素蛋白，该酶主要存在于哺乳动物细胞质中，肝脏表达量最高，肺、胃肠道、肾等器官也可检出。但是，醛氧化酶的种类及体内不同部位表达量存在种属及个体差异性。该酶催化醛类及含氮、含氧杂环类化合物的氧化反应。

3. 黄嘌呤氧化酶

黄嘌呤氧化酶（xanthineoxidase，XOD）是一种胞质酶，主要存在于哺乳动物的乳汁及肝脾中。它是黄嘌呤氧化还原酶（xanthineoxidase reductase，XOR）的一种存在形式。这种含铁钼的黄素蛋白的底物专一性较弱，能催化醛类的氧化反应，是嘌呤分解代谢过程中起重要作用的酶。在哺乳动物中，黄嘌呤氧化酶和黄嘌呤脱氢酶以互相转化形式存在。

4. 单胺氧化酶和双胺氧化酶

单胺氧化酶（monoamine oxidase，MAO）又称含黄素胺氧化酶，主要存在于肝、肾、肠和神经组织细胞的线粒体中，可催化胺类氧化脱氨基生成芳香基和烷基醛，并被其他酶进一步氧化成羧酸。MAO 分为两类：①分布在肝、肾等组织线粒体中的 MAO 以 FAD 为辅酶，对伯、仲、叔胺均能氧化，参与儿茶酚胺的分解代谢；②分布在结缔组织的 MAO，它是一种细胞外酶，无 FAD 但含有磷酸吡哆醛，仅对伯胺起作用。血清 MAO 性质类似结缔组织 MAO。人体内单胺氧化酶 A 和单胺氧化酶 B 可使单胺类神经递质失活。双胺氧化酶（diamine oxidase）存在于肝、肾、肠和神经组织的细胞质中，主要催化涉及体内生物胺类形成的氧化反应。

5. 肽酶

肽酶（peptidase）是一种肽链水解酶，俗称蛋白水解酶（protease/proteinase）。该酶广泛分布于动植物和细菌中，且种类繁多。在动物消化道和体内各种细胞溶酶体中肽酶含量尤为丰富。肽酶分为丝氨酸型、苏氨酸型、半胱氨酸型、天冬氨酸型、谷氨酸型和金属离子型肽酶等不同催化类型。

6. 其他酶

在非微粒体部位也可检测出某些 I 相代谢相关的微粒体酶。例如，肠道菌群和细胞质中的偶氮还原酶或硝基还原酶、细胞质和血液中的羰基还原酶、细胞质中醌还原酶和可溶性环氧化物酶。酯酶和酰胺酶在微粒体、细胞质、溶酶体和血液中均可检出。

第三节 I 相反应

毒理学中的氧化反应（oxidation）是指内源性物质或外源性物质在体内生物氧化酶的催化下，发生加氧或脱氢从而改变或增加新功能基团的反应。其中，加单氧作用形成羟基的反应称为羟化反应，它是外源化学物在生物转化酶作用下发生的氧化反应中最为常见的一类。生物氧化酶一般分布于滑面内质网、胞质和线粒体等亚细胞部位。CYPs 有广泛的底物谱，而大多数非微粒体氧化酶则与之相反，只以特定功能的外源化学物为底物。外源化学物的体内氧化反应类型如下：

一、氧化反应

氧化反应指外源化学物在体内发生加氧或脱氢反应。在单加氧氧化反应（monooxygenation）过程中，氧分子中的一个氧原子被加入到作为底物的外源化学物中，另一个被还原为水。该类反应主要由微粒体中的 CYPs 和 FMO 等完成。其中单加氧作用形成羟基的反应即羟化反应，是外源化学物在生物转化酶作用下发生的氧化反应中最常见的类型。

1. CYPs 催化的单加氧氧化反应

该反应催化过程是底物 RH 先结合在含有三价铁（Fe^{3+}）血红素的 CYP 上，然后 NADPH 通过 CYP 还原酶提供电子，将三价铁（Fe^{3+}）血红素还原为二价铁（Fe^{2+}）血红素，使之能结合氧（O），最后将氧原子（O）转移到底物后释放 ROH。其反应总式如下：

$$RH\text{（底物）}+O_2+NADPH+H^+ \rightarrow ROH\text{（产物）}+H_2O+NADP^+$$

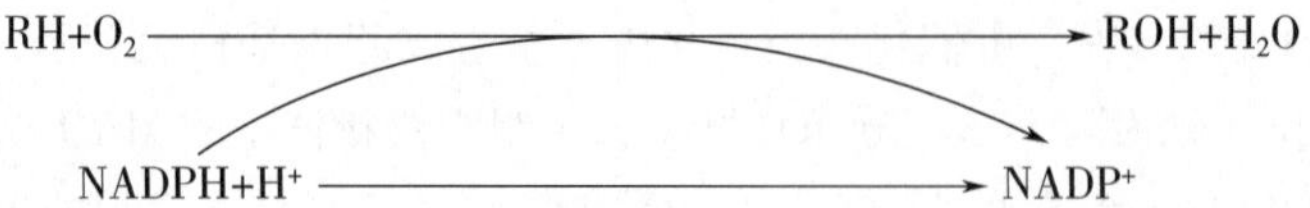

反应具体过程见图 4-1。

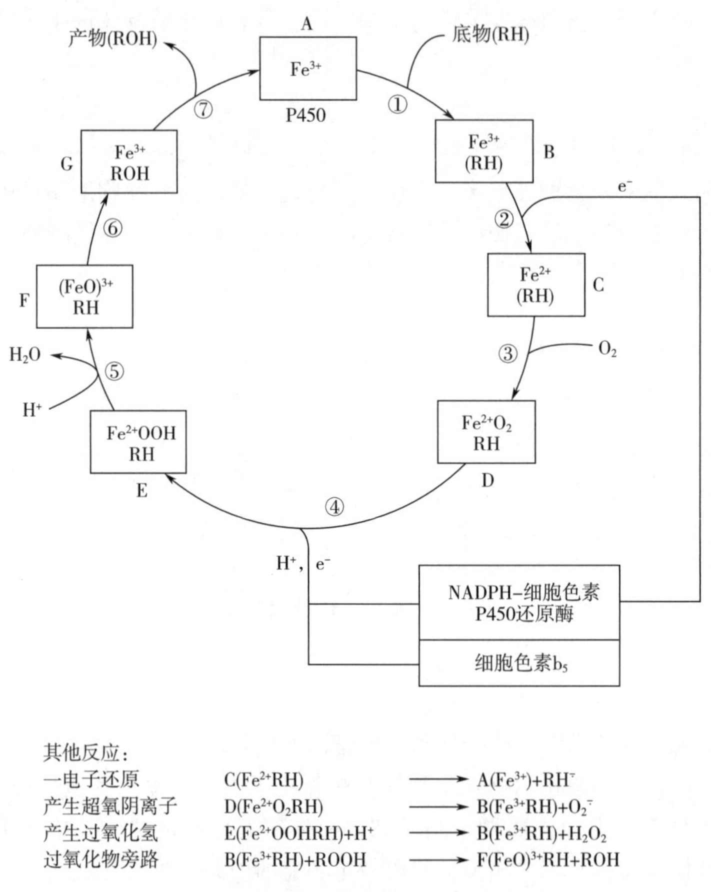

图 4-1 细胞色素 P450 催化的反应循环

资料来源：李宁．食品毒理学 . 2016.

从上图可知，细胞色素 P450 催化反应过程可分为 7 个步骤：①处于氧化态的细胞色素 P450 先与 Fe^{3+} 相结合，形成复合物；②血红素中的三价铁离子（Fe^{3+}）接受一个电子（e^-）后，被还原为 Fe^{2+}，该电子来自于 NADPH 细胞色素 P450 还原酶；③1 个外来氧分子与还原型细胞色素 P450 和底物相结合，形成三元复合物；④三元复合物与 1 个电子（e^-）和 1 个 H^+ 结合，形成 $Fe^{2+}OOH$ 复合物，该电子由 NADPH-细胞色素 P450 还原酶或细胞色素 b_5 转运而来；⑤第 2 个外来 H^+ 与 $Fe^{2+}OOH$ 复合物反应，生成水和［FeO］$^{3+}$ 复合物；⑥［FeO］$^{3+}$ 复合物将氧原子转移给底物，生成化合物 ROH 和 Fe^{3+}；⑦底物 RH 单加氧反应完成，细胞色素 P450 返回静止状态，又可与底物结合，开始新一轮的循环。但是，如果该循环反应发生在正常细胞成分或组织结构中，则会引起机体的损伤。所以 P450 的氧化过程尚需同体内活性氧解毒的酶系偶联作用，从而保证活性氧转化为水，而不会对机体产生损害作用。这些活性氧灭活的酶包括超氧化物歧化酶、过氧化氢酶、谷胱甘肽还原酶等。如果外界因素打破了这种偶联平衡，催化循环在不同的步骤中断（解偶联），则会引起复杂的毒性损伤作用。

CYPs 催化的单加氧反应类型如下：

（1）羟化反应（hydroxylation） 可发生在脂肪族和芳香族的碳-氢键上，也可发生在氮、硫、磷等原子上。如本章节初列举的典型案例 2 中所示，黄曲霉毒素 B_1（AFB_1）转化为黄曲霉毒素 M_1（AFM_1）则属于此类反应。

芳香族羟化反应是芳香环上的氢被氧化形成酚类。例如苯经羟化反应可形成苯酚，苯胺经羟化反应可形成对氨基酚或邻氨基酚。常用的氨基甲酸酯类农药残杀未经机体内氧化，也可形成羟化物。化合物在 CYPs 的催化下，反应简式为：

$$C_6H_5R \xrightarrow{[O]} RC_6H_4OH$$

苯 → 苯酚

苯胺 → 对氨基酚 或 邻氨基酚

脂肪族羟化反应又称脂肪族氧化，是脂肪族化合物侧链（R）末端倒数第一个或第二个碳原子发生氧化，形成羟基。常见于丁烷、戊烷和己烷等直链脂肪族化合物烷烃类，其羟化产物为醇类。反应简式为：

$$RCH_3 \xrightarrow{[O]} RCH_2OH$$

N-羟化反应又称 *N*-氧化反应。该反应是外源化学物所含氨基（H_2N—）上的一个氢原子与氧原子相结合。苯胺为该类型的代表反应底物。苯胺经羟化后形成羟胺（羟基苯胺），羟胺的毒性高于苯胺本身，可使血红蛋白氧化成为高铁血红蛋白。其毒理学意义为：有些芳香胺类本身并无毒性，但经 *N*-羟化后，产生毒性，甚至致癌。值得一提的是，2-乙酰氨基芴（2-AAF）经 *N*-羟化生成近致癌物 *N*-羟基-2-乙酰氨基芴，进一步转化为终致癌物。但如果 2-AAF 的羟化反应发生在芳香环上（C-羟化），产物则不具有致癌作用。其羟化反应途径如图 4-2 所示：

该类型反应简式为：

$$R—NH_2 \xrightarrow{[O]} R—NH_2—OH$$

（2）环氧化反应（epoxidation） 指在 CYPs 催化下，一个氧原子在外源化学物的两个相

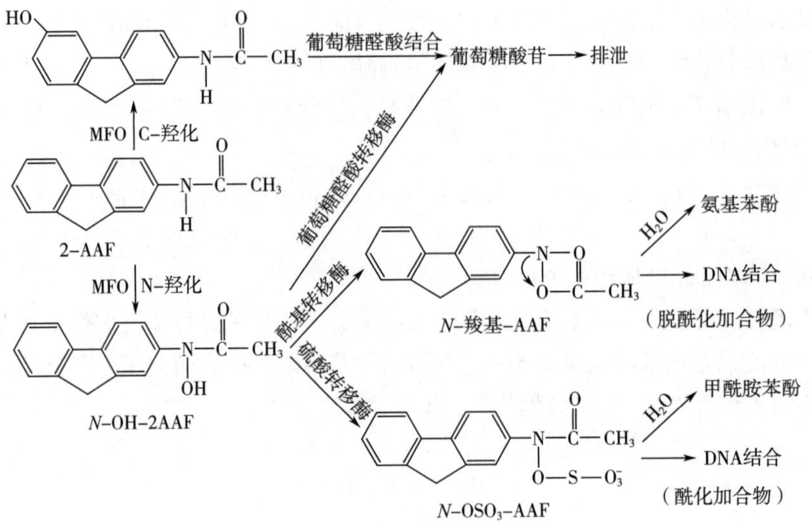

图 4-2 2-乙酰氨基芴（2-AAF）的羟化反应途径

邻碳原子之间形成桥式结构的反应，产物即为环氧化物。此反应多发生于含有不饱和碳原子的化合物，含有碳-碳双键的外源化学物都能被环氧化，如乙烯等烯烃类和苯并［a］芘等芳香烃类。有些环氧化物可以致癌，如环氧氯乙烯，即氯乙烯的环氧化物。有些外源化学物的环氧化物性质极为稳定，可长期在环境和机体脂肪组织中存留，如有机氯杀虫剂艾氏剂的环氧化物狄氏剂，在环境中蓄积，可造成严重的生态问题。还有一些外源化学物的环氧化物性质极不稳定，可被进一步水解，形成二氢二醇化合物，如 AFB_1 的生物转化过程（图 4-3）。

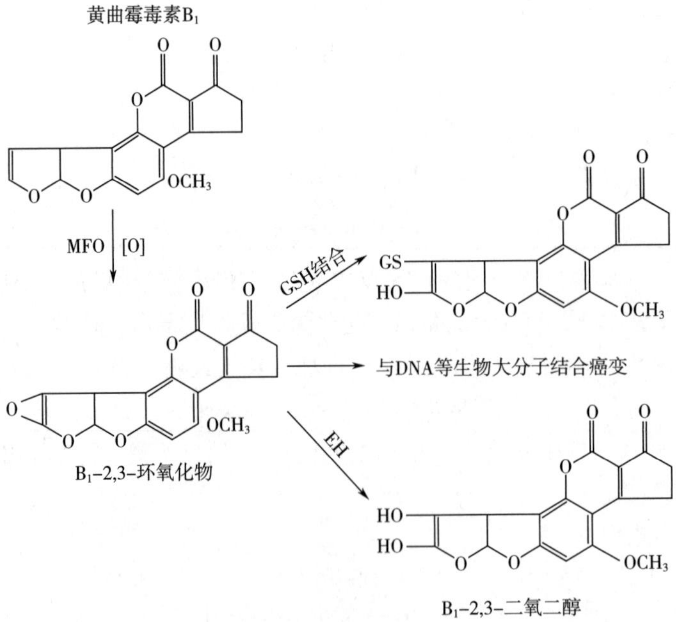

图 4-3 AFB_1 的生物转化过程

环氧化反应可被分为脂肪族环氧化反应和芳香族环氧化反应。后者产物不稳定，将继续发生羟化。该类反应简式为：

$$R—CH_2—CH_2—R' \xrightarrow{[O]} R—\overset{\overset{O}{\diagup\ \diagdown}}{CH—CH}—R'$$

（3）脱烷基反应（dealkylation）　是与外源化学物分子中 N、S 或 O 原子相连的烷基 α-碳原子被氧化并脱去一个烷基的反应。首先在化合物中 *N*-、*S*-和 *O*-上的甲基的碳-氢（C—H）键加氧羟化，生成不稳定的中间产物，随后再继续分解脱去甲基（脱烷基）。例如，氨基甲酸酯类杀虫剂二甲基亚硝胺经 *N*-脱烷基反应后，生成自由基［CH_3^+］，使核酸分子上的嘌呤烷基化，诱发突变或致癌。*N*-脱烷基反应是 *N*-烷基类化合物代谢的共同反应，*S*-脱烷基反应主要见于一些硫醚类化合物。该反应过程简式如下：

$$R—（N、O、S）—CH_3 \xrightarrow{[O]} R—（N、O、S）—CH_2OH \longrightarrow R—（N、O、S）—H + HCHO$$

（4）氧合反应（oxygenation）　是含硫、氮和碘等原子的化学物被 NADPH 和氧催化的加氧反应，如 SO 转化为 SO_2，反应过程简式如下。要注意的是，许多外源化学物的硫自由基阳离子是相当稳定的，可发生硫氧合，而氮自由基阳离子在 α-碳进行快速去质子，从而导致 *N*-脱烷基。故在一般情况下，CYPs 催化 *N*-脱烷基而不是胺的 *N*-氧合。

$$O{=}\underset{|}{\overset{|}{S}} \longrightarrow O{=}\underset{|}{\overset{|}{S}}{=}O$$

（5）氧化脱氨、脱硫和脱卤素反应

①氧化脱氨反应（oxidative deamination）：是指临近氮原子的碳原子氧化脱去氨基后形成酮类化学物。如苯丙胺先氧化形成中间代谢物苯丙基甲醇胺，再脱去氨基形成苯基丙酮或苯基丙酮肟。该反应简式为：

$$R—CH_2—NH_2 \xrightarrow{[O]} R—CHO+NH_3$$

②氧化脱硫反应（oxidative desulfuration）：是指含硫化合物先被氧化成硫代化合物，此硫代化合物的硫原子被进一步氧化而脱离。例如，对硫磷经氧化脱硫反应生成对氧磷，毒性急剧增加，对氧磷的大鼠经口 LD_{50} 值较对硫磷小 3 倍左右，即毒性大 3 倍左右。反应简式如下：

$$RO—\underset{\underset{OR'(或SR')}{|}}{\overset{\overset{RO}{|}}{P}}{=}S \xrightarrow{[O]} RO—\underset{\underset{OR'(或SR')}{|}}{\overset{\overset{RO}{|}}{P}}{=}O$$

③氧化脱卤反应（oxidative dehalogenation）：是指卤代烃类化学物在 CYPs 催化下先形成不稳定的中间代谢产物（卤代醇类化合物），随后脱去碳原子上的卤族元素和氢，形成终产物。该反应简式为：

$$R—CH_2X \xrightarrow{[O]} \underset{RCHOH}{\overset{\overset{X}{|}}{}} \longrightarrow RCHO+HX$$

如滴滴涕（DDT）可经氧化脱卤反应形成滴滴伊（DDE）和滴滴埃（DDA），如图4-4所示。

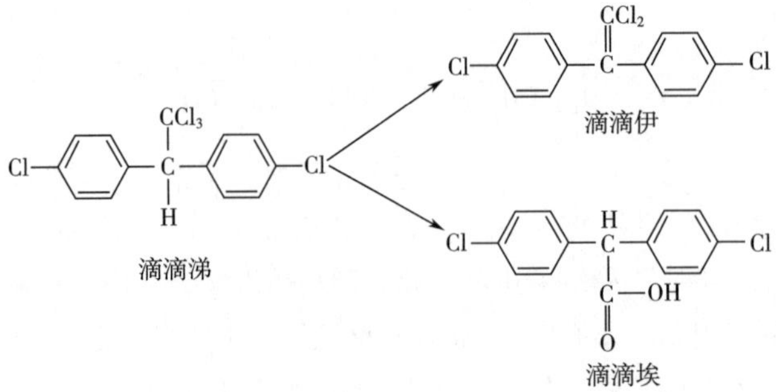

图4-4　滴滴涕的脱卤作用

2. 微粒体FMO催化的单加氧氧化反应

微粒体FMO催化的单加氧氧化反应与CYPs的反应过程不同，此反应过程是NADPH先将FAD还原成$FADH_2$，在$NADP^+$仍和酶结合的情况下，$FADH_2$再结合氧形成过氧化物，过氧化物的氧被转送到底物，然后脱氢和释放NADP，最后一步是限速反应。在微粒体内，虽然CYPs酶的超家族介导了大多数氧化代谢反应，但非CYPs酶介导的氧化反应也在外源化学物的代谢中发挥重要作用。FMO主要催化某些外源化学物分子中亲电性的氮、硫和磷等原子的氧化。它与CYPs催化反应的底物有交叉和重叠，故在某些反应中这两种酶具有底物竞争性，但催化产物有所不同：CYPs催化的外源化学物*N*-氧合常导致*N*-脱烷基；而FMO催化的反应常形成*N*-氧化物（N-oxide），但不能催化*N*-、*O*-和*S*-的脱烷基。

3. 钼羟化酶催化的氧化反应

钼羟化酶（molybdenum hydroxylases）包括醛氧化酶（aldehydedase）和黄嘌呤氧化还原酶（xanthine oxidoreductase）以及亚硫酸氧化酶（sulfite oxidase）。这三种钼酶均是黄嘌呤蛋白酶，由两个相同的150ku亚基组成，每个亚基都含有FAD、钼离子，以一个蝶呤钼辅因子和两个铁硫中心的形式存在。钼羟化酶的最适底物并非是CYPs的底物。钼羟化酶催化的反应与单加氧氧化反应不同，插入外源化学物的氧是来自水分子而不是氧分子，反应简式如下：

$$RH \xrightarrow[-2H^+,\ -2e^-]{+H_2O} ROH$$

4. 醇、醛、酮氧化脱氢反应

该类反应主要在细胞质和线粒体内进行。化合物有醇脱氢酶（ADH）和醛脱氢酶（ALDH）催化脱氢，生成醛和酸。醇脱氢酶还可以催化醛或酮还原为醇。通常，醇类经醇脱氢酶催化的氧化反应具有解毒或降低毒性的作用。肝细胞线粒体和胞液中含有醛脱氢酶。醛类的氧化反应主要由肝组织中的醛脱氢酶催化形成相应的酸类。乙醇进入体内经醇脱氢酶催化生成乙醛，再由乙醛脱氢酶催化生成乙酸。乙醇对机体的毒性作用主要来自乙醛，如体内醛脱氢酶活力较低，饮酒后易出现乙醛聚积，引起酒精中毒。反应式如下：

$$\underset{\text{醇类}}{R—CH_2O—OH} \xrightleftharpoons{NAD} \underset{\text{醛类}}{R—CHO} + NADH + H^+$$

$$\underset{\text{醛类}}{R—CHO} \xrightarrow{NAD} \underset{\text{酸类}}{R—COOH}$$

5. 胺氧化酶催化的氧化脱氨反应

胺氧化酶催化的氧化脱氨反应主要存在于线粒体中，可催化组胺、酪胺、尸胺、腐胺等肠道腐败产物氧化脱氨，生成相应的醛类。根据反应底物的不同，参与该反应的酶可分为：单胺氧化酶（MAO）、二胺氧化酶（diamine oxidase，DAO）和多胺氧化酶（polyamine oxidase，PAO）。MAO 是黄素蛋白酶，位于线粒体，可将伯胺、仲胺和叔胺等脂肪族胺类氧化脱去氨基；DAO 和 PAO 是可溶性酶，位于液泡。氧化反应主要是以氧为电子受体，引起氢过氧化物的产生，将胺类氧化脱氨，形成醛和氨，终产物中的氧由水分子提供而不是由氧分子提供。反应简式如下：

$$RCH_2NH_2+H_2O \xrightarrow{[O]} RCHO+NH_3+H_2O$$

6. 过氧化物催化的共氧化反应

过氧化物酶催化的共氧化反应（peroxidase-dependent cooxidation）有别于 CYPs 酶和 FMO 酶催化的氧化反应。此反应不需要还原型 NADPH 和 NADH 为辅助因子参与，而需要氢过氧化物的还原或其他底物氧化生成脂质氢过氧化物，从而催化外源化学物的氧化，故由此得名。例如，前列腺素生物合成过程中的共氧化作用，花生四烯酸在脂肪酸环加氧酶催化下氧化形成前列腺素 G2（PCG2），PCG2 被过氧化物酶氧化形成前列腺素 H2（PGH2）。在第二步氧化反应中，一些外源化学物可被过氧化物酶同时氧化，即发生共氧化反应。如氨基比林的 *N*-脱甲基反应、苯并［a］芘羟化反应等都可经过共氧化作用完成。某些外源化学物在共氧化反应过程中可形成亲电子化合物，并可与 DNA 等生物大分子结合，从而导致细胞突变或癌变。

7. 重排反应

重排反应（rearrangement）是指反应产物裂解重排，即反应物分子中的一个基团迁移至另一个位置。如三氯乙烯在 CYP 酶的催化下氧化成环氧化物，环氧化物结构重排，如果氯移动则终产物是三氯乙醛，如果氢移动则终产物是二氯乙酰氯（见图 4-5 所示）。二氯乙酰氯是生物反应性增高的代谢产物，因此这个反应导致代谢活化。

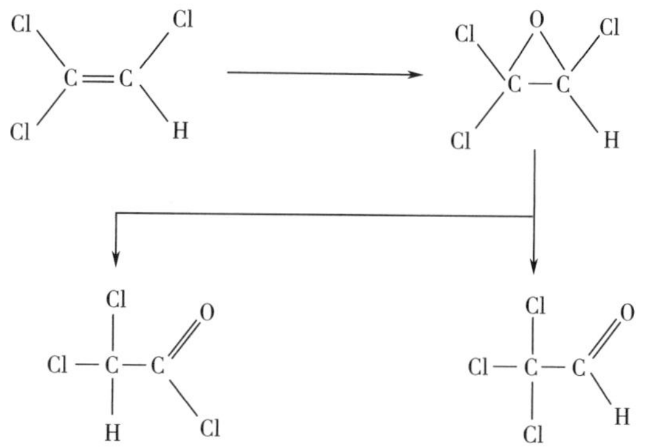

图 4-5　三氯乙烯的分子重排作用

二、 还原反应

毒理学中的还原反应（reduction reaction）是指内源和外源化学物的功能基团在体内生物转化酶的催化下以加氢等形式被还原。参与还原反应的化学物包括含有醛基、酮基、硫醚基、亚砜基、醌类、*N*-氧化物、烯烃、偶氮基或硝基的化学物以及一些金属。根据化学物的特性、结构以及进入机体的途径等，还原反应可分为酶促和非酶促反应，后者是底物直接和还原剂直接结合。催化机体还原反应的酶类主要是细胞色素 P450 和黄素蛋白酶，大多存在于肝脏、肾和肺的微粒体或作为可溶性酶存在于液泡中。还原反应更倾向于在低氧环境中进行。许多还原反应由肠道菌群催化，肠道的厌氧环境也适合还原反应，故肠道菌群在外源化学物的还原代谢中起着重要作用。此外，还原反应除作为独立反应外，还可作为氧化还原可逆反应中的还原反应部分。催化还原反应的酶类有时也可能催化氧化反应。

1. 硝基和偶氮还原反应

硝基还原反应（nitro-reduction reaction）和偶氮还原反应（azo-reduction reaction）是在肠道菌群和特定条件下（如低氧），由 CYP 和 NADPH-醌氧化还原酶催化发生的微粒体还原反应。

硝基基团（尤其是芳香族硝基化合物）在还原反应中先形成中间代谢产物亚硝基化合物，最终还原为相应的胺类。例如，硝基苯在还原反应过程中，先形成中间代谢产物亚硝基化合物，最后再被还原为相应的胺类，具体反应过程如图 4-6 所示。催化硝基化合物还原的酶类主要是微粒体 NADPH 依赖性硝基还原酶。

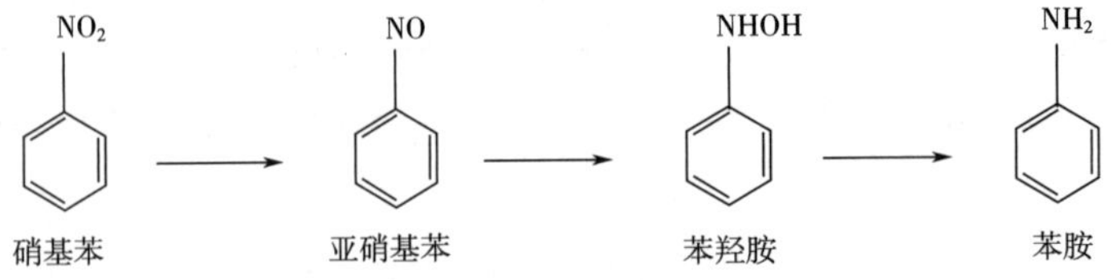

NO_2 → NO → NHOH → NH_2

硝基苯　亚硝基苯　苯羟胺　苯胺

图 4-6　硝基基团还原反应过程

偶氮还原反应时，氮-氮双键被还原打开，如图 4-7 所示。脂溶性偶氮化合物在肠道易被吸收，其还原作用主要在肝微粒体以及肠道中进行；而水溶性偶氮化合物虽然可被肝细胞液及其微粒体中还原酶还原，但由于其水溶性较强，在肠道不易被吸收，故主要被肠道菌丛所还原，肝微粒体参与较少。

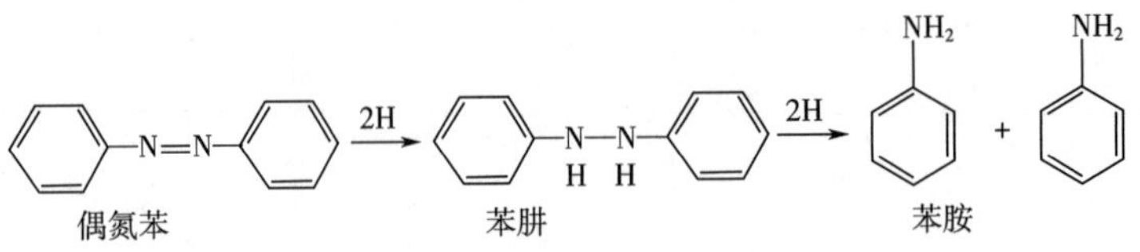

偶氮苯 (N=N) —2H→ 苯肼 (N—N, H H) —2H→ 苯胺 (NH_2) + 苯胺 (NH_2)

图 4-7　偶氮还原反应

2. 还原性脱卤反应

还原性脱卤反应也属于微粒体还原反应。根据脱卤方式不同可分为两种：①卤原子被氢取代；②脱去相邻2个碳原子上的卤原子形成碳-碳双键，即脱氢脱卤。前者由CYPs催化；后者由CYPs和谷胱甘肽转移酶共同催化。这些反应在一些卤代烷烃化合物的生物转化和代谢活化中起重要作用。例如，四氯化碳在体内可被NADPH-细胞色素P450还原酶催化还原，形成三氯甲烷自由基（·CCl_3）破坏肝细胞膜脂质结构，引起肝脂肪变性以及坏死等。

3. 羰基还原反应

羰基还原反应（carbonyl reduction reaction）可将某些醛类还原成伯醇，将某些酮类还原成仲醇（见图4-8）。乙醇在氧化还原反应中可经醇脱氢酶催化氧化为乙醛，同时醇脱氢酶也可催化乙醛还原为乙醇，这是可逆反应中相反方向的反应。通常情况下，羰基还原被认为是一种失活或解毒过程，因反应所得到的醇容易与Ⅱ相酶结合，进而得以消除。

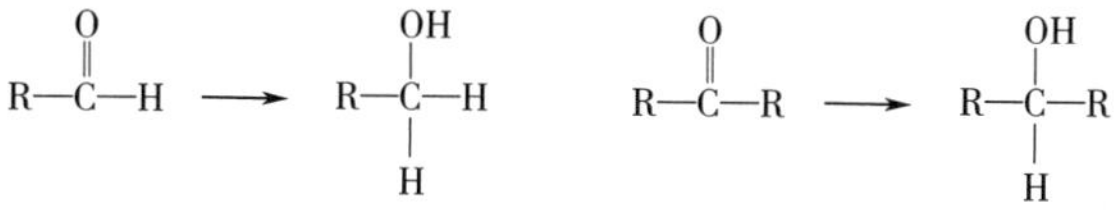

图4-8　羰基还原反应

4. 醌还原反应

醌还原（quinone reduction）是指醌在不同酶的催化下，由单电子还原转化生成有毒的半醌自由基，或通过二电子还原成对苯二酚（见图4-9）。醌的二电子还原反应基本上是无毒的，且不会产生氧化应激；而单电子还原反应通过微粒体NADPH-细胞色素P450还原酶形成的半醌自由基则可以产生超氧阴离子、过氧化氢和其他活性氧自由基等，使脂质过氧化、造成蛋白质、DNA等生物大分子损伤，具有极强的毒性。

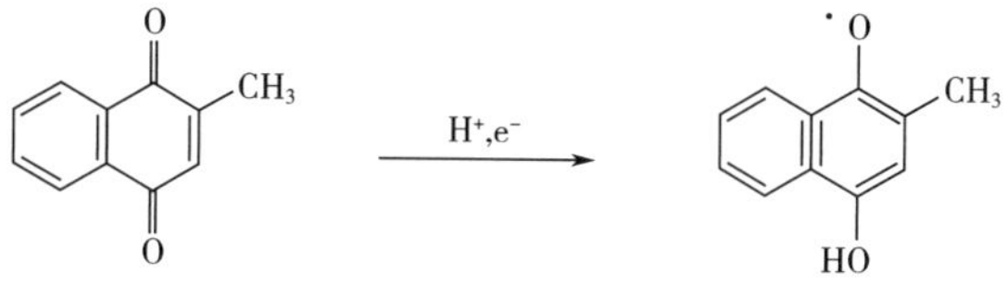

甲萘醌单电子还原反应

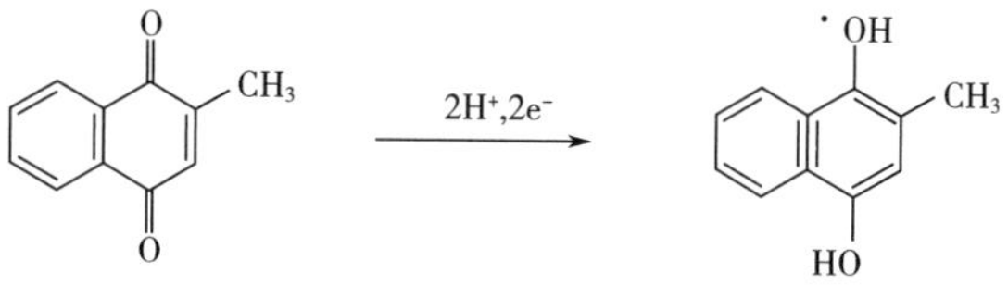

甲萘醌双电子还原反应

图4-9　醌还原反应

5. 含硫基团反应

二硫化物（disulfide）可以通过还原反应形成含巯基化合物；硫氧化物（许多是细胞色素P450或FMO催化形成的氧化代谢产物）可以通过还原反应产生硫化物。这些反应可在生物代谢中改变外源化学物的毒性。三硫磷是一种高效、高毒的广谱有机磷杀虫剂，对人畜毒性强，属剧毒农药。三硫磷可被氧化形成三硫磷亚砜，但在一定条件下，也可被还原成三硫磷，如图 4-10 所示。

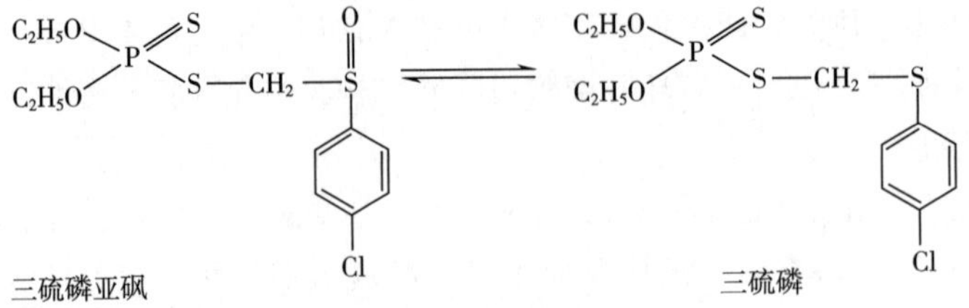

三硫磷亚砜　　三硫磷

图 4-10　三硫磷亚砜氧化

三、 水解反应

毒理学中的水解反应（hydrolysis reaction）是指内源和外源化学物的功能基团在体内水解酶的作用下与水分子发生反应，进而引起化学物分解的过程。与氧化反应和还原反应不同的是，在水解反应中，水离解为 H^+ 和 OH^-，一般不产生新的功能基团。水解酶在体内分布广泛，种类繁多，主要位于血浆、肝、肠、肾、肌肉和神经组织中。水解反应不需要能量。许多外源化学物，如酯类、酰胺类、肽类、环氧化物等均可被水解酶水解。

1. 酯类和酰胺类水解反应

酯类在酯酶的催化下发生水解反应，生成相应的酸和醇，继而直接或通过Ⅱ相反应结合去除。水解反应是许多有机磷农药在体内的主要代谢方式，有机磷农药经水解反应生成的代谢产物毒性降低，甚至消失。

例如，哺乳动物体内的磷酸酯酶能将敌百虫、对硫磷等 P-X 水解成 P-OH（见图 4-11），羧基酯酶、酰胺酶能将具有羧酸酯（马拉硫磷）或酰胺基（乐果）的有机磷分解，失去抑制胆碱酯酶的性能，从而降低了它们的毒性。

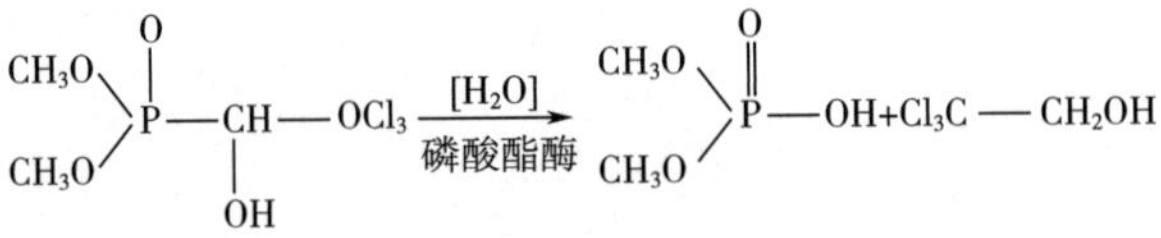

$$(CH_3O)_2P(=O)-CH(OH)-OCl_3 \xrightarrow[\text{磷酸酯酶}]{[H_2O]} (CH_3O)_2P(=O)-OH + Cl_3C-CH_2OH$$

敌百虫　　二甲基磷酸　　三氯乙醇

图 4-11　敌百虫的水解作用

酯酶不是唯一的裂解酯类的酶，醛脱氢酶也有酯酶活性，CYPs 可裂解含有羧酸酯的外源化学物。酯类水解反应的通式为：

$$\underset{\text{酯}}{R-CH_2C(=O)O-R'} \xrightarrow{H_2O} \underset{\text{酸}}{R-CH_2C(=O)-OH} + \underset{\text{醇}}{R'OH}$$

酰胺是羧酸中羧基的—OH 被胺基置换而形成的产物，酰胺酶催化酰胺生成酸和胺。酰胺酶与酯酶很难严格区分，二者具有彼此的活性，但酰胺酶催化水解反应的速率较酯酶更慢。在某些情况下，酰胺类的水解也可由肝微粒体酯酶来进行催化。该反应通式为：

$$\mathrm{R{-}CH_2\underset{\underset{O}{\|}}{C}N{-}R'} \xrightarrow[\text{酰胺酶}]{H_2O} \mathrm{R{-}CH_2\underset{\underset{O}{\|}}{C}{-}OH} + \mathrm{R'NH_2}$$

2. 环氧化物水解反应

脂肪类环氧化物和芳烃类环氧化物可在环氧化物水化酶（EH）的催化下，与水形成反式加成物，该类反应几乎存在于所有组织中。由于环氧化物的环张力和 CO 键的极性常表现亲电子反应，从而与蛋白质和核酸相结合，引起基因突变和细胞损伤，产生遗传毒性。由于水解后的醇类化学物反应性差，易于排泄，故环氧化物水化酶也被认为是解毒酶。但是，环氧化物水化酶在某些外源化学物的生物转化中具有活化和失活化的双重功能。例如，苯并［a］芘经 CYPs 氧化形成环氧化物，继而通过水解作用生成二氢二醇化合物，其中反式苯并［a］芘 7，8-二氢二醇进一步氧化，生成（+）苯并芘 7，8-二氢二醇-9，10 环氧化物，该代谢产物不易水解，但可与 DNA 共价结合，具有强致突变性。其反应过程如下：

苯并[a]芘（BaP） —P450→ (+)BaP-7,8-环氧化物 —EH→ (-)BaP-7,8-二氢二醇 —P450→ (+)BaP-7,8-二氢二醇-9,10-环氧化物

第四节　Ⅱ相反应的相关酶系

Ⅱ相反应又称结合反应，是外源化学物含有的羟基、氨基、羧基、羰基、环氧基等极性官能基团或经Ⅰ相代谢的氧化、还原或水解反应后产生或暴露出来的极性基团，与极性内源化合物或代谢物进行的生物合成反应或结合反应。肝脏是合成Ⅱ相代谢酶的主要器官，其次是肺、肠、脾和脑。结合反应需要相应的转移酶和辅酶参加，并消耗能量。参与结合反应的内源性化学物或基团是机体正常代谢过程中的产物，主要来自糖类、蛋白质和脂肪，而直接由体外输入的，不能参与反应。外源化学物在代谢过程中可直接发生结合反应，也可先经过Ⅰ相反应，再进行结合反应。

结合反应由相应的Ⅱ相代谢酶催化完成，主要酶类及其具体情况见表 4-1。

表 4-1　　Ⅱ相结合反应相关酶系及其具体情况

生物转化酶系	结合基团来源	底物类型	酶定位	反应类型
尿苷二磷酸葡萄糖醛酸转移酶	尿苷二磷酸葡萄糖醛酸（UDPGA）	酚、醇、羧酸、胺、巯基化合物	微粒体	葡萄糖醛酸结合反应

续表

生物转化酶系	结合基团来源	底物类型	酶定位	反应类型
硫酸（磺）基转移酶	3′-磷酸腺苷-5′-磷酰硫酸（PAPS）	酚、醇、芳香胺	细胞质	硫酸基结合反应
谷胱甘肽 *S*-转移酶	谷胱甘肽（GSH）	环氧有机物、卤化有机物、有机硝基化合物	细胞质、微粒体、线粒体	谷胱甘肽结合反应
酰基转移酶	甘氨酸、谷氨酸、羧氨酸、牛磺酸	羧酸	线粒体、微粒体	氨基酸结合反应
N-乙酰转移酶	乙酰辅酶 A	芳香胺、胺、磺胺、醇、酚	线粒体、细胞质	乙酰基结合反应
甲基转移酶	*S*-腺苷蛋氨酸（SAM）	酚、醇、胺、巯基化合物	细胞质、微粒体、血液	甲基结合反应

（一） 尿苷二磷酸葡萄糖醛酸转移酶

尿苷二磷酸葡萄糖醛酸转移酶（UDP-glucuronosyltransferase，UGT）是化学物质在机体内进行Ⅱ相生物转化时最重要的一种酶。它是一个超基因家族，能催化葡萄糖醛酸与大量的内源性和外源性化学物质进行葡萄糖醛酸结合反应。UGT 广泛分布于机体的各种组织中，其中以肝脏中该酶的活性最高。传统观点认为，葡萄糖醛酸转移酶所催化的结合反应是发生在Ⅰ相反应之后，需依靠Ⅰ相反应提供的一些功能基团来完成的反应。但事实上，许多外源性物质已具备可直接同时进行葡萄糖醛酸化反应的基团，如—OH、—SH、—COOH 和—NH_2。而 UGT 的活性则依赖于大量同工酶的存在，它以尿苷-5′-二磷酸葡萄糖醛酸（UGA）为糖基供应体与底物进行结合反应，使它们的水溶性增加，从而易于随尿与胆汁排出体外，实现解毒。但目前越来越多的证据表明葡萄糖醛酸化也可导致底物生物活性的增加，如吗啡-6-葡萄糖醛酸苷就比吗啡本身有更强的镇静效果。此外，UGT 不仅能代谢外来的化学物质，还能代谢大量的内源性化学物质如胆红素、短链脂肪酸、胆汁酸和脂溶性的维生素等。

（二） 硫酸基转移酶

硫酸基转移酶（sulfotransferases，SULTs）作为一种解毒酶系统在人体中广泛分布，如肝脏、大脑、肠道、胎盘、肾脏和肺等。SULTs 负责催化各种外源化学物（药物、食品添加剂、环境致癌物等）和内源化合物（甾体激素、神经递质等）与体内的硫酸根离子结合，进而产生水溶性的硫酸盐类化合物。3′-磷酸腺苷磷酰硫酸 5′-磷酸硫酸（PAPS）是硫酸结合反应的硫酸根离子供体，SULTs 能催化其将硫酸根转移到其他物质的羟基或氨基上。经 SULTs 催化的硫酸化反应作为一种重要的体内代谢途径，可提高很多物质的水溶性，增加其通过肾小管排泄的能力。硫酸化反应所形成的硫酸化产物一般导致其生物活性下降及其肾排出能力提高，但在某些情况下该反应也能导致机体内的外源化学物转变为致癌物或致突变物。

（三） 谷胱甘肽 *S*-转移酶

谷胱甘肽 *S*-转移酶（glutathione *S*-transferases，GSTs）是一种具有多种生理功能的球状二聚体蛋白，在体内分布较广，肝脏中含量最高。该酶在机体有毒化合物的代谢、保护细胞免受急性毒性化学物质攻击中起到重要作用，是体内代谢反应中Ⅱ相代谢反应的重要转移酶。主要功能包括解毒功能、抗氧化功能、代谢调节等功能。GSTs能催化某些内源性或外来有害物质的亲电子基团与还原型谷胱甘肽的巯基结合，形成更易溶解的、没有毒性的衍生物。另外GSTs能降低GSH的酸解离常数，使其具有去质子化作用及有更多的活性巯基形成，从而催化其与亲电性物质轭合，增加其亲水性从而降低其活性，随着胆汁或尿液排出体外，从而达到解毒的功效。在生物体遇到逆境时，为保护生物体免受逆境的损害，GSTs常发挥其脱毒与抗氧化的功能。GSTs的其他作用还包括：①催化GSH的巯基攻击亲电性物质的亲电中心，产生一种硫醚连接的谷胱甘肽结合物，经肾排出体外；②以高亲和力直接结合胆红素、类固醇和其他亲脂性物质；③某些GSTs具有GSH过氧化酶活性，即具有抑制脂质过氧化作用。

（四）酰基转移酶

酰基转移酶（acyltransferase）是一个多功能蛋白质大家族，不同的酰基转移酶对生物体的遗传、基因表达、物质代谢、信号传导等方面起着重要的作用。酰基转移酶的主要功能有：催化蛋白质的酰基化和去酰基化，*N*-乙酰转移酶（*N*-acetyltransferase，NAT）可催化乙酰基从乙酰辅酶A上转移到异烟肼的氮原子上；组蛋白乙酰转移酶（histone acetyltransferase，HAT）和组蛋白脱乙酰基酶（histone deacetylase，HDAC）分别催化组蛋白*N*-端残基上的乙酰化和去乙酰化。本书以*N*-乙酰转移酶为例，进行简要说明。NAT学名为乙酰辅酶A-芳香胺*N*-乙酰基转移酶，主要催化乙酰基从乙酰辅酶A转向芳香族伯胺或肼的功能基团，生成乙酰胺或乙酰肼，从而在芳香胺、肼类外源化学物代谢中发挥重要作用。例如：NAT直接催化乙酰基团从乙酰辅酶A转移到其作用底物芳香胺及杂环胺类物质上，从而活化或灭活芳香胺类致癌物质。此外，NAT广泛存在于整个生物界，在哺乳动物中主要位于肝脏或肠道。在不同物种的动物中，乙酰转移酶存在一定差异，对不同的底物有不同的活力，它们的底物专一性和最适pH等都不尽相同，所催化的反应也是亦然，此现象称为乙酰结合反应的多态性。这一现象的发现首先源于1952年Bonicke等观察到接受异烟肼治疗的肺结核病患者出现外周神经系统的副作用症状，发现副作用症状的出现与患者异烟肼母体化合物血清浓度直接相关，也即与NAT的酶活力有关。根据不同个体间NAT酶活力的差异，分为快速型和慢速型乙酰化两种不同的表型。

（五）甲基转移酶

甲基转移酶（methyltransferase，MT）催化甲基化反应，该反应广泛存在于生物体内，从原核生物到真核生物，许多重要生理环节都涉及甲基转移酶的调控作用。例如生物体内生理过程中间产物的合成与降解、DNA损伤的修复以及基因表达的抑制或关闭。根据底物不同，甲基转移酶可被分为两类：非遗传物质甲基转移酶和遗传物质甲基转移酶，与Ⅱ相生物转化相关的转化类型为前者。催化非遗传物质甲基化的甲基转移酶种类繁多，底物广泛，功能多样，在肝脏、肺、肾上腺等多种组织中均有表达。底物可分为激素类、磷酸甘油酯类、蛋白质残基、黄烷醇类、黄酮、叶绿素和无机元素等。目前研究较多的催化非遗传物质甲基化的哺乳动物甲基转移酶的种类分为：巯（硫）嘌呤甲基转移酶、儿茶酚-*O*-甲基转移酶、磷脂酰乙醇胺-*N*-甲基转移酶、组蛋白甲基转移酶、蛋白精氨酸甲基转移酶Ⅰ/Ⅱ、甘氨酸-*N*-甲基转移酶、苯基乙醇-*N*-甲基转移酶和无机元素甲基转移酶。

第五节　Ⅱ相反应

一般情况下，结合反应可分为：葡萄糖醛酸结合反应、硫酸基结合反应、谷胱甘肽结合反应、酰基化反应和甲基化反应。其中，除甲基化和乙酰化外，外源性化学物经过结合反应，生成的结合物极性增强，水溶性相应提高，从而更易排出体外，同时也可使其分子上的某些功能基团失活，原有生物学活性或毒性降低或消失。与之相反，外源化学物的脂溶性增强，水溶性减弱，使化合物不易排出体外，增强其体内毒性蓄积，对机体造成伤害，例如：酸类与甘油结合、醇类与脂肪酸结合，形成亲脂性较强的结合物。

一、　葡萄糖醛酸结合反应

葡萄糖醛酸结合（glucuronosyl conjugation）是动植物界最常见、最重要的结合反应，几乎所有的哺乳动物和大多数脊椎动物体内均可发生此类结合反应。生物体葡萄糖食物来源与供体广泛，水平稳定，远不像其他内源性结合剂容易耗竭，故葡萄糖醛酸结合反应代谢容量远高于其他Ⅱ相代谢反应。该结合反应主要在肝微粒体中进行，肾、肠黏膜和皮肤中也可进行。该反应的供体除葡萄糖外，脊椎动物体内主要是葡萄糖醛酸。葡萄糖和葡萄糖醛酸的活化中间体是尿苷二磷酸葡萄糖（uridine diphosphate-glucose，UDPG）和尿苷二磷酸葡萄糖醛酸（uridine diphosphate glucuronic acid，UDPGA），催化的酶分别是 UDP-葡萄糖转移酶和 UDP-葡萄糖醛酸转移酶。本部分主要介绍葡萄糖醛酸结合反应。

1949 年，Smith 等人发现在兔子体内苯胺在尿中的主要代谢产物是苯胺 *N*-葡糖醛酸结合物，随后发现一些伯胺、仲胺和叔胺也以 *N*-葡糖醛酸结合物的代谢形式被排泄。现已证实，葡糖醛酸结合反应是外源化学物在机体内生物转化及解毒和消除的重要途径，是机体最为普遍和重要的一种Ⅱ相反应。作为葡萄糖醛酸结合反应的活化中间体，UDPGA 由 1-磷酸-葡萄糖与三磷酸尿苷（uridine triphosphate，UTP）反应生成的 UDPG 再被氧化型辅酶Ⅰ（NAD^+）氧化生成。活化的 UDPGA 再在 UDP-葡萄糖醛酸转移酶的作用下，与大量外源或内源化合物分子上的—OH、—COOH、—SH、—NH_2等基团结合生成葡萄糖醛酸结合物，有利于随尿或胆汁排出体外。

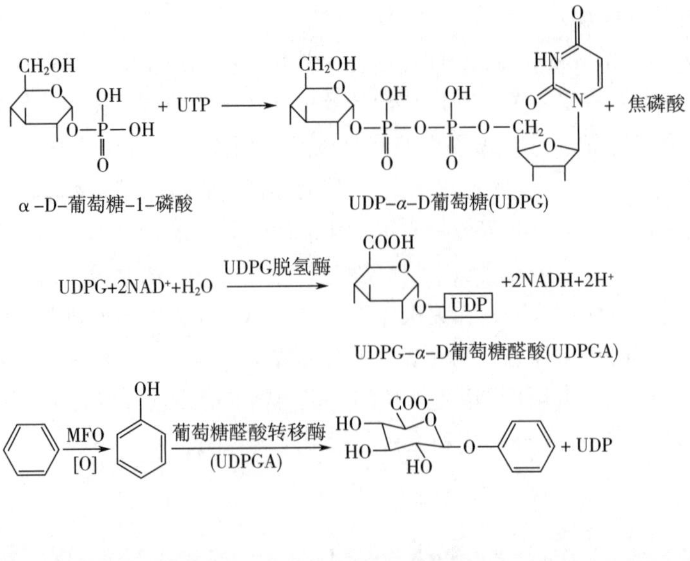

α-D-葡萄糖-1-磷酸 + UTP → UDP-α-D葡萄糖(UDPG) + 焦磷酸

$UDPG+2NAD^++H_2O \xrightarrow{\text{UDPG脱氢酶}}$ UDPG-α-D葡萄糖醛酸(UDPGA) $+2NADH+2H^+$

苯 $\xrightarrow[\text{[O]}]{\text{MFO}}$ 苯酚 $\xrightarrow[\text{(UDPGA)}]{\text{葡萄糖醛酸转移酶}}$ 苯酚葡萄糖醛酸结合物 + UDP

葡萄糖醛酸主要结合在外源化学物分子中富含电子的 O、N、S 亲核杂原子上，故其反应底物包括脂肪酸族醇、酚、羧酸、伯或仲级芳香胺、脂肪族以及含有自由巯基等功能基团的化合物，形成相应的 *O*-、*N*-、*S*-葡萄糖醛酸化物。其中，酚羟基和胺羟基是葡萄糖醛酸化最常见的位点。例如，甾体类化合物（雄激素、雌激素、胆酸等）、天然生物碱类、茶多酚、吗啡等大量多酚类物质在体内的生物转化主要依赖于其分子结构上的酚羟基与 UDPGA 反应而葡萄糖醛酸化。此外，粮食真菌毒素脱氧雪腐赤霉菌烯醇（又称呕吐毒素 DON）在机体中的代谢也是经Ⅱ相反应的葡萄糖醛酸化后，极性增加，水溶性增强，使其化学反应活性与生物毒性下降。

二、 硫酸基结合反应

硫酸结合反应（sulfo-conjugation）也是体内重要的Ⅱ相反应之一，外源化学物及其代谢物中的醇类、酚类或胺类化合物在磺基转移酶的作用下可与硫酸结合，形成硫酸酯。该反应的辅底物为 3′-磷酸腺苷-5′-磷酸硫酸（PAPS），催化这一反应的酶为硫酸基转移酶，该酶（SULT）是一个具有众多蛋白质成员的超家族，其中 SULT1 亚族主要以酚类作为底物，而 SULT2 亚族则以醇类作为底物。硫酸结合反应是各种外源性化学物与内源性代谢物如食品污染物、药物、致癌物、甾体激素和神经递质等生物转化过程中另一个重要的结合反应和防御性的解毒机制。该反应主要在肝、肾、胃肠等组织中进行。由于体内硫酸来源有限，不能充分提供，故较葡萄糖醛酸结合反应少。硫酸结合反应往往与葡萄糖醛酸结合反应同时存在，如果机体接触的外源化学物剂量较大，大都以葡萄糖醛酸结合反应为主；剂量较低，则首先进行硫酸结合。造成这一现象的原因是尽管葡萄糖醛酸结合反应容量较大，但催化此反应的尿苷二磷酸葡萄糖醛酸转移酶与这些化合物的亲和力低于硫酸基转移酶。

外源或内源化合物的硫酸化是在硫酸基转移酶的作用下与 PAPS 的硫酰基（SO_3^-）结合。PAPS 是 ATP 与硫酸根经历两步反应而生产，即先以内源性硫酸根和腺苷三磷酸为原料，经 ATP-硫酸化酶（ATP-sulfurylase）催化产生腺苷 5′-磷酸硫酸酐或腺苷酰硫酸（adenosine phosphosulate，APS），再在腺苷 5′-磷酰硫酸酐激酶（或称 APS 激酶）催化作用下与 ATP 反应生成 PAPS。

ATP+SO_4^{-2} —磺酰酶→ HO—S(=O)(=O)—O—P(=O)(OH)—O—CH$_2$（腺嘌呤核苷）+焦磷酸

5′-磷酰硫酸腺苷(APS)

APS+ATP —APS-激酶→ HO—S(=O)(=O)—O—P(=O)(OH)—O—CH$_2$ 腺嘌呤（3′位 O—P(=O)(OH)—OH）+ADP

3′-磷酸腺苷-5′磷酸硫酸（PAPS）

硫酸基结合反应简式为：

$$ROH + PAPS \xrightarrow{\text{硫酸转移酶}} ROSO_3 + 3'\text{-三磷酸腺苷-}5'\text{-磷酸（PAP）}$$

一般来说，硫酸化作用是酚类物质的一条重要结合途径，但也存在于醇类、胺类以及硫醇类，即 *O*—硫酸化、*N*—硫酸化、*S*—硫酸化。根据 PAPS 与底物反应生成的产物不同，可将硫酸基结合反应分为：①以酚类、醇类物质（R—OH）为底物的硫酸基结合反应，多为酚类物质、脂肪族醇或芳香族醇，硫酸基结合产物为硫酸酯（$R—O—SO_3^-$），*O*—硫酸化反应是细胞内主要的硫酸化反应；②以巯基化合物（R—SH）为底物的硫酸基结合反应，产物为烷基硫代硫酸盐；③以胺类化合物（$R—NH_2$）为底物的硫酸基结合反应，产物为硫酸氨类物质（$R—NHSO_3^-$）。

此外，一般通过硫酸结合反应可使外源化学物的毒性降低或丧失。但有些外源化学物经硫酸结合反应后，其毒性反而增强，即代谢活化。如芳香胺类化合物 2-乙酰氨基芴（AAF）在体内经 *N*-羟化反应，形成 *N*-羟基-2-乙酰氨基芴后，其羟基与硫酸结合，形成硫酸酯，其致癌性比 AAF 更强。

三、谷胱甘肽结合反应

谷胱甘肽（glutathione，GSH）由谷氨酸、半胱氨酸及甘氨酸组成，其活性基团是自由（还原型）巯基。谷胱甘肽结合反应（glutathione conjugation）是由 GSH-S-转移酶（GST）催化，以还原型 GSH 为辅因子，形成硫醚氨酸（*N*-乙酰基半胱氨酸-*S*-结合物）或硫醇尿酸类产物的解毒反应。GST 主要存在于肝、肾细胞的微粒体和液泡中，参与细胞对外源化学物的各个生理阶段可催化亲核性的谷胱甘肽与各种亲电子外源化学物的结合。许多外源化学物在第Ⅰ相反应中极易形成活性中间产物，它们可与生物大分子发生共价结合，对机体造成损伤。而谷胱甘肽可防止此种共价结合的发生，并对外源化学物及其中间代谢产物以及内源性产生的 ROS 等都具有广泛的解毒作用。

在此反应过程中，初始反应是由 GST 催化的含亲电基团的外源化学物与谷胱甘肽的结合反应，从而保护生物大分子如 DNA 和蛋白质的亲核基团免受攻击。能够与 GSH 结合的亲电子化合物非常广泛，包括环氧化物、有机卤化物、有机硝基化合物、甾醇和其他亲脂性物质等。谷胱甘肽与环氧化物之间的结合反应非常重要，许多致癌物和肝脏毒物在生物转化过程中可形成对细胞毒性较强的氧化物，如溴化苯经环氧化反应生成的环氧溴化苯是强肝脏毒物，可引起肝脏坏死，但与谷胱甘肽结合后，可被解毒并排出体外。

Br
O
Br
GSH
谷胱甘肽转移酶
Br
OH
S═G
（溴化苯谷胱甘肽结合物）

又如强致癌物黄曲霉毒素 B_1（AFB_1）经细胞色素 P450 的氧化作用活化成终致癌物 2，3-环氧化物，后者攻击 DNA 而表现出极强的肝脏毒性，可导致肝癌的产生。但如果 2，3-环氧化物若能与 GSH、葡萄糖醛酸基或硫酸基结合，再经环加氧酶水解，则可生成无毒的水解产物，排出体外。此外，多环芳烃苯并［a］芘经细胞色素 P450 活化，生成可与 DNA 链上鸟嘌呤结合的终致癌物苯并［a］芘 7，8-二氢二醇-9，10-环氧化物（BPDE），从而实现解毒。但谷胱甘肽在体内含量有限，如在短时间内产生大量的环氧化物，SGH 则会被耗尽，则会产生明显的毒性反应。如乙酰氨基苯的共价结合能力同谷胱甘肽的耗竭关系如图 4-12。

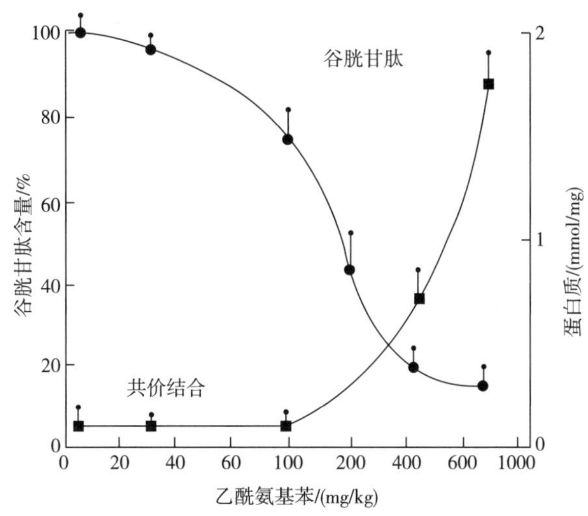

图 4-12　乙酰氨基苯的共价结合能力同谷胱甘肽的耗竭关系

然而，近年有研究发现，GSH 结合作用也有增毒现象，前面列举的谷胱甘肽 GSH 的—SH 基取代溴苯上的 Br 而解毒，但是如果这种取代发生在卤代脂肪烃上，则可引起损伤作用。另外，卤代烷烃类化合物，如乙基二溴化物、亚甲基二卤化物等，经与 GSH 结合后，可以产生一种强烷化剂，继续同 GSH 反应，也可以同 DNA 或蛋白质结合引起生物学损伤一些外源性化学物。

四、 酰基化反应

酰基化（acylation）反应是伯胺及部分羟基、巯基、羧基类化学物在体内生物转化的主要代谢途径。虽然酰基化产物的水溶性一般比母体化合物低，但酰基化使氨基的反应活性下降，是许多外源化学物在体内的重要解毒途径之一。最为常见的酰基供体是乙酰辅酶 A，底物通常是伯胺（包括芳香伯胺），因此酰基化反应也常被称为 *N*-乙酰化反应，催化此反应的代谢酶为 *N*-乙酰基转移酶（NAT）。但当底物为氨基酸时，NAT 则催化完成氨基酸结合反应。

1. *N*-乙酰化反应

酰基化反应（acetylation）由 NAT 催化，多发生在芳香族伯胺类、磺胺类、肼乙酰基类化合物的氨基（$—NH_2$）或羟氨基，生成乙酰衍生物。通常伯胺的乙酰化过程是：首先是乙酰辅酶 A 的启动，将乙酰基转移到 NAT 形成复合物，再与伯胺底物结合，发生酶的重排，胺与乙酰基相互作用形成酰胺键，完成乙酰化过程。其基本反应如下（CoA 为辅酶 A 缩写）：

$$CH_3C\ (O)\ SCoA+RNH_2 \xrightarrow{N\text{-乙酰转移酶}} RNHCONH_3+CoASH$$

N-乙酰基结合导致反应产物水溶性降低，但生物学活性一般是降低的（解毒作用），但也有个别例子是作为代谢活化的步骤之一而参与代谢活化的。例如：异烟肼经 NAT 作用产生 *N*-乙酰基异烟肼，后者可以水解产生乙酰肼并经进一步反应，最终成为具有毒性的代谢物。

2. 氨基酸结合反应

氨基酸结合反应（amino acid conjugation）是带有羧基的外源化学物和 α-氨基酸间的结合反应，是羧酸和芳香羟胺的主要代谢途径。含有羧酸基团的化合物需要首先在酰基辅酶 A 合成酶（acetyl-coenzyme A synthase，ACS）的催化下，ATP 与乙酰辅酶 A 合成酰基辅酶 A 硫酯，此为活化反应，随后才可在 NAT 的作用下在酰基位置与甘氨酸、谷氨酰胺或硫磺酸的氨基，形成氨基酸结合产物。芳香羟胺则可通过其氨基与丝氨酸和脯氨酸的羧基发生结合反应，形成活性代谢产物 N-酯类。但是，所有参与的氨基酸均需经氨酰基-tRNA 合成酶活化，这是氨基酸结合反应得以发生的前体条件。例如，甲苯在体内代谢生成苯甲酸，苯甲酸可与甘氨酸结合，形成马尿酸而排出体外（如图 4-13）。

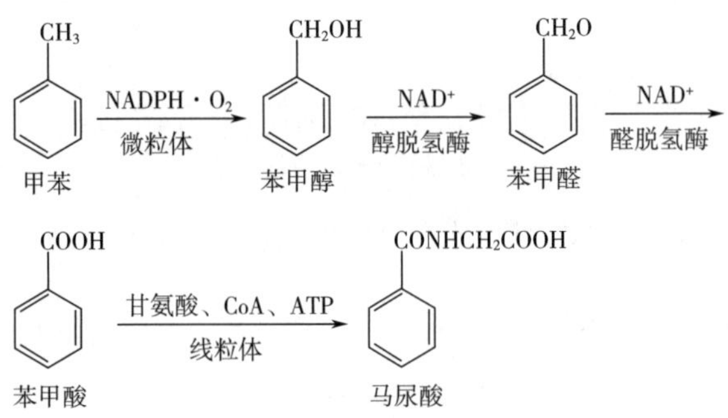

图 4-13　甲苯在体内代谢过程

五、 甲基化反应

甲基化反应（methylation）是在甲基转移酶（methyltransferase，MT）的催化下，将内源性的甲基结合于外源性分子结构内的反应。能够进行甲基化反应外源化学物主要有：含羟巯基或氨基的酚类、硫醇类和各种胺类；吡啶、喹啉等含氮杂环化合物。该反应广泛存在于生物体内，且种类繁多、功能复杂，不仅与内、外源化学物的合成与生物转化有关，还涉及染色体的形成及 DNA 的修饰。

甲基化反应主要的甲基供体是 *S*-腺苷甲硫氨酸（*S*-adenosyl-L-methionine，SAM），SAM 由甲硫氨酸的甲基经 ATP 活化后所产生，ATP-甲硫氨酸-*S*-腺苷转移酶（ATP-L-methionine S-adenosyltransferase）催化 SAM 的生物合成。甲硫氨酸上的甲基由 ATP 活化，再在相应甲基转移酶的作用下将甲基转移到底物，从而完成底物的甲基化。与其他结合反应相比，甲基结合后，外源化学物的功能基团未被遮蔽，仍暴露在外，水溶性没有明显增加，有的反而下降，生物学作用并未减弱，有的反而增强。虽然与其他Ⅱ相代谢反应相比，甲基化反应并非是外源化学物在机体内的主要代谢途径，但因甲基化后降低了底物相应基团的反应活性，仍被认为是Ⅱ相解毒反应。

第六节　影响生物转化过程的有关因素

生物转化是外源化学物毒性作用的决定因素，它不是孤立的、一成不变的，而是受到各种因素的共同影响，如物种、性别、遗传、年龄、营养、疾病等。这些因素可通过对生物转化酶的诱导或抑制来影响生物转化，即使外源化学物生物转化的途径和速度发生变化，影响其对机体的生物学作用和机体对该化学物的反应等。主要表现为外源化学物对机体毒作用的消失、减弱或增强，也可表现为以代谢产物形式直接排出体外或生成高活性的中间代谢产物，并与生物大分子发生共价结合等。了解影响外源性化学物生物转化的各种因素，对选择并建立合适的动物模型，以及将动物实验结果外推到人等均有重要意义。

一、　物种差异与个体差异

1. 生理因素

影响外源化学物生物转化的生理因素包括物种、品系、性别、年龄等。例如，*N*-2-乙酰氨基芴可以引起大鼠致癌但对豚鼠不致癌，这是由于豚鼠缺乏 *N*-羟化酶的缘故；猪体内的 NADPH-细胞色素 P450 还原酶活力为大鼠或猴的 3 倍，人每克肝脏含细胞色素 P450 是大鼠的 1/3~2/3；同等剂量的环己巴比妥可引起 Wistar 与 Sprague-Dawley（SD）品系大鼠睡眠持续时间基本接近，但 Long-Evans 品系大鼠可延长 1 倍左右；大鼠出生后 30d，肝微粒体混合功能氧化酶才达到成年水平，250d 后又开始下降，葡萄糖醛酸结合反应在老年动物中减弱，但大鼠的单胺氧化酶活力随年龄而增加。

2. 代谢酶的物种差异

代谢酶种类、数量和活性等因素也可影响机体的生物转化过程。此外，各种代谢酶（包括其亚型）的底物选择性、催化活性及酶促动力学特征在不同个体和种属间也存在差异。例如，芳烃羟化酶（AHH）可使芳香烃类化合物羟化，并产生致癌活性。在吸烟量相同的情况下，AHH 活力较高的人，患肺癌的危险度比活力低的人高 36 倍；中等 AHH 活力的人，比低活力者患肺癌的危险度高 16 倍。再如，乙醇在体内先经乙醇脱氢酶（ADH）催化，形成乙醛；乙醛再经乙醛脱氢酶（ALDH）催化分解，形成二氧化碳和水排出体外。如 ALDH 活力较低的个体，乙醛代谢转化速度缓慢，使乙醛在体内聚积，引起各种不适应以及酒醉；反之，ALDH 活力较高者对乙醇耐受力较强。代谢酶活力的个体差异及不同个体对化学毒物的敏感性的差异的重要原因是毒物代谢酶的遗传多态性。此外，同一外源化学物在不同物种进行的代谢情况不同，因而呈现不同的生物学作用。例如，*N*-2-乙酰氨基芴（AAF）在大鼠、小鼠、犬和人类体内进行 *N*-羟化，并再与硫酸结合生成为硫酸酯，呈现强烈致癌作用。而在豚鼠体内因缺乏 *N*-羟化酶，一般不发生 *N*-羟化，因此不能结合成为硫酸酯，故无致癌作用或致癌作用极弱。

3. 代谢酶的遗传多态性

对代谢酶的多态性研究，现已成为毒理学的研究热点之一。遗传多态性（genetic polymorphism）是指群体中出现总频率大于1%的多种等位基因形式。许多生物转化酶也存在遗传多态性，其可能的后果是影响生物转化酶的底物特异性和催化效率，从而使某些外源化学物的代谢速率发生变化，最终对其代谢减毒（失活）或代谢增毒（活化）产生影响。例如，人类醛脱氢酶（ALDH）基因家族中有12个成员，其中ALDH2和酒精依赖密切相关，并具有多态性的主要代谢酶，在亚洲人群中有高度的遗传多态性。ALDH2基因位于染色体12q24.2，在第12外显子出现碱基替换（C→A）突变位点，这个单碱基的突变导致ALDH2第487位置发生了谷氨酸到赖氨酸的替换，从而使ALDH2丧失酶活力。ALDH2基因在人群中有2个等位基因分布，野生型的ALDH2*1型和突变型ALDH2*2。ALDH2*1的表达产物具有生物活性，而ALDH2*2的表达产物几乎没有生物活性。基因型ALDH2*1/ALDH2*2个体和ALDH2*2/ALDH2*2个体ALDH无活性或活性极弱，这两种基因型个体可使乙醛在体内堆积。携带醇脱氢酶（ADH）2*2和ALDH2*2基因型（即乙醇清除-乙醛蓄积型）的个体饮酒后，血液乙醛浓度峰值、持续时间均大于携带ADH2*1和ALDH2*1（乙醇蓄积-乙醛清除型）基因的个体。乙醛促进儿茶酚胺类分泌，可出现烦躁不安、心动过速、面部潮红等，对酒精依赖患病可起到一定的被动保护作用。ADH2*1/*1型在酗酒者中频率高，ADH3*2等位基因的个体易产生酒精依赖、酒精中毒，酒精成瘾群体ADH2*1、ADH3*2基因型比例偏高。在嗜酒人群中基因型ALDH2*1/ALDH2*1分别高于ALDH2*1/ALDH2*2和ALDH2*2/ALDH2*2。日本人群中ALDH2基因型对应脸红反应表型，无论携带无活性的ALDH2*2是杂合子还是纯合子，ALDH2都没有活性。ALDH2基因多态性是影响饮酒行为的最有特征的遗传因素。据研究，ADH基因的多态性频率分布与酒精依赖关系在不同人群中差异很大。在日本、韩国、中国大陆、中国台湾地区等研究显示，东南亚人群纯合子ADH2*2/ADH2*2分布呈高度优势。而ADH2*3主要在非洲裔美国人中发现。

4. 外源化学物的代谢速度和途径

同一外源化学物在不同物种和品系动物体内的半减期不同，例如苯胺在小鼠体内生物半减期为35 min，犬为167 min。安替比林在大鼠体内生物半减期为140 min，人为600 min。一般认为，外源性化学物大多要经过肝脏转化，在肝脏中迅速失活的物质经皮肤或经呼吸道吸收较经口吸收的毒性相比更大。而在肝内活化的物质，口服吸收途径毒性比其他途径大，如对硫磷，能在肝内转化为活性更高的对氧磷，后者是强乙酰胆碱酶可逆性抑制剂，而其口服毒性大于其他途径。

二、 代谢酶的抑制与诱导

外源化学物不仅可作为代谢酶的底物，还可作为代谢酶的抑制剂或诱导剂。生物体在生产、生活环境中常常不可避免地暴露于多种化学物质中，如：空气、食物和饮水，尤其是同时服用某些药物或嗜烟、嗜酒。其中，许多化合物可作用于酶，它们在机体内的代谢经历着复杂的情况—有些有毒化合物在体内被解毒，而还有一些无毒化合物却经代谢活化变成了强毒化合物。此外，由于毒性效应还具有时间依赖性，故许多外源化学物还可从最初的酶抑制剂最终变成酶诱导剂。所以，研究毒物代谢酶的诱导或抑制及其机制，有重要的毒理学意义。

1. 抑制作用

一种外源化学物的生物转化可受到另一化合物的抑制，此种抑制与催化生物转化的酶类有关。能使一种酶活力减弱、含量减少或催化反应的速度减慢的现象称为抑制作用（inhibition），具有抑制作用的化学物则为抑制物（inhibitor）。抑制作用的关键是生物转化过程中有关催化酶的活力受到抑制物的抑制，从而引起外源化学物生物转化速率减慢和对机体毒性作用的改变。根据抑制作用的性质不同，可分为可逆性抑制作用（reversible inhibition）和不可逆性抑制作用（irreversible inhibition），其中，可逆性抑制作用又可分为竞争性抑制和非竞争性抑制。

竞争性抑制的实质是抑制物与外源化学物之间竞争同一催化酶的活性中心，二者结构相似，如1，2-亚乙基二醇和甲醇中毒。此两种化学物经醇脱氢酶催化代谢而导致毒性。因乙醇与此酶有更大的亲和力，故临床上给予乙醇治疗可降低1，2-亚乙基二醇和甲醇的代谢和毒性。非竞争性抑制是在抑制过程中，抑制物与酶-底物复合物结合，而非直接与酶的活性中心结合，故不存在抑制物和外源化学物的竞争现象。如胡椒的主要活性成分胡椒碱对肝微粒体芳烃羟化酶和UDP-葡萄糖醛酸转移酶即有非竞争性抑制作用。

非可逆性抑制作用是抑制物与酶的活性中心发生不可逆性结合或形成稳定的结合物，致使酶的结构遭到破坏，失去原有的生物活性并不再可能出现可逆性反应，引起较为严重的后果，故非可逆性抑制作用具有重要的毒理学意义。如：对氧磷能抑制羧酸酯酶的活性，以致马拉硫磷水解速度减慢，加强马拉硫磷的生物学作用，表现为对昆虫杀虫效果增强，对人畜毒性增高；四氯化碳、氯乙烯、肼等的代谢产物可与P450共价结合，破坏其结构和功能。

此外，抑制作用对生物转过程的影响还通过减少酶的合成、引起辅因子的缺乏等而产生。例如，氯化钴抑制涉及血红素合成的δ-氨基酮戊酸合成酶，并增加血红素氧化酶活性，从而抑制P450系统活性；在Ⅱ相谷胱甘肽结合反应中，马来酸二乙酯可耗尽谷胱甘肽GSH，抑制其他化学物经GSH结合代谢。

2. 诱导作用

诱导作用（induction）是指有些外源性化学物可使某些代谢过程催化酶系活力增强或酶的含量增加以及所催化反应的速度加速的现象。凡具有诱导效应的化合物称为诱导物（inducer）。诱导作用可促进其他外源化学物的生物转化过程，使其增强或加速。在微粒体混合功能氧化酶诱导过程中，还观察到滑面内质网增生、酶活力增强以及对其他化合物代谢转化的促进。

毒物代谢酶的诱导剂主要类型如下：

（1）巴比妥类　如苯巴比妥（PB）诱导CYP2B1/2、2C、3A1/2；

（2）多环芳烃类　如3-甲基胆蒽（3MC）、2，3，7，8-四氯二苯二噁英（TCDD）等，诱导CYP1A1/2；

（3）醇/酮　如乙醇、异烟肼，诱导CYP2E1；

（4）甾类　如孕烯醇酮16α-腈、地塞米松，诱导CYP3A1/2；

（5）氯贝丁酯（安妥明）类过氧化物酶体诱导剂，诱导CYP4A1/2。

三、其他影响因素

首先，外源化学物的自身理化性质可影响其吸收及分布，如溶解度或与蛋白质的结合能力。其次，外源化学物进入机体的剂量或暴露浓度可影响生物转化途径，如某些酶对外源化学物亲和力大，导致其生物转化能力下降，体内含量增加，故此途径很快就会成为转化的主要途径。另外，膳食营养状态也可影响机体的生物转化过程。从理论上讲，任何一种营养素的缺乏都可能导致有机体脱毒系统活性的降低，实际上有机体所摄入的膳食营养成分的变化也使毒性发生一些难以预测的变化。例如，维生素 E 和维生素 C 是两种对Ⅰ相反应具有明显直接影响的营养要素。维生素 E 是细胞色素 P450 的基本成分，血红素合成的调节因子。在大鼠试验中发现，维生素 E 缺乏降低了某些Ⅰ相反应的活性，而维生素 C 缺乏降低了细胞色素 P450 和 NADPH/细胞色素 P450 还原酶的活性，从而使肝对许多毒物的代谢活性下降。而蛋白质缺乏或者改变某些矿物质的摄入也都会明显影响实验动物的代谢情况。

本章小结

生物转化是将亲脂的内源和外源化学物通过机体内多种代谢酶的作用，转变为极性较强的化合物，从而加速其排泄的过程。经过生物转化之后，大部分化学物可实现代谢解毒，但仍有部分化学物会经生物转化而被代谢活化。该过程分为Ⅰ相反应和Ⅱ相反应。Ⅰ相反应分为氧化反应、还原反应和水解反应三大类，可促使外源化学物的羟基、氨基、巯基和羧基等极性基团暴露，亲水性增强，从而易于与内源性化合物或基团（内源性辅因子）间发生Ⅱ相反应即结合反应，更有利于代谢产物从尿液、胆汁中排出体外，减少对机体的不良影响。外源化学物的生物转化是通过一些具有广泛底物的代谢酶催化完成。肝脏是代谢酶含量最丰富的组织器官。在细胞中，代谢酶主要位于内质网（微粒体）或胞液的可溶性组分中。这些代谢酶活力可受到外源化学物的影响，使代谢酶的活性增强或减弱，从而影响外源化学物在机体中的生物代谢。影响生物转化的因素包括：生物体的生理因素、代谢酶的物种差异与遗传多态性、外源化学物的代谢速度与途径，以及外源化学物与代谢酶之间的相互作用关系等。

复习思考题

1. 什么是生物转化？简述外源化学物生物转化的毒理学意义。
2. 简述Ⅰ相反应和Ⅱ相反应的概念及其各自的生物学作用。
3. 简述参与生物转化过程的代谢酶系。
4. 简述外源化学物在机体内的生物转化类型，请举例说明。
5. 简述外源化学物在机体内实现生物转化的影响因素。
6. 分别阐述乙醇和黄曲霉毒素 B_1 的生物转化过程。

第五章

外源化学物中毒的机理

CHAPTER 5

重要名词与英文对照

终毒物 ultimate toxicant	增毒 toxication
代谢活化 metabolic activation	钙稳态失调 disturbance of calcium homeostasis
脂质过氧化 lipid peroxidation	活性氧 active oxygen
自由基 Free radical	

第一节 概　　述

要评价化学毒物对机体是否具有毒性或毒性的大小就必须对化学毒物的毒性作用进行定性和定量的研究。从不同的角度如整体水平、器官水平、细胞水平和分子水平来看，毒性作用机制的研究内容包括以下四个方面的问题：①毒物如何进入机体？②怎样与靶分子相互作用？③怎样表现其有害作用？④机体对损害作用的反应。食品中外源化学物的毒理机制就是研究毒物经吸收以后在机体内引起的代谢功能和组织结构的变化规律。主要涉及的毒性作用机制有毒性作用的一般机制、外源化学物与器官（系统）及细胞亚细胞损害、外源化学物与生物膜损害、外源化学物与细胞钙稳态紊乱、自由基与生物大分子的氧化损伤。下面主要介绍毒理机制中的基础知识，主要包括终毒物、增毒和化学毒物产生毒性作用的可能途径。

一、终毒物

1. 终毒物的概念

终毒物：终毒物是指一种具有特别化学性质的物质，它可与内源性的靶分子（如受体、酶、DNA、微纤维蛋白及脂质等）相互作用，严重改变细胞的生物学微环境，从而导致机体整体性结构和（或）功能改变而表现出毒性作用的物质。

靶分子：外源性物质进入生物体后进攻并与之结合的生物大分子（如蛋白质，脂质、核酸、大分子复合物）。

实际上所有的内源化合物都是毒物潜在的靶标，然而毒理学上相关的靶标多是大分子，如核酸（特别是DNA）和蛋白质。在小分子中，膜脂质最为常见。内源性分子作为一个靶分子必须具有合适的反应性和（或）空间构型，以容许终毒物发生共价结合反应、非共价结合反应、酶促反应、电子转移和去氢反应等。为了发生这些反应，靶分子必须接触足够高浓度的终毒物，因此，处于反应活性化学物邻近或接近它们形成部位的内源性分子常常是靶分子。细胞的微环境是指能够影响细胞的周围结构和成分，主要包括细胞间质及其中的体液成分，微环境的稳定是保持细胞正常增殖、分化、代谢和功能活动的重要条件，微环境成分的异常变化可使细胞发生病变。终毒物在其作用位点的浓度及持续时间决定了毒效应的强度增毒（toxication）或代谢活化（metabolic activation）：外源化学物经生物转化后毒性增强，甚至可产生致畸、致癌效应的过程。

2. 终毒物的来源

（1）外源化学物母体　即机体接触的原化学物，如腐蚀性酸碱、重金属离子、氰化物、河豚毒素、一氧化碳等。

（2）外源化学物的代谢产物　外源化学物在生物转化过程中可能会生成有害产物，如食用油提取剂正己烷的活性代谢产物2，5-己二酮、苦杏仁苷的代谢产物氢氰酸以及苯丙芘的代谢产物BP-7，8-二醇-9，10-环氧化物等。其中，2，5-己二酮能够抑制神经纤维糖酵解酶活性，造成能量代谢障碍，影响到轴突运输功能，导致神经纤维变性。

（3）内源化学物的代谢产物　如胆红素、尿酸、氧自由基和脂质过氧化物等。胆红素是体内铁卟啉化合物的主要代谢产物，有毒性，可对大脑和神经系统引起不可逆的损害。尿酸是由体内的老旧细胞、富含嘌呤的食物在新陈代谢过程中，由核酸氧化分解形成的嘌呤在肝脏中氧化生成的2，6，8-三氧嘌呤（如图5-1）。由此可见，嘌呤是核酸的氧化分解代谢产物，而尿酸是嘌呤的代谢最终产物。通常2/3的尿酸经肾脏随尿液排出体外，1/3的尿酸则通过粪便和汗液排出。

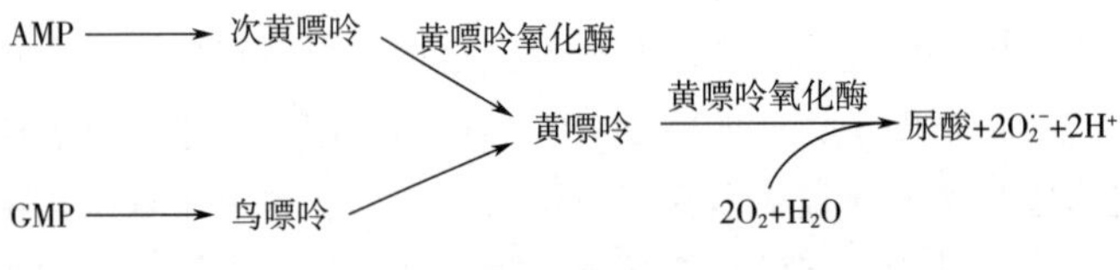

图5-1　尿酸的形成

正常情况下，体内的尿酸大约有1200mg，每天新生成约600mg，同时排泄掉600mg，处于平衡的状态。但如果体内产生过多来不及排泄或者尿酸排泄机制退化，则体内尿酸滞留过多，当血液尿酸浓度大于70mg/L，导致人体体液变酸，影响人体细胞的正常功能，长期置之不理将会引发痛风。另外过于疲劳或是休息不足也可导致代谢相对迟缓，最终导致痛风发病。

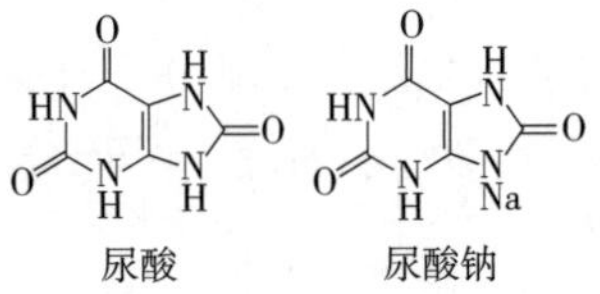

痛风是由单钠尿酸盐（MSU）（如图5-2所示）沉积所致的晶体相关性关节病，与嘌呤代谢紊乱和（或）尿酸排泄减少所致的高尿酸血症直接相关，特指急性特征性关节炎和慢性痛风石疾病，主要包括急性发作性关节炎、痛风石形成、痛风石性慢性关节

尿酸　尿酸钠

图5-2　尿酸、尿酸盐的化学结构

炎、尿酸盐肾病和尿酸性尿路结石，重者可出现关节残疾和肾功能不全。痛风常伴腹型肥胖、高脂血症、高血压、2 型糖尿病及心血管病等表现。

二、增　毒

增毒又称生物活化，是指外源化学物在机体内发生生物转化形成终毒物的过程。某些化学物质本身无毒或毒性较低，但在体内经过生物转化后，形成的代谢产物毒性比母体物质大，甚至产生致癌、致突变、致畸作用。最为多见的情况是增毒使外源化学物如氧和氧化氮（NO）转变为：亲电子、自由基、亲核物、氧化还原性反应物。增毒的途径如下：

（1）通过Ⅰ相反应增毒　如有机磷杀虫剂对硫磷，其在环境中易受空气、水的影响，分解为无毒物质；而在光照条件下，易进行光氧化反应，生成一种高活性的胆碱酯酶抑制剂对氧磷，对氧磷的毒性比原母体对硫磷毒性更大（图 5-3）。

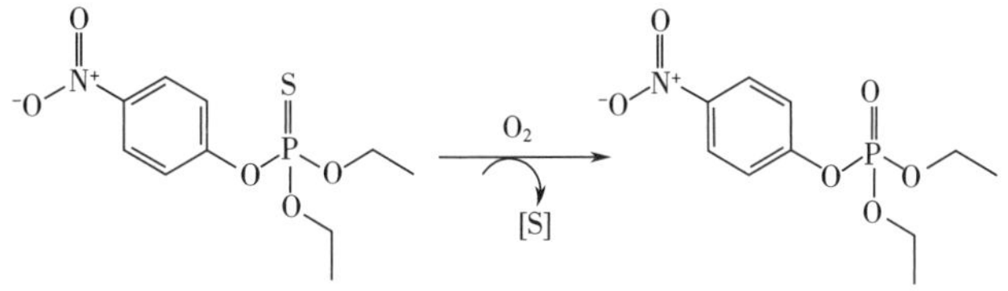

图 5-3　对硫磷的氧化增毒

需要指出的是，Ⅰ相反应产生的活性代谢物也可以和富电子的 DNA 碱基、磷脂等基团发生反应，导致 DNA 的氧化、环化和缺失等一系列突变性损伤，其结果不仅导致癌的发生，也导致人体衰老和其他一些疾病的发生。

（2）通过Ⅱ相反应增毒　苯胺的葡萄糖醛酸结合产物在酸性条件下分解，形成羟基苯胺——亲电子化合物，可导致膀胱癌。

第二节　毒性作用的一般机制

一、直接损伤作用

毒物的直接损伤作用是指外源化学物质接触机体或进入机体的易感部位后产生的局部损伤作用，如腐蚀性化学物质（如强酸、强碱）对接触部位有强烈的刺激、腐蚀作用而引起灼伤；外源化学物通过影响组织对氧的利用或影响酶的活性而扰乱正常代谢；外源化学物对人体各系统和内脏的毒性作用损害机体的生理功能。

1. 局部刺激和腐蚀作用

局部炎症反应主要表现为口膜炎、胃肠炎、鼻炎、咽喉炎和结膜炎，引起的病理学变化有流涎、腹泻、羞明流泪、咳嗽、发痒、灼烧。常见毒物有硫化氢（刺激性、窒息性，神经毒物）、氯（强烈刺激呼吸道黏膜，引起呼吸道烧伤、急性肺水肿及心肺功能急性衰竭）和沥青（皮炎、咽炎、胸闷、恶心）等。

在粮食和食用产品收割后的处理过程中，普遍存在着在沥青马路上晾晒的现象。夏秋季路面受阳光持续照射，部分路面温度最高可达70~80℃，在此温度下路面上的沥青受热变软处于半融化状态，并可以产生部分挥发性有害物质。沥青烟和粉尘可经呼吸道和污染皮肤而引起中毒，发生皮炎、视力模糊、眼结膜炎、胸闷、腹痛、心悸、头痛等症状。沥青和沥青烟中所含的3，4-苯并芘是引起皮肤癌、肺癌、胃癌和食道癌的主要原因之一。

在日常生活中大家选用的清洁剂一般分三种，第一种是中性的清洁剂、洗涤剂等，对人伤害不大，如洗碗剂和果蔬剂；第二种是含氯或者次氯的清洁剂，消毒液、漂白粉就是此类；第三种就是酸性清洁剂，如浴室清洁剂、洁厕灵。如果将含氯清洁剂和酸性清洁剂混合使用就会产生氯气。氯气比空气密度低，不是很浓的氯气短时间内会刺激、损害我们的眼睛黏膜和口腔黏膜。如果气体很浓，比如当瓶盖是敞开的，氯气浓度达到一定程度就直接损害我们的呼吸道，抑制呼吸中枢，造成人窒息死亡。

2. 扰乱机体的正常代谢

（1）影响组织对氧的利用 血红蛋白是血红素和蛋白质的结合体，其载氧的基本功能单位是血红素。每个血红素由4个吡咯环组成，在环中央有一个铁原子。在血红蛋白中，铁原子以Ⅱ价状态与氧分子进行可逆的结合，形成氧合血红蛋白。如果铁氧化为三价状态，血红蛋白则转变为高铁血红蛋白。在正常的生理pH范围内，大部分高铁血红蛋白的第六个配位体是OH^-，由于OH^-是较弱的配位场，此时中心离子Fe^{3+}处于高自旋态，它所形成的螯合物必然比Fe^{2+}所形成的螯合物的热学力稳定性要强；同时由于Fe^{3+}使整个血红素基团带上一个单位的正电荷，其第六个配位体就容易与带一个单位负电荷的离子如NH_2^-、CN^-等相结合，这样高铁血红素就不可能与氧结合而失去了载氧能力，造成机体缺氧。

甲硫氨酸是构成人体的必需氨基酸之一，参与蛋白质合成，在肌酸、蛋白质合成中作为甲基化的供体来源。外源化学物乙硫氨酸与甲硫氨酸结构相似，乙硫氨酸与之竞争，取代甲基而提供乙基可引起ATP缺乏和蛋白质合成抑制，导致RNA和其他细胞成分甲基化障碍并由乙基化取代。极低密度脂蛋白是肝脏转运三酰甘油的载脂蛋白，这种蛋白质的合成不足会抑制甘油三酯从肝细胞中排出，导致肝组织脂肪变性，使之在肝中堆积导致脂肪肝。

（2）影响酶的活性

①外源化学物与酶活性中心的金属离子结合，如CN^-与细胞色素氧化酶中铁离子结合，使细胞色素氧化酶的活性被抑制而导致生物功能丧失，结果造成组织缺氧。

如存在于某些豆类、核果和仁果种仁、木薯的块根中的生氰糖苷，在β-葡萄糖苷酶的作用下可分解成氰醇和糖，氰醇不稳定，自然分解成相应的酮、醛化合物和氢氰酸。氢氰酸被吸收后，随血液循环进入细胞中，通过细胞膜进入线粒体。氰化物通过与线粒体中的细胞色素氧化酶的铁离子结合，导致细胞的呼吸链断裂，造成组织缺氧，体内的二氧化碳和乳酸增高，使机体陷入内窒息状态。氢氰酸还能作用于呼吸中枢和运动中枢，使之麻痹，严重者可导致死亡。

②外源化学物与酶激活剂相作用，如Mg^{2+}与F^-结合，磷酸葡萄糖变位酶无法激活。

③外源化学物与酶的辅酶结合，如铅中毒时消耗大量烟酸致使辅酶合成减少，抑制脱氢酶活性。

④抑制酶的活性，如有些毒物进入体内后，能直接与酶结合，抑制或减弱酶的活性。根

据作用特点可分为特异性抑制和非特异性抑制。特异性抑制指毒物进入体内后，与酶活性中心上的必需基团结合，使酶失活。如有机磷农药敌百虫、敌敌畏等，能特异性地与体内的胆碱酯酶活性中心的丝氨酸残基的羟基结合，使胆碱酯酶失去活性，体内的乙酰胆碱不能及时分解而堆积，引起人和动物中毒。非特异性抑制指毒物进入机体后与酶分子中的巯基等基因结合，这些巯基不限于酶活性中心的必需基团，低浓度的 Hg^{2+}、Ag^{+}、As^{3+}等金属离子可与酶分子中的巯基结合，通过影响酶的空间结构使酶失活。

许多植物的种子和荚果中存在动物消化酶抑制剂，如豆类及蔬菜的种子中含有的胰蛋白酶抑制剂可以和胰腺分泌的丝氨酸蛋白酶系发生互补性结合作用，两者反应时，抑制剂暴露在外的活性中心与靶酶的活动中心通过氢键相连接，形成稳定的共价型复合物，从而导致酶活动中心闭锁，使靶酶的活性丧失。用含有胰蛋白酶抑制剂的大豆脱脂粉饲喂动物可造成其明显的生长停滞，并导致胰腺肥大、增生及胰腺瘤的发生。20 世纪 70 年代以来已发现有 100 多种来自于微生物（主要存在于链霉菌属）和植物（主要存在于大麦、小麦、玉米、高粱等禾本科作物种子中）的 α-淀粉酶抑制剂，该抑制剂是属于糖（苷）水解酶抑制剂中的一种，它能有效地抑制肠道内唾液及胰淀粉酶的活性，阻碍食物中碳水化合物的水解和消化，减少糖分的摄入，降低血糖和血脂含量水平，食后不产生高血糖症，从而胰岛素分泌减少，脂肪合成降低。

例如，汞离子易与蛋白质的巯基结合，使与巯基有关的细胞色素氧化酶、丙酮酸激酶、琥珀酸脱氢酶等的活性受到影响；此外，汞也可以与酶分子中的氨基、羧基、磷酰基等基团结合形成稳定的硫醇盐，使细胞表面的酶系统抑制而影响酶的活性。由于这些酶和功能基团的活性受影响，阻碍了细胞正常的代谢活动和生理功能，造成细胞呼吸障碍，最终导致细胞变性和坏死。汞中毒的主要表现为神经系统的损害。因此，慢性有机汞中毒开始时感觉疲乏、头晕、失眠、肢体末端、唇舌和齿龈等麻木，然后有刺痛，随后发展为运动失调、言语不清、耳聋、视力模糊、记忆力衰退，严重者可出现精神紊乱、痉挛致死。

二、　受体-配体的相互作用与立体选择性作用

受体是位于细胞膜上或细胞内的特殊蛋白质，能特异性识别胞外生物活性分子或信号分子并与之结合，它能把识别和接收的信号正确无误地放大并传递到细胞内部，进而激活胞内一系列生理生化反应，使细胞对外界刺激产生相应的效应。受体为大分子物质，多为糖蛋白，一般至少包括两个功能区域，即与配体结合的区域和产生效应的区域。当受体与配体结合后，因构象改变而产生活性，启动一系列过程，从而引起细胞生物学反应，如介导细胞间信号转导、细胞间黏合、细胞胞吞等细胞过程。

1. 受体类型

（1）膜受体（membrane receptor）　大多为生物膜上的一类跨膜糖蛋白，也有糖脂或糖脂蛋白复合物。这类受体最多，如各种蛋白质激素受体及乙酰胆碱，肾上腺素的受体主要与难进入细胞的配体发生相互作用，如存在于可兴奋细胞的离子通道型受体，存在于大多数细胞的 G 蛋白偶联受体和酪氨酸激酶偶联受体，如图 5-4（1）所示。

（2）胞内受体（intracellular receptor）　位于胞浆或细胞核基质中的受体。具有脂溶性，能自由通过脂质细胞膜，前者又称胞浆受体，如孕酮、雌二醇、肾上腺皮质激素等类固醇激素的受体；后者也称为核受体，如甲状腺激素的受体，如图 5-4（2）所示。

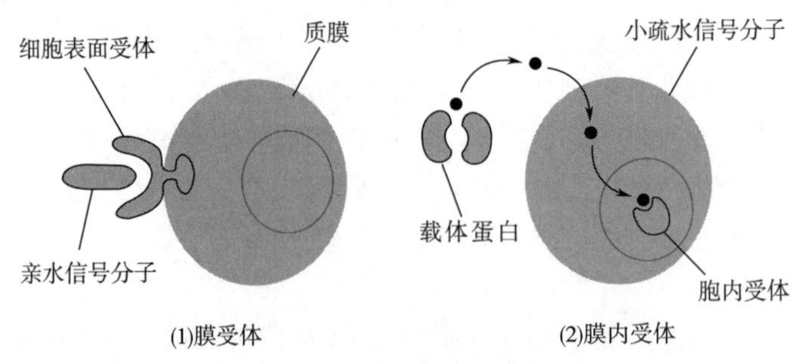

图 5-4　膜受体和胞内受体

近年来，过氧化物酶体增殖剂激活受体（peroxisome proliferator-activated receptors，PPARs）是受到研究者关注较多的受体之一。PPARs 是核激素受体家族中的配体激活受体，控制许多细胞内的代谢过程，具有促进脂肪细胞分化和脂肪生成、增强机体胰岛素敏感性、调节体内糖平衡、保护心血管等多种生物学效应。过氧化物酶体（peroxisome）是一种单层膜的细胞器，存在于各种真核细胞中。过氧化物酶体含有丰富的酶类，主要是氧化酶、过氧化氢酶和过氧化物酶。氧化酶可作用于不同的底物，其共同特征是氧化底物的同时，将氧气还原成过氧化氢；过氧化氢酶利用过氧化氢氧化各种底物，如酚、甲酸、甲醛和乙醇等，其结果是使这些有毒性的物质变成无毒性的物质，同时也使 H_2O_2 进一步转变成无毒的 H_2O。过氧化物酶体增殖剂（peroxisome proliferator，PP）是指能引起动物机体细胞的过氧化物酶体数量增加的化学物质，包括脂肪酸衍生物、邻苯二甲酸酯、某些除草剂、药物及其相关激素。过氧化物酶体增殖剂激活受体啮齿动物实验研究表明，PP 的致癌活性与其促进过氧化物酶体增殖的作用明显相关，其主要的靶器官是肝脏，对睾丸、甲状腺、肾、肠、肾上腺、心脏也有同样作用，可引起形态结构和生化功能的改变。不过，目前还难以确定 PP 对啮齿类的这些有害效应是否也存在于人类。

2. 配体

配体是细胞外的信号分子，又称第一信使，是由细胞分泌的调节特定的靶细胞生理活动的化学信号物质。除了与受体结合外，其本身并无其他功能，它不能参加代谢产生有用产物，也不直接诱导任何细胞活性，更无酶的特点，它唯一的功能就是通知细胞在环境中存在一种特殊信号或刺激因素。配体根据其溶解性分为亲脂性配体和亲水性配体，亲脂性配体可直接穿过细胞膜进入胞内，与胞内受体结合，调节基因表达如类固醇激素、甲状腺素等。亲水性配体则不能穿过细胞膜进入胞内，只能与膜受体结合，进行信号转换如神经递质、肽类激素、细胞因子等。

配体与受体的结合是一种分子识别过程，它依靠氢键、离子键与范德华力的作用，随着两种分子空间结构互补程度增加，相互作用基团之间距离就会缩短，作用力就会大大增加，因此分子空间结构的互补性是特异结合的主要因素。

3. 外源化学物与受体作用后产生最终毒作用的机制

外源化学物可模拟天然配体（内源性配体）的激动剂作用，或者占据受体结合部位而阻断天然配体与受体的结合，或者作用于不直接参与配体结合的受体上，对配体与受体的相互作用进行干扰。如阿托品是乙酰胆碱的竞争性抑制物，能与 M 胆碱受体可逆的结合，但无内在活性，能阻断节后胆碱能神经支配的效应器细胞上的M胆碱受体，抑制神经兴奋（尤其是副交感神经），从而抑制神经兴奋。双酚A（Bisphenol A，BPA）为苯酚系衍生物，结构与雌激素相似，为一典型雌激素样内分泌干扰物，可以对机体产生多种毒性效应。高剂量BPA主要通过拮抗雌激素受体而发挥其内分泌干扰效应；环境相关低剂量BPA由于不能与雌激素竞争结合雌激素受体，主要通过膜受体介导的信号通路以非基因组方式诱导细胞生物学功能改变。

三、与生物大分子结合

生物大分子（Biological macromolecule）指的是作为生物体内主要活性成分的各种分子量达到上万或更多的有机分子，通常是指核酸和蛋白质。毒物与生物大分子相互作用主要方式有两种，一种是可逆的，另一种是不可逆的，如底物与酶的作用是可逆的，共价结合形成的加成物是不可逆的。共价结合是指化学毒物或其具有活性的代谢产物与机体的一些重要大分子发生共价结合，从而改变核酸、蛋白质、酶、膜脂质等生物大分子的化学结构与其生物学功能。加合物是指活性化学物与细胞内生物大分子之间通过共价键形成的稳定复合物，为重要的生物标志物之一，常见于亲电子毒物与大分子的亲核基团作用，通过共价键形成的稳定复合物。这种共价结合方式可使外源化学物或其代谢产物进入大分子内而成为其中的组成成分，一般用生化或化学手段处理不能使其解离。因此共价结合可以永久性、不可逆地改变内源性物质的结构。

1. 与蛋白质的共价结合

蛋白质分子中可与外源化学物共价结合的功能基团包括氨基、羧基、丝氨酸和苏氨酸的羟基、半胱氨酸的巯基、精氨酸的胍基、组氨酸的咪唑基、酪氨酸的酚羟基和色氨酸的吲哚基等。

（1）与血清白蛋白的共价结合　白蛋白是血液和组织间质中的主要蛋白质，也是血液中重要的运输载体。血清白蛋白由肝细胞合成，而肝脏正是外源化学物活化代谢的主要场所，因而白蛋白更易受到由肝细胞活化形成的亲电子剂的攻击。研究表明，动物的暴露量与所形成的白蛋白加合物之间呈现剂量-反应关系，如使用含黄曲霉毒素B_1污染的食品的人体内白蛋白加合物水平显著提高。

（2）与血红蛋白的共价结合　外源化学物进入血液后，先与红细胞膜结合，继而进入细胞与血红蛋白共价结合。血红蛋白中参与结合的基团主要有氨基、巯基和芳香胺基团。血红蛋白加合物可用于人群接触外源化学物的监测，具有样品容易获得，寿命长的优点，方便检测。

（3）与组织细胞蛋白质的共价结合　与膜蛋白或胞浆蛋白共价结合，将影响到细胞的正常代谢或信号传递过程。其中，外源化学物或毒物与核蛋白（nuclear protein）的共价结合将对细胞生长、增殖和分化等的调控产生影响，因为核蛋白是在细胞质内合成，然后运输到核内起重要作用的一类蛋白质。

2. 与核酸的共价结合

外源化学物或毒物与核酸的共价结合与毒物的类型有关，通常以亲电性代谢产物为主，但亲核性代谢产物和自由基也可以。结合部位可以是碱基、磷酸、核糖或脱氧核糖，但以碱基损伤的毒理学意义最大。两者形成加合物的方式有：①母体化合物直接与核酸发生共价结合；②母体化合物的活性代谢产物与核酸发生共价结合，绝大多数的化学毒物以此种方式与核酸发生共价结合，如多环芳烃、黄曲霉毒素和芳香胺等。当外源化学物或毒物与核酸结合后，会引发细胞突变、癌变及其他的细胞损伤。一般来说，DNA 加合物一旦形成，致癌过程即已启动。因此，DNA 加合物是一类重要的生物标志物，可用于化学物致癌的早期检测。

第三节　外源化学物与器官（系统）及细胞亚细胞损害

毒物吸收后最初的反应都发生在分子水平，然后进展到细胞水平。反应必须发展到组织和器官水平上，引起器官明显的生理功能紊乱，才能出现临床症状。虽然组织、器官的结构损伤是功能紊乱的基础，但有时组织和器官的功能虽已出现明显的紊乱（临床出现症状），但在细胞水平上还没有发生结构性损伤，结构性损伤是稍后才出现的。有时也会功能和器质性损伤同时出现，当功能性紊乱和器质性损伤相互促进时，会导致中毒的迅速发展。

一、外源化学物对器官（系统）的损害

1. 化学毒物对消化系统的毒性作用

胃肠道是消化系统的主要组成部分。除了贮存食物和消化食物，胃还可以分泌前列腺素、黏液和碳酸氢盐保护胃黏膜，储存、分泌 5-羟色胺、组胺和促胃酸激素。外源化学物对胃的毒性作用主要表现在以下几个方面。

（1）影响胃黏膜细胞生长　胃黏膜细胞代谢较为旺盛，所有影响 DNA 合成和抑制有丝分裂的外源化学物都可能影响其生长，如幽门螺旋杆菌分泌产生细胞毒素，引起胃上皮细胞的变性和坏死而造成胃黏膜的损伤而形成溃疡；

（2）导致胃黏膜细胞坏死　外源化学物通过干扰黏膜上皮细胞正常分泌黏液和碳酸氢盐，或者影响前列腺素的黏膜保护机制造成黏膜细胞坏死，如吸烟能减少内源性前列腺素 E 的产生，从而削弱黏膜的完整性，降低黏膜抵抗力；

（3）扰乱胃酸和胃蛋白酶的分泌　幽门螺旋杆菌持续感染不仅可以使胃黏膜结构遭到破坏，阻碍了胃酸对胃泌素细胞分泌的负反馈作用，造成胃内 pH 发生改变；

（4）胃蠕动紊乱　如乙醇刺激胃黏膜时会刺激胃蠕动，使肌肉收缩挤压血管，造成局部缺血，使胃黏膜血流量减少，从而影响胃黏膜的正常微循环，损伤其防御屏障的形成，导致胃黏膜损伤。

外源化学物导致胃急性中毒的症状有唾液分泌过多、恶心、腹部肌肉紧缩、呕吐、腹痛和腹胀，如蓖麻、巴豆、砷、铅、有机磷可引起腹痛、腹泻、消化不良等急性胃肠炎症状。其中，外源化学物引起腹泻的机理包括：胃肠道强烈或持久的蠕动和分泌活动破坏了机体对内环境稳定的控制作用，导致腹泻、脱水或酸、碱中毒；毒物可通过肠腔或血液循环系统到达肠道上皮。黏膜损伤使黏膜对不同电解质的渗透特性发生紊乱并引起前列腺素 2（PGE2）的释放；PGE 激活肥大细胞释放组胺，组胺刺激平滑肌运动加强，同时，PGE 还能诱导黏液和电解质的分泌，电解质产生的渗透力使水进入肠腔，大量液体的分泌和肠道蠕动的增加导

致了腹泻。

2. 化学毒物对血液系统的毒性作用

外源化学物对血液系统的影响主要表现在影响红细胞携氧能力，以及影响红细胞、白细胞及血小板生成功能。

如铅可引起血红蛋白合成障碍，导致贫血；氯霉素可抑制骨髓造血机能，血细胞减少、不可逆再生障碍性贫血。

亚硝酸钠是食品加工中最常用的发色剂，GB 2760—2014《食品安全国家标准 食品添加剂使用标准》规定：亚硝酸钠可用于腌制畜禽肉类罐头、肉制品和腌制盐水火腿，最大使用量为0.15g/kg。当人体大量摄取亚硝酸盐时，其进入血液后，可使正常的血红蛋白（Fe^{2+}）变成高铁血红蛋白（Fe^{3+}），使血红蛋白失去携氧能力，导致组织缺氧。从而产生头晕、呕吐、全身乏力、心悸、皮肤发紫，严重时呼吸困难、血压下降甚至昏迷、抽搐、衰竭死亡。

3. 化学毒物对免疫系统的毒性作用

外源化学物可以直接损伤免疫细胞的结构和功能，影响免疫分子的合成、释放和生物活性，或干扰神经内分泌，使免疫系统对抗原产生不适应的应答或对自身抗原的应答，都会导致免疫病理过程，发展为免疫性疾病。

由外源化学物导致的免疫应答过低，增加宿主对病原体或肿瘤的易感性称之为免疫抑制。免疫抑制剂均能降低机体对细菌、病毒等的抵抗能力。常见的与食品相关的免疫抑制因子有嗜好品（乙醇、香烟），如妊娠期饮酒对新生儿免疫系统的损伤很大，可引起新生儿酒精综合征，不仅影响固有免疫，还能造成新生儿适应性免疫缺陷，使其更容易受到各种病菌感染。反之，免疫应答过高会导致超敏反应或自身免疫，前者主要表现为组织损伤和/或生理功能紊乱。自身免疫是机体对自身组织成分或细胞抗原性失去免疫耐受性，导致自身免疫效应细胞和自身抗体产生。如乳糜泻（celiac sprue，CD）又称脂泻病、麦胶敏感性肠病、非热带口炎性腹泻等，是一种非 IgE 介导的过敏反应，主要由个体遗传因素和环境因素引起的复杂的自身性免疫系统疾病，是一种在遗传易感个体摄入麸质后不耐受引起的慢性小肠吸收不良综合征。发病机制主要与醇溶蛋白不易于被完全消化有关，醇溶蛋白中含有丰富的谷氨酰胺和脯氨酸，脯氨酸在乳糜泻免疫反应起激活剂的作用。并且醇溶蛋白经肠内的肽酶消化后，不被完全降解，生成一些较大的肽段，可通过固有免疫和适应性免疫系统导致小肠上皮和固有层损伤。常见的免疫抑制剂见表 5-1。

表 5-1 常见的免疫抑制剂

类别	主要化学物种类
药物	化疗药物、组织和器官移植药物、麻醉药、抗艾滋病药
工业化学物	有机溶剂、多卤代芳烃、多氯联苯、多环芳烃、乙二醇醚类
环境污染物	重金属及其化合物、空气污染物、紫外线、粉尘、农药、真菌毒素
嗜好品	乙醇、烟草、大麻、鸦片、可卡因

资料来源：李建科．食品毒理学．2007.

4. 化学毒物对肝脏的毒性作用

肝脏是外源化学物生物转化的主要场所，也是外源化学物作用的重要靶器官。在机体内肝脏具有特殊的解剖位置、组织结构和生理生化特性。肝脏最易作为外来化学物的毒作用靶器官（表5-2）。肝脏是一个被血液充盈的器官，与血液循环密切相关，由于肝脏存在两套入肝血管，分别接受来自胃肠道血液与体循环的动脉血液，化学物质无论从何种途径进入机体，均可通过血液循环达到肝脏，尤其从消化道吸收的毒物，在进入血液循环以前毒物首先与肝脏接触。肝脏作为化学毒物的生物转化器官，在一定条件下，化学毒物极易对肝脏造成损害作用，特别是经体内代谢增毒的外源化学物质在肝脏代谢转化后其有毒代谢产物可首先损害肝脏；由胆汁排泄的有毒化学物质或代谢产物，可通过肝肠循环系统再次进入肝脏发挥毒作用。因此，凡由消化道摄入机体的外源化学物，都首先经过肝脏再进入体循环，所以肝脏是外源化学物发挥毒性作用最主要部位之一。

人类环境中有许多化学毒物在一定条件下，可对肝脏造成损害。根据肝脏毒物的毒作用机制可以将肝毒物分为体质依赖性肝毒物和真性肝毒物两种。前者主要是指其取决于个体的某种遗传特异性、特殊的生理过程或病理状态，常由药物引起，不易通过动物模型复制。后者常见于接触人群，潜伏期短，肝损害程度存在剂量-效应关系，可以通过动物模型复制。根据毒作用机制真性肝毒物分为直接肝毒物和间接肝毒物两大类：

能够直接作用于肝细胞、细胞器或生物大分子，引起膜脂质过氧化、膜蛋白变性，使膜结构破坏，导致肝细胞死亡的称为直接肝毒物。例如，四氯化碳（CCl_4）、三氯甲烷、四溴化碳、碘仿等，CCl_4进入肝细胞后，经过细胞色素P450酶代谢激活，产生三氯甲基自由基（$CCl_3\cdot$）和过氧化三氯甲基自由基（$OOCCl_3\cdot$），这些自由基与肝细胞膜、内质网和线粒体上的磷脂分子发生共价结合，导致生物膜上的脂质过氧化，破坏膜的磷脂，损害细胞膜正常的结构和功能。

有些外源化学物能够进入肝细胞内，干扰细胞酶活力，导致细胞内物质代谢紊乱，称为间接肝毒物。如在培养基中添加DL-乙硫氨酸培养大鼠肝细胞，发现细胞内的甘油三酯（TG）含量增加，符合脂肪化肝细胞特点，表明DL-乙硫氨酸作用于肝细胞，能够使肝细胞脂质代谢紊乱。例如乙醇通过诱导甘油三酯合成酶的增加，使甘油三酯合成增多，从而导致肝组织脂肪变性；乙醛可与肝细胞蛋白质发生共价结合，形成乙醛-蛋白质复合物，作为一种新的抗原引发肝细胞免疫毒性反应。

黄曲霉毒素与人类肝癌发生有密切的关系。黄曲霉毒素可以抑制肝细胞DNA、RNA的合成，也可以抑制肝脏蛋白质的合成。一次大量经口摄入后，可出现肝实质细胞坏死、胆管上皮细胞增生、肝脂肪浸润以及肝出血等急性病变。少量持续经口摄入后则引起肝脏纤维细胞增生、肝硬化等慢性损伤。实验证明，用含有黄曲霉毒素B_1 15μg/kg的饲料饲喂大鼠，68周后12只雄性大鼠全部出现肝癌；80周后，13只雌性大鼠全部出现肝癌。

我国应用历史悠久的香料如肉豆蔻、桂皮、茴香中含有黄樟素。现已确定黄樟素对肝脏有损害作用。用含有0.1~5g/kg黄樟素的饲料饲喂大鼠2年，出现不同程度的生长抑制，肝肿大和脂肪变性，并有不规则的小结节，出现单个或多个肝癌细胞。含5~20mg/kg黄樟素的饲料饲喂犬6年后，出现肝肿大和病灶性坏死，胆管增生、脂肪变性，肝细胞萎缩和白细胞浸润。

表 5-2　　常见的引起肝毒性的化学物及分类

类别			主要化学物
无机肝毒物	金属和类金属		砷、镉、铬、铜、汞、锰、铅、锑、磷、稀土类金属等
	非金属无机物		磷化氢、三氧化二砷、砷化物、碘化物、肼衍生物
有机肝毒物	天然生物毒素	植物毒素	苏铁素、致黄疸素、细胞松弛素、恩盖酮、肉豆蔻、黄樟素、鞣酸等
		真菌毒素	黄曲霉毒素、环氯素、四环素、红霉素、灰黄霉素、柄曲霉素等
		细菌毒素	白喉毒素、肉毒毒素、溶血链球菌毒素，内毒素等
	药物		口服避孕药、甲基睾丸酯酮、氯丙嗪、保泰松、磺胺、对乙酰氨基酚、氟烷、氨基甲基叶酸
	合成工业品		有机磷和有机氯农药、芳香族氨基及硝基化合物，卤代烷类（四氯化碳是典型的肝毒物）、卤代芳香族化合物、硝基酚、偶氮化合物、酚及衍生物

5. 化学毒物对肾脏的毒性作用

肾脏在排泄废物、调节细胞外液容量、电解质平衡和酸碱平衡中起着极其重要的作用。由于其功能和解剖学特点，肾脏也是毒物重要的靶器官之一。可以引起肾毒性的外源化学物包括金属和类金属（镉、铋、锂、汞、铊、铅、镍、砷）、农药（百草枯、敌草快、氯丹）和生物毒素（黄曲霉素 B、橘霉素、橘菌内毒素和蛇毒）等。可以引起肾毒性的化学物详见表 5-3。

表 5-3　　引起肾毒性的化学物

类别	主要化学物
金属和类金属类	镉、铋、锂、汞、铊、金、镓、铟、铅、镍、铬、锑、硅、砷以及砷化氢等
有机溶剂	卤代烃类（溴二氯甲烷、四氯化碳、氯仿、二溴氯丙烷、1，2-二溴乙烷、1，2-二氯乙烷、三氯乙烯、四氯乙烯、四氟乙烯）、芳香烃类（甲苯、二甲苯、三甲苯、乙苯、联苯）、脂肪烃类（汽油、煤油、柴油等）、脂环烃类（润滑油、松节油、环己烷）
农药	五氯苯酚、百草枯、敌草快、氯丹、甲醚菊酯、氟乙酰胺等
生物毒素	黄曲霉毒素 B、林可霉素细菌内毒素、蛇毒等
药物	庆大霉素、万古霉素、头孢菌素类、甘露醇、丝裂霉素、非那西汀等
其他毒物	苯酚、乙烯、二乙烯乙二醇、乙醛、环氧丙烷、腈化物、亚硝胺等

肾脏对外源化学物的易感性在于：①化学物可随血流到达肾皮质，而皮质接受肾脏总血流量的 94%；②化学物重吸收后在肾小管中被浓缩，使某些在血浆里无毒的化学物在肾小管内达到有毒的浓度水平；③一些相对不可溶的化学物在肾小管的管腔内沉积而引起阻塞，进而产生急性肾功能衰竭。

近曲小管是肾性毒物引起肾脏损伤最常见的部位，主要与毒物在近曲小管内选择性蓄积有关：①与远曲小管相比，近曲小管上皮细胞不够紧密，毒物更易渗入到近曲小管细胞内；②有机离子、低分子质量蛋白、多肽、谷胱甘肽结合物和金属都集中在近曲小管内，并在此处发生转运和蓄积；③毒物在肾脏中的转运和蓄积是毒物引起肾脏毒性的必要条件，还可能取决于细胞靶部位的反应能力；④肾脏中细胞色素 P450 和谷胱甘肽转移酶的活性也是近曲小管易感性的因素，因其可活化某些毒物。

6. 化学物对心血管系统的毒性作用

心血管系统又称循环系统，由心脏、动脉、毛细血管和静脉等组成。人体的心血管系统通过血液循环不断将氧气、营养物质和激素等运送到全身各组织器官，并将器官、组织所产生的二氧化碳、其他代谢产物带到排泄器官排出体外，以保证机体物质代谢和生物功能的正常进行。心血管系统产生损伤，器官和组织将失去氧及正常营养供应，新陈代谢等生命活动不能正常进行。

心脏和血管损伤表现：心律失常，心肌酶谱变化，传导阻滞，心肌肥厚，心肌细胞和血管细胞凋亡、坏死和心力衰竭。常见的心血管毒物见表 5-4。

表 5-4　　常见的心血管毒物

类别	主要化学物
环境和工业毒物	烷基胺类、金属类、硝基芳香胺、多环芳香胺、CO、SO_2、丁二烯、氮氧化物、O_3等
药物	拟交感神经胺类、精神药品、抗肿瘤药品、非甾醇类抗炎药、口服避孕药、放射性药物、磷酸二酯酶抑制剂等
天然和内源性物质	细菌内毒素、T-2 毒素、同型半胱氨酸、联安安息香酸等

芳香族化合物（如苯并芘）能够引起和促进动脉粥样硬化（平滑肌细胞增殖），这与该化合物的生物转化主要发生在主动脉平滑肌上有关，因此，苯并芘是平滑肌细胞毒物。不同水平铅负荷对人体心血管系统的影响研究表明，高铅组的高血压患病率明显高于低铅组，高铅组红细胞浓度明显小于低铅组，高铅组的左心室舒张末期内径、容量和每搏输出量大于低铅组，提示铅可能对接触人员的心血管有损伤作用。

青皮红肉的鱼类肌肉中组氨酸含量较高，当受到含组氨酸脱羧酶的细菌污染并在合适的温度下，鱼体中的组氨酸被相应的酶分解脱去羧基而产生组胺，组胺的毒理是刺激心血管和神经系统，促使毛细血管扩张充血，使毛细血管通透性增加，随血浆进入组织，血液浓度下降，引起反射性的心率加快，刺激平滑肌使之发生痉挛。

7. 化学物对呼吸系统的毒性作用

外源化学物对呼吸系统的急性损伤包括鼻及上呼吸道损伤、肺水肿、气管组织坏死和变态反应。如外源化学物可与呼吸道蛋白质结合形成完全抗原，刺激机体产生抗体引起过敏性哮喘。此外，吸入真菌常常引起过敏性肺炎，吸入铍可能导致肺肉芽肿。外源化学物对呼吸系统的慢性损伤包括肺纤维化、肺气肿、哮喘和肺癌等。如溴氰菊酯、丙烯菊酯等拟除虫菊酯中含有苯、甲醛等有毒有害物质，可引起血液病、鼻腔病、口腔癌和皮肤癌等。

肺是化学品中毒的重要靶器官。化学毒物通过肺的血液循环直接吸收进入人体，造成系统性损伤；或作为化学毒物的靶器官，直接使肺本身受到损伤。肺损伤往往较全身其他器官损伤更为迅速甚至危及生命。以肺为靶器官，以不同接触方式直接或间接地导致肺损伤的化学毒物称为肺损伤剂或肺损伤性毒剂。部分农药如磷化氢、卤代烃、杀虫双、有机磷、氨基甲酸酯和百草枯等具有呼吸系统毒性，接触较高剂量上述农药可以引起化学性肺损伤和肺水肿。其中，百草枯（paraquat，PQ）化学名称为1，1′-二甲基-4，4′-联吡啶氯化物，是一种有机杂环非选择性季胺类除草剂，可以引起急性肺损伤，导致肺水肿、缺氧、呼吸衰竭和肺间质纤维化。百草枯中毒所致急性肺损伤涉及多个靶点和不同的作用机制。PQ通过载体介导和膜电位依赖的过程从线粒体内膜被吸收到线粒体基质中。线粒体基质中的PQ作为氧化还原循环化合物与氧分子相互作用形成超氧阴离子，发挥直接的毒性作用；在超氧化物歧化酶（superoxide dismutase，SOD）的作用下可转化为过氧化氢，还可与Fe^{2+}等还原性过渡金属相互作用产生羟自由基，诱发氧化反应进而引发活性氧级联反应。对硫磷及其活性代谢产物对氧磷可引起肺毛细血管通透性增高，导致肺水肿。

8. 化学物对神经系统的毒性作用

神经系统是机体内对生理功能活动的调节起主导作用的系统，主要由神经组织组成，分为中枢神经系统和周围神经系统两大部分。然而它对各种毒物易感。这是因为：神经元具有较高的代谢率而且进行厌氧代谢的能力很低；由于神经元具有电兴奋性，因而它较易丧失细胞膜的完整性；神经元具有很长的轴突，细胞体需在构造和代谢上供给它的轴突。神经毒物的种类繁多有多种分类方式（见表5-5至表5-8）。

表5-5　　按理化性质分类具有神经系统的毒性作用的外源化合物

类别	化合物
金属类	铅、汞、锰、砷、镍、镉、铝、铜、铊等
溶剂类	
烷烃类	正己烷、汽油、环丙烷、环丁烷、松节油
烯烃类	氯乙烯、苯乙烯、氯丁二烯、三氯乙烯
卤化物	氯仿、1，2-二氯乙烷、多氯联苯、氯甲烷
芳香族烃类	苯、甲苯、二甲苯、二硝基苯、三硝基甲苯、二苯胺
醇类	甲醇、乙醇、异丙醇、乙二醇、丙二醇、丁醇等
酚类	甲酚、六氯酚
其他	丙烯酰胺、甲醛、丙酮、三邻甲苯磷酸酯等
气体类	CO、硫化氢、氮氧化物、氰化氢、CS_2、汽车尾气等
农药类	有机磷类、拟除虫菊酯、有机氯等；
药物类	鸦片、可卡因、链霉素、奎宁、长春新碱等
天然毒素	蛇毒、蝎毒、曼陀罗等

表5-6　　按靶器官分类具有神经系统的毒性作用的外源化合物

类别	化合物
神经细胞毒物	汞和汞化合物、锰、铝、氰化物
神经髓鞘毒物	铅、三甲基锡、六氯酚等

续表

类别	化合物
神经轴索毒物	正己烷、二硫化碳、长春新碱、紫衫酚等
神经递质毒物	尼古丁、可卡因、有机磷化合物等

表 5-7　损害中枢神经的外源化学物

类别		化合物
直接影响脑组织细胞代谢、酶或神经递质	金属及其化合物	铅、汞、有机汞、锰等
	类金属及其化合物	砷及化合物、甲硫醇、磷化氢等
	窒息性气体	H_2S、氰化物
	溶剂	甲醇、乙醇、氯乙醇、汽油、苯、甲苯、CS_2、CCl_4、三氯乙烯、苯乙烯等
	农药	有机磷类、有机氯类、毒鼠强、拟除虫菊酯等
导致脑组织缺氧	导致氧分压降低	甲烷、氮气、CO_2
	影响血红蛋白携氧能力	CO、亚硝酸盐、苯的硝基化合物

表 5-8　损害周围神经系统的外源化合物

类别	化合物
金属和类金属	铅、汞、铊、砷等
有机溶剂	正己烷、CS_2、三氯乙烯、汽油等
生物毒素	肉毒毒素、白喉毒素、蛇毒、蜘蛛的毒液
窒息性气体	CO
药物	异烟肼、顺铂、苯妥英、戒酒硫等
有机磷化合物	敌百虫、敌敌畏、甲胺磷、对硫磷等
其他	丙烯酰胺、氯丙醇、环氧乙烷、秋水仙碱、紫杉酚等

例如，2002 年 4 月，瑞典国家食品管理局（national food administration，NFA）和斯德哥尔摩大学研究人员首次研究报道，在一些油炸和烧烤的淀粉类食品中发现存在有丙烯酰胺，其生成可能与淀粉类食品的高温加工有关。继而，美国、挪威、瑞士、英国等国家的研究机构报道了类似的结果。实验表明一些食品高温加工后含有较高水平的丙烯酰胺，如炸薯条为 1000mg/kg，炸薯片为 500mg/kg；而在生制和普通蒸煮的食品中却很少能检出丙烯酰胺。丙烯酰胺具有一定的神经毒性、遗传毒性和致癌性，因此，食品中的丙烯酰胺的存在引起了各国的广泛关注。丙烯酰胺对人体的毒性作用主要表现在对神经系统的毒性作用方面。且对各种动物均有不同程度的神经毒性作用，在饮水中加入丙烯酰胺可导致大鼠的神经异常，最小有作用剂量（LOAEL）2mg/kg，最大无作用剂量（NOAEL）5mg/kg。

丙烯酰胺可通过多种途径被人体吸收，其中经消化道吸收最快，在体内各组织广泛分布，进入人体内的丙烯酰胺约 90% 被代谢，仅少量以原型经尿液排出。丙烯酰胺进入体内后，在细胞色素 P4502E1 的作用下，生成活性环氧丙酰胺。环氧丙酰胺比丙烯酰胺更容易与 DNA 上的鸟嘌呤结合形成加合物，导致遗传物质损伤和基因突变。丙烯酰胺的致突变性检测对验证其遗传毒性，明确其致癌作用具有重要意义。

［**延伸阅读**］锰是维持机体正常生长所需的微量元素，锰对大脑的成长和发育起着至关重要的作用，但是长期吸入锰的烟尘的工人，如锰矿开采与冶炼、锰焊条制造和焊接，风割锰合金以及制造含锰化合物的工人，会引起慢性锰中毒。慢性锰中毒对中枢神经系统产生不可逆转的损害，导致大脑神经紊乱。锰中毒的特点是黑质致密部的多巴胺神经元损伤，流行病学研究表明，大量的锰暴露与帕金森病之间具有相关性倾向。

神经性毒物的作用特点如下：

（1）神经系统的功能最复杂，反应最迅速，和其他器官系统的联系最广泛。因此当毒物作用于神经系统时，临床上较早出现功能改变，表现为各种症状和体征，如大脑综合功能紊乱可发生精神活动和行为异常。

（2）中枢神经系统具有较高的新陈代谢率。为了维持正常的能量代谢，成人每 100g 脑组织每分钟需要供血量 50 mL、耗氧量 3. 5 mL，并消耗葡萄糖 5. 5 mg。因此中枢神经系统不仅受到毒物直接损害而发生功能和形态的改变，而且也受缺血、缺氧和低血糖的影响而间接受到损害。

（3）神经系统中存在着神经介质，它是维持神经系统正常生理活动所必需的物质基础。某些神经性毒物的作用靶标即为神经介质。

（4）神经细胞和肝、肾、皮肤、小肠上皮细胞不同，再生能力甚差，一般认为成人的神经元不进行细胞分裂，已经受到外源化学物损害而死亡的神经元，其功能不能由其他神经元所替代。

（5）中枢神经系统中的轴突如果受到外源化学物损害，其再生效果很差；周围神经系统中的轴突再生也十分缓慢，且再生后功能也不完全。

（6）较长的神经纤维末梢对某些毒物反应较敏感，受损后修复过程十分缓慢。

（7）完整的神经系统功能有赖于协调作用和来自全身的感觉冲动。

因此要评价神经系统毒物的毒作用，需要全面系统地应用行为科学、电生理学、神经生物化学、神经组织形态学、神经病学的方法加以研究，只有这样才能确定该毒物是否损害神经系统，获得毒物作用剂量阈、作用靶组织或靶细胞，并阐明作用机理等。铅、汞等嗜神经毒物急性中毒时可表现急性中毒性脑病、中毒性周围神经病（多发性神经炎）、神经衰弱症候群等；铅、二氧化硫等慢性中毒可引起慢性中毒性脑病、帕金森综合征、中毒性周围神经炎、末梢神经炎、神经衰弱症候群。

二、外源化学物对细胞和亚细胞的损害

细胞是生物体形态结构和生命活动的基本单位。细胞重要特征之一是形态和功能的统一，分化程度较高的细胞尤为明显。例如，动物体内的肌肉细胞呈长条形或长梭形，具有收缩功能；红细胞呈圆盘状，利于 O_2 和 CO_2 气体的交换。细胞结构与功能的改变是机体受到外

源性有害物质作用所致损伤的基础。不同种类的外源化学物的靶细胞不同，外源化学物进入途径不同，其损害作用部位及细胞也不同。

1. 外源化学物对细胞形态、胞内酶系或某些化学组分的影响

细胞的形态结构是与功能相适应的。细胞的形态结构不同，执行功能不同。化学致癌物甲基硝基亚硝基胍（*N*-methyl-*N*′-nitro-*N*-nitrosoguanidine，MNNG）是一种人工合成的氮亚硝基化合物，科研中经常用MNNG代替自然界中的亚硝酰胺类化合物来探究其在胃癌形成中的作用。GES-1细胞系是永生化的胃上皮细胞系，是经SV40病毒转化人胃上皮细胞得到的，能在体外长期传代，因此被广泛用于胃上皮细胞恶性转化以及胃癌发生的相关研究中。研究表明，将MNNG刺激GES-1细胞，随着刺激时间延长，GES-1细胞边缘变得不清晰，细胞变细长、变大，因此，以亚硝基化合物MNNG短时刺激能使胃上皮细胞的形态发生一定变化。染石英粉尘大鼠肺泡巨噬细胞30d和60d破坏最为明显，细胞碎片充满于整个肺泡腔，细胞形态不完整。在人体内，蚕豆中的核苷代谢物蚕豆嘧啶和异脲嘧啶会降低血红细胞中葡萄糖-6-磷酸脱氢酶的含量。

2. 外源化学物破坏细胞间隙连接

细胞间隙连接（gap junctional intercellular communication，GJIC）是一种存在于两个细胞间的特殊连接性结构，也是一种特殊的蛋白质通道，又称细胞间通道。构成这种细胞间通道的蛋白质分子被称为连接蛋白（connexin，Cx），连接蛋白两端分别嵌入两个相邻的细胞，形成一个亲水性孔道，这种孔道允许两个细胞间自由交换分子质量为1500u以下的水溶性分子。细胞间隙连接的生物学意义在于，相邻的细胞可共享一些具有特殊功能的小分子物质，因此可以快速、可逆地促进相邻细胞对外界信号的协同反应。许多外源化学物质均可通过作用于Cx而影响GJIC的功能。研究发现高糖作用下视网膜微血管细胞间隙连接通讯降低，会导致血-视网膜屏障破坏；SiO_2通过破坏RLE-6TN肺泡上皮细胞缝隙连接促进细胞凋亡。

3. 作用于细胞亚微结构

细胞作为一种最小的生命单位，具有一套完整的生命系统，细胞内复杂的生命过程几乎全部由细胞内功能特定的细胞器完成。膜性细胞器包括内质网、高尔基体、线粒体、细胞核、溶酶体以及过氧化物酶体等，其构成成分丰富，不仅有脂质膜，还有各种蛋白、酶类、核酸等各种生物学功能分子。

内质网主要是对新合成蛋白进行折叠和各种修饰。内质网应激是指细胞受到内外因素刺激时，内质网形态、功能的平衡状态受到破坏后发生蛋白质分子生化的改变，蛋白质加工运输受阻，内质网内累积大量未折叠或错误折叠的蛋白质。线粒体既是能源中心，同时也是众多病毒伤害作用的优先靶标。病毒入侵后，各种不同的信号转导最终均集中到线粒体上，引起线粒体应激，这些反应包括形态结构破坏、线粒体DNA（mtDNA）外泄、ATP合成受限、钙稳态失衡、氧化应激产物线粒体活性氧（mROS）积聚及代谢功能障碍。这些高度功能化的细胞器含有酶类等大量生物活性物质，如果细胞器出现损伤而不能被及时清除/降解的话，则会导致这些活性物质外泄到细胞质中，会引起细胞内环境的大紊乱。如n-3 PUFA（EPA）导致Walker 256大鼠肉瘤细胞线粒体功能受损，线粒体氧化-磷酸化的多种复合酶体活性降低，并使线粒体代谢受抑。

第四节 外源化学物与生物膜损害

外源化学物对生物膜的损害主要包括化学毒物对生物膜的组成成分、生物物理功能、信息物质的转运以及代谢和信息传递过程的影响和损伤。

一、外源化学物对生物膜的组成成分的影响

1. 对膜脂质的影响

膜脂质由磷脂与胆固醇及其他脂类组成。磷脂等组成双层的脂质。膜磷脂的组成及含量变化可反映膜的结构和功能的改变。某些外源化学物可破坏或改变膜脂质，影响脂质代谢合成的过程。

（1）膜脂质组成改变 由于不同的细胞及细胞器的功能不同，其所含磷脂种类与比例也不尽相同。如成熟红细胞的脂类主要包含在膜内，脂类约占膜干重的 40%，其中 50% 为磷脂。在磷脂中，磷脂酰胆碱（PC）和磷脂酰乙醇胺（PE）为主要组分。四氯化碳曾广泛用作香料的浸出剂、粮食的蒸煮剂，它可作用于肝细胞膜，使其磷脂总含量减少 60%。香烟烟雾提取物（cigarette smoke extract，CSE）作用于红细胞后，红细胞膜中 PE 和 PC 含量均降低，同时，膜磷脂分子中不饱和脂肪酸（亚油酸、花生四烯酸）含量降低。

（2）膜脂质与化学毒物结合，改变膜结构的性质 二氧化硅与巨噬细胞一起培养，巨噬细胞负电性增加，经清洗变化不大，说明二氧化硅与膜固有结构的某基团发生结合。食品工业用二氧化硅作为抗结剂、消泡剂等。GB 2760—2014《食品安全国家标准 食品添加剂使用标准》规定可用于蛋粉、糖粉、奶粉等，最大使用量为 15g/kg。

（3）膜脂质过氧化 自由基作用于膜脂质，引起膜脂质中多不饱和脂肪酸的过氧化反应。研究表明，SiO_2粉尘能引起膜的脂质过氧化，且呈现明显的剂量-效应关系和时间-效应关系。镉能引起机体的氧化应激反应，诱导机体产生活性氧自由基（ROS），后者会攻击细胞膜上的脂肪酸发生脂质过氧化反应，进而产生丙二醛（MDA），引起氧化损伤反应。

2. 对膜蛋白质结构和酶活力的影响

膜蛋白根据分离的难易及其在膜脂双分子层上的定位分为外周膜蛋白和内在膜蛋白（图 5-5）。外周膜蛋白又称外在蛋白，为水溶性蛋白，分布于脂双层的表面，通过静电引力或非共价键与其他膜蛋白相互作用连接在膜上。外周膜蛋白占膜蛋白的 20%~30%，是受体位点/细胞的标志，如人类白细胞上组织相容性抗原（HLA），B 淋巴细胞表面的免疫球蛋白受体。内在膜蛋白多为跨膜蛋白，

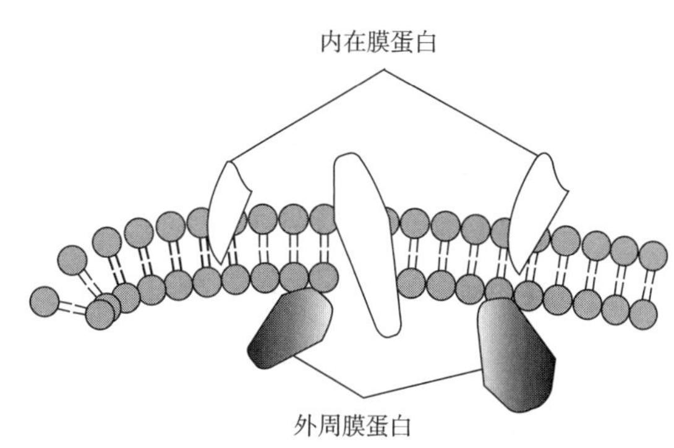

图 5-5 外周膜蛋白和内在膜蛋白

露出膜外的部分含有较多的极性氨基酸，与磷脂分子的亲水头部邻近，嵌入双层的膜蛋白由一些非极性的氨基酸组成，与脂质分子的疏水尾部相互结合，主要靠疏水作用力与膜脂紧密结合，占膜蛋白的70%~80%，包括细胞色素 b5 和跨膜蛋白。人类基因中，1/4~1/3 基因编码的蛋白质为内在膜蛋白。

膜上的蛋白质或者酶结构如果发生异常，会严重影响生物膜对信息的选择和传递，从而改变基因的表达，引起特殊毒性作用。外源化学物作用的膜酶并不相同，而且作用机制也不尽相同。例如，二氧化硅可与人红细胞膜的蛋白结合，使其蛋白的 α-螺旋（二级结构）破坏。有机磷化合物对红细胞膜乙酰胆碱酯酶（AchE）的抑制作用，是直接作用于酶，磷原子与酶催化活性中心丝氨酸分子的—OH 发生不可逆的结合，从而抑制 AchE 的催化活性。Cd^{2+}对肾脏损伤，表现为丙氨酸氨肽酶活力下降，而碱性磷酸酶和 γ-谷氨酰转移酶活性明显上升。

3. 对膜糖的影响

膜糖不是单独存在，往往与脂质和蛋白质组成糖脂和糖蛋白，分布于质膜的外表面（图 5-6）。外来刺激如激素、生物因子或其他细胞等通过跨膜蛋白传入细胞，引起细胞的应答反应，即细胞的识别过程。膜糖参与细胞识别、受精、细胞分化、器官发生及宿主与寄生物之间的相互作用等生理和病理过程。如动物的精子是一类结构和功能都十分特化的细胞，其膜表面存在多种糖蛋白或糖复合物，它们与精卵识别、结合以及质膜融合等受精活动密切相关。

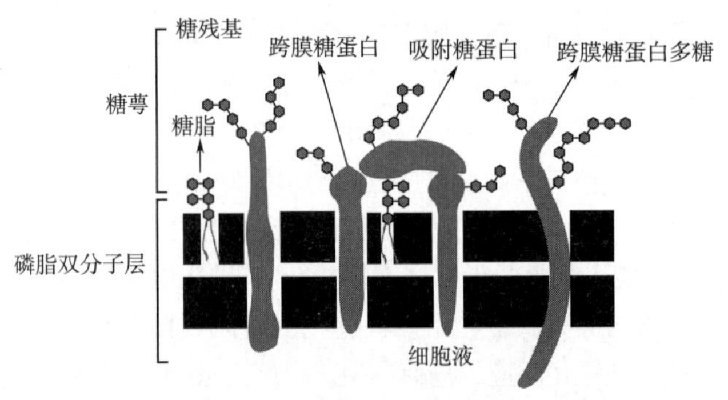

图 5-6　膜上的糖蛋白和糖脂

外源化学物作用于生物膜可能会引起膜糖中的脂肪酸组成的改变。在油酸和棕榈酸复合培养基中，莱氏衣原体 AIH089 菌株、莱氏衣原体 A 菌株和 B 菌株三者膜上脂肪酸组成相似。而在油酸单独培养基中，不同菌的膜上脂肪酸组成则不同，在莱氏衣原体 AIH089 和 B 菌株膜上，不仅含有油酸，而且还有一定量的棕榈酸，莱氏衣原体 A 菌株则只含有油酸。

二、 化学毒物对膜生物物理性质的影响

生物膜的生物物理性质主要包括膜的通透性、流动性和膜表面电荷。

1. 对膜通透性的影响

细胞为了进行正常的生命活动，必须从周围环境摄取营养物质，并将代谢产物或废物排出细胞。细胞与周围环境进行物质交换，必须通过细胞膜。细胞膜在不断变化的环境中必须

保持自身的稳定状态才能生存。生物膜的通透性指生物膜与周围环境极性物质交换能力。细胞膜允许一些物质通透，又能降低甚至阻止另一些物质的通透，所以细胞膜具有选择通透性。膜的选择通透性与细胞的功能有密切的联系。许多可以改变细胞膜或细胞器膜通透性的物质往往具有一定的毒性作用。但通透性的改变不是细胞损伤的唯一原因。

影响膜通透性的因素：①脂/水分配系数是膜通透性的决定因素；②通过调节膜上原有通透途径而改变通透性。如汞、铅等重金属可抑制肾脏有机酸转运系统；③通过在原来膜上建造新的通透途径而改变通透性。DDT 通过与膜脂结合，使膜流动性降低，故影响 Na^+，K^+-ATPase，表现为神经细胞膜 Na^+，K^+离子通透性改变。在离体的神经纤维上，可观察到 DDT 使其动作电位持续时间延长和重复；在整体动物上，则可观察到动物兴奋性增高、震颤和痉挛。因此，DDT 中毒的症状与神经细胞膜离子通透性改变有关。重金属（Pb、Hg、Cd）可与膜蛋白上的某些集团如巯基、羰基、磷酸基等发生作用改变其结构和性质，从而影响其通透性。

[案例] 河豚毒素是毒性极强的非蛋白质、高活性的神经毒素，对人体的毒作用主要是可阻碍细胞膜对钠离子的透过性，使神经轴索膜透过钠离子的作用发生障碍，从而阻断了神经的兴奋传导，使末梢神经和中枢神经呈麻痹状态，先是感觉神经，后是运动神经，使周围血管扩张，血压下降。河豚毒素还能明显抑制呼吸中枢，使染毒动物因呼吸中枢麻痹而死亡。据报道 0.5mg 的河豚毒素就可以毒死一个体重 70kg 的人，致死量为 7μg/kg 体重。

2. 对膜流动性的影响

生物膜的流动性是膜组分包括膜脂、膜酶、膜蛋白等的分子运动和分子间相互作用的综合效应。膜流动性的变化直接反映了膜的结构与功能的改变。膜的流动性包括膜脂质分子的旋转、伸缩和振荡、侧向扩散和翻转运动，膜蛋白分子的侧向扩散和旋转运动，膜整体结构的运动。膜流动性的生理意义包括：物质运输、细胞融合、细胞识别，细胞表面受体功能的调节等（图 5-7）。

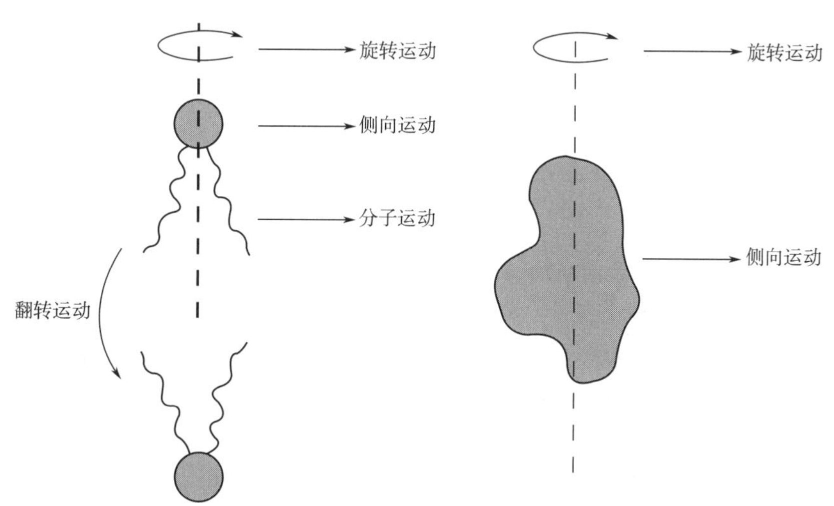

图 5-7 膜的主要运动方式

现已发现不少化学毒物可以影响膜脂的流动性。化学毒物可通过改变膜的流动性而影响其功能，如 DDT、对硫磷、可使红细胞膜脂质的流动性降低，乙醇可引起肝细胞微粒体膜脂质的流动性增高。大鼠每日灌胃苦参碱（20mg/kg，0.5mL/100mg）6 周后，实验组大鼠精子膜脂质流动性降低。溴氰菊酯（Deltamethrin，DM）对人工膜流动性影响研究发现，DM 可使人工膜的脂质流动性升高。不过，人工膜与生物膜流动性表现有一定差异，所以体外研究结果的外推应十分慎重。现有研究表明，DM 可以降低大鼠脑组织线粒体膜流动性。

3. 对膜表面电荷的影响

膜表面的糖脂和糖蛋白形成膜表面极性基团，组成表面电荷。膜表面电荷的性质和密度影响膜表面的结构和功能。化学毒物可通过改变膜的表面电荷而影响其结构和功能。

二氧化硅在膜表面形成硅醇基，与膜上含胆碱基的磷脂结合，正电荷减少。同时，可明显降低细胞膜水化度。表现为细胞电泳速度明显加快，zeta 电位增加，这就可解释 SiO_2 致膜脂流动性增加，以及膜通透性增加的原因。二价金属离子在细胞周围浓度变化可以影响膜表面电荷密度，使 zeta 电位减少，细胞电泳迁移率逐渐减慢。大鼠经溴氰菊酯处理后，5，24，48，72h 组的线粒体膜电位下降。

第五节　外源化学物与细胞钙稳态紊乱

正常成人体内含钙约为 1200g，其中 99%存在于骨骼和牙齿中，1.0%的钙存在于血液、细胞外液及软组织中。钙在血浆中以三种形式存在，即钙离子（47%）、蛋白结合钙（46%）及有机阴离子结合钙（6%），其中离子钙是生理活性的钙。在细胞间信息传递过程中，作为第一信使的细胞外的水溶性信号分子如神经递质，不能穿过靶细胞膜，只能经膜上的信号转换机制实现信号传递。第一信使作用于靶细胞后在胞浆内产生信息分子，第二信使将获得的信息增强、分化、整合并传递给效应器才能发挥特定的生理功能或药理效应。钙离子是主要的第二信使，起到信号转换和信号放大的作用。

细胞内钙的功能主要体现在两个方面：一是外来刺激引起细胞 Ca^{2+} 动员，可调节细胞的多种生物功能，包括肌肉收缩、神经转导、细胞分泌、细胞分化和增殖。二是 Ca^{2+} 在细胞功能的调节中起了一种信使作用，负责将激动剂的刺激信号传给细胞内各种酶反应系统或功能性蛋白。

一、细胞内钙稳态

1. 细胞内钙稳态概念

在细胞静息状态下，细胞内游离的 Ca^{2+} 浓度仅为 10^{-7}mol/L，而细胞外液中的 Ca^{2+} 浓度为 10^{-3}mol/L。当细胞处于兴奋状态时，第一信使传递信息，使得细胞内第二信使 Ca^{2+} 浓度发生瞬变。细胞内游离 Ca^{2+} 浓度迅速增加到 10^{-5}mol/L，完成信号传导后再下降到 10^{-7}mol/L。细胞内 Ca^{2+} 浓度的这种稳态状变化过程称为细胞内钙稳态。

2. 细胞内、外 Ca^{2+} 的转运体系

细胞对许多外界环境和激素等刺激作出的反应是通过胞质中游离 Ca^{2+} 浓度变化来传递

的。当受到刺激时，胞外 Ca^{2+}通过 Ca^{2+}通道的开启进入胞内或胞内钙库（如内质网、液泡等）向胞质释放出 Ca^{2+}使细胞溶质 Ca^{2+}浓度增加，继而与 Ca^{2+}高度亲和的蛋白质或酶（靶分子）结合，使其激活，引起细胞反应，从而起到传递细胞外信号的作用。钙离子转运由细胞膜内外调节和细胞内部转运两部分共同完成，细胞膜及细胞内肌浆网、线粒体等细胞器膜是钙离子流动和细胞功能调节的物质基础，钙离子在膜内外的流动维持动态平衡。

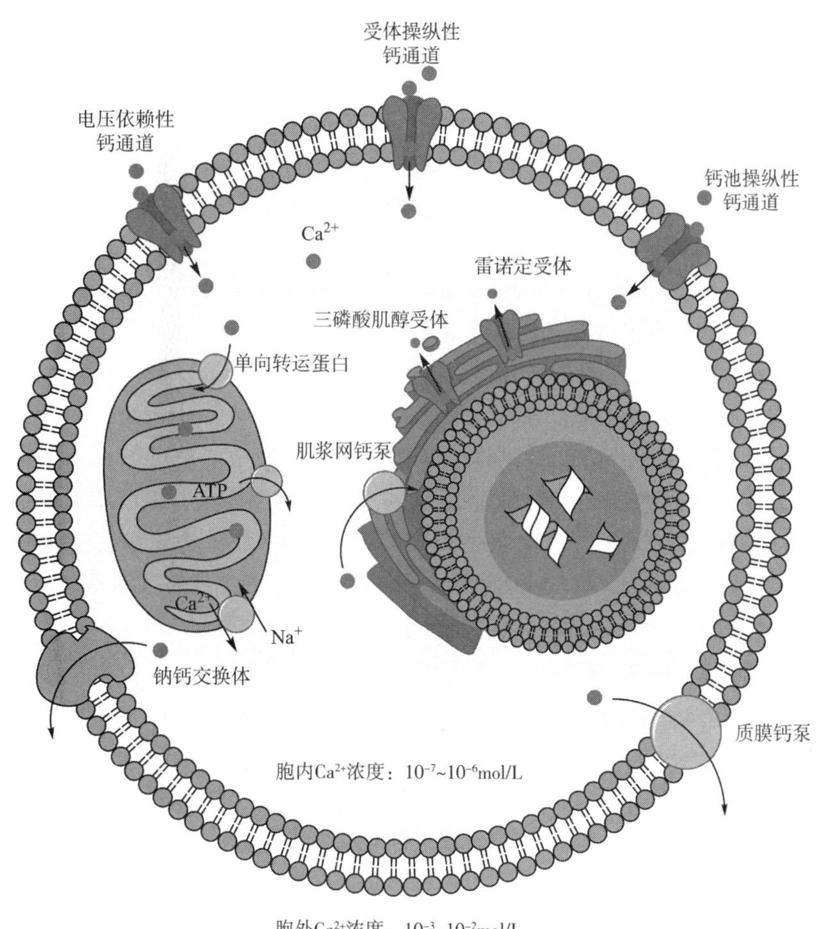

图 5-8 生物膜上的钙通道和转运蛋白

钙离子在细胞内外的转运受多种钙离子通道、相关转运蛋白和胞内钙库的共同调控。

①钙离子通道：钙离子通道是一类跨膜糖蛋白，广泛存在于机体各种类型的组织细胞中，是调节细胞内 Ca^{2+}浓度的主要途径。

细胞膜上的钙离子通道主要包括三个类型：电压依赖性钙通道（voltage-dependent calcium channels，VDCC）、受体操纵性钙通道（receptor operated calcium channels，ROC）和钙池操纵性钙通道（store-operated calcium channel，SOCC）。其中，SOCC 是包括肝细胞在内的非兴奋细胞胞外钙离子内流的主要通道。内质网上的钙离子感受器基质交感分子 1（stromal interaction molecules 1，STIM1）和细胞质膜上的钙离子释放激活钙离子通道蛋白 Orai1，是构成 SOCC 的主要成分。在细胞静息时，STIM1 和 Orai1 分别均匀分布在内质网和细胞质膜上，STIM1 可结合 Ca^{2+}；当内质网 Ca^{2+}浓度降低时，STIM1 与 Ca^{2+}解离，导致构象改变，继而迅速引起多个 STIM1 分子相互结合形成 STIM1 寡聚体。这些 STIM1 寡聚体在其 C-末端富含碱性氨基酸靶向细胞膜序列引导下易位至 ER（内质网）-PM（细胞膜）连接处，聚集分布，形成 STIM1 斑点。STIM1 斑点直接或者通过某种分子激活 Orai1，使 Orai1 聚合至 STIM 斑点的胞膜对应处，形成 TIM1/Orai1 复合物继而 SOCC 通道开放，引起细胞外钙离子内流。

细胞内钙离子通道主要是肌质网和内质网的雷诺定受体（ryanodine receptor，RYR）通道和三磷酸肌醇受体（IP_3R）通道。

②钙转运蛋白：钙泵：即 Ca^{2+}-ATPase，是 Ca^{2+}激活的 ATP 酶，由 1000 个氨基酸的多肽链形成的跨膜转运蛋白，每水解一个 ATP 转运两个 Ca^{2+}到细胞外，形成钙离子梯度。分布于质膜、肌质网膜、线粒体膜上，它消耗 ATP 实现钙离子逆浓度梯度（严格讲逆电化学梯度）运转，故也简称为“Ca 泵”

质膜钙泵（plasma membrane calcium pump，PMCA）：PMCA 是高亲和力低容量的 Ca^{2+}泵（Ca^{2+}-ATP 酶），由于该酶转运 Ca^{2+}、水解 ATP 都要有 Mg^{2+}参与，故又称为 Ca^{2+}-Mg^{2+}-ATP 酶，在调节胞内 Ca^{2+}稳态上起微调作用。

肌浆网钙泵（sarco/endoplasmic reticulum Ca^{2+}-ATPase，SERCA）：SERCA 位于肌浆网膜，为膜整合蛋白，以三磷酸腺苷为能量供体，逆浓度差将胞浆中高浓度的钙离子回收入肌浆网，使胞浆钙离子水平回到基础水平从而维持胞浆钙离子水平稳定，促使肌肉舒张。

Na^+-Ca^{2+}交换体（Na^+/Ca^{2+} exchanger，NCX）：是由 938 个氨基酸残基构成的、包含 11 个疏水性跨膜片段的蛋白质，也是一种双向离子转运体，与 Ca^{2+}泵的区别是亲和力低而交换容量大。NCX 存在正向型和反向型两种功能状态，正向型 NCX 按 $3Na^+$入：$1Ca^{2+}$出的模式整合离子流，反向型 NCX 则以 $1Na^+$出：$1Ca^{2+}$入的模式转运离子。当胞内 Ca^{2+}浓度升高或 Na^+浓度降低，正向型 NCX 激活将 Ca^{2+}排出；反之，胞内 Ca^{2+}浓度降低或 Na^+浓度升高，反向型 NCX 激活泵入 Ca^{2+}。值得注意的是，NCX 是利用 Na^+的电化学梯度外排 Ca^{2+}的，而 Na^+的电化学梯度又依赖于 Na^+/K^+-ATP 酶的活性。因此，Na^+-K^+-ATP 酶在钙稳态中也起重要作用。

③线粒体钙库：线粒体是细胞有氧呼吸的基地和供能的场所，细胞生命活动中的能量约有 95%来自线粒体。线粒体不但在细胞能量代谢过程中能感知胞质 Ca^{2+}负载以调控 ATP 的合成，而且还是一个亲和力低而容量高的钙库，参与调节许多可兴奋细胞的钙稳态。

线粒体在钙稳态的调控中有双重作用：当细胞受激动剂刺激时线粒体吸收 Ca^{2+}，在激动剂移走后又释放 Ca^{2+}，使 Ca^{2+}浓度维持在较为稳定的水平。线粒体主要依靠 Ca^{2+}单向转运体（Ca^{2+}-uniporter）积聚 Ca^{2+}，其作用的特点是：需要线粒体内较负的膜电位；顺 Ca^{2+}电化学梯度转运 Ca^{2+}；转运 Ca^{2+}的同时不共转运其他离子。

除了钙离子通道、相关转运蛋白和胞内钙库，钙调蛋白在钙稳态中的作用也很重要。钙调蛋白（CaM）为钙结合蛋白，是真核细胞内 Ca^{2+}的重要受体，用于传递 Ca^{2+}对各种细胞功能的调节信息，是细胞中重要的 Ca^{2+}信号感受器。当细胞内 Ca^{2+}达到一定浓度（>10μmol/L）时，Ca^{2+}便与 CaM 结合，使 CaM 活化；被活化的 CaM 能与 Ca^{2+}结合成 Ca^{2+}-CaM，调控其下游许多靶蛋白的活性，如超氧化物歧化酶（SOD）、过氧化氢酶（CAT）和 Ca^{2+}-ATPase 等，起到中间媒介的作用。

哺乳动物细胞内的 Ca^{2+}浓度受到多种机制的共同调节，根据细胞内 Ca^{2+}浓度的动态变化，可将这些机制分为钙信号的“开”反应和“关”反应。在“开”反应中，胞外刺激因素促进细胞质膜上多种 Ca^{2+} 通道（包括电压依赖性钙通道、受体操纵性钙通道、钙池操纵性钙通道等）的开放，胞外 Ca^{2+} 得以进入细胞，提升了胞内的 Ca^{2+} 浓度；此外，特定信号分子可通过作用于 RYR、IP3R 等膜蛋白复合物而促进内质网/肌质网、线粒体等胞内“钙库”释放 Ca^{2+}，提升胞内 Ca^{2+} 浓度。细胞中 Ca^{2+} 浓度升高至某一阈值后，可与钙调蛋白等效应蛋白结合，继而介导细胞内多种依赖 Ca^{2+} 的反应。而在“关”反应中，Ca^{2+} 可通过细胞膜上的钠钙交换体和质膜 Ca^{2+}-ATP 酶排出细胞，或经由内质网 Ca^{2+}-ATP 酶、线粒体 Ca^{2+} 单向转运体回收至内质网、线粒体等胞内“钙库”，从而使 Ca^{2+} 浓度降低至静息态水平。

3. 与钙稳态相关的器官、系统

运动系统是受钙离子转运影响的重要方面，骨骼肌细胞钙离子的稳态是维持骨骼肌舒缩、调节机体运动功能的物质基础。Ca^{2+} 介导的兴奋-收缩耦联是心脏泵血功能的生理基础，Ca^{2+} 也是心肌细胞复极化过程重要的离子流。多种心血管疾病如心力衰竭、心肌肥厚等导致心肌细胞钙稳态失调，是心肌收缩功能下降和触发心律失常的离子基础。对神经系统而言，Ca^{2+} 信号调控着神经细胞内神经递质的释放、激素的分泌以及神经细胞的凋亡和基因表达等，对神经细胞的功能及存活极为重要，在中枢神经系统，兴奋性突触传递可升高细胞内 Ca^{2+} 浓度，从而通过多个途径的钙信号传导，产生各种适应性反应，破坏钙稳态。而神经系统兴奋性突触传递引发的钙稳态紊乱是导致多数神经元损害的关键因素之一。

二、 细胞内钙稳态的失调

1. 细胞内钙稳态的失调概念

细胞 Ca^{2+} 信号的改变在各种病理及毒理学过程中起重要的作用。在细胞受损时可导致 Ca^{2+} 内流增加，或 Ca^{2+} 从细胞内贮存部位释放增加，或抑制细胞膜向外逐出 Ca^{2+}，表现为细胞内 Ca^{2+} 浓度不可控制的持续增加，即打破细胞内钙稳态，称为细胞内钙稳态的失调。

2. 引起细胞内钙浓度升高的原因

促进 Ca^{2+} 内流或抑制其从胞质外流的因素都可引起细胞内钙水平的升高，具体包括以下三个方面：①毒物可诱导受体操纵性钙通道或电压依赖性钙通道开放，或损伤质膜，引起细胞外液中的钙内流；②毒物诱导钙从线粒体和内质网漏出，而增加胞浆中的钙浓度；③毒物通过抑制钙转运蛋白或耗竭其动力，减少钙外流。例如重金属镉，镉离子占据钙离子通道并通过钙离子通道进入细胞内。Cd^{2+} 与 Ca^{2+} 携带的电荷数相同，而且离子半径相近（分别为 0.097nm 和 0.099nm），而 Cd^{2+} 与钙通道内结合位点的亲和力比 Ca^{2+} 还要高。镉对硫也具有较高亲和力，可以抑制胞内 Ca^{2+}-ATP 酶活性。Cd^{2+} 进入胞内后，与 Ca^{2+} 竞争结合 Ca^{2+}-ATP 酶，进而抑制酶的活性，阻止了 Ca^{2+} 的外流，引起胞内 Ca^{2+} 增加。此外，镉可通过蛋白与甲醇磷脂酶偶联，催化质膜上 4，5-二磷酸磷脂酰肌醇（PIP2）水解，使胞内 Ca^{2+} 增加。

3. 钙稳态失调学说

细胞内钙浓度的持续升高或 Ca^{2+} 的这种失调或紊乱，将完全破坏正常生命活动所必需的由激素和生长因子刺激而产生的短暂的 Ca^{2+} 瞬变，危及细胞器的功能和细胞骨架结构，最终激活不可逆的细胞成分的分解代谢过程。这就是所谓中毒机制中钙稳态失调学说。细胞内游离钙离子浓度升高是许多细胞死亡之前或死亡时的常见现象。

三、 细胞钙稳态失调与细胞毒性

外源化学物可以通过干扰细胞内钙稳态从而导致细胞毒性。Ca^{2+}浓度持续升高，最终导致血管平滑肌收缩、肌张力增高、外周阻力增高，从而加速了高血压的发生和发展。重金属、农药和四氯化碳均属于此类。

镉可以和钙与细胞内钙调蛋白（CaM）结合的所有位点结合，并且导致与钙相同的构象变化，激活某些酶类如蛋白激酶 C（PKC）的活性，干扰细胞内与钙相关信息传递系统，产生细胞毒性。

铝也可通过持续性增加神经细胞内游离钙离子浓度，引起大脑皮层和海马神经细胞形态受损和生长抑制。机制可能为：铝使 CaM 与钙离子结合能力下降，使细胞内钙离子浓度升高；铝可导致神经细胞表面钙通道开放，使钙内流增加；铝还可诱导细胞内 yRr 钙库钙释放，高浓度钙蓄积将导致 NCX 排钙离子能力降低，无法维持细胞内正常钙稳态。

菊酯为神经毒化合物，可使神经细胞内游离钙浓度增高，可能与其抑制 Ca^{2+}-ATPase、CaM 和磷酸二酯酶（PEE）有关。四氯化碳可抑制肝细胞微粒体 Ca^{2+}-ATPase，表现为肝内质网酶活性改变及钙的蓄积。其机制可能是 CCl_4可在肝脏氧化产生自由基，后者攻击 Ca^{2+}-ATPase 上的巯基，使酶活力下降；另外，Ca^{2+}浓度增加，可激活某些酶，如磷酸化酶 a。蛙皮素可引起胰腺腺泡细胞内游离钙离子脉冲式升高，而牛磺胆酸钠引起细胞内钙离子持续低幅增高。因此，蛙皮素和牛磺胆酸钠是通过不同机制影响胰腺腺泡细胞的存活率，导致胰腺细胞损害。

四、 细胞钙稳态失调与细胞凋亡

细胞凋亡是由内外源因素触发细胞内预存的死亡程序而导致的细胞死亡过程。细胞凋亡是主动的、高度有序的、由基因决定的，并由一系列酶参与、自动结束细胞生命的过程。当细胞钙稳态失调时往往会引发细胞凋亡。

1. 钙稳态失调对能量代谢的影响

（1）ATP 合成障碍，破坏线粒体结构　细胞损伤时，不仅钙通道、NCX 和钙泵的功能受到影响，而且也影响膜性细胞器主要是线粒体和内质网对钙的贮存以及蛋白和磷脂等与钙的结合作用，造成细胞内 Ca^{2+}超载。线粒体基质中钙离子的积累（钙超载）使膜两侧的势能降低，ATP 合成酶驱动力降低，ATP 合成受到抑制；氧化磷酸化过程受到损害，ADP 堆积，ATP 耗竭。同时，Ca^{2+}的大量聚集超过了线粒体的缓冲能力，线粒体膜上就会形成一种通道，即 MPTP。MPTP 使线粒体膜的通透性发生改变，造成线粒体膜电位降低、ATP 衰竭、氧化磷酸化去偶联、线粒体肿胀、嵴的破坏、外膜破裂、内外膜间促凋亡因子的释放等等，从而使细胞发生凋亡或坏死。

（2）线粒体呼吸链受到抑制会使自由基产生增多，使线粒体膜脂质过氧化，加重线粒体功能障碍。其中，CoQ（醌型结构）很容易接受电子和质子，还原成 $CoQH_2$（还原型），是氧自由基产生的主要部位（图 5-9）。

外源化学物可直接生成 ROS 与 RNS，如氧化还原循环物质和过渡金属。此外可继发于细胞内高钙。Ca^{2+}活化柠檬酸循环中的脱氢酶加速氢产出，然后电子沿电子传递链流动，这一过程与 ATP 合酶活性抑制共同增加由电子传递链形成的 $O_2^{-}\cdot$。Ca^{2+}激活的蛋白酶可将黄嘌

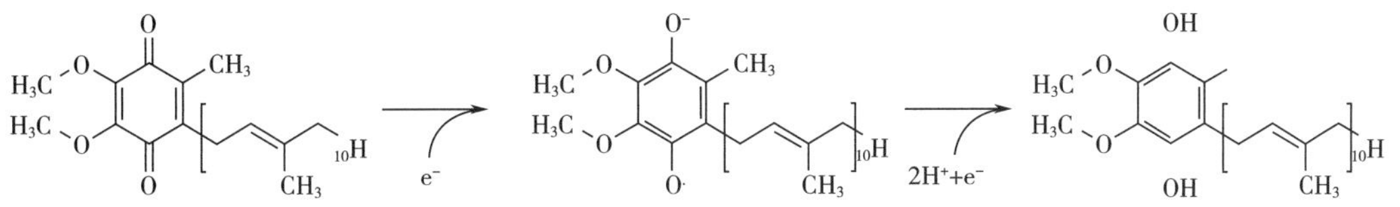

CoQ氧化态　　CoQ^-半醌自由基　　$CoQH_2$完全还原态

图 5-9　CoQ 的不同状态

呤脱氢酶转变为黄嘌呤氧化酶，其副产品是 O_2^-・和 HOOH。

2. 对细胞骨架的影响

细胞骨架是指真核细胞中的蛋白纤维网络结构，由微管（microtubule，MT）、微丝（microfilament，MF）及中间纤维（intemediate filament，IF）组成，它是一个复合的细胞结构系统，不仅支持细胞的外部形状，而且将细胞的内部结构网络起来，同时支撑细胞内的膜系统。细胞骨架是细胞的保守结构，具有重要功能，在细胞的物质运输、能量与信息传递、基因表达、细胞的分裂与分化及凋亡中起重要作用。微管是一种具有极性的细胞骨架，它是由α，β 两种类型的微管蛋白亚基形成的微管蛋白二聚体组成的长管状细胞器结构。其功能主要是维持细胞形态、细胞运动和细胞分裂，辅助细胞内运输，与其他蛋白共同装配成纺锤体等结构。微管蛋白二聚体上有钙和镁的结合位点，高浓度的钙离子可以抑制微管蛋白聚合，使单管型的微管（如纺锤体）装配平衡趋向于解聚，从而影响细胞骨架结构。

3. 对钙依赖降解酶活性的影响

钙依赖性降解酶的活化包括蛋白酶、磷脂酶和核酸内切酶将引发不可逆的细胞成分的分解代谢。Ca^{2+}是参与多种蛋白质、磷脂和核酸分解酶的激活因子。Ca^{2+}激活的蛋白酶经蛋白水解可将嘌呤脱氢酶转变为次黄嘌呤氧化酶，其副产物（O^{2-}和 H_2O_2）可引起内膜氧化损伤而使能量储备耗竭。

重金属镉引起的细胞损伤和细胞凋亡可能与镉引起胞内钙稳态失衡有关。关于镉对鸡睾丸组织和超微结构的影响的研究结果表明，镉中毒组曲精小管体积缩小，断面呈不规则形，生精上皮细胞广泛变性、坏死，精原细胞数目少，细胞核皱缩、溶解，罕见正常的初级精母细胞、次级精母细胞、精子细胞和精子，腔内仅剩下不规则结构的嗜伊红染色，部分生精上皮脱落、分离，曲细精管纤维化，正常结构消失，管腔内未见精子。其原因可能是镉通过损伤血管内皮细胞进入睾丸实质区后破坏血睾屏障，进一步损伤间质细胞、支持细胞、生精细胞，使组织代谢发生障碍甚至停止而引起的。镉一方面通过抑制琥珀酸脱氢酶（SDH 酶）、三磷酸腺苷酶（ATP 酶）、葡萄糖-6-磷酸酶（G-6-Pase）酶活力等使无氧酵解、有氧氧化过程受抑制而减少各组织能量供应，从而十分严重地扰乱了其正常的代谢活动，使代谢紊乱，导致细胞损伤；另一方面镉所致的脂质过氧化，破坏了由磷脂构成膜系统的双层结构。自由基和脂质过氧化产物都可以氧化酶蛋白的巯基，影响膜酶的活性，导致离子转运、能量代谢及受体介质的信号传导等多方面的细胞稳态的功能变化。钙稳态失衡在镉诱导大鼠大脑皮质神经细胞凋亡中的作用研究提示其凋亡机理可能与细胞内钙超载引起 ROS 水平升高，线粒体膜电位、CaMmRNA 转录水平和细胞膜 ATPase 活性下降有关。

H_2O_2通过钙稳态失调诱导小鼠胚胎肝细胞凋亡的研究表明，H_2O_2刺激可诱导肝细胞增加

SOCC 通道蛋白分子 STIM1 和 Orai1 的表达，促进 STIM1 移位至细胞膜并与膜上的 Orai1 相互作用，导致 SOCC 通道开放，细胞外 Ca^{2+}流入细胞内，使细胞内钙离子浓度增高——钙稳态失调，最终不仅使肝细胞增殖能力降低，而且促使肝细胞凋亡。

第六节　自由基与生物大分子的氧化损伤

一、自由基

1. 概念

自由基：是一类瞬时形成的外层轨道上带有非配对电子的原子、离子、分子或原子团。自由基的表示方法是在含未成对电子的分子或原子符号的旁注一个圆点“·”，“·”代表不成对的电子。

2. 特点

（1）化学性质十分活泼；

（2）化学反应性极强；

（3）具有顺磁性　电子自旋产生磁场，分子中有不成对电子时，各单电子平行自旋，磁场加强，这时物质呈顺磁性。磁性是物质响应磁场作用的属性。顺磁性物质会趋向于朝着磁场较强的区域移动，即被磁场吸引；顺磁性是一种弱磁性；

（4）生物半衰期极短（自由基的存活时间仅仅为 10s）；

（5）作用半径小。

3. 自由基的类型

（1）以氧为中心的自由基　每个氧原子有六个外层电子，其中两个单独的电子与另一个原子中相应的单独的电子结合组成两个新的共用的电子对，由此达到电子饱和的状态。这是氧最稳定的状态，又称基态氧（图 5-10）。

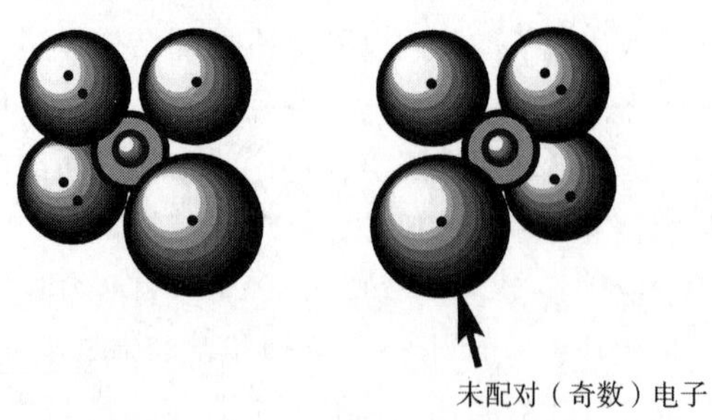

图 5-10　氧分子的外层电子排布

氧自由基是氧分子形成的自由基，占人体内自由基总量的 95%以上。在与生物体有关的自由基中，最主要的是氧中心自由基，这类自由基持续不断地在机体内产生。在生物体内，分子氧在细胞内线粒体细胞色素氧化酶系统中接受一个电子还原生成 $\cdot O_2^-$。O_2转化成 $\cdot O_2^-$

是其他活性氧产生的基础。

氧的单电子还原会形成一系列的中间产物。当 O_2接收一个电子时的还原产物为超氧阴离子自由基：$O_2+e \rightarrow O_2^-$ · 超氧阴离子自由基，-表示带一个负电，·（点）强调这个阴离子中存在一个单电子；当 O_2获得两个电子可转化为过氧自由基，后者在 H^+的存在下可转变为过氧化氢（hydrogen peroxide）：$O_2+2e+2H^+ \rightarrow H_2O_2$，由于过氧化氢中的键相当弱，所以极容易断开，均裂为羟自由基；当 O_2接收三个电子时的还原产物为羟基自由基（hydroxyl radical）：$O_2+3e+3H^+ \rightarrow H_2O+HO^\cdot$；当 O_2接收四个电子时的还原产物为水分子 $O_2+4e+4H^+ \rightarrow 2H_2O$（图 5-11）。

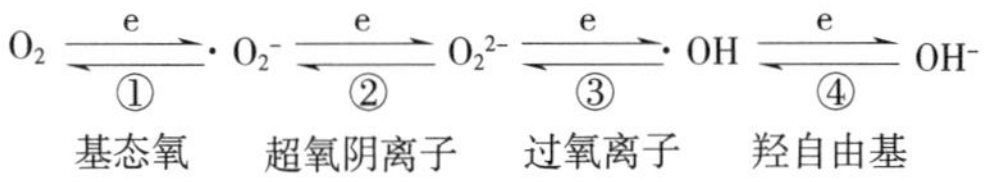

$$O_2 \underset{①}{\overset{e}{\rightleftharpoons}} \cdot O_2^- \underset{②}{\overset{e}{\rightleftharpoons}} O_2^{2-} \underset{③}{\overset{e}{\rightleftharpoons}} \cdot OH \underset{④}{\overset{e}{\rightleftharpoons}} OH^-$$

基态氧　超氧阴离子　过氧离子　羟自由基

图 5-11　氧不同形态之间的相互转化

与氧自由基有关的一个重要概念是活性氧：活性氧（reactive oxygen species，ROS）是指由氧化还原反应产生，并在其分子上含有氧的一类化学性质非常活泼物质的总称。共同特点是具有含氧功能基团，但比 O_2活泼得多。ROS 包括氧中心自由基，如超氧阴离子自由基（$\cdot O_2^-$）、羟基自由基（·OH）以及某些氧的非自由基衍生物，如 H_2O_2、单线态氧（$^1O_2$）和次氯酸（HClO）。甚至还包括过氧化物、氢过氧化物和内源性脂质及外来化合物的环氧代谢物。单线态氧又称激发态氧分子（$^1O_2$），是氧分子吸收能量后使一个外层电子从基态进行电子自旋反转，从而形成不稳定的激发态电子。三线态又称基态（$^3O_2$），本身毒性很低，但是 $\cdot O_2^-$、H_2O_2、·OH、$^1O_2$及 LOOH 毒性较大 。

（2）其他自由基　除了以氧为中心的自由基，还存在以其他原子为中心的自由基。以氢为中心的自由基，如 H 原子（一个质子，一个电子）；以碳为中心的自由基 CH_3·，如三氯甲基自由基 CCl_3；以硫为中心的自由基 SO_4^-，如烷硫自由基 R-S；以氮为中心的自由基 NO·，如苯基二肼自由基 $C_6H_5N{=}N\cdot$ 和过渡金属离子（如 Cu^+/Cu^{2+}，Fe^{2+}/Fe^{3+}）。

五种常见自由基：超氧阴离子自由基和羟自由基、碳酸盐阴离子自由基、二氧化氮、一氧化氮、三氯甲基自由基。

4. 自由基的来源

体内自由基的产生主要有两个来源：外源性自由基和内源性自由基。

（1）生物体正常生理过程产生的内源性自由基

①主要由线粒体呼吸链电子泄露产生。线粒体是细胞产生活性氧的主要场所。人体新陈代谢本身就是一个氧化过程，细胞有氧呼吸过程中，线粒体电子传递链因氧化还原反应不完全可以产生超氧阴离子自由基，其他活性氧族自由基都是其正常代谢副产物。生理条件下，该自由基可被超氧化物歧化酶分解（图 5-12）。

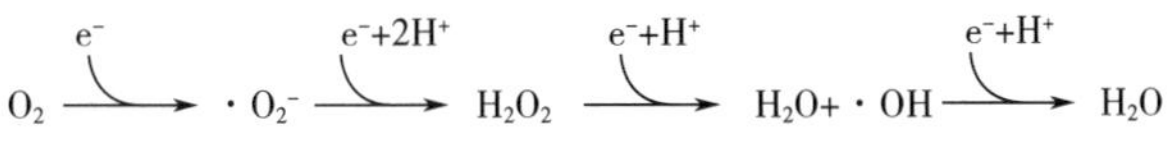

$$O_2 \xrightarrow{e^-} \cdot O_2^- \xrightarrow{e^-+2H^+} H_2O_2 \xrightarrow{e^-+H^+} H_2O+\cdot OH \xrightarrow{e^-+H^+} H_2O$$

图 5-12　生物体内线粒体呼吸链产生自由基

②多功能氧化酶（MFO）等催化底物羟化产生自由基。细胞内的氧化酶催化的氧化还原反应也是产生自由基的来源，其中主要是黄嘌呤氧化酶。黄嘌呤氧化酶在催化次黄嘌呤转变为黄嘌呤，黄嘌呤进而转变为尿酸的两步反应中，都同时以分子氧为电子接受体，从而产生大量的 $\cdot O_2^-$ 和 H_2O_2，后者再在金属离子参与下形成 $\cdot OH$。体内分子氧与多种不饱和脂类（如膜磷脂中的不饱和脂肪酸）直接作用后也可生成自由基。

③机体血红蛋白、肌红蛋白中还可通过非酶促反应产生自由基。如红细胞内的氧合血红蛋白可自发转变为高铁血红蛋白，从而铁供出电子给 O_2，生成 $\cdot O_2^-$（图 5-13）。

$$Fe^{2+}+O_2 \rightleftharpoons Fe^{2+}-O_2 \rightleftharpoons Fe^{3+}-O_2^- \rightleftharpoons Fe^{3+}-\cdot O_2^-$$

图 5-13　含铁蛋白非酶促反应产生自由基

④外来致病微生物侵入人体时，机体产生炎症反应，白细胞中也会出现大量自由基。如吞噬细胞的“呼吸爆发”，即在补体、Ca^{2+}、白三烯或内毒素等的刺激下，吞噬细胞的氧摄取量增加，其胞膜下 NADPH 氧化酶活性增高，将 O_2还原为 $\cdot O_2^-$。

⑤体内儿茶酚胺的增加也导致自由基生成。交感-肾上腺髓质系统是肌体在应激时的重要调节系统。在各种应激情况下，该系统分泌大量的儿茶酚胺。儿茶酚胺一方面具有重要的代偿调节作用，但另一方面过多的儿茶酚胺特别是它的氧化产物往往又成为对机体有害的产物。如大量的异丙肾上腺素、去甲肾上腺素、肾上腺素均能损伤细胞，儿茶酚胺的氧化产物会损伤心肌。儿茶酚胺氧化能产生具有毒性的氧自由基，肾上腺素代谢产生肾上腺素红的过程中有 $\cdot O_2^-$的产生。

⑥磷脂-花生四烯酸途 胞浆 Ca^{2+}激活烯酯酶 A_2，使膜磷脂降解，释放花生四烯酸，后者在环氧化酶的作用下生成前列腺素中间产物，同时伴有自由基的产生。

（2）由外源因素作用产生的自由基

外源性自由基由体外理化因素影响而产生（图 5-14），主要影响因素有：

①主动吸烟与被动吸烟：烟气中存在过氧化氢、一氧化碳、二氧化碳、烷基和烷氧基等多种有害的自由基，虽然这些自由基的寿命非常短，但却有着更大的危害性。与生活在洁净新鲜空气中的小白鼠相比，处于吸烟烟雾中的小白鼠的细胞死亡率明显增高。其原因在于吸烟烟气中的自由基进入小白鼠体内后，一方面可以使细胞膜中的不饱和脂肪酸过度氧化，从而使细胞膜的结构被破坏；另一方面，还可以生成新的脂类自由基，而自由基的连锁反应，会使各种损伤逐步积累和放大。

②辐射与电磁波：阳光中的紫外线以及医学诊疗中的各种射线照射皮肤表面时也可产生自由基。

③环境污染：包括空气污染、饮用水污染、工业废水污染以及土壤污染，大气上空的自由基占污染物总量的1%~10%，汽车尾气以及大气中的 SO_2等可诱发体内产生自由基。

④精神状况：压力过大、急躁、焦虑、郁闷、紧张等情绪问题刺激体内分泌去甲肾上腺素和肾上腺腺素，它们进行分解代谢时将会产生自由基。

⑤化学物质损害：例如药物、食品添加剂、残留农药、乙醇等化学物质在肝脏解毒过程中可产生自由基（化学毒物在体内代谢过程产生）。

外源性化合物可通过各种不同途径产生自由基。其中最主要途径是通过氧化还原反应，它通过加入一个单电子使化学物还原为不稳定的中间产物，随后这个电子转移给分子氧而形成超氧阴离子自由基（$\cdot O_2^-$），而中间产物则再生为原化学物，如醌类，硝基化合物，双嘧啶化学物。

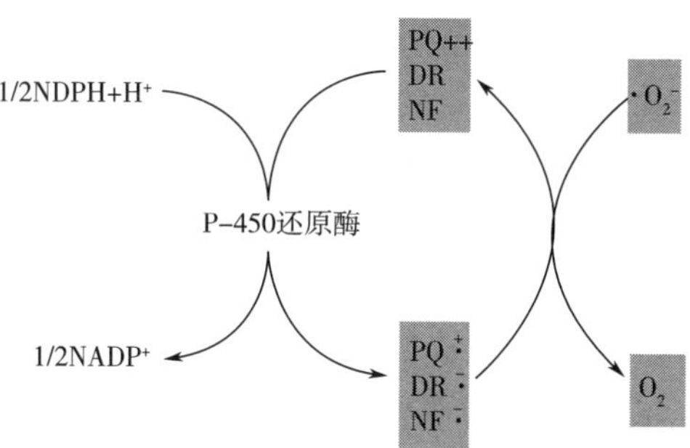

图 5-14　外源化学物氧化还原反应产生自由基

百草枯（paraquat，PQ^{++}）、阿霉素（doxorubicin，DR）和呋喃妥因（nitrofurantoin，NF）产生自由基。PQ 中毒的主要机制是进入体内经过单电子还原形成自由基，然后与分子氧反应生成联吡啶阳离子和超氧阴离子，后者歧化形成 H_2O_2，再在 Fe^{2+}存在下形成高活性自由基如 · OH，从而诱导脂质过氧化反应，引起组织细胞尤其是肺组织的氧化性损伤。

[延伸阅读] 百草枯易溶于水，极易被人体吸收，可经消化道、皮肤好呼吸道进入人体。由于人体的肺中有一种多胺转运体，而百草枯是一种季铵盐类，因此肺会对百草枯产生选择性吸附。百草枯进入肺泡细胞后，生成超氧阴离子和联吡啶阳离子，进而产生氧自由基，导致细胞器和细胞膜结构的改变、功能障碍。正常情况下人体免疫系统会清除受损、凋亡的细胞。而百草枯中毒造成大批细胞受损，产生远超过正常量的细胞因子，诱发过度的炎症反应。过量的细胞因子可损害血管、引起血栓，造成全身微循环障碍和多器官功能衰竭。百草枯中毒后期，受损的肺泡进行修复，成纤维细胞极易过度繁殖，导致患者出现肺纤维化，最终肺的氧交换功能丧失，患者由于缺氧而死亡。

5. 自由基的生成

自由基主要是由于化合物的共价键发生均裂而产生，也可以通过俘获电子而产生。如一个共价键化合物 A-B，当它受到热、辐射及超声波等能量的作用时，共价键就可能断裂。其断裂方式有两种，均裂和异裂。前者生成自由基，后者只能形成阴、阳离子。

化合物共价键的均裂是指分子内两个成键电子在两个参与原子间或碎片间平均分配发生断裂的过程。共价键均裂后，新形成的两部分各带一个未成对独电子（自由电子），这些带有未成对独电子的部分称为自由基。

$$A\cdot \mid \cdot B \xrightarrow{\triangle} A^{\cdot} + B^{\cdot}$$

可发生均裂的外源性化合物包括醌类（丝裂霉素、阿霉素、博莱霉素等）、硝基化合物（苯的硝基化合物如硝基苯）、硝基杂环化合物如呋喃妥因、双吡啶化合物（百草枯、杀草快）。

此外，有些化学毒物可干扰线粒体的细胞内呼吸功能而产生氧自由基，如甲基汞、氰化物、3-硝基丙酸。

二、 自由基对生物大分子的损害作用

体内适量的自由基在人体正常生理活动中起着非常重要的作用，如白血球利用自由基（超氧阴离子，一氧化氮）来杀死外来的微生物；体内一些分解代谢的反应须要自由基来催化，如血管的舒张；消化系统讯号的传导要借助于自由基（一氧化氮）等。但是，当自由基的产生超过机体抗氧化防御能力时，即可产生自由基损伤，从而引发疾病或中毒。自由基对体内生物大分子的损害作用主要包括自由基对脂质、蛋白质和 DNA 的氧化损伤。

1. 自由基对脂质的损害

（1）脂质过氧化概念　指机体通过酶促反应和非酶促反应产生的活性氧或自由基，能够攻击生物膜磷脂中多不饱和脂肪酸，引发自由基链式反应，连续产生脂质过氧化物（又称脂氢过氧化物）。引起多不饱和脂肪酸的氧化变质，对生物膜具有强烈的破坏作用。

（2）脂质过氧化的进程（图 5-15）

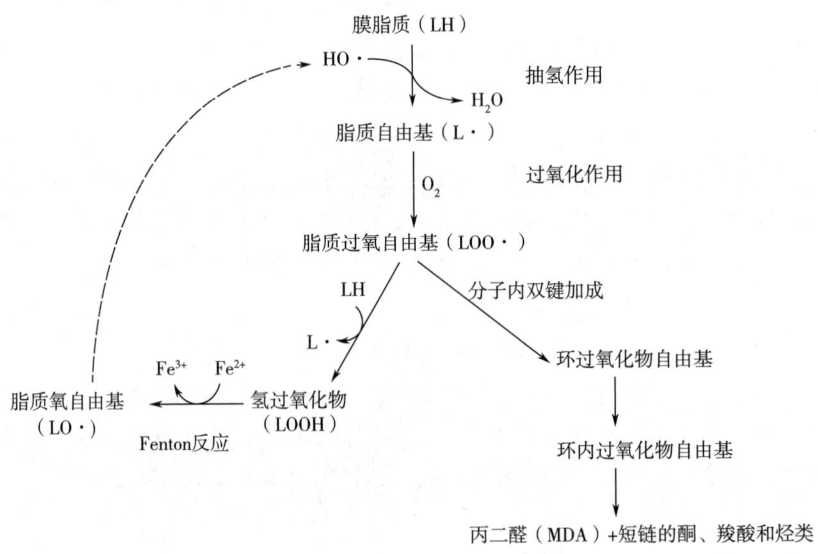

图 5-15　脂质过氧化反应过程

①起始（启动）阶段：又称抽氢反应。由辐射或其他自由基引发，自由基通过从膜脂肪酸侧链 α 亚甲基碳上夺去一个氢而启动脂质过氧化，形成初始自由基（脂烷自由基）。·OH 是最重要的脂质过氧化的诱导物。

$$LH \xrightarrow{\cdot OH,\ \cdot O_2^-} L\cdot \text{（脂烷自由基）}$$

②发展阶段：脂烷自由基迅速与 O_2 反应产生脂过氧自由基。后者作为启动子导致新的抽氢反应而产生新的自由基，使反应延续发展。与脂质过氧化反应关系最重要的是脂过氧化自由基和脂质过氧化物的形成。

$$L\cdot + O_2 \longrightarrow LOO\cdot \text{（脂过氧自由基）}$$

$$LOO\cdot + LH \longrightarrow LOOH + L\cdot$$

已形成的自由基将作为启动子而产生新的自由基，使反应发展下去。在发展阶段中，形成的自由基总数保持不变，一种自由基团可经多种反应转变成另一种形式的自由基团。去氢后的碳原子形成脂自由基（L·）。

③终止阶段：只有二个自由基相互作用，才能使自由基反应链终止，消除自由基。

$$LOO\cdot + L\cdot \longrightarrow LOOL\text{（脂质过氧化物）}$$

$$LOOH \xrightarrow{\text{歧化}} \text{醇+酮} \longrightarrow \text{反应终止}$$

LOOH 在有氧条件下不稳定，能进一步分解生成一系列小分子的碳氢化合物，如醛、酮、醇、烃、酯等具有刺激性气味，通常称其为“酸败气味”，如 4-羟基-2-反式-壬烯醛（HNE）和丙二醛（MDA）等。自由基对细胞膜脂质多不饱和脂肪酸损伤的机制，即自由基夺去上述亚甲基的氢原子，使该脂质形成脂质自由基，从而可能引发脂质过氧化反应，而产生过氧化脂质、丙二醛（MDA）等物质，使细胞膜受损伤。图 5-15 总结了膜脂质的过氧化过程。

（3）脂质过氧化的后果

①生物膜生物物理特性改变和钙稳态失调：生物膜是生命活动的基础，主要由脂质、蛋白质和糖类组成，脂质以磷脂为主，磷脂的主要成分是多聚不饱和脂肪酸，其中有多个弱键和不饱和键，自由基对其有很高的亲和力，因此生物膜易受自由基攻击。自由基能够氧化不饱和脂肪酸，形成过氧化脂质，致使生物膜流动性降低、脆性增加、脂质双层断裂，从而导致各种膜性细胞器受损。细胞膜受损后，其通透性、离子转运以及屏障功能遭到破坏。线粒体膜受损后，有氧呼吸和能量供给发生障碍；溶酶体膜受损后，释放出来的多种水解酶可使组织细胞裂解，甚至导致细胞自溶；粗面内质网受损后，核糖体无法附着，直接影响蛋白质合成。

过氧化脂质与蛋白质结合生成不溶于水的脂褐素，沉积在皮肤细胞中不易除去，形成老年斑，如果在大脑、脑干、脊髓和神经节中堆积，将会导致神经细胞老化，引起记忆减退或智力障碍，甚至出现阿尔茨海默病。

②脂质过氧化物的分解产物具有细胞毒性：脂质过氧化物的分解产物中特别有害的是一些不饱和醛类如丙二醛等，它们可以引起蛋白质、核酸等生命大分子的交联聚合，影响膜蛋白的构象及其运动性，从而导致膜功能的异常（图 5-16）。

③当氧自由基攻击遍布全身的脂肪组织时，它们会“击中”在血液中漂浮的胆固醇的微滴，当击中的是低密度胆固醇，它会被氧化。结果是胆固醇变得更黏稠，黏稠到会黏附在动脉管壁上粗糙的地方。这些发生后，血栓就开始形成，最后导致动脉堵塞、心脏病发作或中风。

2. 自由基对 DNA 的氧化损伤

（1）自由基对碱基的氧化　自由基与 DNA 反应，如脂质过氧化自由基和烷基自由基可引起 DNA 碱基，特别是鸟嘌呤碱基的氧化。形成许多不同类型的碱基修饰物，8-羟基鸟嘌呤最为常见，形成数量最多，故通常以它作为 DNA 氧化损害的重要指标（图 5-17）。

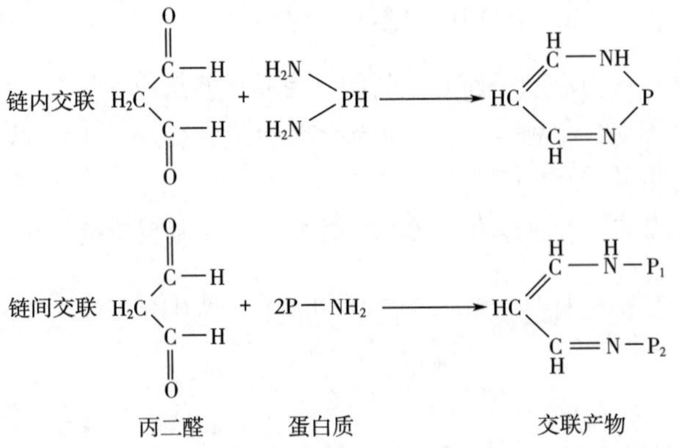

链内交联

链间交联

丙二醛　　蛋白质　　交联产物

图 5-16　脂质过氧化产物与蛋白质发生交联

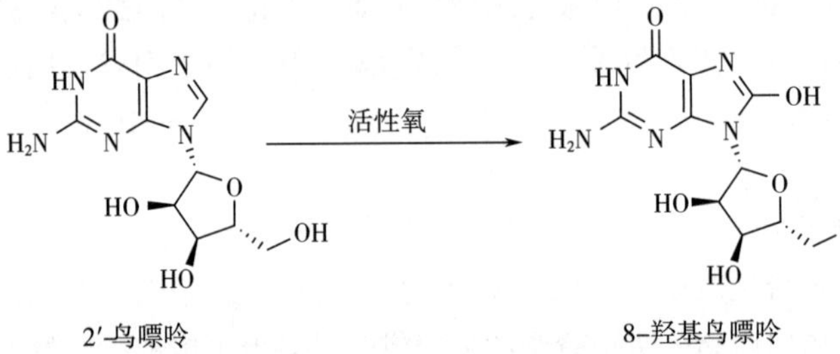

活性氧

2′-鸟嘌呤　　8-羟基鸟嘌呤

图 5-17　活性氧催化鸟嘌呤碱基氧化

（2）自由基对碱基的加成　·OH 被认为是生物体中最活泼、最有害的活性氧自由基，容易与 DNA 碱基中的鸟嘌呤碱基 G 反应导致 DNA 的氧化损伤。·OH 在攻击嘌呤碱基时在 4，5，8 位加成（图 5-18）。

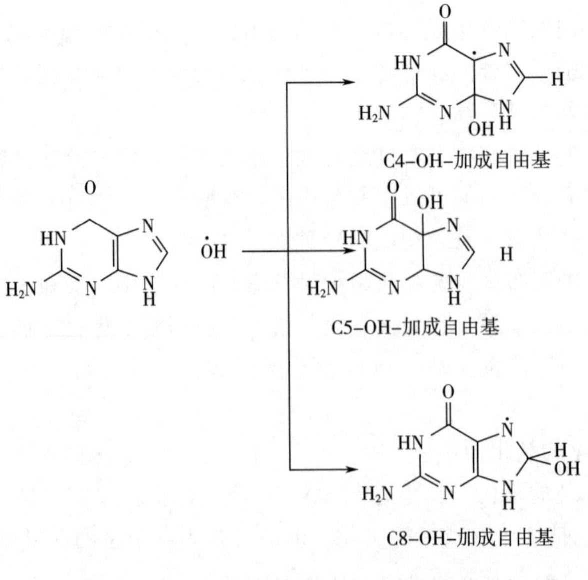

C4-OH-加成自由基

C5-OH-加成自由基

C8-OH-加成自由基

图 5-18　鸟嘌呤碱基与羟自由基的加成反应

（3）对脱氧核糖的氧化损伤　脱氧核糖中的 C 原子和—OH 上的氢能与·OH 反应，在 C4 位置上抽氢，使其变为碳中心自由基，后者与 O_2 结合成为过氧化物，破坏戊糖的结构，引起磷酸二酯键断裂（图 5-19）。

（4）DNA 氧化损伤的后果是造成 DNA 链断裂

①·OH 对 DNA 的攻击，主要针对 DNA 分子中的核糖部分，可能的位置在 DNA 分子中核糖的 C3 和 C4 碳位上，造成 DNA 链的断裂；

②自由基对胸腺嘧啶碱基作用，造成的损害经修复酶切除，可产生类似的单链断裂；

③氧化应激可启动细胞内的一系列代谢过程，激活核酸酶，导致 DNA 链的断裂；

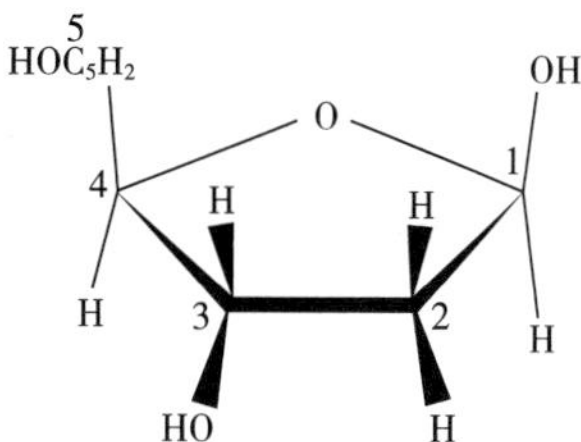

图 5-19　脱氧核糖结构图

④大量羟自由基攻击较短的 DNA，引起双链断裂。这种情况常发生于电离辐射之后，常表现为致死效应。

3. 自由基对蛋白质的氧化损伤

蛋白质在细胞中分布广、比例大，也是活性氧的靶分子。某些氨基酸是自由基的敏感性受体，自由基会使这些氨基酸残基发生突变，蛋白质多肽链也会随之断裂、聚合（聚合反应是由单体合成聚合物的反应过程）或交联（线型或支链型高分子链间以共价键连接成网状高分子的过程），蛋白质的构象和活性位点改变，导致其功能的改变。总之，当氧自由基直接攻击蛋白质分子时，将导致分子结构改变，产生不良后果。例如，自由基能够促进胶原蛋白酶和硬弹性蛋白酶释放，促进胶原蛋白和硬弹性蛋白过度交联并降解，如果发生于皮肤中，将导致皮肤松弛、皱纹增多；发生于血管间质成分时，引起毛细血管脆性增加、通透性增高、静脉曲张，甚至血管破裂。

自由基对蛋白质的氧化损伤主要是自由基对氨基酸的作用，因此，取决于蛋白质成分的特征及自由基的种类。自由基对蛋白质的损害作用分为直接作用和间接作用两类。

4. 自由基对蛋白质的直接作用

（1）自由基对脂肪族氨基酸的氧化损伤　最常见的途径为：在脂肪族氨基酸（天冬氨酸、谷氨酸、赖氨酸、精氨酸、亮氨酸、缬氨酸与苏氨酸等）α-位置上将一个氢原子除去，形成 C 中心自由基，其上再加氧，生成过氧基衍生物（图 5-20）。后者分解成 NH_3 及 α-酮酸，或生成 NH_3、CO_2 与醛类或羧酸，破坏脂肪族氨基酸的结构。

（2）自由基对芳香族氨基酸氧化损伤　芳香族氨基酸（色氨酸、酪氨酸、苯丙氨酸）很少出现 α-除氢，而多出现羟基衍生物（图 5-20）。后者可将苯环打开或在酪氨酸处交联成二聚体。

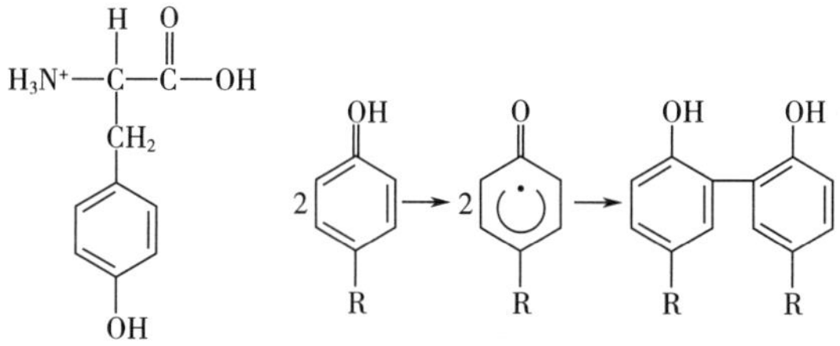

图 5-20　自由基氧化芳香族氨基酸

O-Tyrosine 和 O，O′-Dityrosine 可用来作为体内蛋白质氧化程度的标志物，O，O′-Dityrosine 会随年龄增长而累积在生物体的骨骼、心肌细胞中，因此可以作为人体老化程度的指标。

（3）自由基对含硫氨基酸氧化损伤　所有氨基酸侧链都易遭受自由基和非自由基 ROS 攻击。同时氨基酸侧链的氧化也会导致羰基的形成。然而事实上所用的氨基酸对 ROS 都有不同的敏感性。其中半胱氨酸可能是最易受影响的氨基酸残基，通常它是第一个被氧化的。其他含硫氨基酸，如 · OH 可使甲硫氨酸氧化为甲硫氨酸亚砜，使半胱氨酸（Cys）氧化成 Cy-S-S-Cy、Cy-SOH 及 Cy-SO_2H。半胱氨酸残基是蛋白质对 ROS 最敏感的基团（图 5-21）。

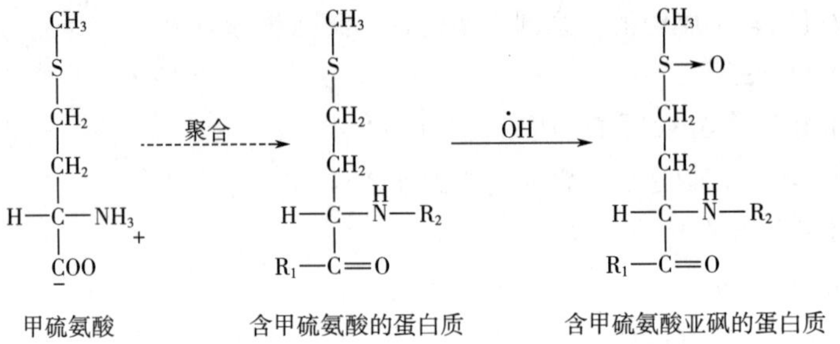

聚合　$\dot{O}H$

甲硫氨酸　含甲硫氨酸的蛋白质　含甲硫氨酸亚砜的蛋白质

图 5-21　自由基氧化含硫氨基酸

2. 自由基对蛋白质的间接作用

（1）由于肌肉组织中含有大量的不饱和脂肪酸、亚铁血红素、金属离子或其他促进氧化因子，这些因子可以诱导产生各种活性氧自由基，或成为直接诱导蛋白质氧化的催化剂，从而使肉类或鱼类的品质恶化。此转化过程由过渡金属介导，主要通过 Fenton 反应生成 · OH，出现氧化损伤（图 5-22）。

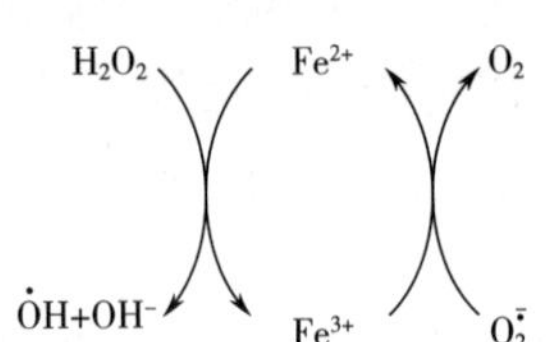

图 5-22　自由基在 Fenton 反应中的转化

其损伤特点为部位特异性。因为在蛋白质结构内，只有某个或几个金属结合部位的氨基酸受到影响。

（2）脂质过氧化的自由基中间产物作用　如脂氧自由基（LO·）和过氧自由基（LOO·），可作为引发剂通过抽氢使蛋白质变成自由基，后者可引起链式反应，导致蛋白质聚合，使蛋白质的运动和功能受到限制（图 5-23）。

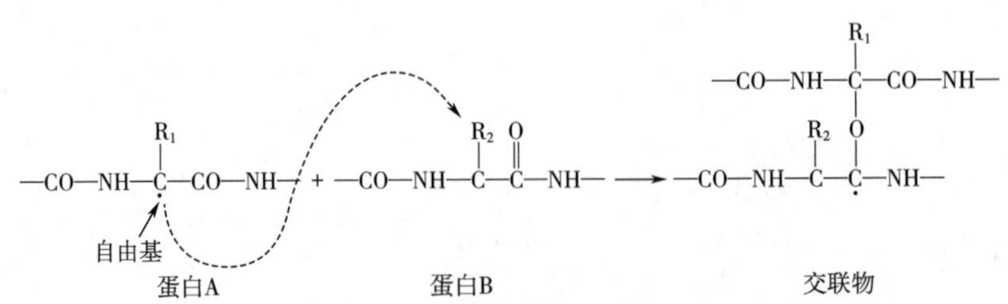

图 5-23　脂质过氧化自由基与蛋白质发生交联反应

如脂质过氧化产物可使人体低密度脂蛋白（LDL）发生氧化修饰，使 LDL 失去对其受体的高度亲和力。当人体内的低密度脂蛋白升高后，在血液流动的过程中，低密度脂蛋白在细胞内皮的作用下进入血管腔内，由于大量自由基的存在，氧化自由基与低密度脂蛋白结合形成氧化型的低密度脂蛋白（Ox-LDL），氧化型的低密度脂蛋白在血管壁内就会被当成异己存在，而被巨噬细胞、单核细胞、内皮细胞和平滑肌细胞吞噬掉。平滑肌细胞和巨噬细胞吞噬大量的氧化型的低密度脂蛋白就变成泡沫细胞，大量的泡沫细胞堆积，使血管壁向外凸出（但是做血管造影是看不出血管壁有任何改变），粥样硬化斑块的形成就导致动脉粥样硬化。血管内皮细胞吞噬氧化型的低密度脂蛋白后，造成血管内壁的损坏，血管内壁间隙增大，在血管内由于 T 细胞释放的 γ 干扰素，使泡沫细胞破裂，内容物就会从血管内壁间隙增大处流入血管腔内，由于血管的应激作用就会将渗出的内容物包裹，形成血栓斑块。当这种血栓在心脏部位产生就形成心梗，在脑部产生就形成脑梗。因此防止低密度脂蛋白被氧化是防止心血管疾病的关键所在。

3. 蛋白质氧化损伤的后果

主要表现为蛋白质的凝集与交联，或是蛋白质的降解与断裂。其中蛋白质聚合交联会导致膜流动性、通透性受到不利影响，进而导致动脉粥样硬化或老年色斑形成。

三、 自由基致衰老的作用及机制

1. 脂褐素的形成

过量的 $\cdot O_2^-$ 和 $\cdot OH$ 氧化细胞膜中不饱和脂肪酸引起脂质过氧化、交联、聚合成脂褐素（一种难以消除的惰性废物），它堆积在细胞内毒害细胞，阻止细胞内物质和信息的传递。脂褐素在皮肤细胞中堆积，形成老年斑；在脑细胞中堆积，则会引起记忆减退或智力障碍，甚至导致老年性痴呆症；在心肌细胞中堆积，心脏功能减退。胶原蛋白聚合则引起皮肤失去张力和弹性，皱纹增多以及老年性骨质增生。这些都是衰老的基本特征。

2. 线粒体 DNA 突变

人类线粒体 DNA（mtDNA）为一环状双链超螺旋 DNA，存在于线粒体基质中。mtDNA 具有极其经济的基因排列，没有内含子，却有部分区域基因重复使用，因此任何突变都可能造成重要功能的病理性变化。生殖细胞系 mtDNA 突变，可引起遗传性氧化磷酸化（OXPHOS）能力缺陷而导致过早发生退行性疾病。mtDNA 片段缺失或点突变，可导致机体老化、心肌缺血、老年心衰等老年性心脏疾病的发生；衰老心肌中片段缺失和 OXPHOS 中酶活力下降可导致自由基介导的脂类过氧化反应加速，形成动脉粥样硬化斑块。

3. 诱导细胞凋亡

细胞的衰老性死亡就是细胞凋亡。体内的自由基特别是 $\cdot O_2^-$ 和 $\cdot OH$ 主要产生于具有重要功能、高度活动性、耗氧量高的组织细胞（如脑细胞、神经细胞、心肌及内分泌细胞），造成过度堆积，它们通过氧化作用攻击生命大分子物质，导致这些组织细胞内 DNA、蛋白质、脂膜的损伤，诱导细胞凋亡，加速机体老化。

4. 蛋白质合成减少

自由基通过其强氧化作用对核酸进行氧化和交联，使发生断裂、突变，从而严重影响蛋白质遗传信息的正常转录和翻译，使蛋白质表达量降低甚至消失，或者产生突变蛋白质，而蛋白质合成减少正是老年性记忆减退、智力障碍及肌肉萎缩的重要原因。

本章小结

本章首先介绍了毒理机制中的基础知识，主要包括终毒物、增毒和化学毒物产生毒性作用的可能途径；接着从人体主要器官、系统的角度介绍了外源化学物毒性作用的一般机制，然后介绍了外源化学物对细胞和亚细胞的损害，最后重点叙述了外源化学物对生物膜的损伤、外源化学物对细胞钙稳态影响及不良后果，自由基对生物大分子的氧化损伤等内容。

复习思考题

一、名词解释

1. 终毒物
2. 钙稳态失调学说
3. 脂质过氧化作用
4. 活性氧

二、简答题

1. 简述化学毒物产生毒性最为复杂的途径。
2. 简述多不饱和脂肪酸发生过氧化作用的基本过程。
3. 简述细胞内钙离子升高导致细胞凋亡原因。
4. 简述自由基对生物大分子的氧化损伤。
5. 简述 Ca^{2+}、ROS、ATP 三种原发性代谢障碍之间的相互作用。

第六章

CHAPTER 6

外源化学物毒性作用的影响因素

重要名词与英文对照

影响因素 influence factor	环境因素 environmental factor
接触剂量 exposure dose	联合毒性 joint toxicity

外源化学物发挥毒性作用不仅是其本身发生毒性反应的结果，同样也是外源化合物与机体（人体、动物等）在一定条件、一定剂量及持续一定时间下反应的结果。外源化学物之间、外源化学物与环境、外源化学物与机体之间的相互作用决定了外源化学物的毒性作用。因此，要了解影响外源化学物毒性强弱的因素需要从外源化学物自身因素、环境因素、机体因素及外源化学物联合作用这四个角度来考虑。

第一节　外源化学物自身因素

外源化学物可以以液体、固体和气体的形式存在，通过与机体接触或进入机体后，才能够与机体发生生化或物理反应，引起机体损伤或功能异常，以此发挥毒性作用。因此外源化学物的毒性作用与外源化学物自身的化学结构组成、理化性质、纯度密切相关。

一、化学结构组成

外源化学物的化学结构组成是外源化学物理化性质的基础，影响着外源化学物的化学性质及存在形式。外源化学物在接触或者进入机体后，通过与机体内的重要组织器官或蛋白等大分子发生作用，干扰机体正常的生理生化功能，产生毒性反应。这种相互作用对于不同的化学结构组成来说，有着十分显著的差异，这种差异也可称为构-效差异。引起毒性作用差异在化学结构方面的主要因素包括功能基团、携带电荷等。

（一）功能基团

在化学反应中，一些功能基团的引入或者取代，通常能够改变化合物的反应活性及理化性质。例如在苯环上引入羟基后，导致了苯环偏酸性，更易与机体中的偏碱性靶分子反应，使得毒性增强。羟基的引入也导致了极性的增强，化学性质变得活泼，更易与机体中的酶等大分子发生反应，使得毒性增强。常见的例子如卤素取代，卤素是指周期系ⅦA族元素，卤素通过亲核取代反应与其他化合物发生反应，导致极性增强，提高外源化学物毒性。例如肝毒性较弱的甲烷，在发生氯取代反应后，毒性显著增强。相同剂量和作用时间下，氯的取代数量越多，对肝的毒性也越强。同样，甲烷对人体基本无毒，但发生卤素取代反应后，产生的碘甲烷，溴甲烷等都具有强毒性。

（二） 携带电荷

外源化学物携带电荷对于外源化学物的毒性也有着十分重要的影响。镉等多种重金属自身携带电荷，能够与机体内的生物大分子发生不可逆的反应，产生毒性作用。一些电负性基团的引入也可与机体内携带正电荷的生物大分子反应，如苯基、醛基、酮基等。

（三） 旋光异构

一些特殊的外源化学物其化学结构存在构型或构象异构的现象，又称手性，这种结构在外源化学物毒性上起着非常重要的作用。如天然的（-）-尼古丁毒性比（+）-尼古丁大得多。如食品中常见的有毒化合物二嘧英（图6-1），其同系异构体2，3，7，8-TCDD毒性远大于二嘧英，有着“地球上毒性最强的物质”的称号。

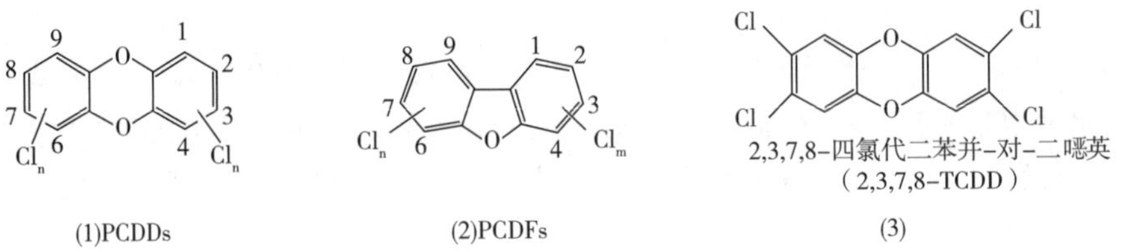

2,3,7,8-四氯代二苯并-对-二嘧英（2,3,7,8-TCDD）

(1)PCDDs　(2)PCDFs　(3)

图6-1　二嘧英分子结构图

（四） 碳原子组成及结构

外源化合物结构中的碳原子数与其毒性大小具有密切的关系。如烷基链中碳原子数量与外源化学物的毒性呈正相关，碳原子数量越多，外源化学物越活泼，毒性也越大。在碳原子数相同时，碳链类型不同，毒性也不同。一般来说，直链外源化学物的毒性要大于支链外源化学物，成环外源化学物的毒性要大于开链外源化学物。在碳原子数相同时，不饱和度不同，毒性也不同。一般来说外源化学物不饱和度增加，毒性也增加，如乙炔的毒性要显著高于乙烯，乙烯的毒性要显著高于乙烷。

[延伸阅读] 二嘧英是指含有2个或1个氧键连结2个苯环的含氯有机化合物，它的英文名字“Dioxin”。由于Cl原子在1~9的取代位置不同，可构成75种异构体多氯代二苯(PCDD)和135种异构体多氯二苯并呋喃(PCDF)，通常总称为二嘧英 。

二嘧英类的毒性因氯原子的取代数量和取代位置不同而有差异：含有1~3个氯原子的被认为无明显毒性；含4~8个氯原子的有毒，其中2，3，7，8-四氯代二苯-并-对二嘧英（2，3，7，8-TCDD）是迄今为止人类已知的毒性最强的污染物，国际癌症研究中心已将其列为人类一级致癌物；如果不仅2，3，7，8位置上被4个氯原子所取代，其他

4个取代位置上也被氯原子取代，那么随着氯原子取代数量的增加，其毒性将会有所减弱。

由于环境二噁英类主要以混合物的形式存在，在对二噁英类的毒性进行评价时，国际上常把各同类物折算成相当于2，3，7，8-TCDD的量来表示，称为毒性当量（Toxic Equivalent Quantity，TEQ）。

从职业暴露和工业事故受害者身上已得到一些二噁英对人体的毒性数据及临床表现：暴露在含有PCDD或PCDF的环境中，可引起皮肤痤疮、头痛、失聪、忧郁、失眠等症，并可能导致染色体损伤、心力衰竭、癌症等。有研究结果指出，二噁英还可能导致胎儿生长不良、男子精子数明显减少等。它侵入人体的途径包括饮食、空气吸入和皮肤接触。人类暴露于含二噁英污染的环境中，可能引起男性生育能力丧失、不育症；女性青春期提前；胎儿及哺乳期婴儿疾患、免疫功能下降、智商降低、精神疾患等。

越南战争时期，美军实施了“牧场行动计划”，用飞机向越南丛林喷洒了大量有效成分是可导致先天畸形及致癌的剧毒物质落叶剂。战后，越南出现了很多畸形儿，当年参战士兵妻子的自发性流产率、孩子出生缺陷率都高于常人，这些被认为都和落叶剂的使用有关。

二、理化性质

外源化学物的理化性质对其毒性作用具有重要的影响，这些理化性质包括分散度、挥发度/溶解度、电离度、油/水分配系数等。

（一）分散度

外源化学物特别是粉尘、烟雾等固形物质，其毒性与颗粒大小相关，颗粒度即分散度。外源化学物的分散程度越小，即颗粒越大，比表面积越小，不易进入机体；相反，分散程度越大，即颗粒越小，比表面积越大，越容易通过黏膜、表皮进入机体，分散度越高越容易吸收消化。如在氧化铝纳米颗粒物的毒性研究中发现，纳米颗粒因颗粒小，比表面积大，易进入机体，表现出更强的毒性。

（二）挥发度/溶解度

挥发度/溶解度与毒性作用的关系密切，挥发度/溶解度较大的外源化学物易被胃吸收。例如外源化学物挥发度较高时易于形成较大蒸气压，其更易通过呼吸道和皮肤吸收进入机体，发挥毒效应。例如，挥发性较高的麻醉药，可以通过吸入而不是注射就能发挥麻醉作用。例如阿司匹林（$pKa=3$）在溶解度较差的环境下，不易被吸收。又如奎宁（$pKa=8.4$），在胃中呈离子型状态，而在肠中吸收。

（三）电离度

外源化学物在溶液中达到电离平衡时，已电解离的化学物分子占原来的总分子数的百分数即为电离度。不同的pH条件下，化学物的解离度是不一样的，在合适的解离度下，化学物能够极大限度的成为非离子态，并发挥最大毒性。氨（NH_3）毒性较弱，但非离子态氨不带电荷，具有较高脂溶性，易透过细胞膜，导致机体中毒。并且非离子态氨的比例越高，毒性越强。

（四） 油/水分配系数

油/水分配系数是指外源化学物在油相和水相达到平衡时的常数，油/水分配系数直接影响外源化学物在机体中的吸收、分布、转运、代谢与排泄过程。一般脂溶性高的化学物易于吸收但不易排出，蓄积情况也越严重，毒性效应也越强。反之，脂溶性低的化学物，难以吸收，蓄积情况可能较轻，毒性效应也较弱。例如，汞类化合物的脂溶性大小与其毒性大小正相关，脂溶性较高的甲基汞大于醋酸汞，大于氯化汞。

三、纯　　度

纯度对外源化学物的理化性能和毒性影响十分显著，纯度也指杂质含量，这些杂质中有些能够影响、增强或者改变外源化学物的毒性作用方式，有的杂质比外源化学物的毒性还要大。如外源化学物杂质四氯二苯-对位-二噁烷（TCDD），该杂质毒性非常大，即杂质含量很低时，仍可影响其毒性。

第二节　环境因素

环境是人类和动植物生存的基本条件，其生活和健康也受着周围环境的影响。外源化学物在内的一般化合物的代谢、转化及降解均在环境中进行，环境中的多种因素对外源化学物毒性作用有着十分重要的影响，这些因素影响到外源化学物在机体内的吸收、分布、代谢和转化。如环境的温度、湿度、光照时间等可改变机体体液循环、新陈代谢速率，从而影响外源化学物吸收、代谢速率，影响外源化学物毒性效应。

一、温度、湿度

机体内许多酶及生物大分子活性均受温度的影响，导致许多生理功能同样会受到环境温度的影响。如环境温度升高，可以使恒温动物的呼吸加快，血管舒张充血，循环加快。机体在硬度高温胁迫时，还会降低肠胃等功能，导致胃液分泌减少，影响外源化学物的吸收。如氯丙嗪在室温（28℃）的半致死剂量约为350mg/kg，而在人体体温下（37℃）时半致死剂量为30mg/kg。湿度的增大则会影响以排汗方式降温的动物的体温，同样也影响了外源化学物的吸收、分布。湿度大对于外源化学物通过表皮渗透进入机体也会有着十分重要的影响，湿度甚至能够直接与外源化学物反应生成毒性更大的毒物，如 SO^{2-} 与水反应可以生成毒性更强的 SO_3 和 H_2SO_4。

二、光照、昼夜和季节

光照强度与频率对动植物的生长发育有着十分重要的影响，不仅能够影响植物的光合作用，同时还能影响动物的新陈代谢。如连续光照能够改变昼夜节律，延长采食时间及频率，影响激素分泌及生长发育等，从而影响外源化学物的毒性作用。

昼夜节律是机体以24h为周期的变化活动，小到细菌的发光，大到动物的活动休息都与之息息相关。昼夜节律的扰乱会导致机体生理技能、适应性等一系列问题的产生。很多生理相关的一些代谢活动都受昼夜节律的影响。如人体的肾上腺素在白天达到最高，然后逐渐下降。肝脏解毒相关代谢酶同样也受到昼夜节律的影响。这就导致不同昼夜时间下，外源化学物表现出来的毒性效应不一样，机体对于外源化学物的敏感性也不一样。如抗肿瘤药物5-氟尿嘧啶（5-FU）的夜间毒性要高于白天。因此，外源化学物的毒性作用是受昼夜节律影响的。

外源化学物的毒性作用还受到季节的影响。例如，河豚毒素在不同季节时，毒性是不同的。一般春季为河豚雌鱼的卵巢发育期，肝脏毒性也在春季最强，所以河豚在春季毒性最强。又如，苯巴比妥，具有一定的毒副作用，并且该毒副作用在春季时最强。

第三节　机体因素

机体由于存在遗传背景、年龄、性别、生理状况、免疫能力及营养状态等的差异，其对于外源化学物的敏感性有着十分显著的差异。这些差异甚至直接决定外源化学物对机体的毒性强弱和有无。

一、 种属、 个体差异

任何外源化学物的毒性效应剂量都是基于某一种属甚至是某一个体而言的，不同种属和个体对于同一外源化学物的毒性作用敏感性不同，导致外源化学物的毒性效应剂量也是不一样的。

（一） 种属差异

不同动物、植物、微生物对于同一类外源化学物的敏感性不一样。对人体或动物无毒的青霉素等抗生素，对细菌等微生物则具有极强的毒性。不同种属之间同样存在着差异，如不同动物对相同剂量的重金属的毒性反应是不一样。小鼠对镉的腹腔注射半致死剂量为2mg/kg，而大鼠为3. 75mg/kg；金鱼在含镉溶液的96h半致死剂量为2. 13mg/L，鲤鱼则为35mg/L。

（二） 个体差异

除了外源化学物在种属之间存在差异外，实际上外源化学物在同一种属的不同个体之间，也会因性别、年龄的不同而导致毒性作用强度不同，即它们对外源化学物的敏感性不同。

1. 性别

外源化学物对不同性别的成年个体产生的毒性效应是不同的。这与性别对外源化学物的吸收、分布及代谢活性密切相关。如，全氟辛酸在雌雄大鼠体内的分布明显不同，在雄性大鼠中，全氟辛酸在肝脏分布较多，而雌性大鼠则在血浆、肾脏和卵巢中分布较多。又如重金属镉更容易在女性个体内残留，研究发现人体接触镉后，5%的镉会被人体吸收，然后蓄积在人体肝脏和肾脏中，在摄入同等剂量的镉后，女性镉蓄积情况要比男性更严重。这与女性特征密切相关。其原因是雌性孕激素能抑制肝脏肝微粒体酶的氧化作用和葡萄糖醛酸的结合作用。研究显示怀孕的雌性小鼠对金属离子、苯、二硝基酚的也更敏感。

2. 年龄

同一种属同一性别的新生、成年和老年个体对外源化学物敏感程度也是不一样的，新生大鼠对于多种外源化学物的敏感性显著高于成鼠。如，氯霉素在幼鼠血液中浓度高，保留时间长，毒作用强，易引发心血管衰竭，这与幼鼠缺乏与氯霉素等抗生素结合的葡萄糖醛酸有关。生物膜的通透性强、血脑屏障发育不完全也是新生个体对外源化学物较敏感的重要原因。而老年个体，由于酶活性降低，代谢减慢、脏器功能下降或丧失，导致外源化学物蓄积情况加剧。如老年个体胰岛素耐受导致的糖尿病个体，对糖毒性的敏感性显著增强。不同年龄的个体由于酶活力、代谢系统和器官功能上的差异，导致了年龄能够部分决定机体对外源化学物敏感性。

3. 营养与健康

个体的营养状况和健康状况也对外源化学物的敏感性有着重要的影响。如营养缺乏时，会导致酶等蛋白产量减少，酶活降低，外源化学物在体内的代谢和排泄减慢，导致外源化学物蓄积毒性增强。例如机体缺乏抗坏血酸时，抗氧化能力下降，导致机体对镉等重金属造成的氧化胁迫敏感性增加，镉毒性增强。而患有肝炎等慢性疾病的个体，由于自身肝脏解毒能力下降或丧失，导致个体难以代谢和降低外源化学物在体内的蓄积，降低外源化学物毒性，从而使毒性增强。

4. 特殊受体

外源化学物往往需要通过与机体内相应的受体进行反应，外源化学物结合受体引起机体胞内信号转导，激活下游效应物，才能发挥毒性效应。这些受体是外源化学物毒作用的靶点，且受体与外源化学物的结合具有高度的特异性。例如氯霉素等抗生素，需要竞争性的结合原核生物核糖体大小亚基的特定氨基序列才能抑制核糖体功能，发挥毒性作用。鬼臼毒素（Podophyllotoxin）具有强细胞毒性，其在细胞内的靶点是生长因子受体（IGF-1R），鬼臼毒素需要与生长因子受体结合才能发挥细胞毒性，抑制肿瘤细胞的生长，最终诱导细胞凋亡。

二、 机体接触外源化学物方式的差异

（一） 接触途径

机体接触外源化学物的途径不同，外源化学物的吸收方式也不同，进入机体后，在体内各脏器的分布情况也不同。由于分布不同，外源化学物的生物转化形式、程度及毒性作用的强度亦不同。如经口接触到的外源化学物会通过胃肠道吸收，外源化学物还会经肝脏，被肝代谢酶转化激活，产生效应物发挥毒性作用。而经皮肤或呼吸道黏膜接触到的外源化学物，则会先经肺循环或直接进入体液循环，再经过肝脏代谢酶转化激活，发挥毒作用。两种接触方式导致的外源化学物吸收速率及剂量不一样，毒性作用强度也会不一样。不同接触途径的吸收速度和毒性大小的顺序是：静脉注射>呼吸道吸入>腹腔注射>肌肉注射>经口>皮肤接触。经口接触时，具有首过消除效应，这会影响毒性吸收及毒性作用强度。

（二） 接触剂量及持续时间

接触剂量是指机体通过一定接触途径接触外源化学物时的外源化学物总量，该剂量会受到所处环境、机体屏障、持续时间的影响，实际吸收并进入机体的外源化学物总量会低于接触剂量，该剂量也称吸收剂量。实际的吸收剂量与接触剂量及持续时间直接相关，接触的剂

量越大，持续时间越长，外源化学物吸收剂量也可能越大。例如真菌毒素 T-2，低剂量短时间接触时，对虾组织的损伤情况要比高剂量长时间接触要轻，毒性作用要弱。如大剂量长时间接触同一种外源化学物会出现中毒的现象。

（三） 接触频率

一般来说在接触剂量和持续时间一定的情况下，改变接触频率同样也能影响外源化学物毒性强度。一些低毒的外源化学物，在多次接触后，也会出现累积效应，产生较高的毒性作用。如接触电离辐射的医务人员，在长期高频率的操作释放电离辐射仪器后，患癌的几率要远高于其他医务人员。又如经常食用含有低剂量亚硝酸盐的腌制食品后，亚硝酸盐诱发食管癌几率大大增加，亚硝酸盐的毒性作用也越强。因此，机体接触途径、剂量、持续时间和频率能够显著影响外源化学物对机体的毒性作用强度。

第四节 联合毒性效应对外源化学物毒性的影响

一、 联合毒性效应的种类及作用

随着科技的发展，人类已知的有毒外源化学物数量和种类越来越多，许多不同种类的外源化学物都是以混合存在的形式围绕在机体周围。这些混合在一起的外源化学物之间会以多种交互作用的形式来与机体作用，产生不同的毒性作用效应，这种多种外源化学物共同作用于机体产生的毒性效应也叫联合毒性效应。由于外源化学物化学结构形式的差异，外源化学物联合作用也是多种多样的，其中包括相加、协同、拮抗和独立作用：

（一） 相加作用

对于化学结构相似、作用机制及作用靶点相同的外源化学物，外源化学物联合作用效应等于各个化合物单独作用于机体的效应总和，外源化学物之间具有相加作用。如丙烯腈和乙腈具有相加作用。

（二） 协同作用

对于外源化学物联合毒性作用能够增效的外源化学物，即外源化学物联合作用效应大于各外源化学物单独作用时的毒性，外源化学物之间具有协同效应。如乙醇能够增强四氯甲烷的毒性。

（三） 拮抗作用

外源化学物毒性作用产生的联合毒性效应小于各外源化学物单独毒性效应的总和，毒性减弱，即 $1+1<1$，外源化学物之间具有拮抗作用。如硒能够降低镉与汞等重金属的毒性。

（四） 独立作用

对于外源化学物由于各自作用的受体、靶点等不同，各外源化学物互不影响其他外源化学物的毒性作用，独立发挥毒性作用，外源化学物毒性作用产生的联合毒性效应等于各外源化学物单独毒性效应时，外源化学物之间为独立作用。

二、 外源化学物的联合作用方式

（一） 外源化学物的联合作用方式

1. 体外进行的联合作用

多种外源化学物在进入机体前发生的联合作用，称为体外进行的联合作用。这些体外进行的联合作用往往能够增强或减弱其他外源化学物的吸收及分布。例如，盐酸、硫酸等强酸与镉等重金属在体外反应，能够改变镉的水溶性，增强镉的吸收及蓄积作用，从而使镉的毒性增强。

2. 体内进行的联合作用

多种外源化学物在进入机体后发生的联合作用，称为体内进行的联合作用。这些体内进行的联合作用能够间接改变机体的蛋白结构功能或代谢能力来影响其他外源化学物的毒性。如具有脂毒性的油酸能够在体内与重金属结合，并降低重金属镉引发的氧化胁迫，从而降低重金属的毒性，降低镉的毒性。又如全氟辛烷基磺酸与纳米氧化锌对斑马鱼具有联合毒性。

（二） 联合毒性的作用机制

1. 共同影响酶的活性

联合毒性作用的不同形式，与外源化学物所共同作用的酶密切相关。如 T-2 毒素能够损害肝微粒体酶，降低肝脏解毒功能，从而影响其他外源化学物的激活和转化，影响毒性大小。

2. 共同的活性靶点

外源化学物在机体都有特异性作用的活性靶点。当两种外源化学物作用于机体的同一活性靶点时，两者可能存在竞争关系，从而影响化学物的毒性效应。

3. 破坏细胞膜的屏障功能

细胞膜是机体抵御外源化学物发挥毒性作用的重要屏障，许多外源化学物如他汀类化合物，能够破坏细胞膜膜脂组分，破坏膜完整性及通透性，从而导致其他外源化学物毒性作用增强。如辛伐他汀能够显著增强氟康唑的细胞毒性。

4. 外源化学物之间的化学反应

外源化学物在联合作用之前，会互相发生化学反应，如强酸能够与重金属单质镉等发生反应，改变重金属的脂溶性和水溶性，从而影响外源化学物的吸收和分布。如一些金属螯合剂乙二胺四乙酸二钠（EDTA）可与重金属发生螯合作用，使之失去毒性。

本章小结

本章阐述了影响外源化学物毒性作用的因素，通过本章的学习要求学生掌握影响毒性作用的化合物因素、环境因素和机体因素，掌握外源化学物联合作用的类型、作用方式和作用机制。

复习思考题

1. 请从外源化学物化学结构组成、理化性质、纯度等方面解释外源化学物之间的毒性作用差异。
2. 举例说明环境对外源化学物毒性作用的影响?
3. 举例说明自身因素对外源化学物毒性作用的影响?
4. 简述外源化学物的联合作用种类及方式。

第七章

CHAPTER 7

一般毒性及其评价方法

重要名词与英文对照

一般毒性 general toxicity
基础毒性 basic toxicity
急性毒性 acute toxicity
半数致死剂量 Median Lethal Dose
可观察到无害作用的最低剂量 Lowest Observed Adverse Effect Level，LOAEL
未观察到有害作用的剂量 No Observed Adverse Effect Level，NOAEL
物种 species
品系 strain
近交品系 inbred strain
杂交品种 hybrid strain
封闭群 closed colony
无菌动物 germ free animal，GF
悉生动物 gnotobiotic animal，GN
无特定病原体动物 specific pathogen animal，SPF
清洁动物 clean animal，CL
霍恩氏法 Horn method
寇氏法 Korbor method
蓄积作用 accumulation
物质蓄积 material accumulation
功能蓄积 functional accumulation
蓄积系数 accumulation coefficient
食物利用率 feed efficiency
亚慢性毒性 subchronic toxicity
慢性毒性 chronic toxicity

案例导入

［案例 1］

2008 年中国婴幼儿因食用非法掺杂三聚氰胺的配方奶粉爆发尿结石，该事件引起了世人对三聚氰胺或与其同系物三聚氰酸协同作用对人和动物健康影响的广泛关注。在此案例中，导致婴幼儿发生泌尿系统疾病甚至死亡的罪魁祸首是配方奶粉中非法掺杂的三聚氰胺（Melamine），化学式：$C_3N_3(NH_2)_3$，俗称密胺、蛋白精，是一种三嗪类含氮杂环有机化合物，被用作化工原料，是不允许添加到食品中的，然而不法商贩为牟取暴利，将其掺入原奶中以提高稀释奶中氮元素的含量。

三聚氰胺进入机体消化道后多经扩散的方式被吸收，在机体内的代谢属于不活泼代谢或惰性代谢，即它在机体内不会迅速发生任何类型的代谢变化，单胃动物以原体形式或同系物形式从尿中排出。三聚氰胺在膀胱中的分布水平最高，然后是肾脏和血浆，其在血浆中的半衰期为2.7h，在肾脏的清除率为2.5mL/min。其主要的毒性靶器官是肾脏和膀胱，动物短期大剂量摄入，在肾小管腔内形成结晶体，严重者可导致急性肾衰竭，长期摄入可引起膀胱结石，膀胱上皮细胞增生，膀胱癌的发生率明显提高。2017年10月27日，世界卫生组织国际癌症研究机构公布的致癌物清单初步整理参考，三聚氰胺在IIB类致癌物清单中。

[案例2]

20世纪初期开始，日本富山县地区的水稻普遍生长不良。1931年起又出现了一种怪病，患者全身各部位会发生神经痛、骨痛现象，行动困难，甚至连呼吸都会带来难以忍受的痛苦。到了患病后期，患者骨骼软化、萎缩，四肢弯曲，脊柱变形，骨质松脆，就连咳嗽都能引起骨折。患者不能进食，疼痛无比，有的人因无法忍受痛苦而自杀。这种病由此得名为“痛痛病”。1972年患病者达258人，死亡128人。到1977年12月，又死亡79例。后经研究发现，“痛痛病”是由于炼锌厂排放的含镉废水污染了周围的耕地和水源，下游用河水灌溉的稻田土壤受到污染，产生了“镉米”，人们长期食用“镉米”和饮用含镉的水而得病。

镉非人体的必需元素，镉主要通过食物、水和空气而进入体内蓄积下来。长期摄入含镉食品，可使肾脏发生慢性中毒，损害近曲肾小管和肾小球，导致蛋白尿、氨基酸尿和糖尿。同时，由于镉离子取代了骨骼中的钙离子，从而妨碍钙在骨质上的正常沉积，也妨碍了骨胶原的正常固化成熟，导致软骨病。国际癌症研究中心IARC将镉定为Ⅰ类致癌物，其可引起肺、前列腺和睾丸的肿瘤。在实验动物体中，可引起皮下注射部位、肝、肾和血液系统的癌变。镉是一个很弱的致突变剂，其致癌作用与镉能损伤DNA、影响DNA修复以及促进细胞增生有关。

[案例3]

1999年2月，比利时养鸡业者发现饲养母鸡产蛋率下降，蛋壳坚硬，肉鸡出现病态反应，因而怀疑饲料有问题。据调查发现荷兰三家饲料原料供应厂商提供含二噁英成分超过允许限量200倍左右的脂肪给比利时的韦尔克斯特饲料厂，使该厂误用其混搀在饲料中出售。这一“毒鸡事件”还牵连了猪肉、牛肉、牛奶等数以百计的食品，一时间，一场食品安全危机在全比利时，甚至在全球上演。

本案例中所涉及食品及动物饲料中污染物——二噁英（Dioxin，又译为二氧杂环己烷、二氧杂芑），通常指具有相似结构和理化特性的一组多氯取代的平面芳烃类化合物，属氯代含氧三环芳烃类化合物，包括75种多氯代二苯并-对-二噁英和135种多氯代二苯并呋喃，缩写为PCDDs/PCDFs，其中，2，3，7，8-四氯二苯并-对-二噁英（2，3，7，8-TCDD）是目前所有已知化合物中毒性最强的二噁英单体（小鼠经口LD_{50}为114μg/kg体重），且还有极强的致癌性（致大鼠肝癌剂量10pg/kg体重）和极低剂量的环境内分泌干扰作用在内的多种毒性作用，能在实验动物诱发出多个部位的肿瘤。

一般毒性（general toxicity）是指化学物在一定剂量、接触时间和接触方式下，对实验动物机体产生总体毒效应的能力，又称基础毒性（basic toxicity）。外源化学物的一般毒性研究是化学物毒理学安全性评价和危险度评价的基础，对防止化学物所致急、慢性中毒，制订卫生标准以及管理毒理学的决策等均具有十分重要的意义。

一般毒性评价通常是通过哺乳动物的体内试验实现。一般毒性是相对特殊毒性而言的。根据实验动物接触化学物的剂量大小和时间长短所产生的毒效应不同，可将一般毒性分为急性毒性、蓄积毒性、亚慢性毒性和慢性毒性等；相应地，按接触化学毒物时间长短所进行的哺乳动物试验以观察毒效应、评价化学毒物综合毒性的试验即为急性毒性试验、亚慢性毒性试验和慢性毒性试验，根据以上试验结果对化学毒物的毒性进行评价称为一般毒性评价（evaluation for general toxicity）。而根据观察的目标不同，特殊毒性主要指遗传毒性、生殖发育毒性、致癌性、免疫毒性、神经毒性和神经行为毒性等；按接触化学物后观察目标的不同进行的哺乳动物试验，包括遗传毒性试验、生殖发育毒性试验、致癌性试验、免疫毒性试验、神经毒性试验和神经行为毒性试验等，并据此结果对化学物的毒性所进行的评价则称为特殊毒性评价（evaluation for special toxicity）。

毒性评价是毒理学试验的常规部分。为了对受试物的毒性进行全面的测试，增强测试结果的可靠性，权威机构规定了评价程序，以保证毒性评价研究可以达到普遍能够接受的最低要求和原则，例如，国家卫生和计划生育委员会2014年发布的GB 15193. 1—2014《食品安全国家标准 食品安全性毒理学评价程序》。在多种评价指标中，一般毒性是最为重要的组成部分，因此有必要对一般毒性试验的原理和设计思路进行深入学习和理解，这对于研究者实施评价程序将很有帮助，同时，也有助于在发现新的现象或线索时，设计新的试验来证实并进而研究其机制。

第一节 一般毒性评价的试验设计

一、试验目的

毒性评价或安全性评价方面的基本目的包括以下几点：

1. 受试物毒作用的表现和性质

在急性和慢性毒性试验中，对受试物有害作用的观察应该是对每个实验动物进行全面逐项的观察和记录。发现有害作用是进行剂量-反应（效应）关系研究的前提。

2. 剂量-反应（效应）关系研究

剂量-反应（效应）关系研究是毒性评价和安全性评价的基础。通过对不同有害作用的剂量-反应（效应）研究，可以得到该受试物的多种毒性参数和剂量-反应（效应）线的斜率。在急性（致死性）毒性试验中，应该得到半数致死剂量 LD_{50}（Median Lethal Dose），也可以得到 LD_{01} 和 LD_{100}。在急性非致死性毒性试验中，应该得到急性可观察到无害作用的最低剂量（Lowest Observed Adverse Effect Level，LOAEL）和未观察到有害作用的剂量（No Observed Adverse Effect Level，NOAEL）。在亚急性、亚慢性及慢性毒性试验中，应该得到相应的 LOAEL 和 NOAEL。在致突变、致癌和致畸等特殊毒性试验中，剂量-反应（效应）研究将为确定受试物是否具有这些特殊毒性提供依据。在致畸试验也可得到 LOAEL 和 NOAEL；在致突变、致癌试验中，尽管一般认为是无阈值的，但也可得到表现的 LOAEL 和 NOAEL。

3. 确定毒作用的靶器官

确定受试物有害作用的靶器官是毒理学研究的重要目的，以阐明受试物毒作用的特点，并为进一步的机制研究和毒性防治提供线索。

4. 确定损害的可逆性

一旦确认有害作用存在，就应研究停止接触后该损害是否可逆和消失，器官功能是否能恢复。毒性的可逆性关系到对人的危害评价，如果器官损害可逆，必要时可以接受较高危险性的暴露水平。

毒理学研究还可能有其他的目的和要求，例如：毒作用的敏感检测指标和生物学标志、毒作用机制研究、受试物的毒物动力学和代谢研究、中毒的解救措施等。对这些要求，应扩展常规试验的设计以包括有关的项目，或者另外设计和进行靶器官毒理学研究及机制毒理学研究。

二、受试物和样品的准备

在进行毒理学评价前应了解受试物的纯度及杂质成分，了解受试物的化学结构和理化性质，特别是其挥发性（熔点/沸点）、溶解性、pH、稳定性（包括受试物在赋形剂中的稳定性）。可以通过查阅文献或检索数据库，检索与受试物化学结构和理化性质相似的化合物的毒性资料，以做参考。对各个毒理学试验应该用同一种、同一批号受试物，受试物成分和配方必须固定。如是受试物异构体混合物，异构体比例必须固定。活性成分的百分比和可检测的杂质的浓度也应固定。受试物在贮存期内稳定性和在饲料中的稳定性必须进行研究并报告。

受试物应一次备齐全部试验的用量。所需受试物总量不小于（A×B×C×D）×1.2，其中：A 为每组动物数，B 为各给药组的剂量总和，C 为染毒次数（通常为天），D 为动物的平均体重，1.2 为安全因子，包含损耗量。以体重计算则人通常比实验动物敏感，但以单位体表面积计算则人产生毒作用的剂量和实验动物通常相近似，因此可用体表面积进行实验动物剂量和人等价剂量的转换。如某物种对成人 100mg/kg 等价于 3700mg/m^2（100mg/kg×37kg/m^2）。

染毒前根据染毒途径的不同，应将受试物制备成一定的剂型。常用的是制备成水溶液、油溶液或混悬液。对溶剂和助溶剂的要求是：无毒或实际无毒；不与受试物起反应；对受试物的毒动学和毒效应无显著影响；无特殊刺激性或气味。对水溶性受试物，经口染毒体内试验首选的溶剂为水，胃肠道外染毒首选的溶剂为等渗盐水；水不溶性受试物应溶于或悬浮于适当的有机溶剂中。天然植物油例如玉米油、橄榄油，可以用作为溶剂，但有两个缺点，即不可能保证得到成分完全一致的植物油，植物油中的抗氧化剂成分等可能影响受试物的毒性。混悬液最常用的赋形剂为质量分数 0.5%的羧甲基纤维素钠或体积分数 10%的阿拉伯树胶。受试物溶液应新鲜配制，除非已证明贮存稳定。

在准备染毒制剂时的要点：在准备制剂时加热受试物不应该接近改变其外源化学物或物理性质的温度；如受试物为固体，并且评价其对皮肤的毒性，应保持其形状和颗粒大小；多成分或为混合物的受试物应按配方配制，以使染毒制剂准确地反映原受试物组成，并且其成分不应被选择性地悬浮或溶解；制剂应保持和受试物一致的化学稳定性；制剂应减少总试验容积，利用溶剂或赋形剂的量不应过多；制剂应易于准确染毒；如可能，制剂的 pH 应为 5.0~9.0；基于保护动物及避免改变肠道或肾小管内 pH 的原因，不应使用酸或碱使受试物解离；如果用于非胃肠道途径，终溶液应尽可能接近等渗。

三、 实验动物的选择

动物试验是食品毒理学研究的主要途径之一，通过实验动物的毒理学指标最终来阐明该外源化学物对人的危害强度。在进行一般毒性评价试验时，应选用优质、合适的实验动物来进行试验研究，排除来自动物差异对试验结果影响的因素。

实验动物应来自具有繁殖和饲养合格证的标准化实验动物供应中心，且试验研究单位的动物房及动物饲养管理条件应符合要求，也必须具有使用合格证。一般情况下，不得使用随意交配、来源不明、遗传性状不清、缺乏背景资料的动物。近年国家有关部委颁布了《实验动物管理条例》，对于应用没有达到标准化的实验动物或者在不合格的试验环境设施内取得的动物试验结果，一律视为无效，其科技项目不予项目验收和成果鉴定，不予评奖。

所谓的标准化的实验动物是指遗传背景明确、饲养环境和体内微生物得到控制、符合相关标准的动物。在实际工作中对实验动物选择应注意以下要求。

1. 物种、品系的选择

动物种属很多，据统计仅仅脊椎动物就有 43000 种，其中哺乳动物也有 4500 种。现认为毒理学试验选择哺乳动物比较适宜。实验动物的选择原则上应根据试验目的选择那些在代谢功能上能与人接近的、对化学感受性与人比较一致的、经济易得的实验动物。最常用的实验动物是哺乳动物，但由于不同种属的动物对同一化学物的敏感性有时很不一致，并非所有哺乳动物对外源化学物的反应都一致。因此，一般要求选用两种以上不同物种（species）的动物，一种是啮齿类，一种是非啮齿类。

常用的实验动物有兔、豚鼠、大鼠、小鼠，有时也用猴、狗、猫等。其他可能用到的实验动物有地鼠、猕猴、小型猪、鸡等。其中，大鼠、小鼠、豚鼠和地鼠为啮齿目动物。

小鼠、大鼠及豚鼠的气管和支气管腺不发达，只在喉部有气管腺，支气管以下无气管腺，因此不合适用这些动物作慢性支气管炎的模型或去痰平喘药的疗效试验。一般实验动物均有胆囊，但大鼠无胆囊，不能用来作胆囊功能的研究，而适合作胆管插管收集胆汁，进行消化功能的研究。毒理学研究中敏感实验动物的选择可参见表 7-1。

表 7-1　　毒性学研究中敏感实验动物的选择

研究目的	首选动物方案	不宜使用的动物
气体、蒸汽对黏膜的刺激作用	猫	
毒物对皮肤的局部作用	豚鼠或兔	
致呕吐作用的试验	狗、猫	草食动物如兔、豚鼠
过敏性反应	豚鼠>家兔>狗>小鼠>猫	
高血压病理模型	狗、兔、大鼠	
外界环境因素引起机体体温影响	兔、猫	大鼠、小鼠

续表

研究目的	首选动物方案	不宜使用的动物
致癌作用	大鼠、小鼠	
慢性中毒损害实质性脏器	小鼠	
迟发型神经毒	母鸡	

在确定物种后，还应注意品系（strain）差异。应当选择敏感品系。在选择动物物种和品系时，一般情况下，应注意与文献上传统常用的动物一致，以便于试验结果相互比较。

虽然不同种属的动物对同一毒物的反应存在一定的差异，但有时不同的反应在一定程度上可更好地阐明毒物的作用机理；为此，当使用对毒作用尚不清楚的外源化学物进行试验研究时，最好选用几种不同种属的动物，必要时用小动物进行试验所获得的结果，可再在大动物（如狗、猴等）身上进行验证。一般假设，如以与人相同的接触方式、大致相同的剂量水平，在两个物种有毒性反应，则人有可能以相同的方式发生毒性反应。当不同物种的毒性反应有很大的差异时，必须研究化学物在不同物种的代谢、动力学及毒作用机制，然后才可将试验结果外推到人。

2. 动物繁殖方式的选择

在选择实验动物时，应选择纯度高、敏感性强的健康品系。实验动物可通过近亲繁殖、异系杂交和随机繁殖三种方式得到三种遗传控制类群。

（1）近亲繁殖　可获得近交品系（inbred strain），即纯品系动物。它是将某一群体中的个体间的亲缘关系较近的进行交配，如“兄妹、母子和父女”之间的近亲交配来获得动物。由于全部动物的基因相同，对外来化学物的敏感性较为一致。试验结果个体差异小，可用较少的动物即达到统计所需的精密度；重现性好，不至在重复试验中出现较大质和量的差异。但近交动物体弱易病，对外界环境适应能力差。如小鼠有津白Ⅰ、津白Ⅱ、615、DBA/1 和 DBA/2、Balb/C、C_3H、C57B/6J、A 和 A/He 等。

（2）异系杂交　可获得杂交品种（hybrid strain）。选择 2 个不同的近交系动物有目的地进行交配繁殖，产生的第 1 代就成为杂交一代（F1）。它们的个体之间在遗传上是一致的，但又非近亲，适宜于做毒理试验。选择哪两个近交系进行交配产生杂交一代，应根据文献资料确定，看其特性是否有利于特定的毒理试验目的。

（3）随机繁殖　可获取远交封闭群品系，即在同一群内，无血缘关系的个体之间随机交配所产生的后代。如果 5 年以上没有从外部引入其他任何品系新的血缘，仅在原种群内保持繁殖的生物称为“封闭群”动物（closed colony）。远交系动物的特点是可以大量生产，适应性和抗病力强。常用于毒理研究工作，如国内常用的昆明种小鼠、NIH 小鼠、LACA 小鼠、F344 大鼠、Wistar 大鼠、SD（Sprague-Dauley）大鼠等。

根据实验动物遗传的均一性排序，近交系最高、杂交群次之、封闭群较低。不同品系实验动物对化学物毒性反应有差别，所以毒理学研究要选择适宜的品系，对某种化学物毒理学系列研究中应固定使用同一品系动物，以求研究结果的稳定性。

3. 实验动物微生物控制的选择

按微生物控制分类，实验动物分为四级，见表 7-2。对于毒性试验及毒理学研究应尽可能使用Ⅱ级或以上的动物，以保证试验结果的可靠性。

表 7-2　　实验动物微生物等级

级别	要求
Ⅰ级	普通动物，应没有可能传染给人的疾病
Ⅱ级	清洁动物，除Ⅰ级标准外，种系清楚，没有该动物特有的疾病
Ⅲ级	无特定病原体动物（SPF），除Ⅱ级标准外，动物为剖腹产或子宫切除产、按纯系要求繁殖，在隔离器内或层流室内饲养，可有不致病细菌丛，没有致病病原体
Ⅳ级	无菌动物，在全封闭无菌条件下饲养的纯系动物，动物体外不带有任何微生物和寄生虫（包括绝大部分病毒）

4. 个体选择

实验动物对外来化学物的毒性反应存在个体差异，应注意实验动物的个体选择。

（1）性别　同一物种、同一品系的实验动物雌雄两性通常对相同化学物毒性反应类似，但雌雄两性对化学物的毒性敏感性上存在着差别。有文献报道，149 种化学物中雌雄敏感性比值在小鼠中平均为 0.92，大鼠为 0.88，这种差别表现从实验动物性发育成熟开始，直至老年期。可见雌雄两性动物的性激素性质和水平是关键因素，一般讲雄性动物体内微粒体细胞色素 P450 酶系活性大于雌性动物，所以经该酶系降解解毒的化学物对雌性动物表现的毒性大，然而经该酶活化增毒的化学物却相反。

如果已知不同性别的动物对受试物敏感性不同，应选择敏感的性别。如对性别差异不清楚，则应选用雌雄两种性别。如试验中发现存在性别差异，则应将不同性别动物的试验结果分别统计分析。

在遗传毒理学体内试验中，对性别的选择有几种意见：

①对单个物种应用两种性别。

②对单个物种应用两种性别，除非已在一个性别得到阳性反应，就不必对另一种性别进行试验。

③对单个物种应用两种性别，除非经毒代动力学研究证明受试物（和其代谢产物）在雄性和雌性无差别和（或）如果在确定剂量的预试验证明有相等毒性。此假定在非遗传毒性与遗传毒性之间有相关。

④对单个物种常规用一种性别（雄性或雌性），除非预期（或证明）存在性别差异。

一般来说，对于初次试验的受试物，应该采用两种性别。

（2）年龄和体重　实验动物的生命全程大体上可区分三个阶段，即幼年期（从出生到性成熟之前）、成年期和老年期。在成年期，各种激素（包括性激素）、代谢酶都处于高峰稳定期，并对化学物的毒性反应差异较小，且有代表性。在幼年期和老年期，对化学物的生物转运和生物转化、靶器官和受体的敏感性均与成年期不同。如有报道化学物对成年动物的致死剂量（或 LD_{50}）与新生动物比较，其比值在 0.002~16，表明有的化学物对新生动物毒性低，也有的毒性反应强。毒理学试验选用实验动物的年龄取决于试验的类型。急性试验一般选用成年动物；慢性试验因试验周期长，应选用较年幼的或初断乳的动物，以使试验周期能覆盖成年期。实验动物的年龄应由其出生日期来定，但实际工作中常以动物的体重粗略地判断动物的年龄，作为挑选适龄动物的依据。同性别实验动物个体间体重差异不超过平均体重的±20%。

（3）生理状态　在毒理学试验中动物如出现妊娠，则影响体重及其他指标的检测结果，并且，性激素对化学物代谢转化有影响，故应选用未产未孕的雌性动物。雌雄动物应分笼饲养。但在某些试验如显性致死试验、致畸试验及繁殖试验等，则需有计划地合笼交配。

（4）健康状况　实验动物的健康状态对毒理学试验结果有很大的影响，因此应选用健康动物。健康状况是衡量实验动物微生物差异的重要指标。健康动物应发育正常、体形健壮，无外观畸形，被毛浓密、有光泽、顺贴而不蓬乱，行动灵活、反应敏捷，眼睛明亮有神，表皮无溃疡和结痂，天然孔道干净无分泌物等。为确保选择健康动物，一般在试验前观察 5~7d。对于大鼠和狗的亚慢性和慢性试验，可在试验前采血进行血液学和血液生化学检查，异常的动物应剔除；对狗应常规驱除肠道寄生虫。

第二节　急性毒性试验

急性毒性试验是研究和认识化学物毒性及其强弱的第一步工作，通过急性毒性试验可以了解生物有机体一次性大剂量或 24h 多次接触化学物后所产生的毒性特征和强度，初步获得受试物的最基本的毒理学参数，为进一步进行毒理学试验和研究奠定基础。我国食品安全国家标准中对于急性毒性评价内容主要规定了急性经口毒性试验，因此，本章重点对于急性经口毒性试验展开讲解。

一、　基本概念及试验目的

1. 基本概念

急性毒性（acute toxicity）是指人或动物单次或 24h 之内多次接触（染毒）某化学物后，在短期内所发生的毒性效应，包括致死效应。

急性毒性的概念中既包含有时间因素，又与染毒途径有关。“一次或 24h 内多次”因染毒途径不同而具有不同的含义。灌胃、注射或注入时，“一次”均指在瞬间将化学物给予实验动物，其他途径如经呼吸道和皮肤染毒时，“一次”是指在一个特定的期间内，使实验动物持续地接触受试化学物的过程。对于吸入染毒，工业化学物一般不超过 8h，我国通常是 2h；吸入环境化学物一般不超过 24h。“24h 内多次”是指当化学物的毒性过低时，一次给予最大容量和最大浓度，仍然观察不到毒性作用或达不到规定的限制剂量，则需要在 24h 内将受试物分 2~4 次给予实验动物。所谓短期内，一般指染毒后 7~14d。

各种化学物包括工业化学品（化工原料及产品），农用化学品（农药、化肥）、药物（医药、兽药、饲料添加剂），食品添加剂（抗氧化剂、着色剂、防腐剂、调味剂），日用化学品（洗涤剂、化妆品）等，在合成初期，都必须进行急性毒性试验，为毒理学评价提供生物学信息，并为管理毒理学提供重要的决策资料。

2. 试验目的

急性毒性试验（acute toxicity test）是为了观察在一次或在 24h 内多次大剂量染毒的情况下化学物的毒作用而设计的一种毒理学试验，是一般毒性研究的主要内容之一，也是毒理学试验研究的第一步，其目的是为了了解受试物的急性毒性强度、性质和可能的靶器官，测定 LD_{50}，为进一步进行毒性试验的剂量和毒性观察指标的选择提供依据，并根据 LD_{50} 进行急性毒性剂量分级。急性经口毒性试验为经口一次性或 24h 内多次给予受试物后，在短期内观察动物所产生的毒性反应，包括中毒体征和死亡，获得经口 LD_{50}。

二、 试验设计

1. 实验动物

（1）动物的品种与品系　不同种属的动物对化学物的反应可能有很大的差别，急性毒性试验要求选择对化学毒物的代谢和毒效应表现与人的反应尽可能一致的实验动物。当然，在注重选择对化学物毒性反应敏感的动物物种的同时，还得考虑动物易于获得、品系纯化、价格较低和易于饲养等条件。

用于化学物急性毒性作用研究最好用两种种属的动物，包括啮齿类（rodent species）和非啮齿类（nonrodent species）。一般啮齿类常用大鼠或小鼠，尤其是大鼠，几乎占全世界所报道的研究化学物急性毒性试验所用动物的一半，其次是小鼠。这是因为大鼠和小鼠繁殖能力强、价格比较便宜、体积小（占地少、易操作）、寿命短（试验期短）、食谱与人相似（杂食），特别是大鼠在代谢和毒性反应上与人较为接近。此外有些急性毒性试验也可选用豚鼠或家兔。但是，由于啮齿类动物缺乏呕吐反射，所以凡是研究能引起呕吐的外源化学物的急性毒性试验不能使用此类物质动物。非啮齿类一般选用狗或猫等，但由于价格比较昂贵，不宜大量使用。如对受试物的毒性已有所了解，还应选择对其敏感的动物进行试验，如对黄曲霉毒素选择雏鸭，对氰化物选择鸟类。

（2）体重和年龄　毒理学研究中，应根据研究的目的和任务，选择适龄的动物（表 7-3）。急性毒性试验中并不要求纯品系动物，但动物年龄不宜过老或过幼，一般应选用刚成年的动物进行试验，而且须是未曾交配和受孕的动物。由于小动物年龄或日龄与体重是相关的，所以一般以体重来代表年龄。急性毒性试验中用于测定 LD_{50} 的常用的几种实验动物成年体重范围为：小鼠 18~22g，大鼠 180~220g，豚鼠 200~250g，家兔 2~20kg，猫 1.5~2kg，狗为生后 1 年左右（10~15kg）。所用动物进入试验室后，至少应饲养观察一周。

表 7-3　常用实验动物的年龄和体重的关系

动物	小鼠	大鼠	豚鼠	家兔	犬	猫
成年年龄/月	2	3	2	3~4	3~4	3~4
成年体重/g	15	150	250	1500	7000~15000	1500
寿命/年	1.5~2	2~2.5	6~8	4~9	15~20	10~12
体重/g	18~22	180~220	200~250	1500~2000	8000~15000	1500~2500

（3）实验动物的性别　急性毒性试验的主要内容是求 LD_{50}，除特殊要求外，一般急性毒性试验对动物性别的要求为雌雄各半。雌性动物应是未交配的、未妊娠的，同性别实验动物个体间体重差不超过平均体重的±20%。如果在预试验中发现外源化学物对雌、雄动物毒效应的敏感性有明显差异，则应单独分别求出雌雄与雄性动物各自的 LD_{50}。如果试验是为致畸试验做剂量准备，也可以仅作雌性动物的 LD_{50}。

（4）禁食　经口染毒的试验，要求动物试验前禁食，以免胃内残留食物对外源化学物毒性产生干扰。一般大鼠需禁食整夜（一般禁食16h左右），小鼠需禁食4~6h，自由饮水。给予受试物后大鼠需继续禁食3~4h，小鼠需继续禁食1~2h。若采用分批多次给予受试物，可根据染毒间隔时间的长短给动物一定量的饲料。

2. 剂型与染毒

应将受试物溶于或混悬于适当的溶剂，首选溶媒为水，不溶于水的受试物可使用食用植物油如橄榄油、玉米油等作溶剂，不溶于水或油的受试物可以考虑用羧甲基纤维素、淀粉等配成混悬液或糊状物等，但不能采用具有明显毒性的有机化学溶剂。

如果溶剂的毒性情况是未知的，则应设立一个溶剂对照组，溶剂对照组的染毒容量应与最高剂量组相等。受试物可以等体积（各剂量组的外源化学物浓度不同，而染毒体积相同）或等浓度染毒（外源化学物的浓度相同，而各剂量组的给药体积不同）。值得注意的是上述两种染毒方式所观察到的毒性效应可能不尽相同。如当实验动物口服大量的脂溶性溶剂（如食用油）时，往往会出现腹泻现象，并由此缩短受试物在胃肠道滞留吸收的时间，造成毒性降低的现象。另外，当受试物经稀释后，局部刺激性往往会减轻，如研究目的是确认全身性毒性，应以等体积染毒，以减轻因胃肠道的刺激而影响外源化学物的吸收；但是如果为了评价外源化学物的刺激强度，则应给予未经稀释的化学物。急性毒性试验常用动物染毒的常用容量和最大容量，见表7-4。

表7-4　急性毒性试验常用动物染毒的常用容量和最大容量

动物	染毒途径			
	灌胃（i.g.）	静脉注射（i.v.）	腹腔注射（i.p.）	皮下注射（s.c.）
小鼠	0.2~1.0 mL/20g	0.2~0.5 mL/20g	0.2~1.0 mL/20g	0.1~0.2 mL/20g
大鼠	1.0~3.0 mL/200g	0.5~1.0 mL/200g	1.0~3.0 mL/200g	0.2~0.5 mL/200g
狗	10~20 mL/只	35~50 mL/只		

注：数值的前者为常用容量，后者为最大容量。

3. 试验周期

急性毒性试验外源化学物的LD_{50}（LC_{50}）测定中，不同的化学物其中毒症状出现的时间和特点各有不同，而且引起动物死亡的时间也存在很大的个体差异。动物的中毒症状以及死亡，一般多出现在给予受试物后24~48h内，有些化学物染毒后迅速引发中毒症状并使动物迅速死亡，一般观察14d，必要时延长到28d，特殊应急情况下至少观察7d。

例如氰化物和某些有机磷化学物染毒后多数动物在染毒后几分钟至几小时内死亡；但有些化学物中毒症状发展迟缓，甚至出现症状暂时缓解，然后再发生严重症状和迟发型死亡。例如羰基镍染毒早期先出现上呼吸道症状，很快就缓解，但2~3d后甚至更迟些才出现明显的中毒症状，表现为严重的肺水肿、呼吸困难，然后死亡。

4. 观察指标

化学物染毒后，观察实验动物出现的中毒表现，对于了解化学毒物的急性毒作用特征非常重要，可以弥补单纯以LD_{50}（LC_{50}）表示急性毒性的不足。

通常在试验初期2~3d内，应仔细观察动物的一般反应、临床表现、死亡数以及各种反应的出现时间等。对濒死的或已经到试验观察期的部分动物一般进行大体解剖，了解有关靶器官的资料，并为病理解剖学检查时选择哪些脏器和组织提供参考依据，必要时再做组织学检查，染毒后中毒效应的观察和记录通常包括以下各项。

（1）中毒症状　试验中观察实验动物接触化学物后的中毒症状，对于了解受试化学物的急性毒性特征及该化学物毒性作用的靶器官非常重要，啮齿类动物急性毒性试验观察的内容可参考表7-5。试验过程中还应详细观察和记录动物出现的中毒症状、发生的时间、症状发展的经过、死亡前的特征以及死亡时间等。

表7-5　啮齿类动物急性中毒表现

系统和器官	观察项目	中毒表现
中枢神经系统与躯体感觉和运动系统	行为	体位、叫声、活动异常，不安，多动、少动或呆卧，侧倒
	运动状态	运动失调、步态蹒跚、痉挛、抽搐、强直、麻痹、后肢无力，管状尾
	对外界刺激反应性	易兴奋、易激惹，感觉迟钝或过敏，反应低下或过高
	脑、脊髓反射	减弱或消失
	肌肉张力	松弛或紧张
自主神经系统	瞳孔	散大或缩小
	腺体分泌	流涎，流泪，出汗
心血管系统	心区触诊、听诊	震颤、心动过速或过缓、心律不齐
	四肢末端血管	充血，明显发红
呼吸系统	鼻	鼻孔溢液，鼻翼翕动
	呼吸表现	呼吸徐缓、过速，张口或腹式呼吸，呼吸困难、衰竭
消化系统	摄食	不摄食、少食、拒食
	大便	腹泻、便秘
	腹部外形	膨胀隆起、凹陷
	粪便硬度与颜色	不成形，色泽异常（如黄色、灰白色、褐色、咖啡色等）
泌尿生殖系统	小便	尿频，失禁，混浊，血尿
	阴户、阴道口、乳腺、阴茎	肿胀，分泌物增多，会阴部污秽，遗精
皮肤和被毛	颜色、张力	发红、紫绀、脱毛、竖毛、疙瘩、溃疡、皮疹、皮肤松弛、皱褶、
黏膜	结膜、口腔	分泌物增多、充血、水肿、苍白、紫绀、黄疸
眼睛	眼睑	上睑下垂
	眼球	突出、震颤、充血
	角膜	混浊、血性分泌物
其他	直肠温，皮温	升高或降低

实验动物接触化学物后，往往出现兴奋或抑制，兴奋表现为活动增加、骚动、窜跑、跳跃、呼吸加深和加快等。抑制表现为动物活动减少、呆立、静卧、步态不稳、呼吸困难等。有的表现刺激症状，骚鼻、尖叫、出汗、流涎，有的在眼、耳朵、鼻、生殖道有血性分泌物。不同的化学物有各自急性中毒的症状。如当一次性摄入亚硝酸盐>0.3g 以上，进入血液以后，亚硝酸盐可使正常的血红蛋白（Fe^{2+}）变成正铁血红蛋白（Fe^{3+}），使血红蛋白失去携氧能力，导致组织缺氧，在较短的时间内（0.5~1 h），产生头晕、呕吐、心悸、皮肤发紫，严重时呼吸困难、血压下降甚至于昏迷、抽搐而死亡。而接触氢氰酸后呈现一过性兴奋，呼吸加深、加快，再出现呼吸困难，耳和尾呈桃红色。

（2）体重　在观察实验动物中毒症状的过程中，应同时观察体重的变化。体重可以反映动物中毒后的整体变化。

体重改变的原因很多，若化学毒物刺激或损伤消化道可出现实验动物饮食减少甚至拒食，表现为体重减轻。若外源化学物引起腹泻，将影响食物吸收和利用，体重也会减轻。如果外源化学物影响水的摄取或造成肾功能急性损伤，也可能在体重上反映出来。所以，对存活动物尤其是对低于 LD_{50}剂量组的存活动物，应在观察期 14d 内称量其体重的变化，以便了解受试物引起毒效应的持续时间。

（3）病理检查及其他指标　急性毒性试验中，对死亡的动物均应及时进行大体解剖和病理组织学检查，肉眼观察主要脏器的大体病理变化，如脏器大小、外观、色泽的变化，有无充血、出血、水肿或其他改变，对有改变的脏器进行取材做组织病理学检查。根据试验需要可进一步扩大观察项目，如体温、心电图、脑电图或进行某些生化指标测定等。

（4）死亡和死亡时间　重点观察和记录每只动物死亡的时间，特别是最早出现死亡的时间以及各个剂量组动物的死亡数。分析中毒死亡时间的规律具有一定意义，可为深入研究化学物的毒作用机制提供参考。

三、 急性毒性的主要参数

大耐受剂量或浓度：为了估计化学物对人类潜在危险的程度，评价化学物急性毒性的强弱，对其毒性大小进行比较，进而引入了量的概念。建立了统一的急性毒性参数。

通过化学物的急性毒性试验，可以得到一系列的毒性参数，包括：

①绝对致死剂量或浓度（LD_{100}或 LC_{100}）；

②半数致死剂量或浓度（LD_{50}或 LC_{50}）；

③最小致死剂量或浓度（MLD，LD_{01}或 MLC，LC_{01}）；

④最大耐受量（MTD，LD_0或 MTC，LC_0），或称最大非致死剂量（MNLD）。

以上 4 种参数是化学物急性毒性上限参数，以死亡为终点。此外，还可以得到急性毒性下限参数，即：

①急性毒性 LOAEL（观察到有害作用的最低剂量）；

②急性毒性作用 NOAEL（非观察到有害作用的剂量）。

这两个参数则是以非致死性急性毒作用为终点。因此，急性毒性试验可以分为两类。一类是以死亡为终点，以检测受试物急性毒性上限指标为目的的试验，这类试验主要是求得受试物的 LD_{50}值。另一类急性毒性试验是检测非致死性指标。

通过急性毒性研究，可以获得毒物的半数致死剂量或浓度。但在急性毒性较低时，并不

需要精确求出 LD_{50}。如 LD_{50}小于人的推荐（可能）摄入量的100倍，则一般应放弃该受试物用于食品，不再进行其他毒理学试验。

四、 LD_{50}的计算方法

1. LD_{50}的计算原理

实验动物对毒物的敏感性存在着个体差异。在用剂量对动物的死亡率制成的曲线图中，低剂量时动物死亡率的变动非常缓慢，在高剂量时死亡率变动更为缓慢，以致曲线的上部拖得很长。但在出现50%死亡率的附近，则由于剂量的变动引起死亡率的变动比较骤急，曲线呈陡直形式。说明50%死亡率是比较灵敏的指标。但在试验中，不可能用一次试验刚好得到50%死亡率的剂量，故必须将试验结果用统计方法处理而求得。

如将剂量用对数来表示，则曲线上所示的大剂量那一部分相应地缩短，使曲线成为对称的S形正态分布曲线，半数致死量就是该曲线上死亡率为50%的剂量对数，再从反对数求得的剂量，这是计算 LD_{50}的基本原理。

求 LD_{50}的计算方法很多，常用的 LD_{50}值计算方法有霍恩氏法、寇氏法、限量法和上下限法等。每种方法试验剂量设计及动物数量要求都有所不同。急性毒性中单纯测定 LD_{50}值一般可不用对照组，但如配制试验用液中用到新溶剂、新助剂，则应有对照组。对照组动物应同时给予等容量空白乳液。但是如果在试验中需要观察体重变化、食物利用率等指标以及在试验结束时需作病理组织学观察对，则必须加设试验对照组。

2. 霍恩氏（Horn）法

（1）预试验　根据受试物的性质和已知资料，选用下述方法：一般多采用100mg/kg体重，1000mg/kg体重和10000mg/kg体重的剂量，各以2~3只动物预试。根据24h内死亡情况，估计 LD_{50}的可能范围，确定正式试验的剂量组。也可简单地直接采用一个剂量，如215mg/kg体重，用5只动物预试。观察2h内动物的中毒表现。如中毒体征严重，估计多数动物可能死亡，即可采用低于215mg/kg体重的剂量系列进入正式试验；反之中毒体征较轻，则可采用高于此剂量的剂量系列。如有相应的文献资料时可不进行预试。

（2）正式试验

①动物数：一般每组10只动物，雌雄各半。

②常用剂量系列：

$$\left.\begin{matrix}1.00\\2.15\\4.64\end{matrix}\right\}\times10^{t}\qquad t=0,\ \pm1,\ \pm2,\ \pm3 \tag{7-1}$$

$$\left.\begin{matrix}1.00\\3.16\end{matrix}\right\}\times10^{t}\qquad t=0,\ \pm1,\ \pm2,\ \pm3 \tag{7-2}$$

两种剂量系列相比，第一种间距较小，所以结果更为精确。一般试验时，可根据上述剂量系列设计5个组。

③观察：观察期内记录动物死亡数、死亡时间及中毒表现等，根据每组死亡动物数和所采用的剂量系列，查表求得 LD_{50}（霍恩氏法剂量递增法测定 LD_{50}计算用表）。

此方法使用动物数少，可直接从 Horn 氏表查出 LD_{50}及其 95%可信限，不需计算，甚为简便。但 LD_{50}的 95%可信区间范围较大，方法精确度尚不够。

3. 改良寇氏（Karber）法

（1）预试验　除另有要求外，一般应在预试验中求得动物全死亡或 90%以上死亡的剂量和动物不死亡或 10%以下死亡的剂量，分别作为正式试验的最高剂量与最低剂量。

（2）动物数　除另有要求外，一般设 5～10 个剂量组，每组每种性别以 6～10 只动物为宜。

（3）剂量　将由预试验得出的最高、最低剂量换算为常用对数，然后将最高、最低剂量的对数差，按所需要的组数，分为几个对数等距（或不等距）的剂量组。

（4）观察　给予受试物后，观察期内记录动物死亡数、死亡时间及中毒表现等。

（5）试验结果的计算与统计

①列出试验数据及其计算表：包括各组剂量（mg/kg 体重，g/kg 体重）、剂量对数（X）、动物数（n）、动物死亡数（r）、动物死亡百分比（P，以小数表示），以及统计公式中要求的其他计算数据项目。

②LD_{50}的计算公式　按本试验设计且各组间剂量对数等距且最高、最低剂量组动物死亡率分别为 100%（全死）和 0（全不死时），则可用以下公式求出 $\lg LD_{50}$，再查其自然数，即为 LD_{50}（mg/kg 体重）。

$$\lg LD_{50} = X_m - d\left(\sum_{i=1}^{n} P_i - 0.5\right) \tag{7-3}$$

式中　X_m——最高剂量对数；

d——组距，即相邻两组剂量对数之差；

P_i——各组动物死亡率；

n——每组动物数。

③标准误与 95%可信限：$\lg LD_{50}$的标准误（S）的计算见式（7-2）：

$$S_{\lg LD_{50}} = d\sqrt{\frac{\sum_{i=1}^{n} P_i(1-P_i)}{n}} \tag{7-4}$$

式中　P_i——各组动物死亡率；

$1-P_i$——各组动物存活率；

n——各组动物数。

95%可信限（X）的计算见式（7-3）：

$$X = \lg^{-1}(\lg LD_{50} \pm 1.96 \cdot S_{\lg LD_{50}}) \tag{7-5}$$

注：此法易于了解，计算简便，可信限不大，结果可靠，特别是在试验前对受试物的急性毒性程度了解不多时，尤为适用。

五、 急性联合毒性试验

当两种或两种以上的受试物同时存在时，可能发生作用之间的拮抗、相加或协同三种不同的联合方式，可以根据一定的公式计算和判定标准来确定这三种不同的作用。其试验步骤如下所述。

①分别测定单个受试物的 LD_{50}，方法同前。

②按各受试物的 LD_{50}值的比例配置等毒性的混合受试物。

③测定混合物的 LD_{50}，用其他 LD_{50}测定方法时，可以按各个受试物的 LD_{50}值的 1/2 和作为中组，然后按等比级数向上、下推算几组，与单个受试物 LD_{50}测定的设计相同，如估计是相加作用，可用上、下各推算两组；如可能为协同作用，则可向下多设几组；如可能为拮抗作用，则可向上多设几组。

④计算：混合物种各个受试物是以等毒比例混合的，因此求出的 LD_{50}乘以各受试物的比例，即可求得各受试物的剂量。

用下式计算混合物的预期 LD_{50}的比值，按比值判定作用的方式。

$$\frac{1}{\text{混合物的预期 } LD_{50}}=\frac{a}{\text{受试物 A 的 } LD_{50}}+\frac{b}{\text{受试物 B 的 } LD_{50}}+\cdots+\frac{n}{\text{受试物 } N \text{ 的 } LD_{50}}$$

判定受试物联合作用方式的比值采用 Keplinger 的规定，即小于 0.57 为拮抗作用，0.57~1.75 为相加作用，大于 1.75 为协同作用。

⑤中毒反应观察：给予受试物后，即应观察并记录实验动物的中毒表现和死亡情况。观察记录应尽量准确、具体、完整，包括出现的程度与时间。对死亡动物可作大体解剖。

⑥结果评价：根据 LD_{50}，判定受试物的毒性分级。由中毒表现初步提示毒作用特征。

六、 急性毒性分级

LD_{50}是急性毒性分级的主要依据。为了大致地表示化学物急性毒性的强弱及其多人的潜在的危害，以便于生产、包装、运输、储存和销售、管理、使用化学物时，根据毒性分级采取相应的防护措施，同时对外源化学物的毒性评价和安全管理有一个共同的尺度，提出了化学物的急性毒性分级（acute toxicity classification）。现将常用的几种急性毒性分级标准介绍如下，以供参考使用（表 7-6~表 7-8）。

表 7-6　急性毒性（LD_{50}）剂量分级表

级别	大鼠经口 LD_{50}/（mg/kg）	相当于人的致死剂量	
		mg/kg	g/人
极毒	<1		
剧毒	1~50	500~4000	0.5
中等毒	51~500	4000~30000	5
低毒	501~5000	30000~250000	50
实际无毒	5001~15000	250000~500000	500

注：源自中华人民共和国国家标准 GB 15193.3—2014《食品安全国家标准 急性经口毒性试验》。

表 7-7 我国农药急性毒性分级标准

毒性分级	经口 LD_{50}/（mg/kg）	经皮 LD_{50}/（mg/kg）	吸入 LD_{50}/（mg/m^3）
剧毒	≤5	≤20	≤20
高毒	>5~50	>20~200	>20~200
中等毒	>50~500	>200~2000	>200~2000
低毒	>500~5000	>2000~5000	>2000~5000
微毒	>5000	>5000	>5000

注：源自 2017 年 11 月 1 日施行的《农药登记资料要求》。

表 7-8 外源化学物急性毒性分级（WHO）

毒性分级	大鼠一次经口 LD_{50}/(mg/kg)	6 只大鼠吸入 4h，死亡 2~4 只的浓度/(mg/kg)	兔经皮 LD_{50}/(mg/kg)	对人可能致死的估计量	
				/（g/kg）	总量/（g/60kg）
剧毒	<1	<10	<5	<0. 05	0. 1
高毒	1~	10~	5~	0. 05~	3
中等毒	50~	100~	44~	0. 5~	30
低毒	500~	1000~	350~	5~	250
微毒	5000~	10000~	2180~	>15	>1000

七、急性毒性试验的局限性

对经典的急性毒性试验和 LD_{50}的意义，多年来一直有不同的意见，许多学者认为其存在诸多的缺陷：①消耗的动物量大，按经典法的要求测 LD_{50}，一次试验需要 60~100 只动物。②获得的信息有限，LD_{50}又不能等同于急性毒性，死亡仅仅是评价急性毒性的许多观察终点之一。外源化学物单次大剂量急性中毒，动物多死于中枢神经系统及心血管功能障碍，并不能很好地显示出各自的毒作用特征，另外，由于死亡迅速，各种器质性变化尚未发展，不能显示出靶器官的病变。③测得的 LD_{50}实际上仅是近似值，1977 年欧洲共同体组织了 13 个国家的 100 个试验室，统一主要的试验条件对 5 种化学物 LD_{50}的进行测定。根据收集到的 80 个试验室的结果分析，结果仍然存在相当大的差别，可达 2. 44~8. 28 倍。④在安全性评价中仅评价动物死亡和简单的症状观察是不够的，更需要的是生理学、血液学及其他化验检查所提供的深入详细的毒性信息。人用药品注册技术要求国际协调会 ICH（1991）规定在新药的报批材料中，不必准确地测定 LD_{50}，只需了解其他近似致死量和详细观察记录中毒表现即可。

第三节 蓄积试验

一、基本概念及试验目的

1. 基本概念

化学毒物进入机体后，可以原型或经过生物转化以代谢产物排出体外。但是，当实验动物反复多次小剂量接触化学毒物，同时化学毒物进入机体的速度（或总量）超过代谢转化和排泄的速度（或总量）时，化学毒物或其代谢产物就有可能在机体内逐渐增加并储留，并由此引起毒性作用，称为化学毒物的蓄积性毒性作用（accumulation toxicity effect）。

蓄积性毒性作用包括以下两个内涵。

（1）当外源化学物多次、少量、反复染毒实验动物一段时间后，该物质在生物体内逐渐积累，若能用化学方法测得体内（或某些组织脏器内）存在该外源化学物的母体或其代谢物，即为物质蓄积（material accumulation），例如重金属铅、汞等，或如 DDT 的代谢物。这种积累随着时间的延长而含量增加，当达到中毒阈值时而产生毒性作用。

（2）当外源化学物多次、少量、反复染毒实验动物一段时间后，在生物体内测不出该物质，但是又有慢性中毒的症状，这种由于多次接触外源化学物所引起的机体损害的累积现象称为功能蓄积（functional accumulation）。如某些有机溶剂、有机磷外源化学物等。

但是实际上，功能蓄积现象也存在部分假象，即当外源化学物毒性很大，进入机体的数量极微，而目前化学分析方法尚不够灵敏，不能检出时，则实际上是一种物质蓄积，或者物质蓄积与功能蓄积二者兼而有之。例如有机磷化学物沙林（sarin），以微量反复进入机体时，由于沙林降解很快，代谢物由尿中排出也很快，很难在血液和脏器中测出。但是沙林与乙酰胆碱酯酶结合形成磷酰化胆碱酯酶，一般分析方法难于测得酶上的磷酰基残基，酶却很快老化。可见此时沙林的磷酰基残基依然存在，乙酰胆碱酯酶持续失去功能。所以蓄积作用的研究方法还有待深入研究。

外源化学物在生物体内的蓄积，无论是物质蓄积或功能蓄积，都是毒物引起慢性中毒的重要条件。测量外源化学物的蓄积性毒性，对评价外源化学物的安全性和制订外源化学物的安全接触限值具有重要意义。现今仍认为外源化学物在机体内的蓄积作用是外源化学物发生慢性中毒的物质基础。因此，研究外源化学物在机体内有无蓄积作用及蓄积程度是评价外源化学物能否引起潜在的慢性毒性的依据之一，也是制定有关卫生标准时选择安全系数的依据。

2. 试验目的

进行蓄积性毒性试验的主要目的是：

（1）通过试验求出蓄积系数 K，了解受试物是否具有蓄积作用，以及蓄积毒性的强弱；

（2）评价该物质是否有可能引起潜在的慢性毒性危害，并为慢性毒性试验及其他有关毒性试验的剂量选择提供参考；

（3）制订该外源化学物在食品中的限量标准时，为安全系数的选择提供参考；

（4）确定该外源化学物是否能应用于食品供人类长期使用。

二、 蓄积毒性试验方法及其评价

蓄积作用的检测有两类方法，一类是理化方法，另一类是生物学方法。理化方法是应用化学分析或放射性核素技术测定外源化学物进入机体以后在体内含量变化的过程，可作为检测物质蓄积的方法，主要试验方法为半衰期法。生物学方法通常是采用蓄积毒性试验研究外源化学物基础毒性，通过试验求出蓄积系数 K，了解化学毒物蓄积性的强弱，并为慢性毒性试验及其他有关毒性试验的剂量选择提供参考，主要试验方法为蓄积系数法和 20d 实验法。

1. 生物半衰期法

生物半衰期（biological half-time，$t_{1/2}$）又称生物半减期或生物半排出期，是进入机体的外源化学物在体内消除一半时所需要的时间，单位为 min 或 h。毒理学试验中的生物半衰期法是用毒物动力学原理阐明外来化学物在机体内的蓄积作用特征，主要反映化学物的物质蓄积性质，半衰期短（$t_{1/2}$）的外源化学物达到蓄积极限所需的时间也短。

外来化学物在机体内蓄积的速度和量，与单位时间内吸收物质的速度和量，以及清除的速度和量是相关的。

任何外来化学物如果每单位时间内吸收的量是相对恒定的，则当它连续吸入体内时，在一定的剂量范围之内，其在机体内的蓄积量不是呈直线地、无限地增加，而是有一定的极限。这是因为受试外源化学物在机体内同时存在生物转化和清除的过程。所以当受试外源化学物的吸收过程与清除过程达到动态平衡时，外源化学物的蓄积量就将基本上不再增加。不论一个物质的生物半衰期长短，其在体内经过六个生物半衰期接触，就可以达到蓄积的极限（此时理论蓄积量为极限值的 98.4%）。此后如继续接触，体内蓄积量基本上也不会再增加。

生物半衰期的测定方法是在受试动物接触外来化学物之后，测定动物血浆中该外源化学物在不同时间的浓度。以时间为横坐标，以血浆中物质浓度的对数值为纵坐标绘图，依据图求出直线的斜率 k_e（或称 k_e为清除速率常数）。依式（7-6）求出 $t_{1/2}$值。

$$t_{1/2}=0.693/k_e \tag{7-6}$$

生物半衰期较短的物质达到蓄积极限所需要的时间短，机体一旦停止接触该物质，也易于从机体消除，蓄积性小。相反则不容易从体内消除，蓄积性越大。

除吸入染毒外，外源化学物在体内蓄积的极限值可按照式（7-7）估算：

$$\text{蓄积极限值 L（mg）}=1.44\times\text{外源化学物吸收量（mg/d）}\times t_{1/2}\text{（d）} \tag{7-7}$$

2. 蓄积系数法

这种方法的基本原理是在一定期限内，以低于致死剂量的受试物，每日给予实验动物，直至出现某种预计的毒性效应为止。计算达到此预计效应的累积剂量，求此累积剂量与一次接触该外源化学物产生相同效应的剂量的比值，即将多次染毒使半数动物出现毒效应的总剂量与一次染毒使半数动物出现毒效应的剂量之比作为蓄积系数（K 值）。

用蓄积系数表示受试化学物的蓄积毒性，蓄积系数越大，表示受试化学物的蓄积毒性越小。由于这种方法是对所测得的多次染毒与一次染毒所产生的生物学效应进行比较，故所测得的蓄积性不能区分功能蓄积和物质蓄积。

蓄积试验多用小鼠或大鼠为实验动物，一般以死亡效应为指标，K 值计算公式如下：

$$K = LD_{50(n)} / LD_{50\,(1)} \tag{7-8}$$

式中 $LD_{50(n)}$ 表示以受试物对实验动物 n 次染毒，实验动物死亡一半时，受试物染毒剂量的总和。式中 $LD_{50\,(1)}$ 表示以受试物对实验动物 1 次染毒的 LD_{50} 剂量。蓄积系数 $K<1$ 为高度蓄积，1～3 为明显蓄积，3～5 为中等蓄积，大于 5 为轻度蓄积。蓄积系数法的具体试验方案主要有固定剂量法、递增剂量法。

（1）固定剂量法　固定剂量法一般先按常规采用一组动物，测出外源化学物一次染毒的 LD_{50}，即为 $LD_{50(1)}$，然后用另一组条件相同的两种性别的动物各 20 只，每天以 1/10 LD_{50} 的固定剂量、固定途径进行定时染毒（也可在 1/20～1/5 LD_{50} 的范围内选择一个剂量），试验期间每日观察记录试验组动物的死亡数，直至累计发生半数动物死亡为止，即可终止试验，此时的总剂量即为 $LD_{50(n)}$，按公式计算受试物的蓄积系数 K，进行评价。若每天剂量为 1/10 $LD_{50(1)}$，如果到第 50 天动物死亡数目仍未达半数，则可停止试验，因为此时总剂量已达 5 个 LD_{50}，蓄积系数 $K>5$，表示至多有轻度蓄积作用。按固定剂量法设计，蓄积毒性试验的试验期应在 25～100d。由于 LD_{50} 是按照动物的体重计算，所以试验期间应经常根据动物的体重相应调整剂量。

（2）递增剂量法 染毒组开始按 0.1 LD_{50} 剂量给予受试外源化学物，以 4d 为一期，以后每期给予的受试外源化学物的剂量按等比级数（1.5 倍）逐期递增，见表 7-9。在试验期中，只要实验动物死亡数累积已达一半，便可随时终止试验，计算其累积剂量，求出 K 值，进行评价。此方法试验最长需要 28d，但是在染毒 20d 仍未有半数动物死亡的话也可以结束试验，因此时累计剂量已达 5.3 LD_{50}。

表 7-9　　定期递增剂量法染毒剂量表

接触天数/d	1～4	5～8	9～12	13～16	17～20	21～24	25～28
每天接触剂量（LD_{50}）	0.1	0.15	0.22	0.34	0.50	0.75	1.12
四天接触总剂量（LD_{50}）	0.4	0.6	0.9	1.4	2.0	3.0	4.5
累积接触总剂量（LD_{50}）	0.4	1.0	1.9	3.3	5.3	8.3	12.8

3. 20d 实验法

20d 蓄积试验法是我国在 GB 15670—1995《农药登记毒理学实验方法》的制订过程中鉴于上述两种方法的利弊所提出的。尽管该标准已被 GB15670-2017 系列 29 个标准所取代，其中 20d 蓄积试验法也被删除，但了解该方法的实验操作对于从生物学角度研究蓄积毒性仍然具有一定的参考价值。

选用体重 200 g 左右的成年大鼠，也可选用小鼠，将受试动物分成 5 组，即 1/2 LD_{50}、1/5 LD_{50}、1/10 LD_{50}、1/20 LD_{50} 和阴性对照组（或溶剂对照组），分别进行染毒，每天一次。累积 20d，即各组的总剂量为 10 LD_{50}、4 LD_{50}、2 LD_{50}、1 LD_{50}、0 LD_{50}，每个剂量组雌雄动物各 10 只。观察记录每组死亡数，按下列标准评定。

结果评定标准为：

①停药后，各剂量组动物均无死亡，即为蓄积性不明显（或未见蓄积性）；

②仅高剂量 1/2 LD_{50}组有死亡，其他组无死亡，为弱蓄积性；

③若低剂量 1/20 LD_{50}组无死亡，但其他剂量组有动物死亡，并呈剂量-反应关系，为中等蓄积性；

④如低剂量 1/20 LD_{50}组出现死亡，且各剂量组呈明显的剂量-反应关系，则为强蓄积性。

虽然蓄积系数法简便，评价外源化学物的蓄积作用具有一定的使用价值，但是蓄积毒性大小还与外源化学物本身的特性、分次染毒的剂量、动物的种属及所用观察指标等因素有关，使用同一外源化学物、不同的方法测得的蓄积系数有较大的差异，在评价时应特别注意测定蓄积系数的试验方法是否相同。

在现有的蓄积毒性试验中，通常选择死亡为观察毒效应指标，而很少采用其他效应指标。事实上由于某些化学物的急性毒性很低，很大剂量的染毒也不至于引起死亡。然而在亚慢性或慢性接触时则可对某些靶器官产生严重的毒效应但不引起致死，因此，以急性毒性试验常用的死亡指标来判定这类化学物的蓄积毒性，则由于不易引起实验动物死亡，可能会得出弱蓄积性的错误结论。因此在试验中除观察动物死亡情况外，也应注意一般症状及体重变化。必要时还应进行病理检查，以了解可能的靶器官。最好在蓄积毒性试验时选用某种损伤为观察指标，分别求取 $ED_{50(1)}$ 和 $ED_{50(n)}$，并计算蓄积系数，则会得到更合理的结论。

第四节　亚慢性毒性试验设计

在多数情况下，人类在生活和生产环境中接触外源化学物的剂量水平均较低，且低于急性中毒剂量，不至于发生急性中毒，但却可能在长期反复接触中发生慢性中毒。而且有些化学物没有急性毒性或急性毒性较低，依据急性毒性分级标准可划分为相对无毒物质，但是由于这些毒物持续存在于环境中或是人类长期使用，在机体内具有一定的生物蓄积能力，并可能对健康产生不良效应。为了预防人类发生亚慢性和慢性中毒，也为了得到更接近实际情况的毒作用资料，需要进行亚慢性和慢性毒性试验，以保障人群免于化学污染物危害。

由于机体单次染毒与多次反复染毒的反应可能不同，例如苯急性中毒引起中枢神经系统抑制（即麻醉），而长期的小剂量反复接触时，其作用则是损害造血系统，可引起粒细胞缺乏及白血病。因而，利用急性非致死毒性试验来筛选慢性毒性试验指标，有时是不可靠的。同时，在进行慢性毒性试验前，也有必要进行亚急性或亚慢性毒性试验以作为慢性毒性试验的预试验。

一、　基本概念及试验目的

1. 基本概念

亚慢性毒性（subchronic toxicity）是指实验动物在较长时间内连续接触较大剂量的化学物后所产生的毒性效应。

在亚慢性毒性中的“较大剂量”是相对的，没有明确的下限，但是剂量上限应小于急性毒性的 LD_{50}的剂量，要求试验期间每日或每次接触的计量相等。“较长时间”是指约相当于实验动物寿命的 1/30~1/10 的时间。例如大鼠的平均寿命约 30 个月，其亚慢性毒性试验的染毒期限则应为 1~3 个月。

在 GB 15193—2015 系列毒理学评价标准当中，包含了 28d 经口毒性试验和 90d 经口毒性试验。有部分毒理学书籍当中也将 28d 毒性试验归类为亚急性毒性试验，其含义与亚慢性毒性试验基本相同，仅在时间范畴上稍有差别。本章将不对亚急性毒性试验详细讲述。

2. 亚慢性毒性试验目的

亚慢性毒性试验主要是为慢性毒性试验进行探索性或准备性工作。具体有：

①确定在试验期限内受试物的毒性效应、了解其剂量-反应关系、毒作用靶器官和可逆性；

②确定在试验期限内受试物的最小观察到有害作用剂量（LOAEL）和未观察到有害作用剂量（NOAEL）及最大耐受剂量（MTD），初步确定受试物的安全性，并为慢性毒性试验和致癌试验剂量、观察指标、毒性终点的选择以及获得“暂定的人体健康在提供依据；

③根据化学物的亚慢性毒性参数，估计慢性接触的危险性，为初步接触该化学物的安全限量标准提供毒理学依据，并据此确定是否需要进一步进行慢性毒性试验。

此外，通过亚慢性毒性试验还可以了解受试物对动物繁殖及对子代的致畸作用，可为评价受试物能否应用于食品提供依据。

总之，亚慢性毒作用试验研究在毒理学中是比较重要的，但它主要是为研究外源化学物的慢性毒作用而进行的探索性和准备性工作。

二、 试验设计

1. 实验动物

亚慢性毒性试验在实验动物的选择上应考虑它对化学毒物的代谢过程、生理反应和生化特性基本上与人或靶动物接近，而且在急性毒性试验中或已有资料证明对受试物敏感的物种和品系。一般要求选择两个动物种属，以全面了解化学毒物的毒性特点。目前要求至少用一种动物进行全面系统的试验。啮齿类动物首选大鼠，由于大鼠对一般化学物的反应和代谢过程大多与人相近似，而在实际中常被采用。大鼠周龄推荐不超过 6 周，体重 50~100 g。试验开始时每个性别动物体重差异不应超过平均体重的±20%，每组动物至少 20 只，雌雄各半，雌鼠应为非经产鼠、非孕鼠。若计划试验中期观察或试验结束做恢复期的观察（卫星组），应增加动物数（对照组和高剂量组增加卫星组，每组 10 只，雌雄各半）。非啮齿类首选犬类（通常选用 Beagle 犬），犬通常选用 4~6 个月的幼犬，一般不超过 6 个月，试验开始时每个性别动物体重差异不应超过平均体重的±20%，每组动物至少 8 只，雌雄各半，若计划试验中期尸检或试验结束做恢复期的观察，应增加动物数（对照组和高剂量组增加卫星组，每组 4 只，雌雄各半）。对照组动物性别和数量应与受试物组相同。试验前大鼠在实验动物房至少应进行 3~5d（犬 7~14d）环境适应和检疫观察。

实验动物的品系应明确一致，选择多用纯系动物，如大鼠常用 Wistar 和 SD 品系，小鼠常选用昆明鼠、NIH 等。此外，由于亚慢性试验周期比较长，所以一般动物的年龄选择断乳不久的健康动物，其体重较轻、年龄较小、代谢旺盛、进食量大、生长迅速，容易出现中毒症状。一般要求实验动物雌雄各半，但在一些特殊研究中也可以仅使用一种性品系，如研究化学毒物的性腺毒性或生殖毒性。

2. 染毒途径

一般染毒途径选择人群实际接触的途径和方式，以经口、经呼吸道和皮肤染毒三种途径为主。尽量模拟人或动物实际接触该外源化学物的途径或方式，并且应与预期进行的慢性毒性的染毒途径一致。根据受试物的特性或试验目的，选择受试物掺入饲料、饮水或灌胃方式给予。若受试物影响动物适口性，应灌胃给予。

由于试验周期比较长，食品及食品添加剂选择经口染毒时，最好采用饲喂法，将受试物按一定比例掺入饲料中或与饮水混合进行饲养，一般不采用灌胃的方法；有异味、易水解或挥发性的受试物，或者染毒时间在 30d 以内时，也可采用灌胃途径染毒。在灌胃时应避免出现由操作造成的动物意外死亡或损伤。不论经哪一种途径染毒，亚慢性试验期间必须每日定时、定量接触受试物，以维持实验动物血浆中或体液中有一个稳定的受试物浓度波动范围，且应保证实验动物饮食合理及饲养环境清洁、温湿度适宜。

（1）灌胃给予　要将受试物溶解或悬浮于合适的溶媒中。为保证受试物在动物体内浓度的稳定性，每日同一时段灌胃 1 次（每周灌胃 6d）。试验期间，前 4 周每周称体重 2 次，之后每周称体重 1 次，按体重调整灌胃体积。灌胃体积一般不超过 10mL/kg 体重，如为水溶液时，最大灌胃体积大鼠可达 20mL/kg 体重，犬可达 15mL/kg 体重；如为油性液体，灌胃体积不应超过 4mL/kg 体重，各组灌胃体积一致。

（2）饲喂给予　要将受试物与饲料（或饮水）充分混匀并保证该受试物配制的稳定性和均一性，以不影响动物摄食、营养平衡和饮水量为原则，受试物掺入饲料比例一般小于质量分数 5%，若超过 5%时（最大不应超过 10%），可调整对照组饲料营养素水平（若受试物无热量或营养成分，且添加比例大于 5%时，对照组饲料应填充甲基纤维素等，掺入量等同高剂量），使其与剂量组饲料营养素水平保持一致，同时增设未处理对照组；亦可视受试物热量或营养成分的状况调整剂量组饲料营养素水平，使其与对照组饲料营养素水平保持一致。受试物剂量单位是每千克体重所摄入受试物的毫克或克数，即 mg/kg 体重或（g/kg 体重）。当受试物掺入饲料，其剂量单位亦可表示为 mg/kg 饲料或（g/kg 饲料），掺入饮水则表示为 mg/mL 水。受试物掺入饲料时，需将受试物剂量（mg/kg 体重）按动物每 100g 体重所摄入量折算为受试物饲料浓度（mg/kg 饲料）。一般 90d 实验经口毒性试验大鼠每日摄食量按体重 8%折算。

3. 染毒剂量及分组

正确选择亚慢性毒性染毒剂量必须充分利用急性毒性和蓄积毒性资料。例如，LD_{50}值及 95%可信限、死亡曲线斜率、蓄积系数和毒性代谢动力学参数等。在亚慢性毒性试验中，剂量应选择在 LD_0以下，具体可在 1/100～1/20 LD_{50}的范围内，选择设 3～4 个剂量组和 1 个对照组，必要时追加一个溶剂对照组。相邻组距可根据死亡剂量-反应曲线斜率和蓄积系数选择 2～4 倍的比例，如受试物剂量总跨度过大可加设剂量组。原则要求：

①高剂量组的染毒剂量应造成实验动物明显的中毒效应或靶器官出现典型的损伤，如出现某些生物化学、生理学、病理学的改变，但不应引起实验动物死亡；即使有死亡，也应少于 10% 的实验动物数。通常以该化学物的 1/20～1/5 LD_{50}，或者以急性毒性的阈剂量作为该试验组的剂量。

②中剂量组应产生轻微的中毒效应，相当于亚慢性毒性的阈剂量或可观测到有害作用水平（LOAEL）。

③低剂量组不出现任何可观察到的毒效应，相当于亚慢性的最大无作用水平（NOAEL），且高于人的实际接触水平。

4. 染毒时间

在亚慢性毒性的试验期限问题上目前没有严格的统一界限，可根据研究目的、动物种类和染毒途径而定。考虑到人类接触食品污染物、大气和水的持续时间比较长，所以一般研究食品中污染物和环境污染物的毒理学所要求的染毒时间一般为3~6个月，而工业毒理学中则多为1~3个月，见表7-10。这是因为人类接触大气、水和食品污染物的持续时间一般较久，而在工业生产过程中可能接触到化学物的时间仅限于人一生中的工作年龄阶段，且每日工作一般不会超过8h。目前有些试验证明，实验动物反复连续接触外源化学物达3个月，其毒性效应往往与再延长接触时间所表现的毒效应基本相同，所以推荐亚慢性试验为90d试验期。

表7-10　我国对农药、食品污染物、化妆品和消毒剂等化学物毒性试验的期限

试验	农药	食品污染物	化妆品	消毒剂
亚急性	1~4周	短期		
亚慢性	3~6个月	3~6个月	≥90d	90d
慢性	小鼠18个月	小鼠18个月	至少6个月	6个月~2年
	大鼠24个月	大鼠24个月	至少6个月	6个月~2年

5. 观察指标

合理地选择观察指标和采用灵敏、精确的检测方法是正确评价化学毒物对机体毒效应的关键。一般来说，亚慢性毒性试验选择的指标应比较广泛，具有筛选性。观察指标和测试项目一般根据急性毒性试验、蓄积毒性试验提供的数据，以及参考有关文献资料或已有的同系物毒性资料进行选择。观察期限一般为90d，若设恢复期观察，动物应停止给予受试物后继续观察28d，以观察受试物毒性的可逆性、持续性和迟发效应。

通常包括一般性指标、组织病理学检查和特异性指标。

（1）一般性指标　一般性指标主要指非特异的观察指标，能综合反映化学毒物对机体的毒作用，而且常常是敏感的综合毒效应指标。在试验过程中，详细记录、仔细分析，往往可以从中发现一些化学毒物的毒性特征。这些指标通常包括如下各项。

①动物体重、摄食量和饮水消耗量：实验动物在生长发育期体重的增长情况和进食量是综合反映动物健康状况最基本的指标之一。实验动物体重增长的抑制或体重减轻受到多种毒效应的影响，包括食欲、消化功能、代谢和能量消耗变化等。如果各试验组体重增长变化呈剂量-反应关系，可以肯定这是一种综合毒性效应。进食量明显减少可加重或改变受试物的中毒表现。

一般在试验开始1~3个月内每周称重一次，以后可以每两周称一次。表示体重变化的方式有多种，可将染毒试验组与对照组同期体重绝对增长的重量加以比较和进行统计学处理；也可将染毒试验组与对照组同期体重百分增长率（以接触化学毒物开始时动物体重为100%）进行统计和比较。

②食物利用率：亚慢性试验期间必须注意观察并记录动物每日的饮食情况，在此基础上计算食物利用率，即动物每食入100g饲料所增长的体重。比较染毒试验组与对照组动物的

食物利用率，有助于了解化学物的毒性效应。如果化学毒物影响食欲，则每日进食量减少，体重增长会受影响，但食物利用率不一定改变。如果化学毒物干扰了食物的吸收或代谢，虽然不一定影响食欲，但体重增长却减慢，因而食物利用率也会有改变。例如给大鼠饲喂被溴甲烷熏蒸过的饲料 2 个月，染毒组体重仅相当于对照组平均体重的 86.6%，然而染毒组大鼠与对照组的食物利用率大致相同，说明被溴甲烷熏蒸过的饲料可能影响大鼠食欲，因而动物体重增长速度减慢，但溴甲烷对食物的吸收和利用没有明显影响。

③中毒症状：染毒期间应每日观察实验动物出现的行为改变或客观征象的异常，详细记录各症状出现的时间先后次序，包括被毛、皮肤、眼、黏膜、分泌物、排泄物、呼吸系统、神经系统、食欲、自主活动（如流泪、竖毛反应、瞳孔大小等）及行为表现（如步态、姿势、对处理的反应、强直或阵挛性活动）等，尤其要留意动物被毛的光洁度与色泽、眼分泌物、呼吸、神态、行为等。这些资料有助于判断化学毒物损害机体的部位及程度。

④脏器系数的测定：脏器系数通常指某个脏器的湿重与单位体重的比值，即每 100g 体重中某脏器所占的质量。如肝指数，即为（全肝湿重/体重）×100。一般适用于肝、肾、脑、心、脾、肾上腺、甲状腺、睾丸、卵巢等实质性脏器。这是一个经济的、实用的指标，往往能提供受试物的靶器官的重要线索，反映脏器受到损害后的变化，如增生、充血、水肿、萎缩等变化。脏器系数减小，表明脏器可能出现萎缩、退行性变化等。操作时既要注意称重前洗净脏器表面血污，用滤纸吸干表面水分，也要防止脏器风干失水，还需注意去净结缔组织。

（2）生化检验指标　由于生化指标比较多，一般要求观察如下项。

①血液学指标：红细胞计数、白细胞计数、血小板计数、血红蛋白、白细胞分类等。

②血液生化：天冬氨酸氨基转移酶、丙氨酸氨基转移酶、碱性磷酸酶、尿素酶、总蛋白、白蛋白、血糖、总胆红素、肌酐、总胆固醇等。

根据生化指标的变化，不仅可发现受试物所选择作用的靶器官和系统，为病理学检查提供线索，也可为阐明受试物毒作用机理提供依据。

犬试验前、试验期间（45d）、试验结束、恢复期结束（卫星组）应进行体温和心电图检查。

（3）处死解剖检查　试验结束，活杀实验动物，采血进行上述临床试验室生化检查，并系统解剖，测定脏器重量，进行肉眼和病理学检查。濒死的动物，应及时解剖。

①脏器湿重和脏器系数的测定：一般称取心、肝、脾、肺、肾、肾上腺、睾丸、甲状腺、卵巢、脑等脏器湿重，并计算其脏器系数。

②病理组织学检查：此为亚慢性毒性试验中最重要的检查指标之一。为了发现试验期间不同阶段的病理改变，在试验时间或结束后应分批对部分动物进行病理检查，一般应对染毒过程中死亡的动物及时解剖，肉眼检查后取材进行病理组织学检查，必要时作组织化学或电镜检查。目的是确定化学毒物对机体毒作用的靶部位、损害的性质和程度，从病理学角度寻找化学毒物与病理改变的剂量-效应关系，为了解化学毒物的毒效应及其机制提供依据。具体的检查内容见表 7-11。

（4）特异性指标　特异性指标可以反映受试物的中毒特征，也有助于取得中毒机制的线索。但是确定这种指标的难度很大，因为只有清楚地了解化学毒物的作用机制，才容易确定其特异检测指标。依据常规的做法是，在仔细分析化学毒物的急性、亚急性毒性试验过程中动物中毒表现的基础上，结合受试物的化学结构并了解其特殊的化学基团以找出其毒性线索，然后设计出测试项目和方案。

表 7-11 亚慢性和慢性毒性研究中的一般检查、临床试验室检查和病理学检查

器官或系统	一般检查	临床试验室检查	病理学检查
胃肠系统	腹泻、呕吐、粪便、食欲	总蛋白、白蛋白、球蛋白、钠、钾	胃、胃肠道、唾液腺、胆囊、胰腺
泌尿系统	尿量、成分、颜色	总蛋白、白蛋白、球蛋白	肾、膀胱
造血或凝血系统	黏膜变色、嗜睡、虚弱	血细胞比容、血红蛋白、红细胞计数、白细胞总数及分类；血小板计数、血涂片、凝血酶原时间、活化因子、凝血激酶时间	胸腺、脾、肠系膜淋巴结、骨髓涂片和切片
神经系统	姿势、运动、反应、行为		脑、脊髓、坐骨神经
眼	外观、分泌物、眼科检查		眼和视神经
呼吸系统	呼吸频率、咳嗽、鼻腔分泌物	总蛋白、白蛋白、球蛋白	一侧肺和主要支气管
内分泌系统	皮肤、毛发、体重、尿和大便特征	葡萄糖、钠、钾、碱性磷酸酶、胆固醇	甲状腺、肾上腺、胰腺
生殖系统	外生殖器的外形和触诊		睾丸、附睾、精囊、前列腺、卵巢、子宫
心血管系统	脉搏、频率和特征、节律性、水肿、腹水	谷草转氨酸	心脏、主动脉、其他组织的小动脉
骨骼系统	生长、畸形、跛行	钙、磷、碱性磷酸酶	骨骼和抗断裂程度
皮肤	颜色、气味、外表、毛发	总蛋白、白蛋白、球蛋白	仅在经皮染毒时进行
肌肉	体积、无力、消瘦、活动减少	谷草转氨酶、磷酸肌酸激酶	在一般检查和临床化学观察中有损伤时进行

注：全部动物都要进行肉眼检查，所列的器官和组织应进行显微镜检查。

第五节 慢性毒性试验设计

一、基本概念及试验目的

1. 基本概念

慢性毒性（chronic toxicity）是指人或实验动物长期（生命的大部分时间甚至终生）反复接触低剂量的化学毒物所产生的毒性效应，又称长期毒性（long term toxicity）.

慢性毒性试验（chronic toxicity test）是化学毒物一般毒性评价程序中的最重要的试验，也是最后阶段的试验，染毒时间超过 90d。这对我国具有自主知识产权的外源化学物的毒理学安全性评价具有十分重要的作用，为受试物能否应用于食品的最终评价提供依据。

许多外源化学物在环境中的浓度并不具有明显的急性毒性，然而在长期慢性接触的情况下，其潜在的、累积的效应变得明显起来，如急性接触二噁英和多氯联苯可引发皮肤氯痤疮，对内脏器官却没有明显的急性毒作用，但当其在体内积累到一定的浓度时，可引起肝脏损害和其他类型的不良作用。更重要的是，慢性毒性试验的结果是制定化学物安全限量的重要依据，因此，其试验设计的周密性不容忽视。

2. 慢性毒性试验的目的

（1）确定实验动物长期经口重复给予受试物引起的慢性毒性效应；

（2）了解受试物剂量-反应关系和毒作用靶器官；

（3）确定未观察到有害作用剂量（NOAEL）和最小观察到有害作用剂量（LOAEL），为受试物能否应用于食品的最终评价和制订健康指导提供依据。

二、 试验设计

1. 实验动物

慢性毒性试验选择实验动物的物种、品系与亚慢性毒性试验相同。对活性不明的受试物，要求选用两个种属的实验动物，即啮齿类和非啮齿类，目前对啮齿类动物首选大鼠，非啮齿类为犬。

慢性毒性试验的目的是使实验动物寿命的大部分时间染毒该受试物，试验期长，因此在生命的早期开始染毒是很重要的，故应选择年龄较小的动物，一般选初断奶的动物。大鼠推荐周龄 6~8 周，试验开始时每个性别动物体重差异不应超过平均体重的±20%。每组动物至少 40 只，雌雄各半，雌鼠应为非经产鼠、非孕鼠。若计划试验中期剖检或试验结束做恢复期的观察（卫星组），应增加动物数（中期剖检每组至少 20 只，雌雄各半；卫星组通常仅增加对照组和高剂量组，每组至少 20 只，雌雄各半）。犬应选用月龄不超过 9 个月的幼犬（通常月龄选用 4~6 个月），试验开始时每个性别动物体重差异不应超过平均体重的±20%。每组动物至少 8 只，雌雄各半，雌犬应为非经产犬、非孕犬。若计划试验中期剖检或试验结束做恢复期的观察，应增加动物数（对照组和高剂量组各增加 4 只，雌雄各半）。对照组动物性别和数量应与受试物组相同。检验检疫和适应要求同急性和亚慢性毒性试验。

性别要求雌雄各半。

2. 染毒时间

慢性毒性实验动物染毒的期限应根据试验具体要求和所选用的动物种属而定。对啮齿类动物几乎占其生命周期的绝大部分或终生。据世界卫生组织的建议，利用不同实验动物进行的慢性毒性试验的试验期限，小鼠试验期一般为 18 个月，大鼠一般为 24 个月。其他动物染毒期一般为 2 年。即对于犬和灵长类动物 24 个月，犬相当于其生命期的 20%，灵长类动物相当于其生命期的 13%。也有学者主张终生染毒，这样求得的阈剂量或最大无作用剂量更能全面反映外源化学物的慢性毒性作用。如果慢性毒性试验与致癌试验结合进行，则实验动物染毒时间最好接近于动物的预期寿命，甚至动物终生染毒，进而甚至在有些动物是上要包括若干代试验。我国国家标准 GB 15193. 26—2015《食品安全国家标准 慢性毒性试验》中规定试验期限至少 12 个月。卫星组监测由受试物引起的任何毒性改变的可逆性、持续性或延迟性作用，停止给予受试物后观察期限不少于 28d，不多于试验期限的 1/3。

一般情况下，3 个月毒性试验中如果未表现出任何毒性，则在大鼠的两年或终生毒性试验中也不太可能出现毒性作用，但致癌作用不包括在内。

3. 染毒方式

慢性毒性试验的染毒方式与亚慢性毒性试验的染毒方式大致相同。

4. 染毒剂量及分组

慢性毒性试验的剂量，可根据急性和亚慢性毒性试验得出的关于该毒物的资料来确定。试验至少设立 3 个受试物组，1 个阴性（溶媒）对照组，对照组除不给予受试物外，其余处理均同受试物组。必要时增设未处理对照组。

受试物组一般分高、中、低 3 个剂量染毒组。高剂量应根据 90d 经口毒性试验确定，原则上应使得动物出现比较明显的毒性反应，但不引起过高死亡率；低剂量不引起任何毒作用；中剂量应介于二者之间，可引起轻度的毒性作用，以得出剂量-反应关系、NOAEL 和（或）LOAEL。为有利于求出剂量-反应关系，并有助于排除实验动物的个体敏感性差异，染毒剂量组各组间剂量以相差 2~4 倍为宜，不超过 10 倍。

具体确定如下。

（1）高剂量组　大致相当于亚急性（或亚慢性）毒作用阈剂量，或其 1/5~1/2 的剂量；也可以 LD_{50}的 1/10 为高剂量。

（2）中剂量组　大致相当于亚急性（或亚慢性）毒作用阈剂量的 1/50~1/10，或以 LD_{50}的 1/100 为中剂量。

（3）低剂量组　大致相当于亚急性（或亚慢性）毒作用阈剂量的 1/100，或以 LD_{50}的 1/1000 为低剂量。

其中，1/10 LD_{50}相当于引起蓄积中毒的剂量，1/100~1/50 LD_{50}相当于阈剂量，1/1000LD_{50}应为无作用剂量。

5. 观察指标

慢性毒性试验的观察指标与亚慢性毒性试验的观察指标基本相同。

6. 慢性毒性试验的简化

随着工农生产日益发展，外源化学物的生产和使用迅速增多，因此需要进行毒性试验的外源化学物的数量不断增加；同时，近年来关于毒性试验的方法很多，检测项目众多，试验时间太长，技术要求严格，这就和紧迫的客观需要间形成了很大的矛盾，因此，当前在毒理学试验工作中，有一明显趋势，即设法在保证结果可靠的前提下，尽量将毒性试验，特别是慢性毒性试验加以简化，例如尽量缩短毒性试验时间或利用短期试验的结果推测长期毒性作用。但是根据目前的认识水平和进展情况，任何简化的试验方法，只能作为一种辅助手段，它不能取代正规的长期毒性试验。

复习思考题

1. 急性毒性试验结果能否对受试物做出全面评价？为什么？
2. 在进行急性毒性试验时，如何设计染毒的剂量与分组？
3. 如何设计亚硝酸钠的急性毒性试验？
4. 食品污染物的蓄积毒性试验怎样进行评价？一般可用哪些方法？
5. 试述蓄积毒性试验的意义及其评价方法。
6. 急性、亚慢性和慢性毒性的区别于联系是什么？
7. 脏器系数及食物利用率的概念是什么？
8. 亚慢性和慢性毒性试验结果给受试物毒性评定提供了什么依据？
9. 计算：取体重18~22g小鼠50只，雌雄各半，随机分成5组，每组10只，进行某农药的腹腔注射急性毒性试验。得到如表7-12结果，请利用改良寇氏法计算该受试物的 LD_{50} 和其95%可信限。

表7-12　某农药的腹腔注射急性毒性试验结果

组别	剂量/（mg/kg体重）	死亡数
1	300	0
2	360	2
3	432	5
4	518	7
5	622	10

CHAPTER 8

第八章 外源化学物的特殊毒性

重要名词与英文对照

受精 fertilization
着床 imbed
全胚胎培养 whole embryo culture
器官培养 organ culture
微团培养 micromass culture
胚胎毒性 embryotoxicity
先天畸形 congenital malformation
突变 mutation
变异 variation
致突变作用 mutagenesis
基因突变 gene mutation
染色体畸变 chromosome aberration
染色单体型畸变 chromatid-type aberration
染色体型畸变 chromosome-type aberration
自发突变 spontaneous mutation
诱发突变 induced mutation
体细胞突变 somatic cell mutation
生殖细胞突变 reproduction cell mutation
致突变剂 mutagen
遗传毒物 genotoxic agent
点突变 point mutation
碱基置换 base substitution
错误配对 mispairing
转换 transition
颠换 transversion
移码突变 frame shift mutation
大段损伤 large fragment damage
同义突变 synonymous mutation
中性突变 neutral mutation
错义突变 missense mutation
致死突变 lethal mutation
渗漏突变 leaky mutation
沉默突变 silent mutation
无义突变 nonsense mutation
延长突变 elongation mutation
正向突变 forward mutation
回复突变 backward mutation
倒位 inversion
易位 translocation
插入和重复 insertion and duplication
染色单体的交换 chromatid exchange
姐妹染色单体交换 sister chromatid exchange, SCE
基因组突变 genomic mutation
二倍体 diploid
单倍体 haploid
三倍体 triploid
四倍体 tetraploid
多倍体 polyploid

整倍性畸变 euploidy aberration
非整倍性畸变 aneuploidy aberration
交联 cross linkage
嵌入剂 intercalating agent
碱基类似物 base analogue
加合物 adduct
光复活修复 photoreactivation repair
错配修复 mismatch repair, MMR
基因库 gene pool
遗传负荷 genetic load
致突变试验 mutagenicity test
遗传毒性试验 genetic toxicology test
遗传学终点 genetic endpoint
微核试验 micronucleus test, MNT
细胞遗传学试验 cytogenetic assay
哺乳动物细胞基因突变试验 mammalian cell gene mutation assay
显性致死试验 dominant lethal assay
非程序性 DNA 合成试验 unscheduled DNA synthesis test, UDS
单细胞凝胶电泳试验 single cell gel electrophoresis, SCGE
精子畸形试验 sperm malformation test
绿色荧光蛋白 green fluorescent protein, GFP
毒理基因组学 toxicogenomics
化学致癌物 chemical carcinogen
化学致癌作用 chemical carcinogenesis
遗传毒性致癌物 genotoxic carcinogens
直接致癌物 direct carcinogens
间接致癌物 indirect carcinogens
非遗传毒性致癌物 nongenotoxic carcinogens or epigenotoxic carcinogens
抑癌基因 anti-oncogene
基因扩增 gene amplification
基因重排 gene rearrangement
引发 initiation
促长 promotion
进展 progression
引发剂 initiator
终生试验 life time test
有限体内试验 limited *in vivo* bioassay

第一节　外源化学物的生殖毒性及评价

生殖是使种族延续的各种生理过程的总称。生殖过程一般是指从配子形成直到胎儿娩出的整个过程，具有广泛的含义。这一过程主要包括生殖细胞发生，即精子发生和卵子发生、配子释放、性周期和性行为、卵细胞受精、受精卵的卵裂、胚泡的形成、着床、胚胎形成、胚胎发育、器官形成、胎仔发育、分娩和哺乳过程。生殖发育也可称繁殖过程。

外源化学物对生殖过程的损害作用，可以表现为性淡漠、性无能或各种形式的性功能减退。雌性可出现排卵规律改变、月经失调或失经、卵巢萎缩、受孕减少、胚胎死亡、生殖能力下降、不孕不育等。雄性可表现为睾丸萎缩或坏死、精子数目减少。

一、　雄性生殖毒性

（一）　雄性生殖细胞的发生过程

睾丸是由一系列高度卷曲的输精管和具有支持功能的结缔组织、淋巴细胞、脉管、吞噬细胞及间质细胞等组成。输精管系统由精子细胞和间质细胞两类不同的细胞组成。随着睾丸的发育成熟，精原细胞不断增多，并由输精管的基底膜向管腔迁移，经减数分裂分化成精子。精子是一种高度分化的细胞，它不仅把父代的遗传信息传递给卵细胞，而且又可决定新生后代的性别。

精子的发生过程是指精原细胞发育成为成熟精子的过程。精子发生过程始于胎儿期的原始生殖细胞。出生后，原始生殖细胞分化成精原细胞，后者直至青春期以前在曲细精管中处于休止状态。在青春期，在脑垂体促性腺激素的作用下开始增殖，进行有丝分裂，形成 2 个单倍体的次级精母细胞，再经第二次成熟分裂，形成 4 个单倍体的精子细胞，精子细胞再经过一系列形态学变化成为具有特殊形态的成熟精子。随后由间质细胞包裹释放入输精管内，移入附睾后进一步成熟，成为具有受精能力和活动力的精子，进入精囊并在此贮存。精子生成是一连续发生过程，从一个精原细胞分化成为成熟的精子，在不同的物种和品系中所需要的时间并不相同，如人类需要 64d，小鼠 35d，兔 43d，Wistar 大鼠 53. 2d，公牛 54d。

精子发生过程是在神经内分泌的精密调控下进行的。调节精子发生的激素主要有垂体前叶分泌的卵泡刺激素（FSH）、黄体生成激素（LH）以及睾丸间质细胞产生的雄激素。黄体生成激素可刺激睾丸间质细胞发育，使其分泌雄性激素，主要是睾丸酮。雄激素可能促进精细胞的增殖与分化及维持性功能，而卵泡刺激素可促进睾丸内精子的发生。进入曲细精管的精子没有活动能力，在附睾丸中经过成熟过程才逐步获得了运动能力和受精力，也就变成了具有活泼运动能力的成熟精子。精子发生存在周期性变化，它受到神经内分泌的调控。对于同一种动物而言，精子发生所需要的时间相对恒定。了解生精上皮的周期性变化，对确定环境因素，特别是化学毒物对精子发育各阶段的影响具有重要意义。外源化学物作用时间与精子发育阶段的关系见表 8-1。

表 8-1 外源化学物作用时间与精子发育阶段

受作用时精子发育阶段	从给药到精子成熟经历的时间/周	
	小鼠	大鼠
输精管和附睾内的精子	1	1~2
后期精细胞	2	3
前期精细胞	3	4~5
次级精母细胞	4	6~8
初级精母细胞	5	6~8
精原细胞	6	9

注：引自刘宁．食品毒理学 2017.

（二） 外源化学物的雄性生殖毒性

睾丸的功能主要是生成精子和合成雄激素。精子的生成依赖丘脑下部-垂体-睾丸轴的调节功能。外源化学物无论是直接影响睾丸的功能，或间接影响丘脑下部-垂体-睾丸轴的调节功能，均表现为生殖系统受损。

1. 对睾丸生精细胞的影响

棉酚为典型的影响睾丸功能的外源性化学物，是存在于棉籽中的一种黄色酚类色素。试验发现，人类长期食用粗制棉籽油，组织学观察中可发现睾丸的生精上皮丢失，而其他器官无病理变化。通过电子显微镜观察，可见睾丸内精子、精细胞和精母细胞受损，对精子影响的主要表现是精子细胞的顶体肿胀、分离与碎裂，精子中段的线粒体螺旋鞘排列紊乱，嵴目减少。棉酚还可直接作用于精子，使其活力受到抑制，其机理可能是葡萄糖与果糖代谢障碍。现已证实棉酚的毒作用部位是睾丸，它作用于精子发育过程的不同阶段，最终表现为精子减少、不育。

重要的工业污染物二硫化碳（CS_2）早在1860年就已被发现可引起睾丸萎缩。动物试验证实CS_2对多种动物睾丸都有损害作用。表现为睾丸明显萎缩，精子生成障碍。此外，还发现CS_2对雄性小鼠的生殖细胞有致突变作用，主要表现为睾丸的初级精母细胞染色体的畸变和性染色体异常。

铅、镉、汞、锰等重金属，均具有不同程度的生殖毒性。铅可通过血睾屏障对睾丸的形态和功能造成损伤。具体表现为精液中畸形精子增多，正常精子数目和活动率下降，而且大量试验资料还证明，哺乳动物的睾丸和附睾组织对镉的毒作用特别敏感，主要作用部位是曲精小管上皮和间质细胞，引起睾丸退行性变化，睾丸、精囊、附睾的平均重量明显减轻，输精管中精子数目和精液中完整的精子大大减少。

此外，动物试验均证明，多种农药具有精子生成减少、睾丸萎缩、畸形精子增多、性功能减退等雄性生殖毒性作用。

2. 对内分泌功能的影响

睾丸的功能受垂体前叶分泌的促性腺激素的调节，而垂体分泌的促性腺激素又受下丘脑产生的促性腺释放激素（GnRH）的调节。促性腺激素包括卵泡刺激素（FSH）和黄体生成素（LH）。FSH能促进睾丸内精子的发生和精子的成熟。LH能刺激睾丸间质细胞的发育并分泌雄激素。

精子的生成是在神经内分泌的精密调节和控制下进行。在血液中雄激素和促性腺激素含量达到一定水平后，引起反馈作用于大脑皮质、下丘脑和腺垂体，影响他们的分泌活动，调节各级激素的产生，以维持动态平衡，精子生成过程方可正常进行。如果上述的任一环节受到环境因素特别是化学毒物的作用，不仅影响其功能的发挥，更重要的是影响精子的生成。

重金属铅已证实可干扰下丘脑-垂体-睾丸轴的正常功能，主要是影响GnRH的释放，表现为FSH、LH、睾丸酮含量降低。据报道，对铅作业工人性激素含量进行研究的结果发现血清中FSH、LH、睾酮含量的平均值明显低于对照组，三种激素与血铅含量有明显的剂量-反应关系，呈负相关，并造成铅作业工人睾丸内精子的发生和成熟受阻，精子数目减少，活动能力减弱，又由于睾酮含量减少，造成阳痿和性欲减退者增多。

此外，对CS_2作业男性工人性激素含量检查结果表明，血中睾酮含量显著低于对照组，而血清中FSH和LH含量均显著高于对照组，并与血中睾酮水平的降低呈明显相关。表现为睾丸明显萎缩、精子生成障碍和性欲降低。

3. 对性功能和生殖功能的影响

雄性机体性功能包括性欲、阴茎勃起、性交、情欲高潮和射精等几个方面。整个过程由一系列复杂的条件反射和非条件反射构成。维持雄性正常性活动的基础是正常的雄性生殖器官、正常的分泌系统和神经系统的生理、生化反应以及正常的精神心理状态。

繁殖是雌、雄双方共同完成的过程。雄性发育应具备的基本条件为：具有正常的内分泌系统，即下丘脑-垂体-睾丸轴的功能正常；精子的生成、成熟、贮存及输出，即有正常的睾丸、附睾、输精管、射精管和尿道；外生殖器和附属性腺正常。

环境因素特别是外源化学物如果造成上述任何一个环节的异常，则表现出雄性不育，即造成雄性生殖功能障碍。对性功能和生殖功能影响较大的外源化学物不仅有铅、镉、汞、锰等重金属，而且已证明环境激素等均对性功能和生殖功能有明显的不良影响。

（三） 雄性生殖毒性的检测方法

观察外源化学物对生殖过程各个阶段可能出现的损害作用，在毒理学中常用大鼠和小鼠作为研究对象。

1. 精子生成分析

精子生成分析是研究雄性生殖毒性中最简单的试验方法。收集精子的方法可采用交配射精后冲洗阴道的方式获取精子，但大多数采用处死动物收集附睾尾部和输卵管中的精子。可通过下列指标对精子生成情况做出评定。

（1）精子计数　精子计数是雄性性功能的一项重要指标，可提供有关精子发育与成熟方面的粗略信息。如果精子数目减少，则可以认为受试外源化学物对雄性生殖具有损害作用，但不能确定毒性作用发生在精子生成周期的哪个环节。

（2）精子形态观察　精子的形态通过伊红染色在显微镜下很容易观察。精子头部和尾部的形态学改变可影响精子运动和穿透卵细胞的能力。但此项指标灵敏度不高，应结合其他试验结果进行综合分析。

（3）精子状态分析试验　精子状态分析试验包括有精液的 pH、液化时间，精子运动能力，蛋白质、脂质和微量元素的含量等。通过此项试验，可了解精子所处的微环境及精子运动等情况是否与外源化学物有关。试验结果需结合其他试验结果进行综合评价。

2. 精子穿透试验

精子穿透试验实际上就是精子体外受精的试验，是检测精子在体外能否成功地穿透去透明带的卵子而受精的试验。精子在体外成功地穿透卵子的能力是常规精子分析所不能显示的，可作为常规精液分析的辅助指标。食品毒理学中常采用大鼠、小鼠、兔的精子。获能（精子获得穿透卵子透明带能力的过程）及顶体反应（精子获能后在穿透卵子期间，精子的顶体所发生的一系列变化）是所有哺乳动物精子进入卵子的先决条件。因此，此项试验方法，为综合评价外源化学物对精子受精能力的影响，探明雄性不育提供了科学依据。可用于外源化学物生殖毒性方面的检测。

3. 睾丸中标志酶活性的测定

睾丸中酶的含量和活性的改变是生殖毒性敏感指标之一，可以简便且可靠地反映出外源化学物对睾丸功能的损害。睾丸作为靶器官，在形态学尚无明显改变时，睾丸的标志酶活性就可能已受到影响。通过睾丸中标志酶活性的测定，就可以简便且可靠地反映出外源化学物对睾丸功能的损害。此种酶活力的变化可作为早期损害的指标。已知睾丸中的酶大致可分为两类，一类为透明质酸酶、山梨醇脱氢酶（SDH）、乳酸脱氢酶同工酶 x（LDH-x）、5-核苷酸酶、α-磷酸甘油脱氢酶等，在精母细胞和精细胞中首先出现，其含量和活性随精子的形成、成熟而达到高峰。另一类为 6-磷酸葡萄糖脱氢酶、苹果酸脱氢酶、三磷酸甘油醛脱氢酶、异柠檬酸脱氢酶、γ-谷氨酸转肽酶、尿苷二磷酸酶、鸟氨酸脱羧酶等，在睾丸足细胞、间质细胞或精原细胞内含量最高，其含量和活性在性成熟前达到高峰，并随精母细胞、精细胞和精子的形成、成熟而降低。

临床和动物试验中常检测乳酸脱氢酶 x（LDH-x）、山梨醇脱氢酶、6-磷酸葡萄糖脱氢酶的变化，并结合精子生成过程中各阶段细胞的功能和形态学改变，即可评价外源性化学物的生殖毒性，并有可能探明其毒性作用部位和机理。

4. 体外试验

虽然整体动物试验是评价外源化学物生殖毒性的主要途径，且试验结果外推于人类时具有相对可靠的优点，但其耗时、费力，不能满足一大批受试物检测的要求，而且在中毒机制的研究中也受到诸多限制。应用睾丸体外培养的手段检测化学物质对睾丸功能的影响，不失为一种简便、可靠的方法。体外试验主要是将哺乳动物的生殖细胞在体外条件下进行培养，并与受试外源化学物接触，观察生殖细胞的变化。

睾丸组织中除生殖细胞外，还有支持细胞和间质细胞。支持细胞是睾丸生殖上皮中唯一的生殖细胞，对精子的发生具有十分重要的意义。支持细胞能分泌多种生物活性物质，对各级生殖细胞起到营养、支持和保护作用。因为生精细胞本身不能利用葡萄糖，它所需的能量必须由支持细胞糖酵解所产生的乳酸和丙酮酸来提供。支持细胞具有较强的糖酵解能力，可将葡萄糖转化为乳酸和丙酮酸。间质细胞分布在睾丸曲细精管的结缔组织中，细胞呈圆形、梭形或多角形，体积较大，胞核有 1~2 个核仁，呈嗜酸性，含有滑面内质网。间质细胞通过合成和分泌雄激素保证生精过程的正常进行以及雄性器官和性行为的发育和维持。通过支持细胞和间质细胞等体外分离培养，测定支持细胞的乳酸含量和乳酸脱氢酶活性的变化以及测定间质细胞分泌的雄激素含量来判断外源化学物是否对所培养细胞的功能有影响。

另外，对分离培养的支持细胞和间质细胞，也可通过细胞计数和形态学检查的方法来判断外源化学物是否对支持细胞和间质细胞有损害作用。若细胞受到损害，则表现出固缩、脱壁、死亡及崩解。

5. 雄性激素检测

睾丸在生成精子的同时还具有分泌性激素的功能。雄性激素是睾丸中产生的主要性激素，睾丸的功能主要 FSH、LH 和雄激素（主要为睾酮）来维持和调节。FSH 主要作用于曲细精管的支持细胞，使其合成与分泌雄性激素结合蛋白。使曲细精管中的雄性激素浓聚并达到一定水平。LH 主要作用于间质细胞，使其合成和分泌睾酮。雄性生殖系统无论生精过程、精子成熟过程，还是附属性腺的分泌活动，都需要有足够的睾酮，通过检测上述三种性激素的含量变化来判断外源性化学物是否对雄性生殖产生影响。检测上述三种性激素含量有助于生殖毒性的评价以及生殖毒作用机制的探讨。

6. 显性致死试验

显性致死试验是通过给予雄性动物受试化学物，将其与未经受试物处理的雌性动物交配，观察雌性动物早期胚胎死亡情况，以评价受试物对雄性动物的生殖有无损害作用的试验。

哺乳动物生殖细胞受到损伤发生突变后，往往不能与异性细胞结合，即失去结成合子的能力。例如，雄性生殖细胞不能使卵细胞受精，或使受精卵在着床前死亡，也能使着床后的受精卵不能成活以至胚胎早期死亡。由于此种损害在 F_1 代即可表现，故称为“显性”。试验按观察指标为早期胚胎死亡，故称之为显性致死试验。通过显性致死试验可以评定受试物对雄性动物性功能的影响。

本方法应采用较接近人体实际情况的哺乳动物进行试验，主要观察指标为胚胎早期死亡，即观察子宫中活胎、死胎及吸收胎等数目，易于观察，试验技术容易掌握，不需要复杂的设备条件。缺点是不够灵敏，只有较大剂量，精细胞严重损伤才能引起胚胎早期死亡。

7. 雄性生殖细胞遗传毒性检测

雄性生殖细胞遗传毒性检测方法，除小鼠睾丸染色体畸变分析试验、小鼠精子畸变分析试验、小鼠显性致死突变试验、黑腹果蝇染色体性隐性分析试验等传统的哺乳动物和非哺乳动物生殖细胞突变试验外，还有近年来在遗传毒理学研究中广泛采用的新方法——单细胞凝胶电泳试验（single cell gel assay，SCG）。

单细胞凝胶电泳试验是1984年由Ostiling和Johanson首先建立并应用于遗传毒性试验的，该方法具有能简便而又快速测试完整细胞DNA链断裂的优点。其原理和方法为：细胞在体内和体外试验中受化学物作用后，DNA链发生断裂。将细胞制成单细胞混悬液，在载玻片上制备加有受检细胞混悬液的凝胶，在碱性条件下使细胞裂解，解旋DNA后进行电泳。带负电荷的DNA断裂端由阴极向阳极迁移。DNA经EB染色后在凝胶成像仪上可观察到DNA受损的细胞核拖一条尾巴，呈彗星状，如DNA无损伤则见圆形的核，故单细胞凝胶电泳试验又称彗星试验。观察时通过自动图像分析仪测定呈彗星状的数量和比例，并计算出受损的DNA的量，或通过手工操作的方法用目镜测微尺在荧光显微镜下测量细胞核的直径，以此作为DNA受外源化学物损伤的评价指标。

8. 雄性生殖毒性病理检查

睾丸、附睾、前列腺以及精囊重量和大小的改变常是接触有害外源化学物的明显征兆。睾丸组织易受到外来化学毒物的侵害，因此在亚慢性或慢性动物毒性试验中，睾丸组织形态检查是一项重要的观察指标。外源化学物作用于雄性生殖系统，可引起睾丸及其附属器官、组织或细胞的病理性损伤。睾丸各种细胞，特别是各级生精细胞，其生理生化功能各异，因而毒作用引发的受损表现与程度也有很大差异。动物试验表明，不同化学毒物对睾丸曲细精管生精上皮的发育有不同程度的影响，有些化学毒物可引起生精细胞胞质和胞核的改变，甚至引起细胞产生变性和坏死，有些化学毒物可引起精子数目减少。

解剖观察是生殖毒性病理检验的主要环节，对以后的光镜或电镜观察结果的可靠性以及结论的正确性都有很大的影响，必须认真做好大体解剖的操作、检视和记录，正确取材，选择合适的固定液保存病理检验材料，为病理检验的正确性提供前提条件。

某种意义上而言，从解剖、病理学观察等形态学角度评价外源化学物对雄性生殖系统的毒性作用，是雄性生殖毒理学研究中不可缺少的较为敏感的指标和重要手段。

二、雌性生殖毒性

（一）雌性生殖细胞的发生过程

雌性生殖系统由卵巢、输卵管、子宫和外生殖器等组成。卵巢产生生殖细胞（卵细胞）和分泌性激素，输卵管是输送卵细胞和卵受精之处，子宫是孕育胎儿的器官。

卵巢由正在生长的卵泡（包括卵细胞、包裹的颗粒细胞和膜细胞）和支持细胞组成。卵泡的发育是一个连续变化的过程，一般可分为原始卵泡、初级卵泡、次级卵泡和成熟卵泡四个阶段。在雌性胎儿卵巢内，最初为卵原细胞，聚集在卵巢皮质，经有丝分裂增殖与分化发育为初级卵母细胞，出生后，停止分裂活动直至青春期。女婴出生时卵巢中有 10 万~200 万个初级卵母细胞，至青春期，排卵前，初级卵母细胞进行第一次减数分裂形成次级卵母细胞和第一极体，而后次级卵母细胞迅速进行第二次减数分裂，但停留在分裂中期直到受精，精子进入卵细胞后第二次分裂才完成。

卵巢的周期性变化与动情周期密切相关。小鼠及大鼠的动情周期是 4~5d 节律性地重复一次。预定成熟的卵泡大约在动情期开始发育，下一个动情末期排卵。卵子生成周期是在垂体促性腺激素的调节下，主要通过 FSH 和 LH 的作用，促使卵巢内发生周期性的变化，即卵泡发育、排卵和黄体生成。而垂体促性腺激素的分泌又受下丘脑产生的促性腺释放激素的调节。

初级卵母细胞进一步成熟并发育至次级卵母细胞，需垂体下叶分泌的 FSH 和 LH 的作用，并在卵泡膜内层细胞分泌的雌激素作用下，促进子宫内膜增生和生殖器的发育，为受孕做好准备。当卵泡接近成熟时，FSH、LH 和雌激素分泌处于高峰，促成成熟卵泡的破裂、排卵和黄体生成。如果卵子受精成功，黄体在绒毛膜促性腺激素（HCG）的作用下继续发育，体积变大，孕酮和雌激素分泌持续增高，抑制下丘脑和垂体前叶的分泌活动。如果卵子未受精，黄体萎缩退化，血中雌激素和孕酮的浓度下降，表现为子宫内膜的脱落。同时，不再抑制下丘脑和垂体前叶的分泌活动，又开始分泌促性腺激素。卵巢中又有卵泡的生成，如此生长反复循环，形成卵子生成的周期性变化。

雌性（女性）动物在出生后，卵细胞数目即已固定，不再形成新的初级卵母细胞。对女性而言，到青春期在垂体促性腺激素的作用下，每月有 8~10 个卵泡向成熟卵泡发育，但一般只有一个能发育成熟并由卵泡中排出（一个妇女一生中有 300~400 个卵细胞成熟）。与此相反，男性在青春期以后还能不断地产生初级精母细胞，即精子的发生伴有数以万计的细胞群复制。因此，有人认为，环境因素特别是外源性化学物对女性生殖系统的影响远大于男性生殖系统。

（二） 外源化学物的雌性生殖毒性

雌性哺乳动物和雄性哺乳动物一样，生殖系统及其功能有许多组织器官参与，也涉及许多内在和外在因素。因此，外源化学物对雌性动物毒作用也往往表现在许多部位或环节。

1. 对卵细胞的影响

对卵细胞发育过程受化学毒物损伤的研究在深度和广度上都不如对精子的研究，主要是研究难度较大，特别是对人的研究。怀孕后的生理变化使得妇女比处于同样环境中的同龄男性可能会吸收更多的化学毒物，因而受到的潜在危害性也会大些。无论是体细胞还是卵细胞受到损害都有可能影响其后代的健康。

研究表明，卵细胞发育到排卵前阶段即第一次减数分裂的终变期和中期对化学毒物最敏感。如镉，NIH 雌性小鼠皮下一次注射氯化镉 1.0，3.0，6.0mg/kg 后，排卵能力明显受抑制，排卵数目随剂量增加而减少，呈明显的剂量-反应关系。在肉眼与光镜下可见性腺发生明显病理学改变；电镜下，中、高剂量组的初级卵母细胞和次级卵母细胞出现明显病理学变化，可见到细胞核核膜严重扩张，核基质电子密度增加，核仁凝聚成团，胞浆线粒体肿胀，高尔基复合体和内质网严重扩张与肿胀，同时发现染色体数目异常等现象。

根据放射免疫分析和卵巢镉含量测定结果提示，镉可能直接进入到卵母细胞内并损伤其遗传物质。镉和与金属硫蛋白中的 Zn^{2+} 相互作用，干扰器官中锌的动力学平衡和 DNA 合成的聚合酶（含锌），从而导致次级卵母细胞染色体数目异常。另外，镉还可能与形成细胞分裂时的纺锤体的含巯基蛋白质相互作用而干扰染色体的分离过程。

二硫化碳（CS_2）不仅对多种动物的睾丸有毒性作用，而且对雌性动物性腺、胚胎也有损害作用，可影响卵巢，使动物的动情周期发生改变，受孕能力降低，影响受精卵和胚胎的正常发育。动物研究表明，多次由静脉给予雌狗 CS_2，总剂量达 20. 5mL 时，可观察到卵巢萎缩、原始细胞数减少、原始细胞和滤泡变性等损害作用。对雌性大鼠也可观察到卵巢萎缩、动情周期延长、卵泡上皮营养障碍性变化、肿胀、局部萎缩、细胞核失去明显的边缘等现象。近年的研究还发现，CS_2可引起大鼠卵母细胞染色体畸变，可能是影响受精卵和胚胎的原因之一。

双环氧-4-乙烯环己烯等工业污染物可使成年鼠和幼年鼠原始滤泡中卵母细胞数分别减少 33%和 10%。环磷酰胺、胺草灵、克菌丹等均不同程度地引起雌性生殖细胞染色体畸变。多虑联苯能降低小鼠下一代卵子的受精能力与胚的着床率。

此外，某些物理因素如电离辐射、放射线激光灯，对雌性生殖细胞有致突变作用，小剂量能引起基因突变，大剂量能引起染色体畸变。

2. 对内分泌功能的影响

卵巢的功能和生殖周期受体内分泌系统的调节，即通过下丘脑-垂体-性腺轴。外源化学物可影响上述任何一个环节而对雌性生殖系统产生损害作用。大量的人群调查和动物试验证实，苯及其同系物在一定剂量下会造成女性或雌性动物的生殖功能损坏，造成月经异常、绝经期明显改变、生殖细胞突变，从而引起生育异常及后代的遗传性疾病等严重后果。发病机理可能是该类化合物直接干扰下丘脑，作用于垂体-卵巢系统，使内分泌调节系统异常而导致月经异常。绝经期的改变是因为卵巢功能受到抑制，卵巢发生萎缩所致。

此外，林丹、开蓬等有机氯农药可使雌性动物阴道开启和排卵周期延迟，甚至停止排卵，以及死胎和自然流产等。血清中 LH 和催乳素降低，而 FSH 浓度升高，垂体和子宫的重量明显低于对照组。

3. 其他毒性作用

外源化学物对雌性哺乳动物的毒性作用不仅表现在对卵细胞和内分泌调节系统（下丘脑-垂体-性腺轴）的影响，而且也可表现在子代，造成畸形、死胎、功能发育不全等。各种生殖功能毒性作用，在整个生命过程的不同阶段都可出现，这充分说明雌性生殖毒性的复杂性。

（三） 雌性生殖毒性的检测方法

1. 体外试验

对外源化学物在雌性生殖系统的作用部位、可能的作用机理以及对雌性动物生殖功能的影响，Amann 等（1982 年）曾对雌性生殖毒性提出一个较为全面的试验方案，见表 8-2。

表 8-2 成年雌性动物生殖毒性作用部位与机理及其检测方法

作用部位	可能的改变机理	评价方法
下丘脑	神经递质或信号的传递	暂无方法
	GnRH 的合成与分泌	激素测定
	FSH、LH 及甾体的受体	受体分析
垂体前叶	FSH、LH 及 PRL 的合成与分泌	激素测定及 GnRH 应答
	GnRH、FSH、LH 及甾体的受体	受体分析
卵巢	卵母细胞毒性及增多的闭锁细胞异常的减数分裂	计数分析和形态学检查
	卵泡或颗粒细胞上的 FSH、LH 受体的数目	受体分析
	E_3及 E_4的合成与分泌	激素检测、体外试验
	对黄体生成的敏感性	体外试验
卵子	表面蛋白质与精子相互作用	生化测定
	异常的透明带	精子穿透试验
	代谢过程	
	Syngamy	形态学检查
	植入	植入与黄体素的比
输卵管	边缘的运动	形态学检查
	绒毛的生成、绒毛功能	
	E_2、P_4的受体数目	受体分析
	精子和卵子的运送	回收和计数
	液体环境	生化测定
子宫	E_2及 P_4受体数目	受体分析
	PGE、PGE_2分泌	PG 检测
	蛋白及腺蛋白分泌	生化测定
	精子存活与运输	回收计数
	腔内液	生化测定
	精子及胚胎分泌物接触	物质分析
	分娩	dystocia 指数
子宫颈	精子屏障	体外试验
阴道	精子接触分泌物	物质分析
乳腺	乳汁中受试物	物质分析
	乳汁成分的变化	物质分析
	乳汁生产量减少	

注：PRL（prolactin）：催乳激素；E_2：雌二醇；P_4：孕酮；PGE：前列腺素 E；PGE_2：前列腺素 E_2

资料来源：Amann KP，Fundam. Appl. Toxicol，1982，2：13-16。

如表 8-2 所示，在雌性生殖毒性评价中，包括多种体外试验方法，能说明生殖器官多方面的功能及完整性。体外试验对于阐明化学毒物的毒性作用机理具有重要意义。但目前尚不能完全替代整体动物试验，例如，一代繁殖试验、多代繁殖试验等。

2. 动物试验

雌性动物是繁殖后代过程中的主体，卵子的产生、卵细胞受精、着床、胚胎形成、胚胎发育、器官形成、胎仔发育、分娩和哺乳等过程皆在雌性动物体内完成。在上述过程中，外源化学物可影响其中某一个或几个环节，并导致对母体或后代的不良影响。在毒理学领域中，生殖与发育毒性的确切评定较为困难，原因在于：①在许多不同的生殖与发育阶段都可以诱发损害作用；②损害作用的后果多种多样，可以使结构损伤或者功能损伤，并可表现在不同的器官等；③损害作用可表现在出生时期，或发育成熟以后，即可在整个生命过程的不同阶段。

生殖毒性的评定需要特别的策略与方法，单一方法不能对外源化学物的生殖毒性做出全面的评价。目前，整体动物试验仍为主要评价方法。整体动物试验常用的方法有两类：一类为一代繁殖试验或多代繁殖试验和致畸试验；另一类为三段生殖试验，分别在三个不同阶段给予受试物，即妊娠前期及初期、器官形成期、围产期及授乳期。三段生殖试验的第一、二阶段与传统的繁殖试验和传统的致畸试验基本相似，第三阶段是观察外源化学物对胎儿出生后发育的影响。具体试验方法将在本节第四部分讨论。

3. 其他辅助试验

雌性生殖毒性的检验方法，除上述体外试验和整体动物试验外，还可进行雌性动物动情周期观察、排卵观察、雌激素水平的测定、病理组织学测定等一些辅助试验。这些试验不仅可对雌性生殖毒性做出估计，而且对中毒机制的探讨具有重要意义。

（1）发情周期的观察

基本原理：阴道上皮细胞由于新陈代谢不断脱落和再生，随着卵巢激素的变化，脱落的阴道上皮细胞类型和形态也呈现周期性变化。逐日连续，了解卵巢功能状况是否正常。啮齿类动物的发情周期可分为发情前期、发情期、发情后期及间情期四个时期。正常大鼠或小鼠每一发情周期 4~5d。外来化学毒物及不良环境因素会影响卵巢功能，使发情周期紊乱。

观察方法：在灭菌的平皿中倒入灭菌生理盐水，将小棉拭子在灭菌盐水内使棉花蘸湿，抓牢受试动物，将棉拭子伸入其阴道，轻轻擦拭阴道壁，拭取阴道分泌物，将其涂布于滴有一滴生理盐水的载玻片上，置于显微镜下观察脱落细胞，细胞的观察应在较暗的光线下进行。涂片经甲醇固定后可用伊红、美蓝或苏木素伊红染色。显微镜下见到的胞体最小且有多形核的是白细胞；涂片上大的、扁平多角形、没有核或有一个小核的是角化上皮细胞；圆形有核上皮细胞是标准的上皮细胞，呈圆形或卵形，有清晰的细胞质，核深染位于细胞的中央部位。

正式实验前，对实验动物连续做阴道脱落红细胞观察 8~12d，按每组 10 只选出发情周期正常的受试动物。实验处理开始后对阴道脱落细胞的观察至少 25d。统计分析各组动物发情周期平均持续天数，将各处理组与对照组比较，如有周期异常表现（发情周期延长或缩短），应进一步明确主要是周期中哪一期的改变或发情周期停滞在哪一期。

（2）排卵的观察　染毒处理应在雌鼠处于发情间期进行，在染毒的第 6 天（发情前期）处死动物。取出卵巢，称量湿重，分离出黄体及非黄体再分别称重，计数黄体数。用 Hank's

液冲洗两侧输卵管，在实体显微镜或扩大镜下计数卵细胞数。整理分析卵巢质量，黄体数目及其总质量，卵细胞数等指标。黄体质量减轻，排卵数目是化学毒物对卵巢功能损害的常见表现。也有将卵巢固定，做连续切片，观察计数各期卵泡，判断排卵情况。

（3）雌性激素检测　雌性激素检测包括雌激素活性测定（TTC 还原实验），血浆雌二醇放免分析法，血浆孕酮放免分析。

（4）病理组织学检查　雌性生殖系统包括阴道、子宫、输卵管、卵巢等以及肾上腺和脑垂体。对其进行毒性病理学检查应注意有关器官的质量，如脑垂体、卵巢质量。同时应在光学显微镜下对生殖有关的器官进行病理组织学检查，其中卵巢因其具有形成卵细胞和内分泌双重作用而更加重要。

三、致畸试验

能引起妊娠的人或试验动物产生畸胎的外源化学物称为致畸物。致畸物通过胎盘直接作用于发育的胚胎和胎儿而产生后果。通过动物试验和体外致畸试验方法，可检测外源化学物能否引起胚胎毒性或后代畸形。

（一）动物致畸试验

1. 基本原理

致畸试验是检查受试外源化学物能否通过妊娠母体引起胚胎毒性或后代畸形的动物试验。通过致畸试验可以确定一种受试物是否具有致畸作用。胚胎在器官形成期，可因受到化学物或放射性物质的作用使细胞分化、器官形成和正常发育受到阻滞，以致出现胎仔器官的器质性缺陷而呈现畸形。因此，可以通过观察妊娠母体在敏感期（器官形成期）接触受试物后胚胎及胎仔的发育状况来评价某种外源化学物有无致畸作用。

2. 基本方法

（1）动物选择　致畸试验中动物的选择，除参照急性毒性试验选择动物的一般原则外，还要特别注意妊娠期较短而一致、产仔数多、胎盘结构与人类接近且自发畸形率较低等特点。一般选用两种哺乳动物，首选大鼠，其次可采用小鼠或家兔。大鼠作为致畸试验首选动物的原因，一是大鼠对大多数外源化学物的代谢过程基本与人类接近；二是大鼠的受孕率较高，每窝产仔可达 8~12 只，易获得所需样本数；三是胎仔大小适中，易观察畸形情况。缺点是大鼠对外源化学物的代谢速率快，对致畸物的易感性较低，易出现假阴性结果。同时，大鼠的胎盘结构也与人类有一定差异。小鼠对某些致畸物虽然比较敏感，但自然畸形发生率较大鼠高，胎仔小，不易检查。所选动物应注明物种、品系、性别、体重和年龄。同性别试验动物个体间体重相差不超过平均体重的 20%。选用的亲代（F_0）雌鼠应为非经产鼠、非孕鼠。

（2）动物交配处理　选择健康、性成熟的、未曾孕产的雌性动物，大鼠体重 200~250g，小鼠 20~25g，雌雄按 1∶1 或 2∶1 同笼交配。次日早晨阴道图片检查精子或检查阴栓，凡检出精子或发现阴栓，即确定为妊娠第 0d。将查出的孕鼠按随机分组的原则分组，大鼠或小鼠每组 10~20 只，家兔 8~12 只，狗等大动物每组 3~4 只。

受试动物接触外源化学物的方式与途径应与人体实际情况一致，一般多经口给予，雌鼠妊娠的第 7~15 天染毒，常用灌胃方式。试验期间每 2~3d 称取孕鼠体重。通过体重变化可观察受试动物的妊娠情况和胚胎发育情况。受孕鼠的体重如持续增长，则表示妊娠过程及胚胎发育正常；如体重停止增长或下降，可能由于受试物的毒性作用或母体的其他原因引起胚胎死亡或流产。

(3) 剂量分组　致畸试验中剂量分组是一个极为关键与复杂的问题。一般原则是，一方面要求出最大无作用剂量，以及引起致畸的阈剂量，同时还要保持母体生育能力，不致母体大批流产和过多胚胎死亡，也应避免较多母体死亡。将动物按体重随机分为至少三个实验组和一个对照组。一般高剂量组可选雌鼠 LD_{50} 的 1/5~1/3 剂量，低剂量组取 1/50~1/30 LD_{50} 的剂量；也可以以亚慢性毒性试验中的最大无作用剂量作为高剂量组，以其 1/30 作为低剂量组。若没有对受试物畸形毒性试验的 LD_{50} 值，也可根据预实验结果确定正式剂量组。最高剂量组要求为可以引起母体轻度中毒，即进食少，体重减轻，死亡不超过 10%；最低剂量组不应观察到任何中毒症状；中间剂量组可以允许母体出现某些较轻的中毒症状，其剂量与高、低剂量呈等比关系。另外，有些学者建议以人体实际接触量为低剂量，以此剂量的 3~5 倍为高剂量。在高、低剂量之间再插入一个中间剂量组。对照组包括阴性对照（溶剂对照）和阳性对照。常用的阳性对照物有维生素 A（15000IU/kg），此外，也可用乙酰水杨酸（250mg/kg）、敌枯双、五氯酚钠等作为阳性对照物。

(4) 动物剖检　鼠类有食畸形胎仔的习性，应在预期分娩前 1~2d 处死母鼠进行检查。一般大鼠在受孕后第 19~20d，小鼠第 18~19d。剖检前称量并记录母鼠最终体重。常采用颈椎脱臼法或断头处死法处死动物。从腹中线剖腹，暴露子宫和卵巢，为胎仔检查做准备。

(5) 胎仔检查　切开左右两侧子宫，鉴别并记录每窝胎仔中活胎数、晚期死胎数、早期死胎数、吸收胎数及各种胎仔的特征，并记录编号。对活胎仔要测量其体重、体长、尾长和性别（生殖突与肛门间距离，雌胎仔约 1mm，雄胎仔约 2mm）。对大鼠还应取出卵巢、记录黄体数。黄体呈黄色，突起于卵巢表面，呈鱼卵状，可代表排卵数。然后进行胎仔外观畸形检查、内脏及软组织畸形检查和骨骼畸形检查。畸形检查只限于活产胎仔。内脏检查的胎仔需在鲍音氏溶液中固定 2 周以上，用自来水冲洗固定液后，方可用切片法检查内脏。而骨骼畸形检查则需经固定、透明和茜素红染色等步骤后，才能进行。致畸试验中常见外观畸形、内脏畸形、骨骼畸形分别见表 8-3、表 8-4、表 8-5。

表 8-3　常见的外观畸形

头部	躯干	四肢	头部	躯干	四肢
无脑	脊柱裂	前或后肢形成不全	单鼻孔	卷尾	短指（趾）
脑鼓出	脊髓鼓出	多指（趾）	无耳	短尾	
小头	胸骨裂	少指（趾）	无颚或小颚	无尾	
颜面裂	腹裂	畸形指（趾）	兔唇		
开眼	锁肛	并指（趾）	无颌或小颌		

资料来源：刘宁，食品毒理学，2017。

表 8-4　常见的头部和内脏畸形

头部	胸部	腹部
嗅球发育不全	左心位	肝分叶异常
无脑	右大动脉弓	无肾

续表

头部	胸部	腹部
脑室扩张	心房（室）中隔缺陷	肾积水
脑室积液	食管闭锁	马蹄肾或不对称移位
无眼球	肺发育不全	输尿管积水
小眼球	肺叶融合	无膀胱
鼻中隔缺损	膈疝	无睾丸或无卵巢、子宫、睾丸，发育不全（单侧或双侧）

资料来源：刘宁，食品毒理学，2017。

表 8-5　常见的骨骼畸形

部位	畸形及特征
颅骨	缺损、骨化迟缓（表现为囟门过大）
枕骨	缺损、缺失
颈椎骨	缺损、椎弓不连续、骨化迟缓
胸骨	缺损或消失、骨化迟缓、点状或不到正常的 1/2
肋骨	多肋（正常大、小鼠有 13 对肋骨）、少肋、短肋、分叉肋、波状肋
腰椎	缺失、分裂变形
四肢骨	多骨、缺失
尾椎骨	缺失
盘骨	缺失、椎弓不连续、融合

资料来源：刘宁，食品毒理学，2017。

3. 结果判定方法

在致畸试验结果评定时，主要计算畸胎总数和畸形总数。在计算畸胎总数时，每一活胎仔出现一种或一种以上畸形均作为一个畸胎。在计算畸形总数时，同一胎仔出现一种畸形作为一个畸形计算，出现两种或两个畸形则作为两个畸形计算，以此类推。常用的评价指标有：

（1）平均着床数（%）= $\frac{\text{怀孕母鼠数}}{\text{交配母鼠数}}\times 100\%$

（2）平均活胎率（%）= $\frac{\text{活产胎总数}}{\text{怀孕母鼠数}}\times 100\%$

（3）着床后死亡率（%）= $\frac{\text{吸收胎数}+\text{死胎数}}{\text{着床数}}\times 100\%$

（4）畸胎率（%）= $\frac{\text{畸形胎仔总数}}{\text{活产胎总数}}\times 100\%$

（5）活胎仔平均畸形数（%）= $\frac{\text{畸形总数(活胎)}}{\text{活胎总数}}\times 100\%$

（6）母体畸胎率（%）= $\frac{\text{出现畸胎的母体数}}{\text{妊娠母体总数}}\times 100\%$

以上结果经统计学处理后，若试验组母体畸胎出现率高于对照组，活胎仔畸形出现率显著高于对照组，而且畸形的出现具有剂量-效应关系时，才能判定外源化学物对受试动物具有致畸作用。此外，可通过危险度评定方法，即采用致畸指数来比较不同致畸物对受试物的致畸效应强度。致畸指数——母体 LD_{50} 与胎仔最小致畸作用剂量之比。致畸指数越大，表明致畸作用越强。致畸指数在 10 以下为不致畸物，即不具致畸作用，10～100 具有致畸作用，100 以上为具有强致畸作用。

（二） 体外致畸作用试验法

传统的动物整体致畸试验需要大量实验动物，耗费大量人力物力财力，且时间较长，而且不适于探讨致畸作用的机制，从而应用短期体外致畸试验方法评价外源化学物的致畸作用受到重视。体外致畸试验方法比较简单，可严格控制试验条件，试验结果与无母体毒性的整体动物致畸试验有较好的相关性。体外致畸试验的方法很多，主要有体外全胚培养、器官培养和细胞培养等。

1. 大鼠全胚胎培养

大鼠全胚胎培养是从孕期第 9～10d 大鼠子宫取出胚胎（9.5 日龄大鼠胚胎最适于体外培养），剥去 Reichert 膜，在培养液中接触受试物，在孵箱中通气旋转培养 48h 后，观察心脏搏动和卵黄囊循环、轴向正常旋转在背凸位、尿囊和绒毛膜融合、眼囊和耳囊、前肢芽和三个腮弓、前后神经管闭合及体节数目等胚胎发育情况，记录胚胎存活。

2. 器官培养

器官培养是利用胚胎肢芽、腭板、后肾、肺、肝、正常发育的牙齿和其他器官进行。以肢芽为例，取 12 日龄小鼠胚胎，在体视显微镜下选用 52～55 体节数的胚胎，取下前肢，置于含受试物的培养液中，连续通气浸没旋转培养 3d，Bouin's 固定，阿利新蓝染色，制作肢体压片，检查肢体中软骨原基的发育与分化情况。

3. 胚胎细胞微团培养

胚胎细胞微团培养是一项介于单细胞培养和器官培养的体外试验技术，因其花费少、周期短、操作简单、准确性高等优点而被广泛应用于筛检化学物质的致畸性，根据培养细胞集落数目减少程度定性及定量评价化学物质的致畸作用。

胚胎细胞微团培养是从 11 日龄的大鼠胚胎中获取原代中脑细胞微团（CNS）、肢芽区或其它区细胞微团，置于含有不同浓度受试物的培养瓶中，培养 5 d。用中性红判断细胞存活，用苏木精判断 CNS 分化数量，用阿利新蓝判断肢芽软骨细胞的分化数量。

4. 水螅培养

水螅培养是将水螅匀浆、分离。水螅细胞在无细胞毒性的化学物生长液中孵化，由细胞发育成完整的成体水螅。但当有细胞毒性的化学物存在时，则会产生罕见的无组织结构。水螅再生长为一个完全的新的成体水螅期间，经过一个有序的个体发育顺序，包括细胞迁移、分化、感应等。对许多受试化学物的哺乳动物与水螅发育毒性指数进行了比较，显示出两者间有相当明显的相关性。体外致畸试验的优点如下：

（1）可以节约大量人力和时间，方法快速，有时 48h 可观察结果。

（2）可利用人类的血清、尿液进行试验，便于直接观察受试物对接触人群的作用。

（3）可利用单加氧酶或微粒体等观察外源化学物在体内的代谢转化过程对其致畸作用以及发育毒性的影响。

（4）容易严格控制试验条件，有可能排除母体中一些其它干扰因子和母体对致畸原的影响，有利于致畸作用机理的探讨。

虽然，体外试验系统可快速筛选致畸物质，但它们缺乏发育过程的复杂性，也存在将这些试验结果外推到人的问题，较常规动物试验对人的致畸危险的评估要困难得多。另外，这些试验系统有待标准化及进行可靠性研究。目前多用于发育毒性的机制研究和筛查，尚未完全用于外源化学物发育毒性的危险性评价。

四、 繁殖试验

繁殖试验的目的在于了解外源化学物对机体整个生殖过程以及对子代是否产生毒性作用。通过繁殖试验即可了解外源化学物对动物性功能、交配行为、受精能力、分娩、授乳等过程。由于一代繁殖试验并未考虑受试物对幼仔形态结构异常，行为生理状况等生殖毒性情况。而二、三代等多代繁殖试验可以弥补一代繁殖试验中未能观察生殖毒性在子代表现的不足。同时，多代繁殖试验在整个生命期内接触受试化学物，更符合人类实际生活中长期低剂量接触食品添加剂、微量重金属、农药及环境污染物的情况。故二代、三代等多代繁殖试验在实际研究中应用较多。与三代繁殖试验相比，二代繁殖试验具有节省试验时间和经费等优点。仅在受试物对早期性细胞有损害作用，而对后期的细胞无损害作用时，才进行三代繁殖试验。本节重点介绍二代繁殖试验法。

（一） 试验方法

1. 试验动物

多选用健康刚断乳大鼠。每组用 20 只雌鼠，10 只雄鼠。

2. 染毒剂量及分组

设对照组、高剂量组（为 90d 或长期毒性试验的最大无作用剂量）、低剂量组（可以采用最大无作用剂量的 1/30 或人类可能摄入量的 100 倍）。必要时也可在高剂量和低剂量组之间增设一个中间剂量组。接触途径应与人类实际接触的途径相同，即经口、经皮肤或呼吸道，且亲代和子代染毒方式与投予剂量应相同。

3. 试验步骤

试验动物按设计剂量先给予受试物 90d，性成熟后即可按常规方式交配，所生仔鼠为第一代（F_1）。每代交配两次，第一次生仔（F_{1a}）断乳后 10d 再使亲代进行第二次交配，生仔为（F_{1b}），即第一代为 F_{1a} 和 F_{1b}。其余各代以此类推。

（二） 观察指标

（1）交配指数（%）$= \dfrac{\text{阴道检出精子的雌鼠数}}{\text{用于交配的雌鼠数}} \times 100\%$

（2）受精指数（%）$= \dfrac{\text{与雄性交配受精的雌鼠数}}{\text{与雄性同笼的雌鼠数}} \times 100\%$

（3）受孕率（%）$= \dfrac{\text{妊娠的雌鼠数}}{\text{交配雌鼠数}} \times 100\%$

（4）正常分娩率（%）$= \dfrac{\text{正常分娩雌鼠数}}{\text{妊娠的雌鼠数}} \times 100\%$

（5）活产率（%）$= \dfrac{\text{出生时活产的胎仔数}}{\text{胎仔的总数}} \times 100\%$

（6）妊娠率（%）$= \dfrac{\text{妊娠出生活胎的鼠数}}{\text{受孕的鼠数}} \times 100\%$

（7）出生存活率（%）= $\frac{\text{出生后 4d 仔鼠存活数}}{\text{胎仔总数}}\times100\%$

（8）哺育存活率（%）= $\frac{\text{21d 断乳时的仔鼠存活数}}{\text{胎仔总数}}\times100\%$

（三） 结果判定

将试验组动物各项观察指标统计结果与对照组动物进行比较，如试验动物在交配、妊娠、幼仔存活、幼仔发育（哺育）等方面受到影响，则说明受试物对动物繁殖功能有损害作用。

五、 胚胎毒性-胎儿动脉管畸形的研究方法

胚胎毒性作用指外源化学物对母体子宫内发育的胚胎或胎儿产生的毒性作用。

由外源化学物引起的胚胎毒性具体表现在以下几个方面：

（1）胚胎死亡 在外源化学物的作用下，受精卵未着床可发生死亡，也可在着床后胚胎发育的某个阶段出现死亡。早期胚胎死亡仅能看见吸收胎，晚期死亡则为死胎。这是外源化学物引起胚胎毒性的最严重表现。

（2）生长发育迟缓 胎儿的生长发育较正常的胎儿缓慢，表现在体重、身长及骨骼钙化等方面。如果胎儿的平均体重低于正常对照组胎儿平均体重的 2 个标准差即为生长迟缓。动物试验研究结果表明，胎儿在外源化学物的作用下，除身长、体重等降低外，其脑组织重量、脑细胞数目以及脑组织中各种酶的含量和活性均比对照组低。

（3）胎儿先天缺陷和畸形 胎儿先天缺陷和畸形包括外观、内脏和骨骼畸形以及中枢神经系统畸形等。如维生素 A 过多可导致胎儿中枢神经系统畸形、心血管畸形和面部异常等。

（4）功能发育不全 由于胚胎发育障碍所致的功能障碍，包括代谢、免疫及神经系统方面的缺陷和障碍。

在上述胚胎毒性的四种表现中，除胚胎死亡外，胎儿先天缺陷和致畸作用对人类健康的危害较大，是胚胎毒性中最为研究者所关心的问题。具体试验操作法已在本节第三部分中详细阐述。

下面就近年在胚胎毒性研究中有关由外源化学物引起胎儿动脉管畸形的研究方法加以阐述，以供大家了解。

众所周知，母体循环系统与胎儿循环系统有着本质的区别。胎儿通过胎盘这一特殊的通路从母体身上吸取养分和氧气，而且由于胎儿生活在羊水中，故肺不起血液循环和输入氧气的作用。作为胎儿循环系统的特点，除具有胎盘外，还具有脐动脉、脐静脉、肝静脉、卵圆孔和动脉管等。其中，动脉管是直接把胎儿肺动脉连接到大动脉的辅助通路，是在母体内进不到的独特的血管。在胎生期内动脉管承担着重要的循环作用。动脉管的组成与具有丰富弹性纤维的肺动脉和大动脉不同，它是由存在于中膜的平滑肌组成。

动脉管随着妊娠末期的接近，其内径徐徐增大，胎儿出生后，随着肺呼吸的开始，动脉管又收缩闭锁，以索状组织残存于体内。据研究，胎儿呼吸开始后引起动脉管收缩闭锁所需的时间，人类胎儿为 10~15h、兔 60~90min、大鼠 60~90min。

动脉管在胎生期内，如果由于受到某种因素，如药品、农药等影响引起收缩，则胎儿在出生前可引起持续性的肺高血压症。而且，在胎儿出生后，由于某种原因未引起胎儿动脉管的收缩闭锁，则也可引起胎儿动脉管的开放症。动脉管作为带有特殊性质的血管，具有以下

特点：一是动脉管对血液中的氧分压变化具有很敏感的反应。作为胎儿出生后引起动脉管收缩闭锁的原因之一，可以考虑到养分压的上升。二是在胎生期内，胎儿动脉管的扩张作用靠前列腺素（PGE_2）来维持。三是作为动脉管的调节物质，除 PGE_2外，还有血管紧张肽（ET）。ET 是 1988 年由 Yanagisawa 等研究者首次在世界上单离的由 21 个氨基酸组成的肽，它是已经知道的血管收缩物质中，具有最强持续性收缩作用的物质。

由外源化学物引起的胚胎毒性-胎儿动脉管畸形（收缩）的研究方法，常用将大鼠胎儿固定于急速冻结台上的切割观察法。具体方法如下：断头处死妊娠末期大鼠，立即切开子宫取出胎儿并迅速投放到预先准备好的-50～-45℃的丙酮里，使其全身急速冻结。保存于-20℃的冰柜中。观察时，首先切断胎儿的头部和胸骨剑状软骨部的后方，把剩下的胸部按画像解析系统所确定的使动脉管与水平面大体保持垂直的角度，固定于实体显微镜的恒温急速冻结台上，从胎儿背面开始用手术刀切割。在实体显微镜下切割时，首先沿水平面稍微切割胎儿的背面，露出白色的胸椎和左右两侧肋骨，进一步切割露出胸大动脉。再进一步切割，露出食道、大动脉和肺动脉的分支部分以及动脉管和大动脉，继续切割到动脉管内径达到最小为止。然后用测微尺测定动脉管内径的变化。

如果外源化学物对胎生期的特殊血管-动脉管产生毒性，则可观察到胎儿动脉管内径显著收缩的现象。据研究，7.0mg/kg 敌草快除草剂可使妊娠 21d 大鼠胎儿动脉管内径显著小于对照组，且收缩率达到对照组的 55%。通过以上切割、观察方法，即可知外源化学物是否对胎儿循环系统，特别是对动脉管是否产生毒性作用。

[案例 1]

乙醇综合征

饮酒对健康具有重大影响，其中日益引起关注的健康问题就是父母双方饮酒尤其是妇女孕前、孕早期饮酒造成的子代出生缺陷——胎儿酒精综合征（fetal alcohol syndrome，FAS）。FAS 是一种包括胎体智能发展障碍、身体发育障碍及先天性畸形发生率增加为特征的综合征。其常见的临床特征有：①中枢神经系统功能障碍：出生的孩子智能低下，运动不协调多动症；②发育障碍：身长短、体重轻；③特异性丑陋面容：前额突起、短眼裂、小眼球、斜视、短鼻梁、朝天鼻孔、兔唇等；④神经管畸形、腭裂、心脏、脊柱及四肢畸形；⑤先天性免疫功能缺陷，抗病能力差。当母体子宫暴露于乙醇时，她们的一些后代会发生这种综合征，怀孕的前三个月是最敏感时期。本病的发病率和严重性与孕妇的饮酒量及持续时间密切相关。在胚体发育早期器官形成阶段，孕妇饮酒易引起器官畸形，妊娠 10 周以后饮酒易致胎体营养不良，发育缓慢。

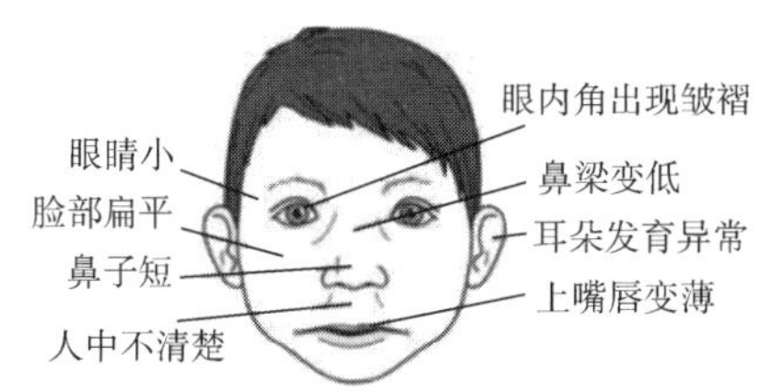

图 8-1　胎儿乙醇综合征的特殊面容症候

[案例 2]

橙剂

20 世纪 60 年代至 70 年代，美国与越南战争中，美国军队用飞机向越南丛林中喷洒了数百万升落叶性除草剂，以清除树木障碍。当时喷洒的除草剂大都装在橘黄色的桶里，后来被称为“橙剂”。10 年间，在“橙剂”战区活动的人们长期暴露于高浓度“橙剂”之中，该地区出生的小孩中，小头、肢体残缺等先天畸形或浑身溃烂、智力低下的患者很多见。据统计，越战中曾在南方服役的士兵，其孩子出生缺陷率高达 30%。调查显示，参与喷洒“橙剂”的美军飞行员的精液质量较差，其妻子流产发生率明显增加，新生儿缺陷发生率较高。“橙剂”的成分是有机氯杀虫剂 2，4-D 和 2，4，5-T 的混合物，另外还有四氯二苯二噁英（tetra-chlorodibenzo-p-dioxin，TCDD）。TCDD 是一种高残留、高生物浓缩和高生物毒性物质。研究表明，在“橙剂”喷洒地区越南当地居民的血液中，TCDD 的含量比没有受到“橙剂”污染的地区高出了 135 倍，个别地区甚至超出 200 倍。

动物实验和流行病学研究已证实，TCDD 可导致胎体畸形、发育迟缓、死亡率增高、功能缺陷，并能引起孕妇胎盘重量减轻。因此，“橙剂”导致了越南人畸胎率、流产率等发育毒性表现增加。

[案例 3]

含铝添加剂

2014 年 6 月，国家卫生和计划生育委员会等五部门发布公告，调整含铝食品添加剂使用规定。自 7 月 1 日起，馒头、发糕等面制品（油炸面制品、挂浆用的面糊、裹粉、煎炸粉除外）不得添加硫酸铝钾（钾明矾）和硫酸铝铵（铵明矾）。

明矾等含铝添加剂广泛应用于海蜇、油条、粉条、麻花、馒头等食品的加工中。铝的主要毒性表现为神经毒性、生殖和发育毒性。铝化合物对啮齿类动物的生殖功能有损伤作用，主要为雌性卵巢萎缩、受胎率低、死胎率升高，对子代的发育、行为均有影响。铝对雄性生殖功能的影响表现为抑制睾丸和精细胞发育，精子畸形率增高等。铝可通过胎盘屏障蓄积于胎儿体内造成发育损害。铝对大鼠胚胎发育毒性的体外试验表明，铝可使胚胎发育及形态分化显著受到抑制，同时胚胎畸形发生率明显升高，表现为神经管闭合不全、脑发育不良和体翻转不全。

第二节　外源化学物的致突变作用及评价方法

一、 致突变作用

致突变作用是指外来因素，特别是化学物质对细胞遗传物质发生改变的能力和过程。突变是致突变作用的后果，是可复制并随细胞分裂遗传给下一代细胞和下一代个体的基因变异，具体有基因突变、染色体形态畸变和染色体数目畸变（包括整倍体和非整倍体畸变）。根据不同的研究讨论背景，突变可分为自发突变和诱发突变，体细胞突变和生殖细胞突变。致突变剂也称诱变剂或致突变物，广义指所有致突变作用的因素，如生物和化学物质，物理作用如紫外线，但食品毒理学中主要指致突变的化学和生物物质，致突变剂也称遗传毒物。

DNA 作为生物遗传学信息的载体，其结构上的稳定性、高保真复制及复制前后对损伤的修复作用，保证了其遗传上的稳定性。但是，遗传的稳定性并非是绝对和永恒的，许多因素均可引起 DNA 突变。突变是生物体遗传物质的一种可遗传变异；变异是指生物个体和各代之间存在着差异。所以，突变是 DNA 的变化所导致的生物性状改变，并且这种改变可代代相传。有些突变并不导致生物性状的改变，也有些突变在遗传过程中自然发生（称为自发突变）。自发突变的频率极低，而由物理、化学、生物等环境因素引起的诱发突变比较常见。

二、 致突变作用的类型

致突变作用是指外来因素（特别是理化因子）引起遗传物质发生改变的能力，而且此种改变可随同细胞的分裂过程而传递。突变是致突变作用的后果。根据 DNA 改变所引起的遗传损伤范围划分为基因突变、染色体畸变和染色体数目异常（基因组突变）。染色体畸变和染色体数目改变统称为染色体突变。基因突变和染色体畸变的本质相同，区别在于受损的程度。染色体畸变是指可以在光学显微镜观察得到的基因损伤，光学显微镜的分辨率通常为 0. 2μm。用光学显微镜观察不到的基因损伤或改变称为基因突变，可依据细胞或个体遗传表型的改变，或直接检查基因序列的改变，如电泳或基因杂交技术等方法来观察或判断。

（一） 基因突变

基因突变是指在基因中 DNA 序列的改变。因为基因突变通常发生在基因的某一特定位点，故又称为点突变。基因突变是分子水平的变化，在光学显微镜下无法看见，一般是以表型的改变为基础进行检测，也可通过核酸杂交技术、DNA 单链构象多态分析及 DNA 测序等方法检测 DNA 序列的改变来确定。化学致突变物造成的 DNA 损伤，在 DNA 复制过程中转变为碱基排列顺序的变化，导致基因突变。基因突变有以下不同的分类。

1. 根据基因结构的改变分类

（1）碱基置换　也称碱基取代，是指当 DNA 链上某一碱基由于致突变物作用发生配对性能改变或脱落时，在 DNA 复制时互补链的相应配对位点就会配上一个错误的碱基，发生错误配对。这一错误配对上的碱基在下一次 DNA 复制时，仍按正常规律配对，于是原来的碱基对被错误的碱基对所置换，最终产生碱基置换。碱基置换包括转换和颠换两种情况。原来的嘌呤被另一嘌呤置换或原来的嘧啶被另一嘧啶置换，如 A→G 及 C→T，称为转换；原来的嘌呤被嘧啶置换或原来的嘧啶被嘌呤置换，如 A→T 及 C→G，则称为颠换。无论是转换还是颠换都只涉及一对碱基，是典型的点突变，其结果可造成一个三联体密码子的改变，可能出现同义密码、错义密码和终止密码。错义密码做编码的氨基酸不同，表达的蛋白质可能发生改变；如果错义密码为终止密码，可使所编码的蛋白质的肽链缩短。镰刀型贫血就是一种典型的碱基置换导致的血红蛋白和红细胞异常疾病，这种病患者血红蛋白肽链中有一个氨基酸错误，原因是 DNA 一侧密码子 CTT 错误复制为 CAT，结果错误的密码子经过转录和翻译，血红蛋白中的谷氨酸变成了缬氨酸。

（2）移码突变　指 DNA 序列中增加或减少了一对或几对不为 3 的倍数的碱基对所造成的突变。移码突变由碱基的插入、缺失或扁平的碱基染料分子嵌合引起。移码突变能使密码子的阅读框改变，从原始损伤的密码子开始一直到信息末端的核算序列完全改变，形成错误的密码，转译成不正常的肽链。如果阅读框架改变使其中某一点形成无义密码，就会产生一个无功能的肽链片段。由于移码可以产生无功能肽链，故其易成为致死性突变。

（3）大段损伤　也称 DNA 重排，是指 DNA 序列上有较长一段序列的重排分布，包括大段（一个至数千个碱基）的缺失、插入、取代、放大、重复和倒位所致的突变。大段损伤以缺失最为常见。在大段损伤中，因缺失的片段远远小于光学显微镜可观察到的染色体缺失，故称小缺失。它往往是 DNA 链断裂后重接的结果，有时在减数分裂构成中发生错误联合和不等交换也可造成小缺失。小缺失通常可引起突变。小缺失游离出来的 DNA 片段可整合到另一染色体的某一位置而形成插入。每次整合都可发生突变。小缺失的片段也可倒转后仍插入原来位置而形成基因重排。

2. 根据突变的后果分类

（1）同义突变　指没有改变氨基酸序列的突变，是一种中性突变，这与密码子的兼并性有关。如 UUU 和 UUC 都为苯丙氨酸编码，而编码缬氨酸的密码子有四种 GUA、GUU、GUC 或 GUG。

（2）错义突变　指碱基序列的改变引起了编码的氨基酸序列的改变。一些错义突变会影响蛋白质的活性，从而影响表型。如果该基因是关键基因，那么发生的突变引起细胞死亡，就是致死突变。也有不少错义突变的产物仍有部分活性，使表型介于完全突变型和野生型之间的某种中间类型，这样的突变成为渗漏突变。如果突变不影响或基本不影响蛋白质的活性，不表现出明显的表型变化，则称为中性突变。中性突变与同义突变统称为沉默突变。

（3）无义突变　指某个碱基的改变使编码某个氨基酸的密码子突变为终止密码子（UAA、UAG 或 UGA），导致多肽链在成熟之前终止合成的一类突变。如果终止密码子因突变变成编码氨基酸的突变，则会产生延长的肽链，称为延长突变。

3. 按照突变的方向分类

（1）正向突变　指改变了野生型性状的突变。

（2）回复突变　突变体可以通过第二次突变恢复失去的野生型性状，这种第二次突变称为回复突变。Ames 试验就是检测细菌的回复突变。真正的原位回复突变很少，多数的情况是第二次突变的效应抑制了第一次突变的效应。

（二）染色体畸变

染色体畸变是指染色体结构的改变，由染色体或染色单体发生断裂及断裂的不正确重接所致。染色体畸变意味着染色体物质（遗传信息）丢失、重排或扩增。染色体畸变牵涉的遗传物质改变的范围比较大，一般可通过在光学显微镜下观察细胞有丝分裂中期相来检测。染色体结构改变的基础是DNA链的断裂。染色体畸变可分为染色单体型畸变和染色体型畸变两种。如果畸变涉及两条染色单体，称为染色体型畸变，如果畸变仅发生在复制体中的一条染色单体上，称为染色单体型畸变。通常，多数外源化学断裂剂诱发DNA单链断裂，经过S期复制后，细胞在G_1期或G_0期受这些断裂剂作用，经S期复制到中期可表现染色体型畸变；但若断裂剂作用于S期复制后及C_2期，在中期相则出现染色单体型畸变。所以，此类外源化学物被称为拟放射性断裂剂。染色单体型的畸变在经过一次细胞分裂后，会转变为染色体型畸变。

1. 染色体畸变的类型

（1）无着丝粒断片和缺失　一个染色体发生一次或多次断裂而不重接，这些断裂的片段分开，就会出现一个或多个无着丝粒断片和一个缺失了部分染色质并带有着丝粒的异常染色体。

（2）环状染色体　染色体两臂各发生一次断裂，重接形成环状结构，称为环状染色体。

（3）倒位　当某一染色体发生两次不同部位断裂时，其中间片段倒转180°再重接，因其位置被颠倒，故称倒位。如果被颠倒的片段包括着丝点，则称为臂间倒位；如果被颠倒的片段不包括着丝点，则称为臂内倒位。

（4）易位　从某个染色体断下的片段连接到另一个染色体上称为易位。易位染色体类型很多，放射损伤常见于双着丝粒染色体。

（5）插入和重复　染色体的断裂处插入了其他部位的片段，称为插入。如果在一套染色体里，同一个染色体片段出现不止一次，则称为重复。插入可以是一条染色体的断片插入另一条染色体上，或同一染色体的断片插入不同的部位。

2. 染色单体型畸变

染色单体型畸变指某一位点的损伤只涉及姐妹染色单体中的一条，它包括断裂、缺失和染色单体交换等。染色单体的交换是两条或多条染色单体断裂后异位重接的结果。姐妹染色单体交换是指某一染色体在姐妹染色单体之间发生同源片段的互换。使用差异染色法时，可见到两条姐妹染色单体染成一深一浅，如某一染色体在姐妹染色单体间发生等位片段的互换时，就会使两条姐妹染色单体都出现深浅相间的染色（等位节段仍是一深一浅），这种现象就是姐妹染色单体交换。

（三）染色体数目改变

染色体数目改变也称基因组突变，指基因组中染色体数目发生的改变。每一种属，其机体中各种体细胞所具有的染色体数目是一致的，具有两套完整的染色体组，称为二倍体。生殖细胞在减数分裂后，染色体数目减半，仅具有一套完整的染色体组，称为单倍体。以动物正常体细胞染色体数目$2n$为标准，染色体数目异常可能表现为整倍性畸变和非整倍性畸变。整倍性畸变是指染色体数目以染色体组为单位的增减，如单倍体、三倍体和四倍体，常常由于细胞核分裂和细胞分裂不同步所致。超过二倍体的整倍性畸变统称为多倍体，其染色体数目可成倍增加。非整倍体畸变指染色体的增加或减少不是染色体组的整倍数，常常由于在有丝分裂或减数分裂过程中染色体不分离造成，例如单体、三体、四体和缺体等。人类体细胞正常为二倍体，有46条染色体，如果细胞有45条或47条染色体，则定义为非整倍性畸变。如果有69条染色体，则定义为多倍体，此为三倍体。

三、 致突变作用的机制

化学物质诱导基因突变和染色体畸变的主要靶分子是DNA，而诱导染色体数目改变的靶部位主要是有丝分裂或减数分裂的成分，如纺锤丝。目前比较公认的致突变机制是DNA损伤-修复-突变模式，即任何DNA损伤，只要正确修复，突变就不会发生，如果未能修复或者修复错误，损伤固定下来，就会发生突变。

（一） 以DNA为靶的直接诱变

DNA损伤是指在致突变物的作用下，DNA的结构和功能发生改变。基因突变和染色体畸变是DNA损伤的结果。DNA损伤的类型不同，突变的类型也不同。

1. 碱基烷化

是对DNA和蛋白质都具有强烈烷化作用的物质。常见的烷化剂有硫酸二甲酯、甲基磺酸乙酯、乙基磺酸乙酯、氮芥和硫芥等。烷化作用是指烷化剂提供甲基或乙基等烷基与DNA共价结合的过程。各类烷化剂分子上的烷基不同，烷化活性也不同，一般情况下，甲基化>乙基化>高碳烷基化。除链接戊糖的氮原子外，多核苷酸链全部氧和氮原子都能在中性环境中发生烷化作用，目前认为，最常发生烷化作用的是鸟嘌呤的*N*-7位，其次是*O*-6位。腺嘌呤的*N*-1、*N*-3和*N*-7也易烷化。在发生烷化作用时，烷化基团甚至整个烷化剂分子可使烷化的碱基发生共价结合，形成加合物。烷化的位置不同可使烷化的碱基表现出不同的配对特性。通常在鸟嘌呤*N*-7位上的烷化有正常配对特性，而在鸟嘌呤*O*-6位上的烷化很易与胸苷配对，引起G：C→A：T转换。鸟嘌呤发生烷化后可从DNA上脱落，出现空缺，导致移码突变；亦可在互补位置上配任一碱基，发生碱基置换。有的烷化剂可同时提供两个或三个烷基，称为双功能或多功能烷化剂。这些多功能的烷化剂常使DNA链内、链间或DNA与蛋白质之间发生交联。

2. 平面大分子嵌入DNA链

引起化学致突变的关键是需要致突变物与DNA发生共价结合反应。然而，有些大分子能以非共价结合的静电吸附形式嵌入DNA单链的碱基之间或DNA双螺旋结构的相邻多核苷酸链之间，称为嵌入剂。它们多数是多环的平面结构，如前黄素（2，8-二氨基吖啶）、吖啶橙、吖黄素等。这些吖啶类染料分子含有吖啶稠环，大小与DNA的碱基对大小差不多，可以嵌合到DNA的碱基对之间。如果嵌入到新合成的互补链上，就会缺失一个碱基；如果嵌入到两模板链的碱基之间，就会使互补链插入一个碱基。这些改变会造成移码突变。

3. 改变或破坏碱基的化学结构

有些化学物可对碱基产生氧化作用，从而破坏或改变碱基的结构，有时还可引起链断裂。它们主要改变核酸中核苷酸的化学组成，其作用与DNA复制无关。例如，亚硝酸根能使胞嘧啶和腺嘌呤发生氧化性脱氨，变成尿嘧啶和次黄嘌呤。这些改变会造成转换型碱基置换。还有些物质可通过另一种机制破坏碱基结构，可在体内形成有机过氧化物或自由基，间接破坏嘌呤的化学结构，最终导致DNA链断裂。如甲醛、氨基甲酸乙酯和乙氧咖啡碱等都以这种机制诱导突变。

4. 碱基类似物的取代

有些化学物的结构与DNA分子中的四种天然碱基非常相似，称为碱基类似物。它们能在DNA复制时掺入并与互补链上的碱基配对，常常引起碱基替代突变。常见的离子是5-溴脱氧尿嘧啶取代胸腺嘧啶，2-氨基嘌呤取代鸟嘌呤。

5. 二聚体的形成

紫外线和一些化学物作用于机体或细胞后，DNA 同一条链上的两个相邻的嘧啶核苷酸会发生共价连接，形成嘧啶二聚体。主要的二聚体类型是胸腺嘧啶二聚体（TT），此外还有胞嘧啶二聚体（CC）以及胞嘧啶-胸腺嘧啶二聚体（CT）。嘧啶二聚体能使 DNA 两条双螺旋链之间的氢键减弱，使 DNA 结构局部变形，含有二聚体的 DNA 链不能作为复制的模板，因此二聚体的形成会严重影响 DNA 的复制和转录，诱导突变的发生。

6. DNA 加合物和交联分子的形成

许多化学诱变剂或其活化产物是亲电子剂，可与细胞内 DNA、RNA 和蛋白质等生物大分子亲核物质通过共价键形成稳定的复合物，即加合物或者交联分子。通常很难用一般的化学和生物学方法使其解离。

活性化学物与 DNA 发生共价结合后形成的 DNA 加合物能够活化癌基因，影响调节基因和抑癌基因的表达。比如黄曲霉毒素 B 和苯并［a］芘等致癌物在体内经生物活化形成环氧化物，然后与 DNA 发生共价结合形成巨大的 DNA 加合物分子，从而可诱发突变并产生强烈的致癌作用。不同的致突变物和 DNA 共价结合时所攻击的碱基和位置的专一性不同，比如乙酰氨基芴仅特异性地作用于鸟嘌呤的 C-8 位，而烷化剂在中性环境中几乎能与核苷酸链上的全部氧原子和氮原子（连接在戊糖上的氮原子除外）发生烷化作用。

DNA 分子上一条链的碱基与互补链上的相应碱基形成共价连接，称为 DNA-DNA 交联。DNA-DNA 交联在 DNA 复制中不能解离，能够引起 DNA 复制和转录的停止，细胞死亡。能够引起 DNA-DNA 交联的化学物质很多，例如亚硝酸、丝裂霉素 C、氮芥、硫芥和顺二胺二氯化铂等。

DNA-蛋白质交联物的形成是致突变物对细胞内 DNA、RNA 和蛋白质等大分子亲和物质的一种重要的遗传损害，也是一种稳定的共价化合物。许多致突变物如烷化剂、苯并［a］芘、砷化合物、醛类化合物、铬、镍等能够引起 DNA 和蛋白质共价结合，形成稳定的 DNA-蛋白质交联物。DPC 形成的机制还不清楚，目前认为可能与下列因素有关：

（1）自由基可能是引发 DPC 的重要因素；

（2）细胞内巯基水平的降低有利于 DPC 形成；

（3）有些化合物可直接介导蛋白质中的氨基酸残基与 DNA 分子上的碱基共价结合。如甲醛、顺铂、铬、镍等。不同的化学物引起的 DPC 的机制和交联方式不同，但是 DPC 一旦形成，都会引起突变的发生，这是因为：a. DNA 链上共价结合的蛋白质会直接影响 DNA 的构象和功能；b. 如果核蛋白和 DNA 链发生共价结合，则核蛋白维持 DNA 构象、参与调控 DNA 复制与转录的功能就会受到影响；c. 由于 DPC 修复困难，因此在 DNA 复制过程中引起某些基因的突变。

（二） 不以 DNA 为靶的间接诱变

染色体数目改变主要涉及细胞分裂过程的改变，可表现为整倍性畸变和非整倍性畸变。一些化学物作用于纺锤体、中心粒或其他核内细胞器，从而干扰细胞分裂过程。受作用的靶分子比较广泛，包括微管蛋白的合成与聚合，微管结合蛋白合成与功能发挥，细胞分裂纺锤纤维功能的发挥，与着丝粒有关的蛋白质作用，减数分裂时同源染色体联合配对和重组等。对纺锤体作用的分子机制大致有以下几方面：

（1）与微管蛋白二聚体结合　微管蛋白二聚体是构成纺锤体纤维的基本材料，一旦该蛋白的某一特定位置被化学致突物占据，可妨碍微管的正确组装，引起细胞分裂完全抑制，即纺锤体的完全抑制。秋水仙碱、长春花碱、鬼臼毒素都能与该蛋白的某一特定部位结合，产生细胞染色体不分离。

（2）与微管上的巯基结合　微管蛋白带有巯基，某些化学物、药物和铅、锌、汞、砷等金属可以与微管上的巯基结合，影响微管的作用。这种结合有明显的化学结构特异性，如甲基汞易与极间微管，即链接两中心粒的连续纤维结合，而苯基汞易与着丝粒微管结合。结合可引起多种后果，但不致使细胞分裂完全抑制。

（3）破坏已组装完成的微管　在正常细胞中，微管经常和游离的二聚体处于聚合和解聚的动态平衡中。不同的物质对微管的作用方式不同，灰黄霉素破坏其聚合-解聚的动态平衡，而秋水仙碱直接使之解体，有些物质（如毛地黄皂苷）则通过蛋白质变性作用破坏微管。此外，氨基甲酸酯类使微管失去定向能力，其机制尚不完全清楚。

（4）妨碍中心粒移动　秋水仙碱能妨碍有丝分裂早期两对中心粒的分离和移向两极，其机制尚不清楚。

（5）其他作用　N_2O 也可产生与秋水仙碱同样的后果，但观察不到微管组装抑制、组装好的微管破坏、中心粒位置不正常等现象。N_2O 的作用机制尚不清楚。

（三）对酶促过程的作用

化学物作用于 DNA 合成和复制有关的酶系统也可间接影响遗传物质，导致 DNA 损伤，从而发生基因突变或染色体畸变。DNA 的高保真复制需多种酶类的参与，并且在基因调控下进行。如果其过程中的任何一个环节受损伤，将影响 DNA 复制的高保真性，有可能引起突变。例如，一些氨基酸类似物可破坏与 DNA 合成有关的酶系统，从而诱发突变；脱氧核糖核苷三磷酸在 DNA 合成时不平衡可诱发突变；铍和锰除可直接作用于 DNA 外，还可作用于酶促防错修复系统而诱发突变。此外，有些化合物虽然不损伤 DNA 分子，但可作用于组蛋白和非组蛋白成分，也可造成突变。另外，DNA 是生命物质中唯一具有自身修复能力的分子，其修复过程必须依赖各种各样的酶，但这些酶有可能成为化学毒物的靶分子，从而无法清除受损伤的 DNA 片段，或无法合成新的片段来替换受损伤的 DNA 片段，使 DNA 的修复无法正常进行，导致 DNA 的损伤。

四、DNA 损伤的修复

遗传物质 DNA 会受到自发性化学降解、氧化、甲基化等内源性因素和辐射、化学致突变物等外源性因素的损伤，但是遗传物质仍能够代代相传，这是因为：a. DNA 可执行高保真度的复制，对复制中的错误能及时修复，从而达到高度的保真；b. 细胞能够通过对 DNA 损伤的修复而保护亲代 DNA 链，使之避免由于内、外各种因素的损伤而发生改变。

机体对 DNA 修复的途径可以分为六类：直接修复，碱基切除修复，核苷酸切除修复，错配修复，双链断裂修复和链内交联修复。

（一）直接修复

直接修复存在于多数生物体内，主要依赖酶作用，如光裂合酶和烷基转移酶。

1. 光复活修复

光复活修复是一种酶促的简单的特异的修复过程，是复制前的 DNA 修复机制。它可以完全修复紫外线诱发的嘧啶二聚体，使其在原位上恢复为单体。在修复过程中光裂合酶结合到嘧啶二聚体上，吸收蓝光光子，通过电子传递，使二聚体断开。从原核生物到真核生物都发现有光复活机能，但认为光裂合酶并非普遍存在于各种生物和各种细胞中，而且发现生物进化程度越高，这种修复功能似乎越弱。

2. O^6-烷基鸟嘌呤-DNA 烷基转移酶修复

一些烷化剂能使鸟嘌呤的 6 位氧（*O*-6）烷基化，引起碱基错配。O^6-烷基鸟嘌呤-DNA 烷基转移酶是广泛存在的一种烷基转移酶，主要修复 DNA 烷化损伤。DNA 中 O^6-烷基鸟嘌呤上的烷基被转移到 AGT 的半胱氨酸残基上，酶失去活性，烷化的碱基又变成正常的碱基。AGT 除了修复甲基化损伤外，较长的烷基基团如乙基、正丙基、正丁基、2-氯乙基、2-羟乙基、异丙基、异丁基等引起的损伤也可修复。

（二） 碱基切除修复

DNA 糖基酶作用于受损的 DNA，识别并切除损伤碱基，留下一个无嘌呤或无嘧啶位点。无碱基核酸内切酶将 DNA 链切断，由聚合酶和连接酶完成修复过程。碱基切除修复的 DNA 糖基酶特异性很强。碱基切除修复是细胞对碱基氧化损伤的主要防御系统。

（三） 核苷酸切除修复

核苷酸切除修复系统使细胞具有从 DNA 上移除较大损伤的能力。核苷酸切除修复是系列连续的酶促反应过程，其基本步骤是：

（1）损伤识别；

（2）损伤两侧切开损伤链，原核生物中释放出一个 12~13 核苷酸长度的低聚体，真核生物中低聚体长度为 24~32 个核苷酸；

（3）切除寡聚核苷酸；

（4）修复合成填补产生的缺口；

（5）DNA 连接酶封闭，恢复原有 DNA 序列。

核苷酸切除修复在基因转录中有着重要意义，转录基因的 DNA 损伤较基因组的其他 DNA 损伤更优先得到修复，因此就保证了细胞转录过程的完整性。

（四） 错配修复

DNA 错配修复（mismatch repair，MMR）系统广泛存在于生物体中。从原核生物大肠杆菌到真核生物及人类，MMR 系统由不同的组成成分和修复机制。MMR 基因缺陷会造成基因组的不稳定，并与肿瘤易感性和自然肿瘤有关。DNA 错配修复系统执行由物理化学因素诱发 DNA 损伤、DNA 复制和遗传重组等过程中形成的错配碱基的修复。目前了解比较多的是细菌的错配修复。错配修复的主要步骤是通过一个特定的连接在错误配对处的蛋白质识别损伤，并在该处募集一个或多个蛋白质使结合更加稳固，在距错误配对一定距离处切割 DNA，切除错误配对，重新合成和连接。

（五） 双链断裂修复

DNA 双链断裂严重威胁细胞存活。未修复的双链断裂可以启动 DNA 损伤反应系统，使细胞阻滞于周期的某一期或诱发细胞凋亡。双链断裂可以通过同源重组或者非同源末端连接机制被修复。

1. 同源重组修复

双链断裂的同源重组修复包括下面几个基本步骤。首先通过外切酶或解旋酶的作用产生

3′-末端单链，然后3′端单链侵入非损伤的同源DNA分子，通过DNA合成，形成所谓的Holliday连接体，被结构特异性的核酸内切酶、拆分酶分解为两个双螺旋，这样便产生了两个DNA分子，其中任何一个链都不再有损害。同源重组的特点是可以从同源双螺旋中重新获得因双螺旋断裂而丢失的信息。

2. 非同源性末端连接

非同源性末端连接（non-homologous end joining，NHEJ）是高等真核细胞中双链断裂修复的主导机制。NHEJ修复机制与同源重组修复最大的差异，就在于完全不需要任何模板的帮助。修复蛋白可以直接将双链断裂的末端彼此拉近，再由DNA连接酶将断裂的双链重新结合。这一类型的重组需要双链解开、DNA碎片重组和重新连接几个步骤。在反应过程中首先需要把两个DNA断端相邻区域进行“基因沉默”处理（组蛋白氨基酸残基的甲基化以及形成异染色质），以避免在断端处出现基因转录等，然后是DNA末端识别和结合蛋白Ku70、Ku86等蛋白质保护末端免受降解，具有DNA酶活性的蛋白复合体对结合有蛋白质的DNA断端进行加工处理。DNA酶的加工主要是去除与DNA断端共价连接的蛋白质或电离辐射等造成的损害的核苷酸残基，并最终制造出彼此具有“黏性”的末端，然后通过DNA连接酶ERCC Ⅳ把两者彼此连接。

（六） 链内交联修复

DNA链内交联会引起双链断裂，机体启动两种修复：①无误交联修复，双螺旋链降解，使链内交联转变为链内二核苷酸加合物连接于双链断裂处，随后Holliday连接体分解，核苷酸切除修复最终去除二核苷酸交联；②易误交联修复，其作用是次要的，包括整个核苷酸切除修复系统和易误DNA聚合酶。

上述各种修复机制是生物体长期进化的结果。不同的修复途径可以共用某些酶和反应的中间体，特定的损伤也可以通过一种或多种修复途径修复。修复与突变有着密切的关系。

五、 致突变作用的后果

突变的实质是DNA的改变。同义突变既无益处，也无害处，而大多数的非同义突变是有害的。致突变物对人类健康的影响是多方面的，主要取决于靶细胞的类型。如果致突变物作用于体细胞，引起体细胞突变，则仅能影响接触致突变物的个体，不会影响下一代。如果致突变物作用于生殖细胞，引起生殖细胞的突变，则会影响下一代（图8-2）。

（一） 体细胞突变的后果

体细胞突变的后果有肿瘤、老化、动脉粥样硬化和致畸等。

体细胞突变的后果中最受注意的是致癌问题。体细胞突变是细胞癌变的重要基础。大多数环境化学物的致癌作用都是通过影响遗传物质起作用的，肿瘤是细胞中多种基因突变累积的结果，主要是原癌基因经点突变或染色体畸变可转变成活化的癌基因。例如，在人类的许多肿瘤中可以发现ras原癌基因有碱基置换。抑癌基因的突变、失活或缺失在许多肿瘤的发生过程中起重要作用。已发现大多数人体细胞致癌物在致突变试验中呈阳性结果，比如吸烟、黄曲霉毒素B_1、氯乙烯等。

其次，胚胎体细胞突变可能导致畸胎。据报道人类妊娠最初3个月流产中有60%存在染色体畸变，在一定程度上这是致突变物透过胎盘作用于胚胎体细胞所致，而不完全是亲代生殖细胞突变的后果。

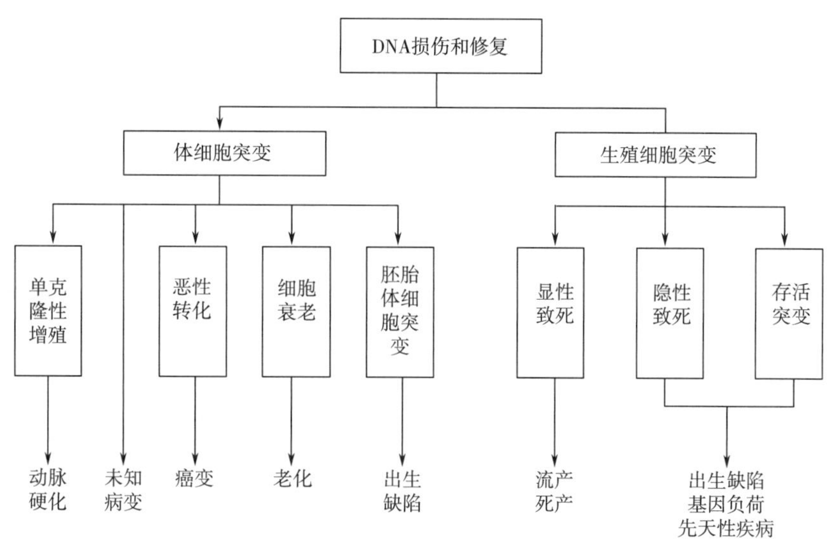

图 8-2　突变后果示意图

资料来源：张爱华. 2016.

体细胞突变也可能与动脉粥样硬化症有关。正常动脉壁细胞中的葡萄糖-6-磷酸脱氢酶有两种变异体，而从动脉粥样硬化症同一斑块取下的细胞在电泳中只表现为同一种变异体，因此认为动脉粥样硬化斑块是单克隆来源。1973 年，Benditt 根据动脉粥样硬化斑内细胞是单克隆性的发现提出了一种假说，即动脉粥样硬化斑可被看作动脉壁的一种单克隆的良性赘生物，认为动脉粥样硬化起始于某一突变或病毒感染，转化为单一、分离的平滑肌细胞，成为增殖克隆的祖细胞。流行病学研究发现某些致癌物，如氯乙烯单体和含多环芳烃的工业燃烧排放物，都是致动脉硬化的效应。暴露于砷和二噁英人群的肿瘤以及动脉粥样硬化相关疾病的死亡率增加。这些资料说明致动脉粥样硬化作用与致突变作用和致癌作用有关。

衰老又称老化，机制复杂。目前有遗传学说，体细胞突变学说、差错积累学说等，尚未达成共识。体外培养的人类非恶性转化细胞，其寿命都有限。这些细胞在传代过程中，细胞遗传学异常率逐渐增高，而有丝分裂逐渐下降，因此可以推测，体细胞突变是衰老的起因。另外，突变引起的 DNA 修复能力缺陷与早衰老综合征也有一定关系。

支持体细胞突变和衰老两者因果关系的一个主要论据是 DNA 的生物学作用的重要性和突变的不可逆性，认为体细胞的突变积累是由内外环境因素引起的，与年龄有关的内源性 DNA 损伤与自由基的产生有关。外源性因素有辐射、化学物质等，内外环境因素引起的突变的积累可能导致细胞死亡、细胞转化和细胞衰老，从而构成生物体衰老的基础。

（二） 生殖细胞突变的后果

如果突变发生在生殖细胞，无论其发生在任何阶段，都可能会对后代产生影响，其后果可分为致死性和非致死性两种。

致死性影响可能是显性致死和隐性致死。显性致死即突变的精子不能受精，或合子在着床前死亡或着床后的早期胚胎死亡，对基因库不会产生影响。隐性致死要纯合子或半合子才能出现死亡效应。

如果生殖细胞突变为非致死性，则可能出现显性或隐性遗传病，包括先天性畸形。显性存活突变不会引起胚胎死亡，遗传缺陷可在子一代表现出来，即为显性遗传病，如多趾（指）病、遗传性舞蹈病等。隐形存活突变在杂合子不能表现出来，必须在纯合子才能出现疾病，如白化症、全色盲、镰刀型细胞贫血症等。在遗传性疾病频率与种类增多时，突变基因及染色体损伤将使基因库遗传负荷增加，即对后代的危险性增加。基因库是指一种物种的群体中生殖细胞内具有的、并能传给后代的基因总和。遗传负荷是指一种物种群体中每一个体携带的可遗传给后代的有害基因的平均水平。

遗传病是指个体生殖细胞或受精卵的遗传物质发生突变引起的疾病，一般可分为基因病和染色体病。基因病是由基因突变引起的，多数的突变是点突变或者小片段缺失。染色体病由染色体畸变引起。生殖细胞的基因突变可以遗传很多代，但染色体畸变多数只能遗传到F1代。某些遗传病是环境和致突变物危害人类遗传物质的后果。生殖细胞染色体数目和结构异常与新生儿出生缺陷的关系已积累了大量的资料。1959年法国医生Lejeune及其同事首先肯定唐氏综合征与21号染色体三倍体的存在有关，新生儿中约有1%患有染色体显性突变的疾病（如家族性息肉、多发性神经纤维瘤等）、0.25%患有染色体隐形突变的疾病（如苯丙酮尿症、着色性干皮病等）。约6%的新生儿死亡、30%的自发性胚胎和胎儿死亡与染色体异常有关。

生殖细胞突变不仅可导致遗传负荷增加或遗传病，还可能导致各种发育毒性。生殖细胞突变对一些多因素疾病的发生也有影响，例如增加心脏病、高血压和糖尿病的发生率。

六、 致突变作用的评价方法

外源化学毒物致突变作用一般通过致突变试验来进行，也称遗传毒性试验。致突变试验旨在检验和评价受试外源化学物质的遗传毒性，对体细胞和生殖细胞的致突变、致畸和致癌作用。同时筛查和评价受试化学物质的致畸和致癌风险。但对致癌性的评价，致突变试验有一定的局限性，对有些化学物质可能出现假阳性或假阴性。这是由于化学诱变剂对机体的毒性有一定的特异性，因此致突变与致癌评价都应该用多个试验结果综合进行分析评判。

（一） 遗传学终点和成套试验

1. 观察终点的类型

基因突变和染色体畸变检测直接反映外源化学物的致突变性，是评价化学物致突变性的可靠方法。许多实验观察到的现象并不反应基因突变、染色体畸变和染色体分离异常，而仅反映致突变过程中发生的其他事件。因此，将致突变试验的观察终点称为遗传学终点。目前的致突变试验反映的遗传学终点包括原发性DNA损伤、基因突变、染色体畸变和染色体组畸变（多倍体、非整倍体）。

2. 成套试验

我国对食品、农药、化学品和工业毒物均有各自的遗传毒理学评价程序。遗传毒理学试验包括基因突变、染色体畸变、DNA损伤的测定等。受试化学物在其中任何一种试验中出现可重复的阳性结果，即可认为是遗传毒物。

由于一个致突变试验只能反映一个或两个终点，体外试验又在生物转化方面与体内试验有差别，体细胞和生殖细胞突变的后果也不同，因此需要用一组试验配套进行致突变性检测。

入选遗传毒理学成套试验的原则是：

（1）一套可靠的试验系统应包括每一类型的遗传学终点。现在还没有一种试验能同时检测出 DNA 损伤、基因突变、染色体畸变和染色体数目异常等效应终点；

（2）通常的实验材料涉及病毒、细菌、霉菌、昆虫、植物、培养的哺乳动物细胞和哺乳动物等。一般认为成套试验应包括进化程度不同的物种，至少应包括原核细胞和真核细胞两个系统；

（3）体内试验与体外试验配合。体外试验应包括加与不加代谢活化系统。体内试验接近人类暴露的实际情况，但由于毒性动力学或其他原因，可能漏检一些致突变物，而且花费的时间、经费、人力和物力均比体外试验大。体外试验简便易行，检出率通常高于体内试验，其不足在于生物转化及解毒等方面与体内不同。因此在配套试验中，应同时选择体内试验和体外试验，以便取长补短。

（二）经典的致突变试验

1. 细菌回复突变试验（Ames 试验）

细菌回复突变试验是利用营养缺陷型的突变体菌株，观察受试物能否纠正或补偿突变体所携带的突变改变，从而判断其致突变性。常用的菌株有组氨酸营养缺陷型鼠伤寒沙门菌和色氨酸营养缺陷型的大肠杆菌。

鼠伤寒沙门菌回复突变试验是由美国加州大学的 Ames 教授于 20 世纪 70 年代建立的，所以又称 Ames 试验。鼠伤寒沙门菌的组氨酸营养缺陷型菌株在组氨酸操纵子中有一个突变，突变的菌株必须依赖外源性的组氨酸才能够生长。致突变物可以诱导突变的菌株发生回复突变，恢复组氨酸合成的能力，在不含组氨酸的选择性培养基上生长成可见的菌落。如果选择培养基上回复菌落数超过了自发回复突变数，即可判断受试物为鼠伤寒沙门菌的致突变物（图 8-3）。

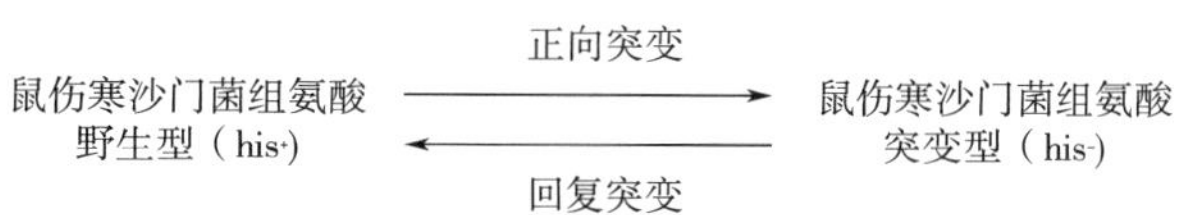

图 8-3　Ames 试验原理示意图

不同的菌株对不同化学致突变物的检出能力不同。进行 Ames 试验时，应使用一组菌株进行检测试验。我国普遍采用由 Maron 和 Ames 推荐的组合菌株，即 TA97、TA98、TA100 和 TA102。细菌回复突变试验的方法可分为点试验法、平板掺入法及预培养平板掺入法。点试验法一般用于预实验，平板掺入法是细菌回复突变试验的标准试验方法，对于某些受试物通过预培养可提高测试的灵敏度。

2. 微核试验

微核是在细胞分裂后期，染色体的断片或受损伤而丢失的整个染色体滞留在细胞质中，末期之后，在子代细胞质内形成一个或几个圆形或椭圆形的次核，与细胞主核着色一致，因比主核小，故称微核。微核试验是以微核发生率或有微核的细胞率为观察指标来检测化学物染色体损害能力的试验，用于检测 DNA 断裂剂、非整倍体诱发剂。可用于微核检测的细胞很多，有植物细胞（紫露草花粉母细胞、蚕豆根尖细胞等）、哺乳动物细胞（骨髓细胞、肝细胞、脾细胞、肺细胞、淋巴细胞、精子等）、非哺乳类动物细胞（鱼红细胞、蟾蜍红细胞等）。

尽管许多类型的细胞都可形成微核，但有核细胞的胞质少，微核与正常核叶及核的突起难以鉴别。因此微核试验中用的最多的是骨髓多染红细胞微核试验。多染红细胞是成红细胞发展为成熟红细胞时，主核已排出，而微核仍保留在细胞质中，成为多染红细胞，这些细胞保持其嗜碱性约 24h，然后成为正染红细胞并进入外周血。计数骨髓有微核多染红细胞率可判断受试物对骨髓细胞的染色体损伤作用。

致突变物诱导微核的形成需要一次细胞分裂，为了排除细胞分裂速率不同对微核形成率的影响，提高检测灵敏度和准确度，发展了细胞质分裂阻断法微核试验，即在细胞培养体系中加入细胞松弛素 B，细胞质分裂受阻，而细胞核正常分裂，形成双核细胞，仅选择双核细胞进行微核计数。最常用的是外周血淋巴细胞，也可用中国仓鼠肺细胞（CHL）、中国仓鼠卵巢细胞（CHO）及中国仓鼠成纤维细胞（V79）等哺乳动物细胞。利用抗着丝点抗体进行免疫荧光染色可以判断微核是来自染色体的断片还是迟滞的染色体。啮齿类动物早期精细胞微核分析可以分析减数分裂过程中的染色体损伤，染毒与取样之间的时间间隔应与暴露靶细胞发育为早期精细胞的时间相当。目前已经发展了使用流式细胞仪和图像分析系统进行自动化微核检测的技术。

3. 染色体畸变分析

制备细胞分裂中期相染色体标本，在光镜下直接观察染色体数目和结构的改变，称为染色体畸变分析。染色体畸变分析也常称为细胞遗传学试验。染色体结构异常主要观察裂隙、断裂、断片、缺失、微小体、着丝点环、无着丝点环等。对于染色体分离异常，需在染毒后经过一次细胞分裂才能发现，但此时一些不稳定的染色体畸变往往消失。

体外染色体畸变试验常用人外周血淋巴细胞、中国仓鼠卵巢细胞及中国仓鼠肺细胞等。长期传代的细胞染色体不稳定，不能准确地观察非整倍体，故在体外试验中，如果要进行染色体数目观察，就应当使用原代细胞或早代细胞，例如人外周血淋巴细胞等。体外试验由于受试物与细胞直接接触，故一般比体内试验灵敏。

体内染色体畸变试验主要有啮齿类动物骨髓细胞染色体畸变试验和啮齿类动物睾丸细胞染色体畸变试验。骨髓细胞染色体畸变体内试验与人实际接触情况相似，但应注意受试物或其活性代谢产物在骨髓中是否能达到足够的浓度。啮齿类动物睾丸细胞染色体畸变试验中，常用的有精原细胞及初级精母细胞染色体畸变试验。观察精原细胞染色体畸变，是在染毒后经过一次有丝分裂的细胞中进行，一般在末次染毒 1d 后取样测定。初级精母细胞染色体畸变试验，一般在染毒后 12~14d 取样。对于初级精母细胞的染色体畸变分析除了染色体结构异常之外，还应分析染色体相互易位、染色体的单价体。

4. 姐妹染色单体交换试验

姐妹染色单体交换（SCE）指一个染色体的两个姐妹染色单体的同源片段发生交换，可能与 DNA 的断裂与重接有关，是反应 DNA 损伤的一个灵敏指标。

SCE 试验的原理是：在细胞培养液中加入 5-溴脱氧尿嘧啶核苷（5-BrdU），5-BrdU 是嘧啶类似物，在 DNA 合成期可与胸苷竞争掺入 DNA 中。DNA 是半保留复制，经过一次有丝分裂后，仅在新合成的互补链中有 BrdU 掺入，这时两条染色单体的掺入情况是一样的。再经过一次有丝分裂，两条染色单体就会出现 BrdU 掺入的不同，一条单体中两条 DNA 链均有 BrdU 的掺入，另一条单体仅一条 DNA 链中有 BrdU 的掺入。此时，用染色剂如 Giemsa 和光处理，双链含 BrdU 的染色单体着色浅，而单链含 BrdU 的染色单体着色深，在光学显微镜下，可分辨出发生交换的染色单体，计数 SCE 数，可判断受试物对 DNA 的损伤作用。

体外 SCE 试验可以用细胞株和人外周血淋巴细胞，体内 SCE 试验可用骨髓细胞或睾丸生殖细胞进行。

5. 哺乳动物细胞基因突变试验

哺乳动物细胞基因突变试验是正向突变试验，即从原型至突变型的基因突变，这种突变可引起酶和功能蛋白的改变。常用的细胞系有小鼠淋巴瘤（L5178Y）细胞，中国仓鼠卵巢细胞和中国仓鼠成纤维细胞；常用的测定突变的标志有胸苷激酶（*tk*）和次黄嘌呤鸟嘌呤磷酸核糖基转移酶（*hgprt*）。

tk 和 *hgprt* 基因编码的产物可以催化相应核苷的磷酸化反应，生成相应的单核苷酸，核苷类似物（5-溴脱氧尿嘧啶核苷、6-硫代鸟嘌呤等）也可作为其底物被磷酸化，这些磷酸化产物掺入 DNA 可引起细胞死亡。如果这些基因发生突变，细胞就会对核苷类似物产生抗性。通过观察在含核苷类似物的选择培养液中细胞集落形成的增加，即可检测受试物的致突变性。

tk 基因突变试验是 20 世纪 70 年代发展起来的一种用于初筛致癌物和致突变物的方法，经过几十年的发展，其检测机制已基本阐明，并已积累了大量的试验数据。*tk* 基因位于常染色体上。*tk* 基因位点的突变可反映基因突变、基因缺失、易位及有丝分裂重组等遗传学改变，它比其他位点的突变试验能检测更广泛的遗传毒物。ICH 把小鼠淋巴瘤细胞（L5178Y）*tk* 基因突变试验作为哺乳动物细胞基因突变首选试验。

hgprt 基因位于 X 染色体上，由于 X 染色体在雌性有一条处于失活状态，所以 *hgprt* 基因在功能上和结构上为半合子状态，它可能被必需的基因隐蔽，大的缺失或染色体数目改变一般不能形成突变体集落，因而限制了其检出遗传学改变的范围。

hgprt 基因位点突变试验和 *tk* 基因位点突变试验相似，干扰基因表达的任何类型突变都能检出，而不像细菌回复突变那样必须纠正或补偿测试菌株 DNA 已有的突变损伤才能检出。

6. 显性致死试验

致突变物可引起哺乳动物生殖细胞染色体畸变，以致不能与异性生殖细胞结合或导致受精卵在着床前死亡，或导致胚胎早期死亡。显性致死试验以胚胎早期死亡为观察终点，用于检测受试物对动物生殖细胞的染色体损伤。

由于卵细胞对致突变物的敏感性相对较低，且受试物可能作用于母体动物，产生不利于胚胎发育的种种干扰因素，影响试验结果的准确性。因此一般对雄性动物染毒，然后与未处理的雌性动物交配，观察胚胎死亡情况，但也有一些化学物，如博莱霉素、阿霉素等，在雄性显性致死突变中呈阴性，但在雌性生殖细胞中呈阳性。

显性致死试验常用的动物为性成熟大、小鼠。不同化学物在精子发育的不同阶段起作用。为检测化学物对精子发育全过程的影响，并检出精子受损伤的发育阶段，在试验时，每周更换一批新的雌鼠与染毒雄鼠交配，小鼠持续 6~8 周，大鼠 8~10 周。根据在不同周次交配的雌鼠发生的显性胚胎致死可判断受试物遗传毒性作用于精子发育的哪个阶段。检测显性致死突变发生的终点为受孕率（受孕动物数与交配雌性动物数的比值），有死胎雌性动物数与受孕动物总数比，胚胎死亡数与总着床数比等。

7. 非程序性 DNA 合成试验（UDS）

在正常情况下，DNA 合成仅在细胞有丝分裂周期的 S 期进行。当化学或物理因素诱发 DNA 损伤后，细胞启动非程序性 DNA 合成程序以修复损伤的 DNA 区域。当 DNA 受损伤时，损伤修复的 DNA 合成主要在 S 期以外的其他细胞周期，称为非程序性 DNA 合成。非程序性 DNA 合成试验的原理是通过检测 DNA 损伤后的修复情况来间接反映损伤程度。许多种类的哺乳类细胞可用于 UDS 试验。原代培养细胞（如大鼠干细胞）、人淋巴细胞或已建立的细胞系（如人二倍体成纤维细胞，Hela 细胞）都可用于本实验。人类细胞的 UDS 反应大于啮齿类细胞。人体细胞用于 UDS 试验可降低因种属差异而导致推论错误的风险。使用最多的人类细胞为成纤维细胞、外周淋巴细胞、单核细胞和 Hela 细胞等。人羊膜细胞 FL 株是一种上皮细胞系，富含有可诱导的药物代谢酶系，也可用于 UDS 试验。

8. 单细胞凝胶电泳试验（SCGE）

单细胞凝胶电泳是一种可以在单个细胞水平上检测 DNA 断裂的技术。其基本原理是：在细胞裂解液的作用下，有核细胞的生物膜破坏，使细胞质内的蛋白质及其他成分进入凝胶，继而扩散到裂解液中，而核中 DNA 仍附着在剩余的核骨架上，留在原位。DNA 解螺旋后进行电泳，如细胞 DNA 未受损伤，电泳时 DNA 因其分子质量大而停留在核基质中，经荧光染色后呈圆形的荧光团，无拖尾现象；如果 DNA 受到化学物损伤，DNA 断片较多，小分子量的 DNA 断片进入凝胶中，向阳极移动，荧光显微镜下呈一个亮的头部和尾部，形似彗星，故又称彗星试验。DNA 受损越严重，产生的断片越多，并且片段越小，电泳时迁移的 DNA 量也就越大，迁移距离越长，荧光显微镜下可观察到尾长增加、尾部荧光强度增强，通过测定迁移部分的光密度和迁移长度就可定量测定单个细胞的 DNA 损伤程度。单细胞凝胶电泳试验的优点是：检测低水平 DNA 损伤的敏感性高，对样品的细胞数要求少，操作简便，费用低。

9. 精子畸形试验

精子的成熟和正常的形态发育受基因控制，基因突变会导致精子畸形率增高，化学物质诱导的性染色体重排是诱发精子畸变的主要机制。变态反应、缺血、体温升高、电离辐射等也可以诱发精子畸形。因此，染毒后发现精子畸形率增高并非一定意味着是受试物诱发了精子畸变，但在严格控制试验条件的情况下，精子畸形率增高，可以说明受试物是一种诱发精子畸形的因素，具有毒理学意义。精子畸形试验通过检查精子的头部、颈、尾部和顶体等形态学改变，以检测化学物质对精子的遗传毒性。

10. 人群流行病学研究

在对外源化合物的致突变性评价中，人群流行病学资料无疑是最直接和可靠的。致突变性的流行病学研究遵从一般的流行病学研究方法。由于人群的遗传背景不一，有害物质的接触剂量不确定，以及生活习惯等混杂因素的存在，致突变的流行病学研究存在一定的困难。为了保障流行病学调查数据的可靠性，需要增大人群样本量，选择合理的对照和分组情况来消除一些常见的混杂因素。目前，可以将一些外源化学物的原型、代谢产物以及 DNA 和蛋白的加合物等作为暴露标志，将一些现有的遗传学试验（如微核试验、彗星试验、染色体畸变以及基因突变等）中的检测指标作为人群接触外源化学物的效应指标，运用流行病学研究方法来综合评定外源化学物的致突变性。

（三） 新发展的遗传毒性试验方法

遗传毒性试验是外源化学物质安全性评价研究的重要环节。除了要求灵敏、快速、经济外，还应尽量减少试验中动物数量和外源化学物质的用量，逐步实现高通量和自动化的要求。新发展了许多遗传毒性试验方法，以适应外源化学物质的遗传毒性研究和检测发展的需要。

1. 转基因动物致突变试验

将外源基因整合或导入到动物基因组中（可以是完整的基因或不完整的 DNA 片段），并能遗传给后代的一类动物称为转基因动物。这个外源基因称为转基因，接受转基因的动物即为转基因动物。目前已建立了多种试验来检测外源化学物质的致突变作用，但这些检测方法中，体外试验系统不能精确模拟化学物在活体内的生物转运和生物转化过程及其他与突变发生有关的生理过程，而高等动物体内突变率很低，缺乏高效识别和分离突变基因的技术，虽然已有少数基因位点的识别与分离取得了成功，但不适用于大规模的基因突变的检测分析。近年来建立的转基因动物致突变检测模型为研究哺乳动物体内基因突变提供了有效的手段，可以在动物个体水平研究突变的器官组织特异性。并可从动物基因组中重新回收导入的基因，进行进一步的序列分析。目前用于致突变作用研究的转基因动物主要有商品化的 Big Blue 小鼠和 Muta Mouse 小鼠。Big Blue 以大肠杆菌 Lac I 为靶基因，Muta Mouse 以大肠杆菌 Lac Z 为靶基因。在进行转基因动物致突变试验时，在染毒后先抽提不同器官或组织的基因组 DNA，然后把纯化的基因组 DNA 与噬菌体体外包装抽提物混合，而将导入的基因载体包装进噬菌体中，用这些噬菌体感染大肠杆菌，可形成噬菌斑，通过噬菌斑颜色变化进行突变的判断并获得突变子。虽然已有研究表明，外源靶基因的反应同内源基因一致，但仍需进一步证实。另外，检测方法的标准化及降低检测费用等也是将该方法应用于常规检测需要解决的问题。

2. AmesⅡ试验

AmesⅡ试验又称 Ames 波动试验，与传统的 Ames 试验原理类似，但发展了新的评价标准，具有传统 Ames 试验无法比拟的优点。AmesⅡ采用液体微孔板培养，即在微孔板中进行受试物和菌株的孵育，利用培养基中的特殊指示剂溴甲酚紫，当孔中有回复突变的菌株生长，使培养基 pH 降低时，该指示剂由紫色变为黄色。利用酶标仪在特定波长进行扫描，可记录培养基为黄色孔的数量，反映出受试物的致突变性。该方法可在短期内对大量化学物进行自动化高通量筛选，省时省力，且受试物的用量约是标准 Ames 试验的 1/3。AmesⅡ试验仅采用 TAmix 和 TA98 就可以检测出诱发点突变和移码突变的化学物。TAmix 是由 6 种沙门氏菌株（TA7001~TA7006）组成的等量混合物，可以检测出所有可以诱发点突变的化合物。TA98 用来检验移码突变，两种菌株形成有效互补。这种新的 Ames 试验方法在遗传毒性筛选中有良好的应用前景，有望成为标准 Ames 试验的替代方法之一。

3. Vitotox 试验

Vitotox 突变分析方法是一种以发光菌或基因工程菌为受试菌株的新型遗传毒性试验方法，同传统方法相比有更高的敏感性和特异性。Vitotox 方法中常用菌株为 TA104recN2-4，该菌株含有受 recN 启动子调控的荧光素酶基因，recN 蛋白在 SOS 修复中有重要作用。正常情况下，recN 基因的表达受到抑制，当遗传物质受到损伤，启动 SOS 修复机制后，recN 蛋白大量表达，同时荧光素酶表达。加入荧光素后则可对发光进行定量分析。TA104prl 菌作为一种内控系统引入 Vitotox 试验，增加了 TA104recN2-4 单一菌评价系统的可靠性，与常规 Ames 试验结果相关性较好，且化合物用量很少（<20mg）。Vitotox 可在短期内对大量化合物进行高通量筛选，所需样品量仅需传统 Ames 试验的 1/1000，且受试菌株和报告基因不仅仅局限

于沙门菌和绿色荧光蛋白（GFP）基因，大大提高了筛选的范围和灵敏度。

4. Green Screen HC Gadd45a-GFP 遗传毒性试验

Gadd45 基因是生长抑制和 DNA 损伤诱导家族的一员，是一种细胞增殖的负调控因子。它通过与增殖细胞核抗原、细胞周期蛋白抑制因子 p21WAF1/Cip1、细胞周期蛋白激酶 Cdc2 和组蛋白等结合而发挥 DNA 修复、细胞周期检查点调控和诱导细胞凋亡等功能。多种遗传毒性物质如苯并［a］芘、丝裂霉素 C、顺铂、过氧化氢等都可以诱导 Gadd45 基因的表达上调。利用这一特点，将 Gadd45 基因的启动子与 GFP 基因融合，构建了一个报告基因表达载体。将此载体转入人淋巴瘤 TK6 细胞中，用受试物处理细胞，通过检测细胞中的绿色荧光强度，可间接反映受试物的遗传毒性。这个试验克服了以前一些体外试验如小鼠淋巴瘤 *tk* 基因突变试验、体外染色体畸变试验等特异性较低的缺点。

5. 微核流式细胞试验

哺乳动物体内微核试验能够检测染色体断裂剂和非整倍体剂，是一种广泛应用的遗传毒性检测方法。传统的微核试验较费时费力，且微核的形成是一种频率较低的事件，导致一些弱的染色体断裂剂和非整倍体被漏检。采用微核流式细胞试验，每个样本可分析 20000 个细胞。这使得一些弱的染色体断裂剂或非整倍体剂可以被检测出来，大大提高了敏感性。

6. 基因芯片技术在遗传毒性评价中的应用

近年来，毒理基因组学概念的提出为遗传毒性评价带来了新的思路。毒理基因组学主要是利用芯片技术检测动物或体外细胞在接受化学物刺激后基因表达谱的改变，其理论基础是具有相似作用机制的化合物诱导相似的基因表达谱的改变。通过对已知作用机制的化学物进行比较。在遗传毒性研究方面，根据遗传毒性化学物和非遗传毒性化学物诱导细胞产生不同的基因表达谱，利用这些差异表达的基因作为可能的遗传毒性生物标志物来评价未知化合物的遗传毒性。相比传统的遗传毒性试验，这种方法更快速，信息量更多，并且有助于深入研究化学物的毒性作用机制。全基因表达谱芯片成本较高，可利用定制的低密度芯片只选择感兴趣的基因（如差异表达的基因）进行基因表达分析将大大降低研究成本。

（四） 致突变试验中应注意的问题

1. 对照的设立

在致突变各项试验中，对照组的设置对于判断试验材料（如菌株、细胞株和动物等）的反应性乃至检验整个试验系统的合格性非常重要。对照是将实验组与非实验组即对照组的非处理因素处于相等状态，使试验结果判断为处理因素所致，且抵消试验误差。对照设计不严密，会影响试验结果的可靠性。

阴性对照指未处理对照或溶剂对照，除无处理因素外，实验条件、环境等与试验组一致。其目的是获得实验的基础数据，作为与处理组比较的依据。例如，Ames 试验的未处理对照可了解所用的细菌的自发回复突变率，溶剂对照证实除处理因素外无任何使回复突变率增加或减少的因素。阳性对照指用某种已知能产生阳性反应的物质作为对照，其目的是通过对阳性物质的试验证明实验方法的可靠性，并验证实验操作者在本实验条件下完成实验操作的能力。例如，Ames 试验中阳性对照未出现阳性结果，应考虑试验菌株可能发生问题，或可能代谢活化能力不足等。阳性对照结果未呈阳性，将大大降低其他实验组的实验数据的可靠性。

2. 体外试验的活化系统

微生物和培养的哺乳动物细胞缺乏整体动物体内的许多代谢能力，在致突变试验中，必须加入代谢活化系统，才能检出间接致突变剂。

（1）哺乳动物细胞介导　使用完整的细胞，特别是大鼠肝原代细胞，与测试细菌或细胞一起培养。掺入的哺乳动物细胞有完整的细胞结构和各种酶及内源性辅助因子，代谢能力优于无细胞系统（如 S9），但不如体内活化系统。

（2）S9　S9 是指动物经酶诱导剂处理后制备肝匀浆，再经离心分离，所得上清液加上适当的缓冲液和辅助因子后制备的活化体系。它主要含有混合功能氧化酶（MFO），是国内常规用于体外致突变试验的代谢活化系统。肝匀浆的物种来源、在 S9 混合液中的浓度、诱导剂的特性等，都影响其代谢活化的效果。

纯化酶和基因工程：应用纯化细胞色素 P450，谷胱甘肽转移酶及过氧化物水解酶，可严格控制代谢产物诱发突变的条件，但技术难度大。利用基因工程，将人的细胞色素 P450 基因插入嵌合细胞内，使细胞具有代谢活化系统后，用于致突变试验。

代谢活化系统不能完全取代整体哺乳动物代谢，因为不同的组织在活化或降低化学毒物反应性方面有差异；体外活化与解毒之间的平衡也不同于整体动物体内；诱导酶系统的物质以及可改变生理状态的物质可能改变毒物的代谢；消化道的菌群在整体动物体内也具有代谢活化系统。

3. 试验结果的评价

试验结果的判断对化学物致突变的评价至关重要。因为受试生物体变异性大，影响因素不易控制，所以同一观察终点在不同实验室，或在同一实验室的不同时间所获实验结果可能有差异。因此检查实验的质量和采用正确的判断标准对正确评价试验结果非常重要。

（1）实验质量检查　在评定阳性或阴性之前，应首先检查实验的质量控制情况。①致突变试验需设有阴性对照和阳性对照；②受试化学物的上限浓度一般应达到一定的毒性浓度或（和）饱和浓度，否则阴性结果不能判定，因为受试物浓度增高后很可能获得阳性结果；③盲法观察：观察人员在不了解所观察的标本的染毒剂量或组别的情况下进行实验，可避免观察人员对实验数据产生主观影响；④实验结果经不同的操作人员复核，或者在同一实验室或不同的实验室能够重现，则会提高结果的可靠性，因此，如 Ames 试验要求至少重复一次；⑤检查测试系统是否具有代谢活化系统。在缺乏代谢活化系统下获得的阴性结果，需要加入代谢活化系统后再次测试。

（2）试验结果判定条件　阳性结果判定：试验组与对照组比较要有统计学差别，且应当具有剂量反应关系，即剂量越高，致突变效应越强。阴性结果的判定条件是：①最高剂量应包括受试物溶解度许可或灌胃量许可的最大剂量。如该剂量毒性很大，则体内试验和细菌试验应为最大耐受量。溶解度大，毒性低的化学物，在细菌试验中往往以 5mg/皿作为最高剂量。使用哺乳动物细胞进行体外试验，常选 LD_{50} 或 LD_{80} 为最大剂量；②各剂量的组间差距不应过大，以防漏检仅在非常狭窄范围内才有突变能力的某些化合物。满足上述条件，仍为阴性，才能慎重下结论。

（3）假象的识别和排除　①体内动物试验时，要注意动物对受试物的处置过程对试验结果的影响。例如配制成油剂的农药会随着动物的粪便排出，减少吸收。带有异味的受试物混入饲料中喂食时，动物拒食，如果不仔细观察动物进食量，就可能错误认为受试物无致突变效应。②体外致突变试验时，如果受试物的细胞毒性过大或者受试物改变细胞培养系统的渗透压和 pH，会引起细胞过多死亡，掩盖受试物的遗传毒性。

[案例 1]

黄曲霉毒素

黄曲霉毒素（aflatoxins，AF）是黄曲霉、寄生曲霉等真菌代谢生成的剧毒代谢产物，主要存在于各种霉变的食物中，特别是花生和玉米等。AF 毒性极强，能够引起人畜急性中毒死亡。AF 慢性暴露具有很强的致癌、致畸和致突变作用。我国存在由于粮食保存不当导致的粮食 AF 污染问题，南方地区尤为严重。现有的一些流行病学证据表明，AF 暴露与人类的肝脏、胃等部位的肿瘤发生存在相关性。国际癌症研究机构已经将 AF 认定为人类致癌物（I 类）。1996 年联合国粮农组织、世界卫生组织限制食品中 AF 的最高允许量为 30μg/kg，随后又将标准限量降低到 20μg/kg 和 15μg/kg，婴儿食品中不得检出。对 AF 的致突变性进行探索和研究，对于阐明其遗传毒性机制、降低其对人类的危害具有重要意义。

[案例 2]

青霉素

1943 年，青霉菌产生青霉素只有 20U/mL。后来科学家用 X 射线、紫外线灯射线照射青霉菌，结果大部分菌株死亡，仅极少数菌株生存下来。在这些生存下来的菌株中，有的菌株产生青霉素的能力提高了几十倍，目前青霉素产量已经超过 20000U/mL。1895 年伦琴发现 X 射线，不久人们就意识到了辐射具有致突性和致癌性。1902 年报道了第一例辐射造成的皮肤癌病例。1911 年首次报道了放射性工作人员患白血病的病例。第二次世界大战以后，对日本原子弹爆炸幸存者长期的流行病学调查，进一步验证了电离辐射的致突变性和致癌性。

[案例 3]

多氯联苯

多氯联苯（PCBs）是联苯在不同程度上由氯原子取代后生成的一类氯代烃类化合物的总称。PCBs 作为阻燃剂和润滑剂在工业上广泛应用。PCBs 具有较强的脂溶性，在生物体内具有明显的蓄积性，可以通过食物链不断蓄积。研究表明 PCBs 具有内分泌干扰作用，PCBs 可以与 DNA 和 RNA 等遗传物质结合引发细胞的突变。流行病学研究表明，人类的乳腺癌、肝胆管癌的发病风险与 PCBs 的暴露有关。

第三节　外源化学物的致癌作用及评价方法

一、化学致癌物的分类

化学致癌物为凡能引起动物和人类肿瘤、增加其发病率或死亡率的化合物，比如黄曲霉毒素、3，4-苯并［a］芘及苯等。化学致癌作用是化学致癌物在人体内引起肿瘤的过程。到20世纪90年代中期为止，国际癌症研究中心（IARC）2002年共评述了878种化学物质。根据证据的强度将已评述的化学物质分为四组：

Ⅰ组：对人类确是致癌物，是指在人类流行病学及动物致癌实验中均有充分证据的致癌物，有87种，如苯并［a］芘、黄曲霉毒素、苯、镉、放射等；

Ⅱ组：对人类很可能或可能是致癌物。又分为两组，Ⅱ组2A和Ⅱ组2B；

Ⅱ组2A：对人类很可能是致癌物，是指对人类致癌性证据有限，对试验动物致癌性证据充足，有63种；

Ⅱ组2B：对人类是可能致癌物，是指对人类致癌性证据有限，对试验动物致癌性证据并不充分，或是指对人类致癌性证据不足，对试验动物致癌性证据充分，有234种；

Ⅲ组：可疑致癌物，现有的证据不能对人类致癌性进行分类，有493种；

Ⅳ组：非致癌物，对人类可能是无致癌作用，有1种。

IARC已确定的人类致癌物或生产方式及其靶器官见表8-6。

表8-6　已知的人类致癌物或生产方式及其靶器官

致癌物/生产方式	靶器官
致癌物	
黄曲霉毒素	肝（肺）
4-氨基酚	膀胱
砷及砷化合物	肺、皮肤
石棉	肺、胸膜、腹膜（胃肠、咽部）
硫唑嘌呤	淋巴系统、间质、肝胆系统、皮肤
苯	造血系统
联苯胺	膀胱
N-*N*-双（2-氯乙基）-2-苯胺	膀胱
双氯甲醚及工业级氯甲甲醚	肺
1，4-丁二醇-二甲磺酸盐	造血系统
口服避孕药（复合）	肝
口服避孕药（连续）	子宫
氡及其裂变产物	肺

续表

致癌物/生产方式	靶器官
含石棉纤维的滑石	肺
硫替哌	造血系统
苏消安（Treosulphan）	造血系统
氯乙烯	肝、血管（肺、脑、淋巴系统）
酒精饮料	咽、食管、肝、喉、口腔（乳房）
含非那西丁的退热剂	膀胱、肾
含烟草的槟榔	口腔、咽喉、食管
煤焦油沥青	皮肤、肺、膀胱（咽、口腔）
煤焦油	皮肤、肺（膀胱）
矿物油（轻度处理或不处理）	皮肤（肺、膀胱、胃肠道）
页岩油	皮肤（胃肠道）
烟炱	皮肤、肺
烟草制品（无烟）	口腔、咽、食管
烟草制品（有烟）	肺、膀胱、口腔、咽喉、食管、胰、肾
生产方式	
铝生产	肺、膀胱（淋巴系统）
金胺生产	膀胱（前列腺）
鞋制造与修理	鼻腔、造血系统（咽、肺、肝、胃、肠道、膀胱）
煤气生产	皮肤、肺、膀胱
焦煤生产	皮肤、肺、肾
硬木家具生产	鼻腔
钢铁冶炼	肺（胃肠、生殖泌尿系统、造血系统）
异丙醇生产	鼻腔（咽）
品红生产	膀胱
职业油漆工	肺
橡胶业	膀胱、造血系统（肺、胃肠道、皮肤、淋巴系统）
地下开采赤铁矿（接触氡）	肺

注：靶器官栏内括号内是指可能作用的其它靶器官或系统。

资料来源：刘宁，食品毒理学，2017。

根据化学致癌物对细胞成分作用及引起癌症发生的机制不同可分为遗传毒性致癌物和非遗传毒性致癌物。

（1）遗传毒性致癌物　化学致癌物或其代谢物与DNA共价结合，引起基因突变或染色体结构和数量的改变导致癌变，称为遗传毒性致癌物。这类致癌物占化学致癌物的大多数，因其作用机制是损伤遗传物质，可利用遗传毒理学试验来检测该类致癌物。

直接致癌物：本身直接具有致癌作用，在体内不需要经过代谢活化即可致癌。例如：各种烷化剂，大多数为亲电子反应物。

间接致癌物：本身并不直接致癌，必须在体内经代谢活化，其所形成的代谢产物才具致癌作用。例如：多环芳烃、芳香胺类化合物等。

无机致癌物：有些可能是亲电子剂，但有些是通过选择性改变 DNA 复制保真性，导致 DNA 的改变，如金属镍、铬。

（2）非遗传毒性致癌物　化学致癌物或其代谢物不直接作用遗传物质，而作用于遗传物质以外的生物大分子，称为非遗传毒性致癌物。

促长剂：本身无致癌性，在给以遗传毒性致癌物之后再给以促长剂可增强遗传毒性致癌物的致癌作用，也可促进“自发性”转化细胞发展成癌。例如：佛波酯（TPA 及其衍生物）、苯巴比妥、二丁基羟基甲苯（BHT）、1，8，9-蒽三醇、DDT、ALkanes 及胆盐等。

内分泌调控剂：主要改变内分泌系统平衡及细胞正常分化，常起促长剂作用。例如：X 烯雌酚、雌二醇、硫脲等。

免疫抑制剂：主要对病毒诱导的恶性转化起增强作用。例如：嘌呤同型物。

细胞毒剂：可能引起细胞死亡，导致细胞增殖活跃及癌发展。例如：次氮基三乙酸及氯仿等。

过氧化物酶体增殖剂：过氧化物酶体增殖可导致细胞内氧自由基过量生成。例如：降脂药物异丙脂、增塑剂、邻苯二甲酸乙基己酯。

固体物质：物理状态是关键性因素，可能涉及细胞毒性。例如：塑料、石棉等。

二、 化学致癌物致癌的分子机制

肿瘤的发生是一个复杂的过程，它是细胞遗传物质异常的结果，同时也涉及机体的内环境和各种因素，包括机体的免疫能力、各种生长因子和生物活性物质。关于致癌作用的机制目前比较公认的理论是，各种化学因素和遗传致癌因素相互协同作用，使癌基因激活和抑癌基因失活，导致细胞恶性转化而形成肿瘤。

癌基因与原癌基因不仅存在于肿瘤细胞中，而且还广泛存在于正常的细胞之中。但绝大多数的细胞不发生恶性转化的原因是，癌基因、原癌基因和抑癌基因只有在化学致癌物的作用下发生改变时，才会导致细胞恶性转化（图 8-4）。这种改变包括发生于癌基因或抑癌基因的基因突变、基因扩增与过表达、基因重排、染色体易位、配体激活以及截短形式多肽的表达等。

1. 基因突变

基因突变是指碱基对的组成或排列顺序发生改变。如癌基因 *erbB*2、*c-abl*、*gip*2、*ras*、*int*-1、*mas* 的激活或抗癌基因 *p*53、*pRB* 的失活都主要以这种方式实现。

研究者对原癌基因 *erbB*2 激活前后的序列进行比较后发现，核苷酸序列一个位点上有点突变现象，从而导致 *erbB*2 蛋白一级结构中的 Val 664 突变为 Glu 664，使二聚体形成的能力提高，分子结构中酪氨酸残基位点上发生磷酸化修饰，酪氨酸蛋白激酶活力增高，导致 *erbB*2 癌基因的激活。

抑癌基因也称抗癌基因，是一类抑制细胞过度生长增殖，从而遏制肿瘤形成的基因。抑癌基因的产物能够抑制细胞增殖、促进细胞分化和抑制细胞迁移，起负调控作用。对于正常

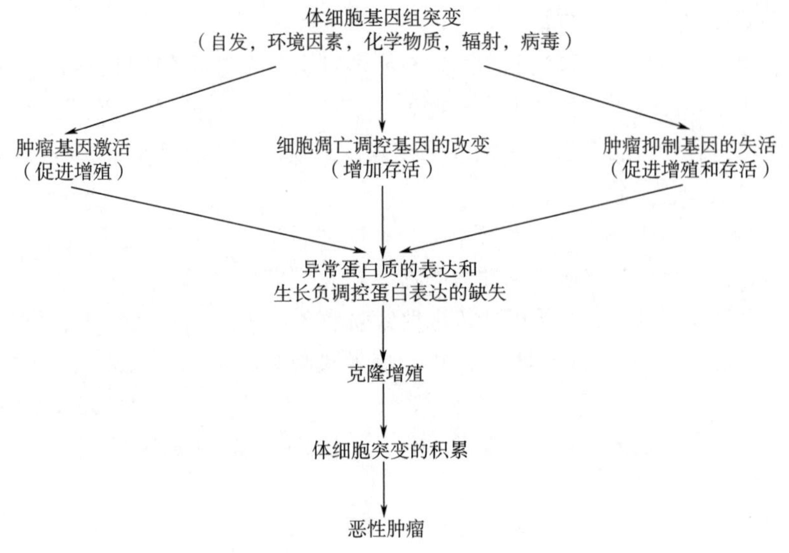

图 8-4　癌症发展的一般过程的总结

资料来源：E. 霍奇森等. 2011。

细胞，调控生长的基因（如原癌基因）和调控抑制生长的基因（如抑癌基因）的协调表达是调控细胞生长的重要分子机制之一。两类基因相互制约，维持正负调节信号的相对稳定，当细胞生长到一定程度时，会自动产生反馈抑制，这时抑制性基因高表达，调控生长的基因则不表达或低表达。通常认为抑癌基因的突变是隐性的。抑癌基因 *p*53 的失活主要就是基因突变，突变后的 *p*53 生物学活性（诱导 G1 期活性停滞、诱导发生 DNA 损伤细胞凋亡、抑制肿瘤细胞生长以及保持细胞 DNA 的完整性）降低，造成细胞的恶性转化。

2. 基因扩增与过表达

基因扩增是指原癌基因在原来染色体上复制出多个拷贝，导致表达产物异常增多，扩增产物的过表达可使肿瘤细胞逃避生长限制，获得无限制生长的能力，如胃癌细胞系 GTL-16 中有一段长达 3000kb 的基因扩增现象，*c-met* 癌基因只是这段扩增基因中的一个片段。此外在结肠直肠癌、卵巢癌以及肝细胞癌中，也有 *c-met* 癌基因过表达激活的现象。

3. 基因重排

基因重排是指以基因的转座，DNA 的断裂错接而使正常基因顺序发生改变。通过基因重排而激活的癌基因包括 *mas*、*FGF*-5、*cot* 等。以皮肤细胞的 *mas*1 原癌基因与新霉素抗性基因（不致癌）的重排表达载体，共转染于小鼠的成纤维细胞系 NIH3T3 后，选择 G418 抗性的细胞集落进行裸小鼠体内移植。结果，裸小鼠体内能形成瘤灶。未经转染的 NIH3T3 细胞在裸小鼠体内不具有形成肿瘤的能力，因此推断造成肿瘤的唯一原因只能是 *mas*1 原癌基因的重排激活。

4. 染色体易位

染色体易位是指染色体片段位置的改变，*c-met*、*c-abl*、*pim*-1 等癌基因都是以染色体易位的方式激活的。慢性粒细胞白血病的 *c-abl* 癌基因的激活就是染色体异常易位的结果，在 t（q34：q11）位点的相互易位中，位于第 9 号染色体的 *c-abl* 基因的第 2~11 外显子（exon）区与第 22 号染色体上的断裂位点簇集区发生重组，而形成 *bcr-abl* 融合蛋白编码基因。

5. 配体激活

配体激活是受体蛋白酪氨酸激酶类癌基因的主要激活方式。如癌基因 *erbB2* 的表达产物是跨膜受体蛋白，其配体是神经调节素多肽。神经调节素多肽与 *erbB2* 受体蛋白结合，能促进这种具有酪氨酸激酶活性的受体与其催化作用底物之间的结合，从而使癌基因激活。

6. 截短形式多肽的表达

src、*raf*、*myb* 等癌基因都是截短蛋白表达的形式的激活。如 Raf-1 蛋白由 648 个氨基酸残基组成，将 Raf 蛋白氨基末端的 2~305 之间的氨基酸残基进行缺失突变，或将富含丝氨酸、苏氨酸残基的 225~280 一段进行缺失突变，形成的两种截短形式的 Raf 蛋白，都会变成具有恶性转化作用的激活型癌基因蛋白质。

三、 化学致癌过程

化学致癌剂作用于细胞后，能使其原癌基因激活或过表达，抑癌基因的突变或失活，最终使某些细胞的生物化学代谢特征发生改变，逐渐发展为肿瘤细胞。恶性肿瘤，是以细胞生长失控为共同特征的一类疾病。人类流行病学研究资料表明，从接触致癌因素到肿瘤的发生直至出现相应的临床症状前，都有一个相当长的潜伏期，平均 15~20 年。人体组织癌变过程的病理改变包括：增生、异形变、良性肿瘤、原位癌、浸润癌和转移癌等；在体外细胞，通常包括：细胞永生化、分化逆转、转化等多个阶段，即细胞癌变的多阶段学说。因此，肿瘤的发生是一个多阶段的复杂过程，可分为引发、促长和进展三个阶段（图 8-5）。在这一过程中，伴有一系列形态学、细胞学以及生物化学方面的改变。

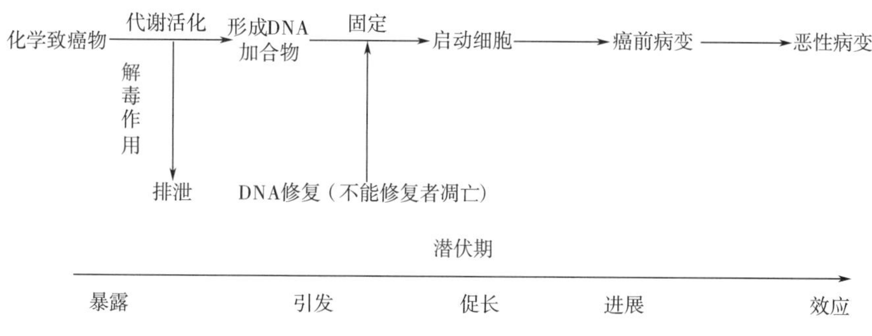

图 8-5　多阶段致癌理论模式图

资料来源：张爱华. 2016。

（一） 引发阶段

引发阶段是化学致癌过程的第一阶段。在此阶段中，细胞在各种致癌物作用下，发生基因突变或表观遗传变异，导致单个细胞或少量细胞发生永久性的、不可逆的遗传性改变。此种细胞称为“引发细胞”，诱发细胞突变的因素称为引发剂。引发剂可以直接改变细胞遗传物质 DNA 的成分或结构，一般一次接触即可完成，其作用无明确的阈剂量。一般认为在癌变过程中，细胞并不是一开始就获得了恶性细胞所有的特征，而是积累了一系列的基因突变，可涉及不同染色体上多种基因（癌基因、抑癌基因、细胞周期调节基因、细胞凋亡基因及维持细胞基因组稳定的基因）的变化。这些基因的功能变化在时间上有先后顺序，在空间位置上也有一定的联系。根据这些基因变化的来源可将癌症分为遗传性和散发性。遗传性癌症的基因变化是从种系细胞遗传获得的，而散发性癌症的基因变化是因为环境作用由体细胞后天获得的。

（二） 促长阶段

机体在引发阶段后，生成了异常增殖的单个克隆癌细胞。此后，在一种或多种促癌物质的不断作用下，表型发生了改变，获得了恶性肿瘤细胞的各种性状表达的过程称为促长阶段。在这个过程中，可以有选择性地促使启动细胞增殖的某些遗传或非遗传的改变，以相对于周围正常细胞的选择优势进行克隆扩增，形成镜下能观察到的或有时肉眼可见的细胞克隆群，即良性肿瘤，如乳头状瘤或腺瘤，这就是致癌作用的第二阶段。具有促癌作用的因素称为促长剂或促癌剂，促癌剂本身不能诱发肿瘤，只有在引发剂作用后再以促癌剂反复作用，以刺激细胞分裂，方可促使肿瘤发生。肿瘤促癌剂包括许多天然或人工合成的化学物，固醇类激素、生长因子及多肽等，通过受体结合介导它们的作用，或改变基因表达的特性、刺激细胞的增殖或抑制细胞的凋亡而引起肿瘤促进剂的作用。

促癌剂作用细胞会发生多种生物改变，其作用机制虽各不相同，但有一些共同的作用规律：①引发剂作用之后，促癌剂的慢性作用将引起肿瘤；②引发剂单独作用一般不会引起肿瘤；③只有促癌剂的慢性作用而没有引发剂的作用也不会引起肿瘤；④引发剂与促癌剂的作用先后次序十分重要，引发必须发生在促长之前；⑤引发发生的是不可逆的改变，促长在早期阶段的改变是可逆的。促长阶段是肿瘤形成过程中较易受干预的阶段，也是最容易取得预防成效的阶段。

（三） 进展阶段

引发和促长两个阶段所引起的良性肿瘤并不是致死性的，良性肿瘤需要通过一个称作演变的过程才能转变为恶性肿瘤。肿瘤的演变阶段指的就是由良性肿瘤转变为恶性肿瘤，并进一步演变成更具恶性表型或具有侵袭特征的肿瘤的过程。主要表现是细胞自主性和异质性增加、生长加速、侵袭性加强、出现浸润和转移的恶性生物学特征。当细胞不能维持核型稳定并出现染色体畸变时，细胞即进入进展期。核型不稳定进一步促进肿瘤细胞的生长和恶性表型的发展，同时细胞代谢调节功能也发生改变，并使得肿瘤细胞不受机体免疫监视的调控。使细胞由促长阶段进入到进展阶段的因素称为进展剂，他们可能有引起染色体畸变的特性而不一定具有引发作用。像引发和促长阶段一样，进展也可能自发的发生。有些化学致癌物同时具有引发、促长和进展的作用，称为完全致癌物。进展过程比引发和促长过程要复杂得多，关于进展机制的细节了解得更少，有待今后探索。

虽然在动物实验性致癌模型中，致癌过程的划分常能明确，但在人的实际情况中，由于可同时或反复接触引发剂、促长剂或致癌剂，而且往往一种因素可以起多种作用（如吸烟既有引发作用又有促癌作用），因此可能会有反复的 DNA 损伤、促长、细胞克隆性扩增等循环地进行，致癌的分期有时并不一定按照前面描述的程序发生，肿瘤分期就不那么清楚。重要的是要了解多阶段致癌机制后如何控制癌症。由于引发剂普遍存在，人们很难完全避免接触引发剂，因此不能完全消除它在人体中发生引发的可能性。目前最可能控制癌症发生的环节是对促长剂进行化学预防，如使用促长剂的抑制剂（如维生素 A 类）、抑制促长阶段转变成进展期的抑制剂（如抗氧化剂）等。

四、 外源化学物致癌性的评价

化学致癌物的全面评价包括两方面：一是定性的，即该化学物能否致癌；二是定量的，即进行剂量效应关系分析，以推算其可接受的危险度的剂量或人体实际可能接触剂量下的危险度，定性是定量的基础。

在食品生产、加工、保藏、运输和销售过程中会涉及很多有可能对健康造成危害的化学因素，某些化学物质可诱发动物或人类的肿瘤，但不是所有的化学物质都是致癌的，因此为了更好地利用资源，有必要对可疑的化学物质做出致癌性评价。由于发生肿瘤是一种非常严重的后果，所以化学物质致癌性的评价是一件特别重要而复杂的工作，须谨慎实施。

致癌试验一般可分为长期致癌试验和短期快速筛查试验。致癌性评定的工作极其复杂，需要严密设计的人群流行病调查才能最终判定对人体的致癌性。动物试验只有长期/终身试验才能被公认为确切证据。这些调查和试验都不容易进行，因此先进行致突变试验，可对受试物的致癌性进行初步推测。对非遗传毒性致癌物则需要进行体外恶性转化试验和短期动物致癌试验。

（一） 哺乳动物长期致癌试验

哺乳动物长期致癌试验又称哺乳动物终生试验，是目前鉴定动物致癌物最可靠、最经典的方法，是鉴定外源化学物致癌物的标准体内试验。如氯乙烯、己烯雌酚、黄曲霉毒素 B_1、4-氨基联苯、芥子气等都是通过动物试验发现的致癌物。哺乳动物长期致癌试验用来确定受试物对实验动物的致癌性、剂量-反应关系及诱发肿瘤的靶器官。在下列情况下，一般应考虑进行致癌性评价：①人体可能长期暴露于该化学物；②该化学物或其代谢物的化学结构与已知致癌物相似；③反复染毒毒性试验提示该化学物可能产生癌前病变。此外，研究结果表明，如在三种遗传毒理学短期试验均得到阳性结果，可预测为遗传毒性致癌物；如在三种遗传毒理学短期试验均得到阴性结果，可预测为非遗传毒性非致癌物；如果经过五种遗传毒理学短期试验，仍不能预测其致癌性的化学物，应优先进行哺乳动物致癌试验。

1. 实验动物的选择

（1）物种和品系　选用与人体代谢特点相近似的实验动物，常规选用犬、大鼠、小鼠，也可用仓鼠。对活性不明的受试物，宜选用两种动物（啮齿类和非啮齿类）。啮齿类动物对多数致癌物易感性较高，寿命相对较短，费用也较低，生理和病理资料较完备，使用最广泛。在选择品系时，应选择较敏感、自发肿瘤率低、生命力强及寿命较长的品系。

（2）性别和数量　为了更接近人类的情况，应使用同等数量的雌雄两种性别的动物。每组至少雌雄各 50 只，雌鼠应为非经产鼠、非孕鼠，在出现第一个肿瘤时，每组剩余动物不少于 25 只。如果有两种以上的受试物同时试验，可共用对照组，对照组动物数为雌雄各 $50\times\sqrt{\text{受试物数}}$。非啮齿类动物每组每一性别至少 4 只，如计划在试验期间定期剖杀时，动物数要做相应增加。实验动物的数量，与试验组动物肿瘤发生率、对照动物肿瘤自发率及要求的统计学显著性水平三因素有关。

（3）年龄　使用刚断乳的动物（大鼠 4~6 周，小鼠 3 周，仓鼠 3~4 周），以保证有足够长的染毒和发生癌症的时间。而且，幼年动物解毒酶及免疫系统尚未完善，对致癌作用比较敏感。但也不能使用新生动物，因为在代谢能力、生理解剖特征、激素水平、免疫能力等方面新生动物和成年动物有很大差别，选择年龄过小的动物不能很好地代表群体的整体水平。

2. 剂量和分组

除对照组外，一般试验组可分为3~5组，美国国家癌症研究所（NCI）推荐以最大耐受剂量（MTD）为高剂量。MTD是由90d毒性试验来确定的，此剂量应使动物的体重减轻不超过对照组的10%，并且不引起死亡及导致缩短寿命的中毒症状或病理损伤。低剂量组应高于或等于人类实际接触的剂量水平，试验组的高、低剂量确定后其余各剂量按等比级数划分。对照组除了不给予受试物外，其他条件均与试验组相同，同时应设阴性（溶剂或赋形剂）对照组。必要时可设阳性对照组，阳性致癌物最好与受试物的化学结构相似。

3. 染毒方式

染毒方式取决于受试物的理化性质和人的主要接触方式。主要途径包括经口、经皮和吸入三种。由于受试物的致癌强度差别极大，因此其纯度应给予足够的重视。

经口染毒是食品毒理学实验动物染毒的常用途径，一般把受试物掺入饲料或饮水中连续给予动物（5~7周）。若掺入后的适口性不良，可用灌胃法。掺入浓度要定期检测，观察其均匀性和稳定性，掺入的浓度一般不超过5%；经皮染毒，涂敷受试物的面积一般不少于动物体表总面积的10%。必须保证受试物与皮肤良好接触，并防止动物舔食。每天涂抹一次，每周3~7次；吸入染毒，每天染毒4h，每周5~7d。染毒柜内受试物浓度应定期或连续监测，其分布应均匀恒定。其他注射途径可根据需要采用。

4. 试验期限

原则上染毒期覆盖动物整个寿命期的大部分。ICH（1997）建议参考的准则如下。

（1）一般情况下，试验期限小鼠和仓鼠应为18个月，大鼠为24个月。然而对于某些生命期较长或自发肿瘤率低的动物品系，小鼠和仓鼠可持续24个月，大鼠可持续30个月。

（2）当最低剂量组或对照组存活的动物只有25%时，也可以结束试验。对于有明显性别差异的试验，则试验结束的时间对不同的性别应有所不同；在某种情况下因明显的毒性作用，只造成高剂量组动物过早死亡，此时不应结束试验。

合格的阴性对照试验应符合以下标准：①因自溶、同类自食，或因管理问题所造成的动物损失在任何一组都不能高于10%；②小鼠和仓鼠在18个月，大鼠在24个月时各组存活的动物应不少于50%。

5. 观察和结果分析

（1）一般观察　每天观察受试动物一次，主要观察其期外表、活动、摄食情况等。在试验最初三个月每周称体重一次，以后每两周称体重一次。经饲料或饮水给予受试物时，应记录食物消耗量或饮水量，以计算受试物的摄入量。观察时要注意有无肿瘤出现、肿瘤出现时间及死亡时间。老年动物多病易死，应加强巡视，防止动物死亡后未及时剖检，发生尸体组织自溶。

（2）病理检查　动物自然死亡或处死后必须及时进行病理检查，包括肉眼和组织切片检查。组织切片检查应包括已出现肿瘤或可疑肿瘤的器官和肉眼检查有明显病变的器官，应注意观察癌前病变。通过病理检查确定肿瘤的性质和靶器官。

（3）结果分析统计　各种肿瘤的数量（包括良性和恶性肿瘤）及任何少见的肿瘤的动物数、每只动物的肿瘤数及肿瘤潜伏期。

$$\text{肿瘤发生率} = (\text{实验结束时患肿瘤动物总数}/\text{有效动物总数}) \times 100\%$$

有效动物总数是指发现第1例肿瘤时存活的动物数确定为有效动物数，各种分析指标都以该动物数作为基数计算。肿瘤潜伏期，即从摄入受试物起到发现肿瘤的时间。由于内脏肿瘤不易觉察，通常将肿瘤引起该动物死亡的时间定为发生肿瘤的时间。应对试验结果进行仔细的统计学分析，并研究剂量-反应关系。

WHO（1969）提出致癌试验结果有以下几种形式，并有剂量-反应关系时判为阳性结果。

①对照组也出现一种或数种肿瘤，但试验组肿瘤发生率会更高；

②试验组出现的肿瘤类型比对照组多；

③试验组肿瘤发生早于对照组；

④试验组动物的平均肿瘤数高于对照组。

对阳性结果的评定应当慎重，分析指标时应注意有无剂量-反应关系，并与对照组之间进行显著性检验。在进行试验的两个物种两种性别动物中，有一种结果为阳性，即认为该受试物有致癌性。两个物种两种性别动物试验结果均为阴性时，方能认为未观察到致癌作用。在结果报告中，应着重报告发现肿瘤的部位、数量、性质、癌前病变，以及其它毒性效应；应报告剂量-反应关系即统计学分析结果。如在动物组织中可观察到良性和恶性肿瘤，并有良性肿瘤向恶性化进展的证据，在进行统计学分析之前将良性和恶性肿瘤合并。评价该试验不同剂量良性肿瘤和恶性肿瘤的相对数量有助于确定该受试动物对受试物的剂量-反应关系。另一方面，如果仅观察到良性肿瘤，并无恶性化进展的证据，则将此受试物认为致癌物是不适宜的，提示在该试验条件下需要进一步研究。

（二） 哺乳动物短期致癌试验

哺乳动物短期致癌试验又称为有限体内试验，是指在有限的短时间内完成而不是终生（有限时间），又指观察的靶器官限定为一个而不是全部器官和组织的致癌试验（有限器官）。国内外目前比较重要的短期致癌试验有以下四种。

1. 小鼠皮肤肿瘤诱发试验

于小鼠皮肤局部连续涂抹受试物，以观察皮肤乳头瘤和癌的发生，一般 20 周可结束实验，较敏感的小鼠为 SENCAR 小鼠。此试验也可设计为检测受试物的引发活性或促长活性。典型的引发剂为多环芳烃，促长剂为佛波醇酯。

2. 小鼠肺瘤诱发试验

染毒途径常用腹腔注射，也可灌胃或吸入。一般 30 周可结束实验，观察肺肿瘤的发生。较敏感的小鼠为 A 系小鼠。此试验也可设计为检测受试物的引发活性和促长活性。典型的引发剂为乌拉坦，促长剂为二丁基羟基甲苯。

3. 大鼠肝转化灶诱发试验

对大鼠进行肝大部切除术后，给予受试物，一般可在 8～14 周结束实验，观察肝转化灶生成。肝转化灶是癌前病变，有 r-谷氨酰转肽酶活力升高，G6P 酶和 ATP 酶活力降低及铁摄取能力降低的临床症状。转化灶可用组织化学或免疫化学方法鉴定。此试验也可设计为检测受试物的引发活性或促长活性。典型的引发剂为二乙基亚硝胺，促长剂为苯巴比妥。

4. 雌性大鼠乳腺癌诱发试验

一般可用 SD 或 Wistar 大鼠，实验周期为 6 个月。该试验最大优点是肿瘤位于体表部位，能较准确判断其结果。阳性对照物一般为多环芳烃。

一般情况下，短期致癌试验适用于按照结构-活性关系能预测靶器官的受试物。肺和肝是常见的肿瘤器官，也是众多致癌物的靶器官，因此小鼠肺肿瘤和大鼠肝转化灶试验的应用价值较高。多数实验选择小鼠肺肿瘤诱发实验和大鼠肝转化灶试验。进行短期致癌试验时，除特定要求外，应遵从长期试验的一般要求。上述4个试验不是成组试验，可根据受试物的特点选用，并且上述任一试验的阳性结果，其意义与长期动物致癌试验相当。由于试验期短，也未检查其他脏器和系统，特别是皮肤肿瘤和乳腺癌的诱发试验，仅适用于较小范围的化学物质类型，因此哺乳动物短期致癌试验阴性结果的意义较小。

（三） 人群流行病学调查

流行病学调查是评价人类致癌物的重要方法之一，它是通过直接调查人群健康效应来反映致癌物的危害状况的一种方法，其调查结果往往比动物实验更准确。因此，判断外源化学物是否为人类致癌物，人群流行病学资料具有决定意义，是确定人类致癌物的最佳手段和途径。

流行病学调查通常一般先进行动物致癌实验，根据阳性结果检出潜在的人类致癌物，或先进行描述流行病学调查或临床观察发现可疑人类致癌物，再进行分析流行病学研究，即分析病例对照研究和队列研究。当肿瘤流行病学调查的结果为阳性时，且具有重复性和剂量反应关系，又可通过动物实验验证，则该受试物较易被承认为人类致癌物。但一次调查结果如为阴性，也不能完全确定受试物为非致癌物，仅能认为未观察到致癌作用的接触条件（剂量和时间）的上限。因此，当接触年限较短或剂量较低时，流行病学调查的阴性结果不能用于否定对同一受试物进行另一调查的阳性结果。

流行病学研究可以报告一个或多个潜在引起人类癌症的因子。但是由于人群或队列同时暴露于许多其他的环境变量，几乎不可能将单一化合物确认为某个人类特定癌症的唯一诱导因子。流行病学研究能够确定的因子是，在两个人群之间暴露情况不同，而且这些因子对在所研究条件下的病因非常重要，在暴露条件下起决定作用。进一步说，由于暴露和肿瘤发生之间时间间隔长，有关暴露的本质和因果关系本质的了解不确切，很难判定一个特定的化学物质对人类是致癌的还是非致癌的。流行病学研究本身不足以确认某个化学物质是否对人类具有致癌性，对人类致癌物的测试和判断局限性较大，考虑到这个事实，采用实验动物体内研究和细胞体外研究来对流行病学研究进行补充，或者在某些情况下替代流行病学观察。

（四） 外源化学物致癌性的评价方法

结合多种方法综合评价外源化学物的致癌性将是一个重要发展趋势。过去几十年应用的常规的毒理学方法已经无法满足实际需要。目前很多科学家正致力于建立动物耗费少、试验周期较短、方法简便、费用较低的毒理学安全评价体系。自20世纪80年代开始，各国陆续制定了各类化学品致癌性评价指导原则或指南，规定了对各类化学品哺乳动物长期致癌实验测试要求和实验方法。以药物为例，日本规定，如果临床预期连续用药6个月或更长，则需进行致癌实验；尽管连续用药少于6个月，如果存在潜在致癌性因素，也需要进行致癌实验。美国规定，一般药物使用3个月或更长时间，需要进行致癌实验。欧洲规定，长期应用的药物，即至少6个月连续用药，或频繁的间歇性用药以致总的暴露量与前者相似的药物需要进行致癌实验。我国规定，预期临床用药期至少连续6个月的药物一般应进行致癌试验；连续用药少于6个月，但以间歇的方式重复使用，如治疗慢性和复发性疾病，而需经常间歇使用的药物，一般也需进行致癌实验；某些可能导致暴露时间延长的释药系统，也应考虑进行致癌实验。另外，在存在以下潜在致癌的担忧因素时，与要考虑可能需进行致癌实验：①已有证据显示此类药物具有与人类相关的潜在致癌性；②其结构-活性关系提示致癌的风险；③重复给药毒性实验中有癌前病变的证据；④导致局部组织反映或其他病理生理变化的化合物或其代谢产物在组织内长期滞留。

对活性不明的外源化学物通常要求使用两种动物长期致癌试验进行评价，应优先选择大鼠和小鼠。ICH 又进一步提出除两种啮齿动物长期致癌实验外，也可采用一种啮齿动物长期致癌试验（大鼠）加一项短期或中期啮齿动物致癌试验。短期动物试验为引发-促长作用的两个阶段致癌试验，中期啮齿动物试验为转基因动物或新生鼠致癌试验。

由于通过动物致癌试验确定的致癌物，迄今只有极少量经肿瘤流行病学调查证实并在国际上得到公认为人类致癌物。所以，评价致癌物时应分为人类致癌物和动物致癌物。关于如何确定人类致癌物的问题，各国比较统一。主要根据为：①流行病学调查结果能够重复；②有剂量-反应关系；③有动物致癌试验阳性结果支持。对于动物致癌物的确定，不同机构的制定标准尚不完全一致。IARC 确定致癌性的标准为：确定了受试物与肿瘤发生率（恶性或恶性和良性肿瘤合计）的增加有因果关系。①见于两种或两种以上种系动物；②见于同一种属但经两次或多次独立的试验（包括不同时间或不同实验室或在不同实验方案条件下）；③见于同一种属一种试验，但恶性肿瘤发生率、出现肿瘤的部位、肿瘤类型或出现肿瘤的时间等方面极为突出。

［案例 1］

已知的人致癌剂

两位英格兰外科医生 John Hill 和 Sir Percival Pott 分别于 1771 年和 1776 年独立观察到人暴露于化学物质与癌症发生的相关性。Hill 观察到鼻咽使用者的鼻腔癌患病率较常人有所上升，而 Pott 则观察到烟囱清扫工人的阴囊癌患病率增加，Pott 将此归结于烟道灰和煤焦油的局部暴露（Pott 医生在他行医之时，注意到一些清扫烟囱的工人常患阴囊癌。这些工人整天在烟囱里爬上爬下，脏头污脸，经常裸体工作，极少洗澡，浑身上下特别是腹股沟部位积满油烟污垢。他们的工作服大都是常年一套，难得有换洗的机会，经常是煤烟累累，尤其在靠近阴囊部分的工作裤上所存积的煤烟最多。Pott 医生调查后认为阴囊与这些煤烟长期接触，久而久之导致了阴囊癌的发生，阴囊癌也因此得名为“扫烟囱者癌”。Pott 推测煤烟中存在某些化学物质诱导了阴囊癌的发生，于是开始了致癌物的探索，这是历史上化学致癌研究的开端）。这是世界上已知的两个最早的相关观察。

直到一个半世纪后的 1915 年，当两位日本科学家 K. Yamagiwa 和 K. J. Itchikawa 将煤烟中提取的煤焦油反复多次局部涂敷到兔的皮肤而引发皮肤癌后，才证实了 Pott 的观察。这是实验的重要性在于：①首次验证化学物质能够在动物体内引发癌症；②证实了 Pott 的最初观察并建立了流行病学研究与动物致癌性之间的关系。因为这些重要发现，Yamagiwa 和 Itchikawa 被认为是实验化学致癌研究之父。1933 年英国学者 J. Cook 从煤焦油中分离出以苯并［a］芘为代表的多种多环芳烃类化合物（PAHs），并以此诱发出小鼠皮肤癌，这是历史上首次从环境中分离出化学致癌物。

[案例 2]

联苯胺，2-萘胺

联苯胺、2-萘胺曾经是染料工业的重要中间体，可以合成超过 300 种染料，广泛用于纺织、油漆、造纸等领域。1937 年，美国学者 Huepper 用狗作为实验对象，发现染料工人接触的联苯胺和 2-萘胺可致膀胱癌。接着有研究者在小鼠、大鼠模型上也发现了联苯胺致膀胱癌的现象。1945 年英国学者 Case 等人对染料行业膀胱癌进行流行病学调查，发现在 1895~1940 年德国、美国、日本等多国染料化工业出现了职业性膀胱癌，认为联苯胺和 2-萘胺可能对职业人群具有致癌性。联苯胺被国际癌症研究中心列为人类致癌物，规定染料行业改用其他无毒或低毒的中间体，而 2-萘胺为人为可疑性反应，动物为不肯定反应，许多国家规定工作场所不允许检测出 2-萘胺。

[案例 3]

化学致癌多阶段过程

多环芳烃（PAHs）在环境中分布极为广泛，目前在各种环境介质，如空气、土壤、水、植物以及食物中都发现 PAHs 的存在。自然界的大部分物质中都含有微量的 PAHs，且随着工业化的发展，全球环境中 PAHs 的含量有增加的趋势。以苯并［a］芘为例，在我们日常生活中就存在许多苯并［a］芘污染源，如吸烟时香烟产生的烟雾，烹调中食用油在高温下产生的油烟，烧烤和熏制食品等。人群流行病学研究和动物实验均证实 PAHs 是人类肺癌及胃癌等癌症的重要病因之一。同时也发现，并不是所有人接触 PAHs 都会产生不良反应，即使暴露的环境相同，年龄相近，有些人患了肿瘤，而有些人却没有。20 世纪 40 年代 Berenblum 进行了皮肤致癌试验，他在小白鼠与兔的皮肤上涂抹苯并［a］芘、二甲基苯并芘蒽或甲基胆蒽等 PAHs，发现多次涂抹后方能引起皮肤肿瘤的发生。但如果在涂抹几次后，再用巴豆涂抹，则肿瘤的出现明显加快；且单纯用苯并［a］芘诱发肿瘤时所需浓度比用苯并［a］芘再辅以巴豆油时的浓度大 1000 倍。随后 60 年代科学家在上述试验的基础上作了进一步研究，开展了一系列小鼠皮肤致癌实验，实验的总过程为 15~70 周：①与上述实验一样单给予小剂量的 PAHs，结果没有肿瘤发生；②先给予小剂量 PAHs 后，每周两次再辅以巴豆油，结果产生了肿瘤；③先给予巴豆油后给予 PAHs，结果无肿瘤发生；④只给予巴豆油，结果没有产生肿瘤。

本章小结

本章内容阐述了食品中化学毒物对生殖、致突变及致癌的毒性作用。介绍了食品中外源化学物进行以上各个特殊毒性的毒理学试验设计和评价方法。为了更好地理解和学习本章的内容，在每节内容后面介绍了一些相关案例。

复习思考题

1. 什么是生殖毒性？
2. 外源化学物对雄性生殖毒性的检测方法有哪些？
3. 外源化学物对雌性生殖毒性的检测方法有哪些？
4. 整体动物试验常用的方法有哪些？
5. 致畸试验中的选用的动物及其优、缺点是什么？
6. 体外致畸试验的优缺点？
7. 化学致突变作用的类型有哪些？
8. 致突变作用的后果有哪些？
9. 什么是化学致癌物？如何分类？
10. 简述化学致癌的分子机制。
11. 如何对化学致癌作用进行评价？
12. 要判断化学物质是否有致癌性，如何设计试验？
13. 试述食物、营养与肿瘤的关系。

第九章

体外实验与新技术在毒理学中的应用

重要名词与英文对照

体内实验 *in vivo* test
体外实验 *in vitro* test
3R（减少、优化和替代）Reduction, Refinement, Replacement
离体器官灌流 Isolated organ perfusion
离体肝灌流 *ex situ* liver perfusion
在体肝灌流 *in situ* liver perfusion
在体肠肝灌流 *in situ* intestine-liver perfusion
干细胞 Stem cell
原代细胞培养 Primary cell culture
细胞传代培养 Cell subculture
细胞株 Cell strain
细胞系 Cell line
细胞共培养 Cell co-culture
3D 细胞培养技术 Three-dimensional cell culture
微粒体 Microsome
混合功能氧化酶 Mixed function oxidase
聚合酶链式反应 Polymerase chain reaction
差异显示反转录聚合酶链式反应 Differential display reverse transcription-PCR
单细胞凝胶电泳 Single cell gel electrophoresis
彗星试验 Comet assay
流式细胞术 Flow cytometry
荧光原位杂交 Fluorescence *in situ* hybridization
转基因动物 Transgenic animal
组学 Omics
高通量技术 High throughput technique
基因芯片 Gene chip
DNA 微阵列 DNA microarray

案例导入

欧洲禁止动物实验

1992 年 2 月 12 日，欧洲议会投票通过化妆品修订指令 76/768。这意味着自 1998 年 1 月 1 日起，将在欧洲范围内禁止销售含有经过动物测试的成分的化妆产品。如果未能

案例导入

在禁令最后期限前建立通过验证的体外测试方法，部长理事会同意考虑将其延长至少两年。

2013 年 3 月 11 日，欧盟委员会下令自即日起全面禁止在动物身上进行化妆品成分测试。该项禁令是动物保护组织多年来不断呼吁的结果，它适用于欧盟 27 个成员国销售的所有化妆品及原料：禁止其范围内的化妆品动物实验，并禁止海外涉及动物实验的化妆品在欧盟境内销售。欧盟将会尝试说服世界其他地区的贸易伙伴跟随欧洲的行动，并愿意分担研发和执行替代实验方案的成本。

第一节　食品毒理学体外实验概述

毒理实验的目的在于获取一定的数据，为社会需要的外源化学物的安全使用做出判断。传统上，毒理数据的获取主要依赖于观察高剂量化学物暴露下的实验动物的不良生物反应。这类被称为整体动物实验或体内实验（*in vivo* test）的测试方法在评估化学物对人类潜在危害的实际应用中发挥了重要作用。但随着科学技术的发展，其局限性也逐渐显露出来，如实验周期长、开销大，而且由于种属差异、高剂量外推至低剂量等原因，导致实验结果在预测人体毒性风险时存在很大的不确定性。自欧盟在 2007 年实施 REACH 法规后，需要对每年销售量超过 1t 的约 30 000 种现有化学品的毒性进行测试，同时在现有的化学物中，还有相当数量没有进行必要的毒理学评价。食品新原料和新的污染物也大量涌现，出现了多环芳烃、氯丙醇、丙烯酰胺、疯牛病、兽药（包括激素）残留、霉菌毒素污染等新的毒理学问题。在这种情况下，利用经典的整体动物实验取得完整的毒理学资料极为困难，而体外实验（*in vitro* test）是解决此类问题的重要方向。需要注意的是，体外实验的发展，并不排斥体内实验的重要性，两者相互补充、相互验证才能为毒理学研究提供坚实的科学基础。

体外实验是指从生物环境中分离出有机体成分如细胞和组织等，在体外条件下维持其正常的生理功能，并观测外源化学物对其影响。它所观察到的毒理学效应均是毒物和/或反应活性代谢产物在敏感性细胞上或敏感细胞内某一分子靶部位（例如酶）作用的结果。体外实验取材范围很宽，包括哺乳动物的整体脏器或脏器切片、细胞、亚细胞组分以及提纯的酶分子或 DNA 分子等。

食品毒理实验的最终目的是为人群安全摄入化学物提供判断依据。根据在决策中所起的作用，体外实验可分为三类：①筛选实验：它仅提供决策过程中最初的资料，还需要进行更权威的实验，无论是整体还是体外实验。②附加实验：它可为协作部门或法律部门的最终决策过程提供有用的资料，如机理的研究、验证阴性结果，但仅有它是不够的。③替代实验：它是建立在大量实验的基础上，使体外毒性实验能替代整体动物实验，以提供更多信息。随着人们对动物保护与动物福利以及动物使用，3R 原则即减少（Reduction）、优化（Refinement）和替代（Replacement）的日益关注，动物实验受到越来越严格的限制，体外实验方法作为动物实验的替代方法，成为外源性化学物毒性测试的主要发展方向。目前，国外许多体外实验作为毒理学替代法已通过权威机构验证，并被欧盟、美国和经济与合作发展组织等推广应用，主要包括急性毒性、致癌性、刺激性和腐蚀性、致敏作用、光毒性检测、生殖毒性的检测等。

目前，体外实验主要用于化学物质筛选毒性分级以及提供更加全面的毒理学资料。相比于体内实验，体外实验更适合于精细地研究组织局部和靶标特异性反应，揭示化学物质毒理作用机理。它的优点在于：①能够控制实验的环境因素；②可排除相互作用的系统如神经内分泌系统、免疫系统的影响；③每一剂量水平可利用大量的生物样品，如细胞、细胞器等；④可做成复杂的相互作用的实验系统，如复合细胞培养等；⑤实验间的误差较小；⑥较为快速和经济，且需要较少量的受试化学物并产生较小量的有毒废物；⑦减少整体动物的使用；⑧可以利用人体细胞，解决物种差异的问题等。现阶段，体外实验技术也有不足之处：首先，体外实验不能提供如每日允许摄入量、化学毒物在体内的分布等一些必要的、基本的毒理学信息；其次，体外实验难以预测慢性毒性；最后，由于体外实验只是依据毒性作用的始发阶段及继续发生的分子与细胞反应，与整体系统有差异，尚需解决将产生体外毒性的体外浓度与相应体内剂量联系的问题。

食品毒理学体外实验系统主要包括三种，分别是：①亚细胞系统：如大分子、细胞器和细胞膜。②细胞系统：如原代细胞、传代细胞、转基因细胞、干细胞、无限增殖细胞系、处于不同转化阶段的细胞、处于不同分化阶段的细胞、混合培养细胞屏障系统。③完整组织：包括脏器型系统、融合组织、组织切片和组织分离块（如胚胎枝芽、肠道隐窝）等。毒理学体外实验系统的操作需要按照“良好细胞培养操作”（good cell culture practice）规范进行。

第二节　离体器官灌流及其在毒理学中的应用

肝脏在外源性化学物的代谢和处置中起着十分重要的作用，同时也易成为外来化学物的毒作用靶器官，其主要原因为进入机体的化学物通过血液循环均可达到肝脏，尤其是经胃肠道吸收的化学物，在进入血液循环之前首先与肝脏接触。其次，大多数化学物经肝脏代谢后，转化为大极性物质排出体外或者被激活而导致毒性增加。作为代谢产物和外源性物质排泄的重要器官，肾脏由于其生理功能的特殊性，也极易受到外源性物质的影响。肝脏和肾脏常用于各类外源性化学物的毒性研究。本节以肝脏为例介绍离体器官灌流技术（isolated organ perfusion）及其在毒理学中的应用。

（一） 肝脏灌流技术简介

肝脏灌流技术约有100多年的历史。早在19世纪后期，就有一些科学家用肝脏灌流技术进行三大物质（碳水化学物、蛋白质和脂类）代谢的研究。现代肝脏灌流技术由英国生理学家Trowell于1942年创立，1951年Miller等人改进灌流方法，并首次以此技术成功地进行了血浆蛋白质生物合成的研究。肝脏灌流技术直到20世纪60年代才较广泛地被采用，并普遍运用于毒理学的研究中。

在肝脏灌流技术中，肝脏具有独立并接近于生理条件的循环系统。一般以门静脉和下腔静脉为插管灌流通路，在严格控制的条件下（系统温度以及灌流液的 pH、氧含量、流速等），受试物与灌流肝脏接触，然后通过对输入和输出的灌流液的生化分析、肝脏生化指标的测定以及肝组织切片检查，观察肝细胞的损伤、化学物在肝细胞内的分布以及细胞质大分子的结合等，能够比较明确地对肝损伤特点和程度做出判断，有助于毒理学机制的深入研究，尤其可以阐明化学物质代谢活化而产生毒性的机制。

肝脏灌流技术有多种分类方法。如果按照位置分类，大致可分为离体肝脏灌流（*ex situ* liver perfusion）、在体肝脏灌流（*in situ* liver perfusion）和在体肠肝灌流（*in situ* intestine-liver perfusion）这三大类；按照灌流方式，可分为循环式和一过型；按照灌流方向，有正向灌流、反向灌流及双重灌流。

虽然研究外源化学物对肝脏损伤及代谢的新技术不断出现，包括肝脏切片、肝脏细胞、肝脏匀浆、细胞膜、酶等，肝脏灌流仍然是一种重要的实验方法。肝脏灌流能解决在其他体外肝代谢模型和整体动物实验中不能得到满意解决的难点，是与整体肝脏最具可比性的体外系统技术，具有多种优点。

（1）保留了完整的脏器和细胞结构、完备的生理生化特性以及位于不同亚细胞空间的代谢通路，可以在接近生理状态的条件下进行肝功能研究。

（2）易于大量、重复采集血样或灌流液样品，可动态分析受试物及其代谢产物的水平。

（3）排除了其他组织和脏器、其他血液成分以及神经-激素效应的干扰，最大程度降低了与其他内源物质的相互作用。

（4）易于调节灌流液的组成和流速，能够严格控制受试物的浓度，最大限度降低了因血流和血压波动而引起的数据变动。

（5）在灌流介质中可加入相对大量的受试物，解决了整体动物试验因剂量过高而死亡的问题。

肝脏灌流技术也存在一定的缺陷。在该模型中，肝脏完整的生理活性仅能维持数小时（少于 6~8h），极大地限制了实验时间。例如在体肠肝灌流的最佳应用实践为 2h；肝脏功能易受多种因素和实验条件影响，如手术操作、灌流液组成和流速等，导致试验结果重现性不佳。此外，肝脏灌流需要特定的装置，手术及插管操作相对复杂。通常，一个灌流的肝脏只能用于研究一种特定浓度的化学物，不适用于多种化学物、多个浓度的研究。相对其他体外模型而言，肝脏灌流并没有减少使用的动物数目，并且不能用人肝进行试验。

近年来随着分析手段的不断进步，该技术趋向简便易行，被广泛应用于外源性化学物代谢和肝毒性研究，如脂族醇、硫代乙酸铵、对乙酰氨基酚和鬼笔环肽所致肝损伤。

（二） 离体肝脏灌流、 在体肝灌流和在体肠肝灌流技术

在三种灌流技术中，离体肝脏灌流应用最为广泛，是于躯体内完成插管手术后将肝脏摘离体内置于特定的体外装置进行灌流的实验。

在体肝脏灌流又称原位肝脏灌流，与离体肝脏灌流不同之处在于，肝脏是置于躯体内进行灌流操作。离体肝脏灌流对药物代谢研究范围局限于肝脏，而在体肠肝灌流则保留了肠、肝循环体系和形态学的完整性，可以用来测定外来物被肠、肝消除的程度，以及肠、肝在对外源毒物的首过效应时各自发挥的作用，还可以检测外来物及其代谢产物在肠、肝内的循环情况。

离体灌流与在体灌流的比较显示，两者在中间代谢研究上具有等效性，也各有优缺点。

在体灌流与体内的可比性较离体灌流更高，虽其对药物代谢研究范围局限于器脏，但仍无法避免受肝门静脉和动脉血流、神经和激素等内源性物质的影响，且其温度不易保持恒定。离体灌流技术则不受上述影响，且由于采样方便，被广泛应用。

（三） 循环型和一过式

循环式肝脏灌流在体系上更接近体内循环，属于密封型灌流，使灌流液流回贮液池，不断循环。它能反映外源化学物在肝脏中不断循环、不断代谢的真实情况，接近生理状态。由于灌流液不断循环，因而所需的灌流液量少、用药量也少。但是试验中积累的内源性代谢物有时会影响肝脏的功能。如果灌流液中含血细胞，灌流液的循环亦增加溶血的风险。

一过式（非循环式）肝脏灌流是近年来发展起来的肝脏灌流技术。相比于循环式，它是开放性的，灌流液经过肝脏后不再循环，自下腔静脉流出。一过式具有许多优点：①可立即检测出流出液中化学物的瞬时变化和代谢物生成，减少代谢物累积；②易于改变受试物的浓度等试验条件；③可根据流出液中化学物的变化评价肝脏的活性，易于建立剂量-效应关系。但一过式肝脏灌流需要大量的灌流液，而且如果某些代谢改变过于微弱，在灌流液中则不易检测出其变化。

一般情况下，对于肝脏萃取率高、代谢较快的外源化学物宜用一过式肝脏灌流，如使用循环式灌流则需增加灌流液内外源化学物的浓度，而肝脏萃取率低的外源化学物宜进行循环式灌流。在实际应用中，为了更加全面地评价外源化学物在肝脏的代谢转化和毒性，研究者大多采用循环型和一过式两种灌流方法同时进行研究。

（四） 正向灌流、反向灌流和双重灌流技术

正向灌流，即指灌流液经门静脉导入肝脏，后由肝静脉导出，方向与体内血液流动方向一致；而反向灌流则由肝静脉导入，由门静脉或肝动脉导出。绝大多数肝脏灌流采用正向灌流。

双重灌流使用肝脏的两条供血途径（门静脉和肝动脉）同时进行灌流，可更好地模拟肝脏生理体系。但由于肝动脉太细且离门静脉太近，不宜直接插管，通常选用腹腔动脉、大动脉或胃十二指肠动脉间接插管，实验操作难度较大。

（五） 肝脏灌流在毒理学中的应用

（1）化学物质代谢的研究　肝脏具有丰富的代谢酶系，对化学物质可起Ⅰ相和Ⅱ相代谢反应，是化学物质代谢的主要器官，通过气相色谱等检测手段对灌流液中的代谢产物进行定性和定量，可以了解受试化学物质在肝脏内所发生的代谢变化。此外，利用离体肝脏灌流技术测定从胆汁排出的化学物质及其代谢物，可分析化学物质的转运机制。如苯并芘-4，5-环氧化物和氧化苯乙烯等分子质量较大的化学物质经Ⅱ相代谢，最后生成硫醚和葡糖醛酸等结合物，因极性较大，在灌流过程中即由胆汁排出。

（2）化学物质毒性的研究　化学物质经过肝脏Ⅰ相代谢的氧化还原反应往往会转化为活性较高的物质，主要有两种机制。一是化学物在肝脏内经酶代谢生成亲电性反应物，与DNA、蛋白质等亲核性基团相互作用形成共价键而干扰大分子正常生理功能，造成化学损伤。例如多环芳烃仁［^{3}H］苯并芘经离体肝脏灌流实验证实是通过代谢生成亲电子性反应物苯并芘-4，5-环氧化物，与DNA分子共价结合成复合物而致癌。另一种机制是生成自由基中间体，自由基中间体具有较强的氧化能力，可使体内大分子物质发生氧化、交联、变性或断裂，引起细胞结构和功能的变化，最终造成细胞死亡。例如，蒽环类抗癌药阿霉素和柔红

霉素是因在肝内代谢形成自由基而导致肝脏损伤和心肌毒性。因此，肝脏灌流技术可为阐明外源化学物在体内代谢活化而导致毒性机制提供重要的方法。此外，通过对灌流液中转氨酶活性的测定，可以了解受试化学物质对肝细胞的损伤作用。

（3）化学物质联合作用的研究　利用肝脏灌流技术研究化学物质的联合作用机制时，可避免受化学物质诱导和生理变化的影响。研究人员在大鼠离体肝脏灌流时增加灌流液中镉的浓度，造成肝脏内锌与金属硫蛋白结合减少；增加灌流液中锌的浓度，可抑制肝脏对镉的摄取，表明锌和镉可竞争与肝内的金属硫蛋白结合。

（4）化学物质剂量效应关系的研究　利用肝脏灌流技术研究化学物质肝脏毒性的剂量-效应关系时，可以任意造成一定的局部浓度，而不受整体的干扰，也可避免引起整体动物的中毒。

（5）化学物质代谢动力学研究　由于肝脏灌流技术在研究肝脏对化学物质的吸收、排泄时，与体内实验结果具有一致性，而且通过肝脏灌流，还可算出化学物质的肝脏摄取率、消除率以及胆汁排泄的程度，求出化学物质总剂量中生成代谢物的转变率以及二级结合反应的速率等动力学参数，因此肝脏灌流技术被认为是研究化学物质特别是金属化学物代谢动力学的一个良好模型。

第三节　细胞培养及其在毒理学中的应用

细胞是构成生物体形态结构和生命活动的基本结构单位。整体动物的中毒表现，无论是代谢过程的改变或是特定靶器官的功能改变，都继发于细胞中出现的变化。通过检测靶细胞形态、结构和功能的改变，可以了解有害因子的毒性机制和毒作用效应。离体培养具有完整结构和生理功能的细胞，被广泛应用于毒理学研究，并形成一门新的学科——细胞毒理学，在细胞水平探讨外源性有害因子（包括物理、化学和生物因子）对生命细胞损伤作用的规律，评价其对人体可能产生的危害。

（一）　细胞培养技术简介

细胞培养技术又称细胞克隆技术，是指将离体细胞在体外模拟体内环境、维持其代谢生存、并进行传代与培养的一项技术。该技术起源于组织培养。20 世纪 50 年代酶处理法出现，使得组织可分离成单个分散的细胞进行培养，细胞培养技术开始蓬勃地发展。

在许多方面，细胞培养与经典毒理学的体内方法相比较，更具优势。比如操作简便、周期短，实验经济、易重复，仅需少量的受试物即可开展试验，可重复取样，能够在体外直接观察到细胞形态发生的改变，便于了解毒物与毒性作用之间的关系，细胞培养试验条件易于控制，排除了整体动物实验的干扰因素如激素、神经系统等或免疫系统的影响。此外，利用人体细胞培养进行试验还可较好的解决物种差异问题。

然而细胞培养由于技术的局限性，在应用上具有一定的缺陷。目前，细胞体外培养并不能够实现与体内环境的完全一致，这就导致细胞生物学特性有一定的变化。因此，细胞体外培养条件下得到的结果可能与体内细胞真实情况存在差异。需要注意的是，细胞培养试验多为短期试验，对亚慢性或慢性毒性的评估价值不大。

分离的细胞是目前毒理学中使用最广泛和最深入的体外试验系统，包括悬浮液中的新鲜游离细胞、原代培养细胞、干细胞、细胞株、细胞系及符合培养的细胞等，主要来源为人体组织①，或与人类亲缘关系较近的模式生物。其中干细胞（stem cell）在毒理学中最具应用前途。干细胞是一种未充分分化、尚不成熟的细胞，具有无限增殖潜能和转换为其他细胞的可塑性，因此又称“万能细胞”。毒理学中常用的细胞类型见表 9-1。

表 9-1　毒理学中的常用细胞类型

细胞名称	细胞名称
各种物种的成纤维细胞	肺的各种类型细胞
淋巴母细胞	培养的背根胶质细胞
腹水瘤细胞	培养的睾丸细胞
淋巴细胞	膀胱细胞
角质细胞	心脏细胞
肝细胞	脊髓微血管细胞
肝癌细胞	脂肪细胞
肾脏髓质和皮质细胞	

细胞培养方法有多种。根据是否重新接种培养，细胞培养可分为原代细胞培养和细胞传代培养。按照生长方式的不同，细胞培养可分为贴壁培养、悬浮培养和固化培养。前者适于贴壁性依赖细胞，大多数细胞属于此类细胞，并可大致分为纤维细胞型、上皮型细胞型、游走细胞型和多型细胞型。悬浮培养见于少数特殊的细胞，如某些类型的癌细胞及白血病细胞，胞体圆形，不贴于支持物上，呈悬浮生长，适合用于较大规模的细胞培养。固化培养均可用于贴壁性依赖和非贴壁依赖性细胞的培养。

（二） 原代细胞培养

原代细胞培养（primary cell culture）也称初代细胞培养，是指直接从体内取出细胞进行的首次培养，一般持续 1~4 周，是建立各种细胞系（株）必经的阶段。在原代细胞培养中，动物的组织或器官从机体取出后，经机械法或各种酶类和螯合剂处理，使之分散成单个细胞，在无菌、适当温度和营养支持等条件下，使细胞生存、生长和繁殖。在实际操作中，通常把第一代至第十代以内的培养细胞统称为原代细胞培养。

原代培养细胞与体内原组织在形态结构和功能活动上相似性大，使用它可以更好地了解体内的情况。此外，某些情况下优选原代培养，例如在体外研究正常终末分化细胞（例如神经元，肌细胞或 T 细胞）时，因为这些细胞不在体内分裂。

原代培养具有一定的缺点。制备通常耗时而且需要使用活动物或新鲜组织。在许多国家已不再接受使用动物作为原代细胞来源或需要严格审查。其次，从一种制备到另一种制备可能存在相当大的差异，尤其是不同人之间的制备。最后，从体内移出、培养、直至它们死亡或调节培养条件时，细胞都在不断变化。包括混合细胞型的组成、细胞形状、细胞-细胞关

① 人源细胞的主要来源有手术残留的组织、移植手术中的组织和器官、尸检后回收的组织。

联以及细胞因子、细胞受体和其他细胞表面蛋白。

（三） 传代细胞培养

传代细胞培养（secondary cell culture）是指需要将细胞培养物分割成小的部分，重新接种到另外的培养皿/瓶内，再进行培养的过程。细胞在原代培养 1~4 周后，需要进行分离培养，否则细胞会因生存空间不足、营养物缺乏和代谢物积累，影响细胞的生长繁殖。传代培养是一种将细胞种保存下去的方法，同时也是利用培养细胞进行各种实验的必经过程。

原代细胞一般经过数次传代培养就会退化，但往往在大多数细胞退化时，尚有少数细胞又会开始繁殖起来，这样细胞有可能长期传代下去。这种能长期传代下去的细胞就称为细胞株（cell strain）。细胞株在繁殖过程中很可能在某个时候发生突变，即细胞染色体由二倍体变为非整倍体，正常细胞变为癌细胞。染色体为非整倍体能无限传代的细胞称为细胞系（cell Line）。细胞系不存在衰老现象，具有“无限繁殖”的能力，繁殖速率高，实验中可进行长时传代保存。例如 HeLa 细胞系自 1950 年代传代至今，在世界范围内被广泛用于科学研究。使用细胞系还可克服原代细胞供体的固有可变性（如年龄、性别和基因型）对研究数据可靠性及其广泛应用的不良影响。

细胞在传代之前需要根据其特性进行相应的处理。贴壁型细胞需从培养器皿表面分离，常用的方法包括使用胰蛋白酶以分解负责表面黏附的蛋白质，利用 EDTA 螯合钙离子破坏蛋白质黏附机制，或采用机械方法如重复洗涤或使用细胞刮刀。对于悬浮型细胞，应将成团细胞打散后通过简单移取母体培养液置于新鲜培养液中稀释而进行传代。

（四） 细胞共培养技术

由于“去分化”的趋势，体外培养细胞常常不能保留其在体内的特异性。因此，最容易在体外维持培养的细胞类型是分化程度较低的细胞，例如成纤维细胞。从这些增殖细胞开发细胞系并进行维持，避免了对动物或人类供体的进一步需求。但是由于相对缺乏特定的功能，对于多数类型的毒性测试，传统的细胞培养技术并不真正有效。20 世纪 80 年代后期，人们在细胞培养技术的基础上发展出细胞共培养（cell co-culture）技术。细胞共培养技术又称为复合培养或混合培养，是将两种或两种以上的细胞共同培养于同一环境中的技术。相比于传统的细胞培养，细胞共培养能更好地反映体内环境。

在细胞共培养体系中，存在着目的细胞和辅助细胞。在辅助细胞的作用下，细胞共培养体系可诱导目的细胞向辅助细胞或向另一种细胞分化，或者增强目的细胞的分化能力、维持目的细胞的基本功能、调节目的细胞的生长状态、促进目的细胞如早期胚胎细胞的发育、提高目的细胞产生的代谢产物。

共培养体系主要通过两种方法建立：①直接共培养体系：即将两种或两种以上的细胞同时或分别接种于同一培养环境中，使不同种类的细胞之间直接接触；这种适用于体内邻近的组织细胞，保留了这些细胞在体内的连接信息，从而使培养的细胞更接近体内自然状态。②间接共培养体系：即将两种或两种以上的细胞分别接种于不同的载体上，然后将这两种载体置于同一培养环境之中，使不同种类的细胞共用同一种培养体系而不直接接触，主要有嵌入式共培养法和“爬片式”。嵌入式共培养法又称 Transwell 小室共培养体系，因操作简单，便于观察细胞形态变化而被广泛应用。此外，细胞共培养体系还包括三维细胞培养体系。

（五） 三维细胞培养技术

体外细胞培养的一个重要原则是需模拟体内细胞生长环境，生长环境对细胞基因表达及行为有着重要的影响。体内每个细胞的基因组是相同的，但不同器官组织中其表型和功能结构不同，如胚胎细胞异位移植可使细胞恶化发展成畸胎瘤，而在子宫中能发育成正常胚胎；反之，畸胎瘤细胞在胚胎中可转化为正常细胞。在常规的体外单层培养方法中，细胞附在底物平面上增殖生长，因缺少立体支架，只能向二维发展，因而无法提供组织正常生长发育所需的环境条件。由于缺乏体内特异性生长因子及分化因子作用，细胞不能分化而失去原体内时的立体形态。因此，单层细胞培养所反映的生物学性状，与体内组织细胞相差甚远。通常的后果是培养的细胞不仅失去了正常的形态，而且失去了正常的生化与功能性质。同时，单层细胞培养缺乏氧气、营养物质及代谢废物浓度梯度，明显偏离了正常的细胞生理环境。在很多情况下，单层细胞培养技术所取到的研究结果和体内的情况不符合。因此为细胞提供与体内相似的支架系统，创建与体内类似的生长环境，促使细胞增殖、分化及呈现出类似体内组织结构和功能性状是体外细胞培养的发展趋势。

20 世纪 80 年代，美国劳伦斯伯克利国家实验室的 Mina Bissell 和 William Ole Peterson 在对乳腺癌的研究中发明了三维细胞培养技术（three-dimensional cell culture，TDCC）。三维培养体系为细胞提供类似体内生长环境的支架或基质，细胞通过紧密连接和缝隙连接等连接方式建立细胞间及细胞与胞外基质间的联系，形成一定的三维结构，从而最大限度地在体外模拟体内的组织结构和功能。与单层培养细胞相比，三维培养细胞在基因表达、基质分泌及细胞功能活动等方面与体内细胞更为相似，是介于单层细胞培养和动物试验之间的一种技术，能够更好地高效、实时评估外源性化学物的代谢和毒性作用。多种细胞系、胚胎干细胞和初级组织都可用于三维细胞培养。该系统即可实现同型培养也可以实现异型培养，例如多种细胞和成纤维细胞共培养。

根据是否使用支架，三维培养技术分为支架式和非支架式。支架是在三维空间内构建供细胞附着和生长的类似脚手架的多孔结构，细胞依附于支架进行三维生长和迁移。常用的三维细胞培养支架材料有天然生物材料、人工合成高分子材料等，如胶原和水凝胶，价格较为低廉且操作简单；而无支架式三维培养技术主要是通过物理方法使贴壁细胞悬浮于培养基中以达到三维培养的目的，这类方法操作较为复杂，前期投入较大。目前绝大多数三维培养均借助于支架材料。理想的生物支架材料应具备良好的组织相容性、无毒性、可降解、硬度好、多孔性、可渗性好、弹性好等特点。

三维培养技术根据细胞培养方式又分为静止型与动力型。前者易造成细胞分布不均匀，且影响物质运转，降低了载体内部细胞活性，直接影响组织的形成数量和质量。相较而言，后者克服了这种限制，同时提供了适宜的微环境和力学刺激，有利于细胞功能发挥和定向分化。动力型三维细胞培养的关键设备是生物反应器。作为最典型的生物反应器，旋转式细胞培养系统（rotary cell culture system，RCCS）是一种水平旋转无气泡的膜扩散式气体交换培养系统，可以模拟微重力环境，提供低剪切力、充分氧合和高效的物质传递，适于细胞分化，并维持三维构型。

（六） 转基因细胞

许多化学物本身并没有毒性，其毒理作用需要代谢后才能显示，然而体外条件下培养细胞很快失去表达代谢酶的能力，无法反映这类化学物在体内的情况。为了克服这一点，通常在细胞培养中加入干细胞抽提液以帮助代谢毒物，或者引入原代细胞来提供代谢酶。但是这些方法只对部分化学物质有效，同时存在不少问题，如无法确定起主导作用的特定酶。这些问题可通过转基因细胞解决，即给体外培养细胞引入含有编码某种代谢酶的 cDNA 基因载体，使其在细胞持续表达。较为突出的应用是引入细胞色素 P450（CYP450）亚型基因。

（七） 细胞培养在食品毒理学的应用

在毒理学范畴，细胞培养可用来研究机体各种类型的细胞接受外源性有害物质所引起的一系列结构与功能的改变。不同种类的外源性有害物质作用的靶细胞不同，有害物质进入途径不同、其损害作用部位和细胞也不同。细胞培养在食品毒理学的应用主要包括以下五个方面。

（1）研究外来化学物的一般毒性作用　判断外源性化学物对细胞的一般毒性及评价可能引起的潜在毒性作用。可通过光学显微镜/电镜及其他方法，直接观察体外培养细胞受损的性质与程度，如细胞的形态学改变、贴壁性差、生长速度减弱、细胞退化、死亡及完整性受损等。目前已知对人类有毒性作用的大多数药物或毒物，在体内与体外的毒性效应是一致的。

（2）研究外源性有害因子的特异性毒性作用　从哺乳动物或人体的不同组织器官分离出不同类型的细胞，筛检不同毒物对不同细胞的毒性。

（3）研究外源性有害因子的诱变作用及致癌作用　体外培养细胞已广泛应用于体外测试诱变和致癌的试验中，包括基因点突变、染色体畸变、姊妹染色单体互换、染色体显带、DNA 损伤、程序外 DNA 合成和细胞恶性转化等。日本、加拿大和欧盟的管理机构已把体外细胞遗传学试验列为必测项目，美国 EPA 将 DNA 修复试验列于农药安全性评价的必测项目。我国的农药安全性评价部分也将体外培养细胞的染色体畸变试验列入检测范围。

（4）研究外源性有害因子在细胞内的代谢　细胞培养可能是研究毒物代谢最合适的体外试验模型。细胞培养排除了体内复杂因素（如神经-内分泌、营养物质等）的干扰，可以按试验设计来选择和控制试验条件，严格控制有害因子的剂量及与细胞接触的时间。可以在体外直接检测、分析细胞内代谢的改变，便于了解毒物代谢与毒性之间的剂量-效应关系。

（5）研究外源性有害因子的毒效应作用机制　细胞是研究有害因子毒性作用机制的最合适的材料。如用已建立的体外细胞转化系统研究辐射以及化学致癌物诱发细胞癌变的机制；用血管上皮细胞和星形胶质细胞的体外培养系统研究毒物对血脑屏障的损伤；用巨噬细胞和成纤维细胞组成的体外培养系统，研究二氧化硅致硅肺（曾称矽肺）纤维发生、发展过程及其作用机制。

第四节　亚细胞组分制备及其在毒理学中的应用

细胞由多种亚细胞组分组成，如细胞膜、细胞核、线粒体、内质网膜、溶酶体及高尔基体等，它们对维持细胞的正常生理功能有着重要作用。许多外源化学物对机体的损害作用有可能与亚细胞组分的结构与功能损伤有关。从整体细胞分离并制备亚细胞组分，提供了在体外条件下更深入了解外源化学物的毒性作用机理的可能性，如从分子水平进行相关研究。由于脱离整体细胞，研究亚细胞组分仅能提供有关一些特殊作用能力的特定信息，具有一定的局限性，因此需结合其他研究如整体实验、细胞实验等，以获得外源化学物的完整毒理学信息。此外，分离的亚细胞组分（如 S9）常作为代谢活化系统应用于遗传毒性测定。

一、 基于线粒体的毒理检测技术

线粒体是细胞能量代谢的主要场所，集中分布于代谢活跃部位，如肌肉、肝、肾、心肌、神经和胰腺等组织的细胞中。线粒体多呈短棒状或圆球状，但在不同组织中其表型具有较大差异。线粒体的主要功能是进行氧化磷酸化、合成 ATP，为细胞生命活动提供能量。这种双膜细胞器含有自己的 DNA（mitochondrial DNA，mtDNA），具有独立的转录和翻译功能。它的生成独立于细胞分化，在核 DNA 和 mtDNA 的共同调控下完成。线粒体外膜可以自由渗透各种底物和代谢物，而其重要的电子传递系统所在的内膜则是高度不可渗透的，需要特定的蛋白质载体转运分子。

（一） 线粒体损伤和功能紊乱

线粒体是对许多外来化学物最敏感、最早受到累及的靶点，并且致线粒体损伤是很多外来化学物毒性作用的潜在机理，例如 3-硝基丙酸具有线粒体毒性。外源化学物导致的线粒体损伤主要包括结构改变和功能紊乱。线粒体结构改变可表现为线粒体肿胀、内膜和/或外膜完整性破坏甚至出现膜溶解、线粒体嵴断裂以及大量空泡化等。线粒体结构破坏往往伴随着功能紊乱。

线粒体功能主要取决于内膜的不可渗透性和呼吸链的完整性。如图 9-1 所示，外源性化学物可通过多种途径影响线粒体功能。例如，某些外源化学物可通过抑制氧化呼吸链，引起 ROS 蓄积，导致急性毒性。某些外源化学物则属于核苷酸逆转录酶抑制剂，通过抑制 mtDNA 复制中所需聚合酶的活性，阻止线粒体复制，从而逐渐减弱各种组织中的线粒体功能，导致肌肉和肝脏毒性。

线粒体功能障碍可导致细胞凋亡、坏死、代谢改变、肌肉无力、神经变性、器官功能降低，并最终导致整个生物体病发或死亡。

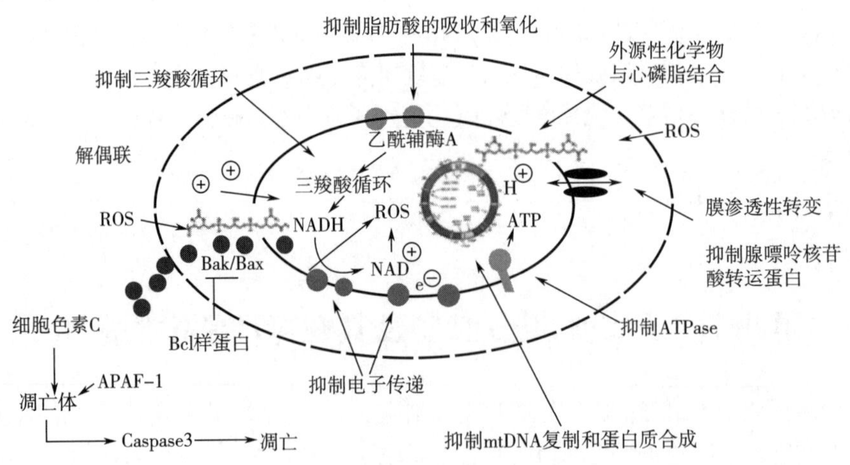

图 9-1 线粒体功能受损途径

资料来源：Dykens. 2007。

（二） 线粒体的制备技术

线粒体的制备由两个步骤组成，依次为组织或细胞匀浆液的制备、线粒体的分离。在低温条件件下，将细胞或组织放到加入等渗匀浆介质的匀浆器中进行破碎，便可获得由各种细胞器及其内含物所组成的匀浆液。

线粒体常用差速离心法进行分离。在一定的离心场（选用离心机的一定转速）中，颗粒的沉淀速率（即沉降系数）取决于它的半径、密度以及悬浮介质的黏度和密度。在一均匀悬浮介质中离心一段时间，由于沉降速度不同，组织或细胞匀浆液中的各种细胞器及其它内含物将停留在高低不同的位置。依次增加离心力和离心时间，就能够使这些颗粒按其大小、轻重分批沉降在离心管底部，从而分批收集。细胞器沉淀顺序先后为细胞核、线粒体、溶酶体和其他微粒体、核糖体和大分子。缓冲的蔗糖溶液为常用悬浮介质，它比较接近细胞质的分散相，在一定程度上能保持细胞器的结构和酶的活性。需注意的是，每级离心第一次得到的沉淀纯度较低，须反复悬浮、离心加以纯化，减少损失。此外，还可利用密度梯度离心法对差速离心法获得的沉淀进行进一步的分离，以提高纯度。

线粒体的分离在技术上来说要求不是很高，但想要成功分离它们，需要预先了解所采用的组织、细胞的性质，从而选择适合的匀浆方法、缓冲液、悬浮介质和离心方法。

（三） 线粒体功能的检测

一些具有靶器官线粒体毒性的外源化学物可直接损伤体外培养细胞的线粒体功能，并存在一定的结构-效应关系。对线粒体功能的评价指标包括，线粒体呼吸链功能、ROS 含量、mtDNA 损伤和渗透性转变等。此外，还可利用电子显微镜对线粒体形态结构进行检测。

1. 呼吸链功能的测定

线粒体呼吸链由位于线粒体内膜的细胞色素 C、辅酶 Q、四种功能复合体以及与复合体相偶联的 ATP 合酶构成，通过电子传递和氧化磷酸化作用，合成有机体所需的 ATP 能源。对呼吸链任何一个部位的损害以及呼吸链正常运转系统的阻碍都会导致因 ATP 能源供应不足而产生的细胞毒性。呼吸链的功能可以根据多方面检测的结果来评价，如呼吸控制率、线粒体 ATP 生成率、线粒体膜离子通道的开放状态等。呼吸控制率一般使用氧电极法检测，反映线粒体膜的完整性以及氧化磷酸化系统中电子传递与 ATP 生成的偶联程度。线粒体膜电位正常情况下内负外正，是维持线粒体进行氧化磷酸化、产生 ATP 的前提。线粒体膜电位的变化可采用膜片钳技术、荧光探针等技术进行检测，可以利用流式细胞仪、荧光显微镜或激光共聚焦显微镜观察线粒体的形态变化。

2. ROS 的测定

引起线粒体功能异常的主要原因是 ROS 蓄积。一方面，过量的 ROS 可攻击线粒体膜脂质和蛋白质，导致线粒体功能紊乱。ROS 可诱导线粒体内膜通透性转运孔（mitochondrial permeability transition pore，MPTP）开放，从而导致线粒体内膜通透性改变，引起线粒体膜电位下降；另一方面，ROS 能抑制线粒体呼吸链复合物酶活性，降低线粒体效能，使 ATP 合成受阻，并进一步加剧 ROS 的产生。同时，ROS 还能抑制线粒体抗氧化物酶活性，破坏线粒体氧化-抗氧化平衡，并攻击 mtDNA。与核 DNA 相比，mtDNA 更易于受线粒体 ROS 的攻击。ROS 可采用化学发光法、荧光探针、电子自旋共振和分光光度法进行检测。

3. mtDNA 损伤

线粒体 DNA 损伤可分为 DNA 单链断裂、双链断裂、碱基修饰、DNA 链间交联等。可使用 SCGE 技术和检测 DNA 氧化损伤特异产物 8-OHdG 对 mtDNA 的功能进行测定。

二、 基于微粒体的毒理检测技术

微粒体（microsome）是内质网在细胞匀浆过程中形成的碎片，并非独立的细胞器。微粒体含有混合功能氧化酶（mixed function oxidase，MFO），又称多功能氧化酶，包括 CYP450、葡萄糖醛酸基转移酶、细胞色素 b_5、NADPH-细胞色素 P450 还原酶、细胞色素 b_5、NADH-细胞色素 b_5还原酶、环氧化物水化酶和磷脂等，其中以 CYP450 最为重要。

MFO 主要存在于肝细胞，且活性最高，此外肾、肺、肾上腺、脑、胃肠道、皮肤、胎盘等肝外组织中也发现 MFO 的存在。MFO 参与一系列外源性物质的氧化代谢，影响其转化途径及速度等，从而使其毒性与毒作用方式发生显著变化。通过 MFO 作用可使外源化学物产生两种反应。一是降解反应，使原化学物变为低毒的或无毒的物质从体内排出。二是激活反应，使原化学物质转化为具有亲电子性质，导致毒性增强，成为致突变物或终致癌物。此外，MFO 的活性可受化学物的诱导和抑制，加快或抑制代谢反应速度。MFO 在毒理学研究中有着重要地位，故微粒体是毒理学中较常用的体外系统。

（一） 组织微粒体的制备技术

微粒体常利用去除线粒体和核等物质的细胞上清液、通过超速离心法制备。此外凝胶过滤法、钙沉淀法和等电点沉淀法也被应用于微粒体的制备。凝胶过滤法不适于多个样品。钙沉淀法方法是在去线粒体的上清液中加入钙离子，使内质网部分产生钙依赖性聚集，在较低的离心条件下将其沉淀。不足之处是钙离子可影响某些酶的活性以及造成核糖体的丢失。等电点沉淀法是利用 pH 改变溶解性，使微粒体在较低离心条件下沉淀。但在酸性条件下，可使某些酶和 CYP450 失活。钙沉淀法和等电点沉淀法适用于没有超速离心机的实验室使用。

对于结缔组织较多的肺、皮肤等脏器和对于小肠微粒体的制备较为麻烦。因为，小肠仅上皮细胞含有外源化学物的代谢酶，在小肠的不同区域其酶活性也不一样，以及肠内的蛋白酶可迅速降解代谢酶。其解决的办法有：①小肠上皮细胞可由打开的小肠内面刮取或用机械振荡来与小肠结缔组织分离；②加入胰蛋白酶的抑制剂使蛋白酶活性降低或加入甘油或二硫苏糖醇保护酶活性；③加肝素防止凝集和蛋白聚集。

（二） MFO 的测定方法

MFO 催化的反应类型繁多，且底物特异性不强，有多种方法可用于 MFO 测定，并分为直接法和代谢法。直接法是直接测定 MFO 的各组成成分的含量，如 CYPP450 的含量等。代谢法是通过测定 MFO 催化反应的底物消耗量或产物生成量，了解 MFO 活力。由于 MFO 成分的多样性以及作用的复杂性，通常认为选择单一方法进行 MFO 的评价不够全面和可靠，因此，在毒理学中是采用多种检测分析方法，从不同角度进行 MFO 作用的评价。

1. 直接测定 CYP450 含量

直接法可判断外源化学物对 MFO 催化是否具有诱导作用或抑制作用。它利用还原型 CYP450 与 CO 结合后、在 450nm 处具有最大吸收光谱的特点，使用分光光度计进行检测。它能评定 CYP450 的总含量，但不能确定某一 P450 亚型的改变，因此不能测定 MFO 催化某一特定反应的活动。

2. 代谢法

代谢法可分为 NADPH 消耗量测定、氧耗测定和 MFO 催化代谢产物生产量测定。

（1）NADPH 的测定 NADPH 参与 MFO 的催化作用过程，故通过测定 NADPH 的氧化，即 NADPH 的消耗量，可间接了解 MFO 活力。

（2）氧耗测定法　采用氧电极法测定反应体系中的氧耗量，通过化学计量法间接了解 MFO 活力的反应体系。

（3）MFO 催化代谢产物的测定　通过直接测定特定底物的消耗进行 MFO 活力评定存在一定的困难。因为其底物转变 1%，与测量方法本身的误差相近，难于进行统计学分析。故评定 MFO 活力时，多用其代谢产物生成量的测定。由于其底物特异性不强，催化反应类型较多，目前已建立多种产物的测定方法。依据测定技术，代谢产物测定方法又可分为可见紫外分光光度法、荧光分光光度法、氚标记放射测定和色谱分析等。

（三） MFO 在毒理学上的应用

1. 有助于研究中毒机制

几乎所有外源性化学物质，特别是有机化学物，都要经过肝微粒体酶系的代谢而成为相应的代谢产物。有的化学物是由于其代谢产物导致中毒；有的则是由于本身化学物导致中毒，一旦形成代谢产物时即失去其活性。通过调节 MFO 活性可用以探讨外来化学物代谢及其毒性作用。

2. 理解营养和毒物毒性的关系

营养素能改变 MFO 活性从而影响化学物的毒性作用。在营养与中毒的关系上，传统的看法是营养不良将促进毒物的毒性，但动物实验的结果表明并不如此简单。例如，对大多数农药而言，低蛋白摄入使毒性增加，然而蛋白质缺乏会降低 MFO 的活性，从而减少例如七氯与乐果这两种农药有毒代谢物的产生。

3. 解释化学毒物的联合作用

化学物的联合作用是毒理学中的复杂问题，迄今还没有一种学说能全面、正确地解释这种现象，但目前认为肝微粒体酶活性的抑制或诱导至少能解释联合作用的部分现象。多种有机氯化学物及其他毒物皆与多种有机磷化学物产生拮抗作用。研究发现上述化学物能诱导 MFO 活性，从而加速体内有机磷化学物的转化，使大部分本身具有毒性的有机磷化学物因代谢而失去毒性，从而呈现拮抗现象。

4. 探索毒物的潜在毒性

当研究毒物的某些次要毒性或低剂量毒物的毒性表现时，应用一般毒理方法较难达到目的，而应用肝微粒体酶的诱导或抑制有可能展示毒性。例如，急性毒性实验显示氯乙烯对肝脏无毒作用，如按照常规研究，氯乙烯对肝脏毒性至少需要通过亚急性实验才能实现，这就要花较长的时间和人力物力。因而利用肝微粒体酶诱导的原理，就有可能在急性实验条件下，进行氯乙烯对肝脏毒作用的研究。

第五节　分子生物学技术在毒理学中的应用

一、 PCR 与 DDRT-PCR 技术

（一） PCR 技术

PCR 技术是聚合酶链式反应（polymerase chain reaction）技术的英文缩写，又称无细胞

克隆技术，由美国化学家Mullis于1980年代在思考如何检测基因组中的单碱基突变这一问题时提出并建立，Mullis也因这项技术的建立获得1993年诺贝尔化学奖。PCR技术是一种特定的DNA片段在体外进行快速扩增的方法，也是DDRT-PCR技术以及基因组学等以DNA片段为研究对象的新技术的基石。

PCR技术是以一种类似于天然DNA复制的方式，在体外扩增位于两段已知序列之间的DNA片段。它以拟扩增的DNA分子为模板，以一对分别与模板5′端和3′端互补的寡合聚核苷酸为引物，在DNA聚合酶的作用下，按照半保留复制的机制沿着模板链延伸至完成新的DNA合成，不断地重复这一过程，即可使目的DNA片段以指数级进行扩增。引物与DNA片段的特异结合决定了扩增的特异性。其主要过程由变性、退火和延伸三个步骤反复循环组成，如图9-2所示。每循环一次，双链DNA分子数量即增加一倍。

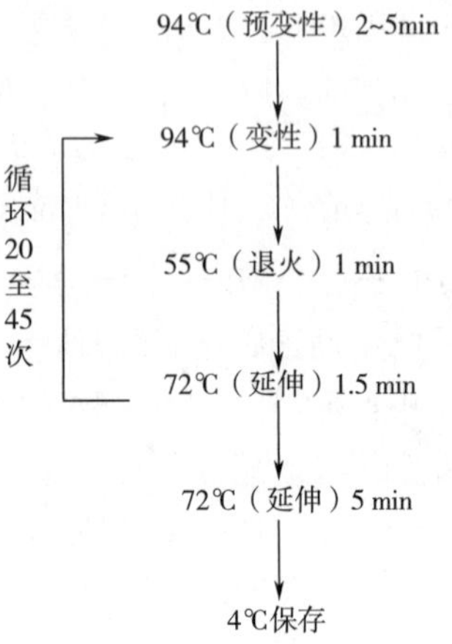

图9-2 标准三步骤PCR

①DNA变性（90~96℃）：双链DNA模板在热作用下，氢键断裂，形成单链DNA。

②退火（复性）（40~65℃）：系统温度降低，引物与DNA模板结合，形成局部双链。

③延伸（68~75℃）：在DNA聚合酶（如*Taq*酶，72℃左右活性最佳）的作用下，以dNTP为原料，从引物的5′端向3′端延伸，合成与模板互补的DNA链。

（二） DDRT-PCR技术

1992年，美国范德比尔特-英格拉姆癌症中心的Liang和Pardee根据高等生物成熟的mRNA带有poly（A）尾的特性，使用特异的锚定引物进行反转录，建立起mRNA差异显示技术。这项技术随后被正式命名为差异显示反转录聚合酶链式反应（differential display reverse transcription-PCR，DDRT-PCR），成为筛选毒物作用后差异表达基因的常用方法之一。

DDRT-PCR技术是在逆转录反应、PCR反应和聚丙烯酰胺凝胶电泳这3项技术的基础上发展起来。它利用了大多数真核生物成熟mRNA的3′端有多聚腺嘌呤序列［即poly（A）尾］的特点，用3′端含有poly（T）的引物通过碱基互补原理锚定于来自两组或多组样品的mRNA poly（A）尾，反转录成cDNA，PCR扩增和电泳分离，将组织或细胞中表达的基因直接显示到DNA测序胶上。通过比较PCR产物电泳条带的密度，可找出不同细胞或不同处理组细胞中差异表达基因的扩增片段。回收并再次扩增具有表达差异的cDNA，经克隆、鉴定、测序，与GenBank数据库中的已知序列进行同源性匹配，即可确定相关基因或发现新的基因。

真核生物一般产生15 000种mRNA。为了使每个细胞中表达的所有mRNA均有扩增的机会，DDRT-PCR技术通过选择合适的3′末端引物，将mRNA反转录形成若干个亚群的cDNA。这一方法的依据是，所有mRNA 3′端poly（A）尾序列起点前2个碱基只有12种组合，即4^2个组合减去TA、CA、GA和AA这4个组合。按照碱基互补原则，人工合成poly（T）时（一般为dT_{11-12}），在其3′端加上两个碱基（5′T11-12MN3′，M=G，A或C；N=G，A，T或C），制备12种poly（T）引物。通过使用这12种poly（T）引物，将细胞中表达的mRNA转录为 12 个亚组分的 cDNA。以这些 cDNA 为模板，利用锚定引物及 5′端随机引物组成的引物对进行扩增，理论上可以获得所有 mRNA 的特异扩增片段。DDRT-PCR 技术实验流程如图 9-3 所示。

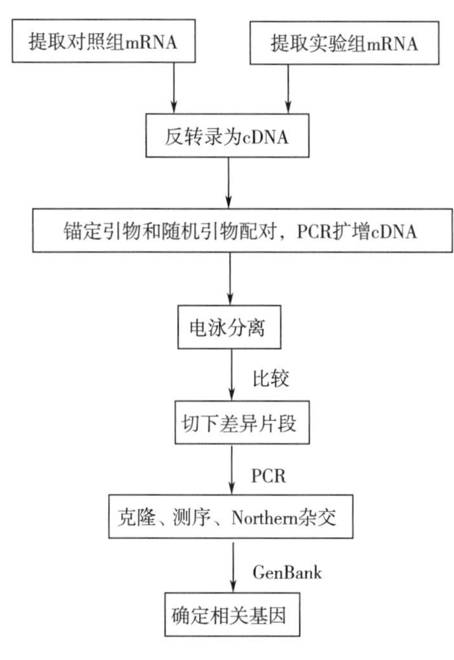

图 9-3　DDRT-PCR 简要流程图

和其他在转录水平上分离表达差异基因的方法相比，例如消减文库筛选、代表性差异分析、基因表达系列分析（SAGE）、消减抑制杂交（SSH）等，DDRT-PCR 的优点在于效率高，可以同时比较多个来源不同的样品，能很好地进行多组间的比较分析；能用于特定时期表达的基因，而不仅仅是某一细胞系所特有的基因；操作简便快速，技术上仅仅依靠 RT-PCR 和 DNA 测序胶电泳；RNA 用量少，约 0.15μg，重现性好，灵敏性高，可检出低丰度 mRNA 样品的差异表达；最突出的优点是实验过程中可以步步验证和比较。

DDRT-PCR 在实际操作中也存在一些缺点。主要表现在：①假阳性率高，由于出现差别条带太多，假阳性率高达 70%；②对低拷贝 mRNA 检测能力较差，且对高拷贝数 mRNA 具有很强的倾向性；③扩增片段较短，通常为 300～500bp，而且大多数位于 3′端非编码区，这些序列通常不能真正代表差异表达的基因；④基因的克隆受 mRNA 表达的时效性影响；⑤检测全部 mRNA 工作量过高。随着 DDRT-PCR 技术的发展，通过引物设计、PCR 条件、凝胶电泳条件及标记物的改进，极大地弥补了这些问题上的不足。

DDRT-PCR 是一种极其有效的研究基因行为差异的方法。在分离与分化、发育、细胞周期调节、编辑基因相关的基因方面得到了广泛的应用。毒理学已将该技术应用于急慢性中毒、致突变、致癌和致畸等毒性作用分子机制的研究中。

食品中的各种生物毒素是食品毒理学研究的热点之一。DDRT-PCR 已被用于评价由 3-硝基邻苯二甲酸（3-NPA）、脱氧雪腐镰刀菌烯醇、单端孢霉烯族毒素、葡萄穗霉毒素 G 等生物毒素诱发的基因表达变化。3-NPA 是某些高等植物和少数真菌（如曲霉属和青霉属）产生的有毒代谢产物，日常生活中主要来自于霉变甘蔗等食物，它对生物体内的琥珀酸脱氢酶、过氧化氢酶、谷氨酸脱羧酶等均有不同程度的抑制作用，具有线粒体毒性，能引起基本神经中枢的神经变性和类亨廷顿病的神经症状。研究人员在评价 3-NPA 对鼠科动物的成神经细胞瘤细胞 mRNA 的影响时应用 DDRT-PCR 技术，从 29 个差异显示的反转录片段中鉴别出 33 个候选 cDNA，其中大多数与翻译、转录和第二信使相关蛋白有关，从而可能反过来影响和强化原代线粒体损伤，同时还揭示细胞间黏附分子-1（ICAM-1）可能在 3-NPA 介导的神经变性过程中具有一定的作用。

二、 单细胞凝胶电泳技术

DNA 损伤和修复是遗传毒理学的一个重要研究靶点，单细胞凝胶电泳（single cell gel electrophoresis，SCGE）由于灵敏性高、耗时短和操作相对简单，成为标准评定方法之一。

SCGE 是以 1978 年 Cook 提出的类核模型为理论基础，之后由 Östling 和 Singh 等人逐渐完善而形成。在类核模型中，包埋在琼脂糖凝胶中的真核细胞在细胞裂解液作用下，细胞膜、核膜及其他生物膜破坏，使细胞内的 RNA、蛋白质及其他成分进入凝胶，继而扩散到裂解液中，唯独核 DNA 仍以超螺旋环状结构附着于核基质中，形成类核①，留在原位。如果核 DNA 未受损伤，电泳时不能移动，经荧光染色后呈现圆形的荧光团，如图 9-4（1）所示。若核 DNA 受损伤，DNA 出现单链或双链断裂，使 DNA 超螺旋结构变得松弛；在碱性条件下，DNA 变性、解螺旋。松弛的 DNA 螺旋链在电场作用下向阳极迁移，形成一个类似于具有独特头尾的“彗星”状图像，如图 9-4（2）所示，故而 SCGE 又称彗星试验（comet assay）。其主要过程如图 9-5 所示。

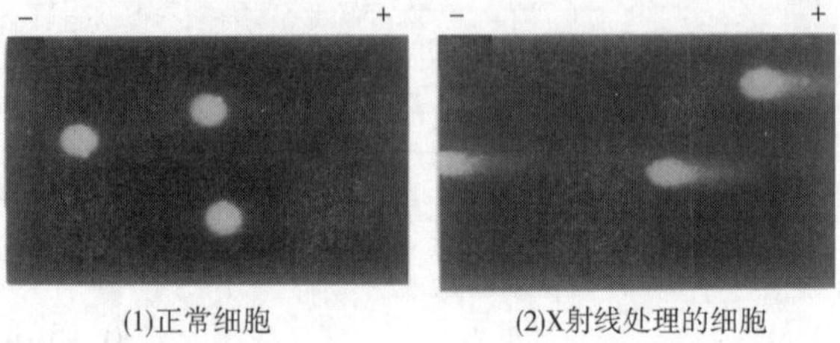

－ ＋ － ＋

(1)正常细胞 (2)X射线处理的细胞

图 9-4 单核细胞凝胶电泳技术下的细胞 DNA 迁移图

资料来源：Singh. 1988。

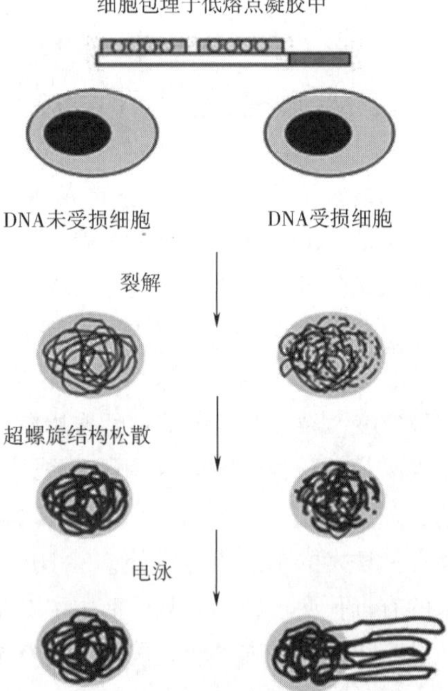

图 9-5 单细胞凝胶电泳技术过程

资料来源：Anderson D.，2016。

细胞核 DNA 损伤越严重，断裂的片段就越多，断链越小，在相同的电泳条件下表现为彗星尾长增加和尾部荧光强度增强。因此，通过测定 DNA 迁移部分的光密度或迁移长度可定量测定 DNA 损伤程度，确定毒物作用剂量与 DNA 损伤效应之间的关系。根据彗星的尾部与其头部的比率大小，可将不同程度损伤从 0（无可见尾巴）到 4（尾巴中几乎包含全部 DNA）区分为 5 级。

SCGE 可用于体外实验检测各种有核细胞类型，包括活细胞与死亡细胞中 DNA 的分析。除常用于检测 DNA 双链或单链断裂及碱不稳定位点这几种特定类型 DNA 损伤外，该技术可应用于检测 DNA 氧化损伤、DNA 修复、DNA 加和物、DNA-蛋白质交联和 DNA 链间交联、遗传毒性评价和细胞凋亡研究等。同时通过与其他技术相结合扩展应用范围，如与荧光原位杂交（FISH）技术

① 原核生物、线粒体、叶绿体及病毒中，遗传物质所在的区域无真正细胞核的结构（即无核膜，也不存在核仁，裸露的 DNA 或 RNA 聚集成团状物体，形似细胞核）称为类核或拟核。

（Comet-FISH）结合可确定序列或基因特异性损伤和修复。SCGE 的方法由于分析的对象和要求不同，使用的试剂、电泳条件和 pH 也有所不同。常见的 SCGE 及其检测内容见表 9-2。

与其他遗传毒性试验相比，SCGE 具有多种优点，如：①灵敏度高，可检测微量 DNA 损伤；②试验材料需要量少（10～20μL 血样）、所需样品细胞数量少（1～10000 个/样品）；③安全；④成本低；⑤易于操作；⑥试验操作时间短，一天即可获得结果；⑦可在单个细胞水平进行数据分析。SCGE 在遗传毒性方面引人注目的应用主要有：①高通量筛选；②用于区分遗传毒性与非遗传毒性致癌物的体内机理研究。

1. 高通量筛选

应用传统的 SCGE 方法一天内最多可以处理约 40 个样品，而高通量方法可将日处理样品数量增加为至少 1200 个，极大地节省时间和金钱，使得利用 SCGE 对外源化学物进行高通量筛选具有可能性。

2. 区分遗传毒性与非遗传毒性致癌物

遗传毒性致癌物是指能与 DNA 反应，引起 DNA 损伤而致癌的化学物质；非遗传毒性药物不与 DNA 发生化学反应，不改变染色体的数目和结构，而是通过间接引起恶性转化和促进肿瘤的发展起作用。利用 SCGE 技术的原理检测 DNA 损伤程度可对两者进行区分。

表 9-2　不同版本的彗星试验及其检测内容

名称	检测内容
碱性彗星试验（pH > 13）	双链和单链 DNA 断裂；碱性不稳定位点；不完整切除修复引起的 DNA 链的断裂
中性彗星试验（pH 7～10）	双链和单链 DNA 断裂；单链 DNA 断裂
pH 12.1 彗星试验	双链和单链 DNA 断裂
DNA 修复酶彗星试验	特异性 DNA 氧化损伤
无细胞彗星试验	见碱性彗星试验，但避免了 DNA 修复的干扰
彗星荧光原位杂交	确定序列或基因特异性损伤和修复
溴脱氧尿苷标记检测复制 DNA 试验	DNA 复制相关的 DNA 断裂
不完整 DNA 切除修复位点检测试验	受损 DNA 切除修复过程中的中间体
光晕测定试验或非电泳试验	单链 DNA 断裂，无须电泳设备

三、流式细胞术

流式细胞术（flow cytometry，FCM）是利用流式细胞仪（flow cytometer）对处在快速、直线、流动状态中的单细胞或生物颗粒进行多参数、快速定量分析，同时对特定群体加以分选的现代细胞分析技术。其工作原理是以高能量激光照射高速流动状态下被特异荧光色素染色的单细胞或亚细胞结构，产生多种光散射信号和荧光信号，通过检测它们的强度，从而对细胞（或亚细胞）的物理、生理、生化、免疫、遗传、分子生物学性状及功能状态等进行快速定性或定量检测。FCM 灵敏度和分辨率高，具有检测速度快、测量指标多、采集数据量大、分析全面、方法灵活等特点。

FCM 的检测分析范围很广。既可测量细胞内部成分，如 DNA、RNA、蛋白质、胞浆内 Ca^{2+}、pH 等，又可实现细胞增殖周期定量分析、DNA 倍体测定、染色体核型分析，也可检测细胞表面抗原、抗体。随着单克隆抗体技术的发展和分子探针的开发，一些细胞周期特异性（增殖相关）抗原或癌基因产物的单克隆抗体的出现使得 FCM 可在一个杂合的细胞群体中检测一完整细胞的特定基因表达，从而成为研究化学毒物对细胞损害和化学致癌的重要工具。其在毒理学中的应用如下。

1. 免疫毒理学

FCM 技术是当代生命科学领域被广泛采用的最先进的快速分离鉴定免疫细胞的一项新技术，在免疫毒性检测中有多种应用：①淋巴细胞亚群：淋巴细胞亚群是机体特异性免疫应答的主要细胞群，按淋巴细胞表面分化抗原（cluster differentiation，CD）分为 T 淋巴细胞（$CD3^+$）、B 淋巴细胞（$CD3^-CD19^+$）和 NK 细胞（$CD3^-CD16^+CD56^+$）3 大类。T 淋巴细胞又可进一步分为辅助诱导 T 淋巴细胞（$CD3^+CD4^+CD8^-$）和抑制细胞毒 T 淋巴细胞（$CD3^+CD4^-CD8^+$）等。FCM 通过检测 CD，不仅可以把免疫细胞区分为不同亚群，获得各种免疫细胞的相对值，还能获得它们的绝对计数值。②单核-巨噬细胞系统：单核-巨噬细胞系统是机体的主要防御系统之一，它们负有清除异物或其它颗粒的作用。特定荧光染料包被的微球经调理素作用后可被单核-巨噬细胞系统吞噬，荧光强度发生变化。利用这一原理即可评价其吞噬功能。③细胞因子：细胞因子是由白细胞或其他细胞释放的调节类多肽，具有调节免疫应答的作用，是反应机体免疫功能的重要参数。细胞因子的检测包括胞外和胞内。前者需通过细胞因子抗体包被的微球捕获体液或细胞培养液中的细胞因子，再用荧光标记抗体对微球染色、FCM 检测；后者则是以荧光标记细胞因子抗体与经过固定和细胞膜通透处理的细胞温育，检测细胞荧光强度获得其表达水平的信息。采用多种荧光标记单克隆抗体可在一种细胞内同时测定多种不同的细胞因子。

2. 生殖毒理学

FCM 可通过特异性的染料与精子细胞膜或染色体结合，通过荧光强度分析精子的数量、细胞膜的完整性、染色体结构和线粒体功能等综合判断精子功能，因而具有客观、高通量和不易漏检等特点，并可评价外来化学物对不同发育阶段精子的影响。例如，在精子细胞膜完整性的研究中，利用不能透过活细胞膜的非透膜染色体结合染料 PI 和可进入细胞膜完整的精子的染料 SYBR-14，对精子进行双染色，通过流式细胞仪进行分析，可将精子分为 3 群，即细胞膜完整精子（PI-/SYBR-14 +）、细胞膜损伤精子（PI+/SYBR-14-）和过渡阶段精子（PI+ /SYBR-14+）。当精子产生损伤时，DNA 可变性成单链结构，与染料吖啶橙结合产生红色荧光，而完整双链结构 DNA 与吖啶橙结合产生绿色荧光，经流式细胞仪检测后即可评价精子 DNA 结构的完整性。

3. 遗传毒理学

FCM 技术在遗传毒理学中的主要应用是微核自动化检测。微核（micronucleus，MN）是独立于主核而存在于细胞胞浆中的额外的核小体，它是由正在复制的细胞出现染色体断裂，或者纺锤体受损而导致有丝分裂染色体分布紊乱、分裂后期这些染色体碎片或整条染色体遗留在子细胞的胞质中而形成。骨髓或外周血红细胞中的体内 MN 测试被广泛用作染色体畸变试剂的短期测定，对致癌物质和生殖细胞诱变剂具有良好的预测潜力。传统方法是采用人工显微镜镜检骨髓细胞微核发生率，不仅枯燥耗时，而且其结果受镜检人员主观因素影响较大，漏检率高，不利于微核试验的标准化和大样本筛选的需要。应用 FCM 和 DNA 特异性荧光染料识别 MN，大大提高了检测的速度和精度。外周血微核细胞流式检测作为传统手工镜检的替代方法已经得到了药品注册国际协调委员会（Drug Registration International Coordinating Committee，ICH）的认可。研究人员应用 FCM 技术检测油炸食品中常见的潜在致癌物丙烯酰胺对小鼠骨髓或外周血中 MN 的诱导率，结果呈线性剂量反应关系。

4. 发育毒理学

应用 FCM 技术进行发育毒理学研究主要集中在细胞分裂增殖，包括细胞周期、细胞周期的更换速度以及细胞周期相关蛋白的检测方面。其中细胞周期的检测主要是测量处于 G1/G0，S 和 G2/M 不同细胞周期相的细胞数，通过 DNA 染色标记、精确定量 DNA 来实现。其 DNA 含量分布在 2n~4n。细胞周期更换速度的检测主要通过复合标记（如细胞经 BrdUrd 染料标记后再标记 BrdUrd 的抗体）或双重标记（如细胞经 BrdUrd 染料标记后再标记 PI 染料）荧光抗体来实现。细胞周期相关蛋白需找到适配的抗体即可实现 FCM 的检测。

5. 致癌性研究

FCM 通过细胞周期 DNA 倍体分析、肿瘤相关基因表达和增殖标志分析、细胞凋亡等检测进行致癌性的研究。①致癌物常可导致细胞染色体倍性改变，出现多倍体和非整倍体细胞。通过检测特异性染料与染色体结合后的荧光强度，获得染色体含量的分布图，经过特定的 DNA 周期分析软件可得出各期细胞比例及染色体的倍数性质，从而对机体肿瘤的发生做出早期判断。②肿瘤的发生及肿瘤细胞的过度增殖可能与原癌基因的激活和/或抑癌基因的失活相关，因此特定原癌基因和抑癌基因的蛋白表达可以作为肿瘤早期诊断的依据。已确定的原癌基因包括 myc 基因族和 ras 基因族，抑癌基因包括野生型 p53、p16 等。FCM 采用荧光标记的单克隆抗体对上述基因的表达进行检测，可进行肿瘤的早期诊断，具有检测结果准确、重复性好、高通量的优势。③细胞凋亡是外源性化学物引起机体毒性作用的重要通路，也是肿瘤发生的早期特征之一。磷脂酰丝氨酸外翻分析法为其常见检测方法之一。磷脂酰丝氨酸正常位于细胞膜的内侧，但在细胞凋亡的早期，它可从细胞膜的内侧翻转到细胞膜的表面，暴露在细胞外环境中。磷脂结合蛋白 Annexin V 能与磷脂酰丝氨酸高亲和力特异性结合。以荧光素标记的 Annexin V 作为荧光探针，利用 FCM 便可检测细胞凋亡的发生。将 Annexin V 与 PI 染料匹配使用，通过检测两者的荧光表达即可区分正常细胞（Annexin V -/PI-）、凋亡细胞（Annexin V + /PI-）和机械性损伤细胞（Annexin V -/ PI +）。

四、荧光原位杂交

荧光原位杂交（fluorescence in situ hybridization，FISH）是 80 年代在原位杂交基础上建立起来的一种分子杂交技术。它是一种高度灵敏和特异性以及分辨率强的染色体和基因分析技术，通过荧光标记的各类 DNA 和 RNA 探针与细胞或组织在载玻片上进行杂交，在不改变其原有形态结构和分布格局的情况下，进行细胞内 DNA、RNA 某特定序列的检测和定位。FISH 具有操作和观察分析简便、立体分辨率高、信号明亮清晰以及安全风险小的优势。90 年代发展起来的多色 FISH，将不同探针以含不同荧光物质或含不同半抗原的核苷酸标记，使这些探针同时与样品杂交，可在同一细胞核或中期染色体中显示出不同的颜色，从而可同时检测两种以上 DNA 的三维结构，制备出染色体的光谱核型，使全染色体的自动化分析真正得以实现。此外，通过以不同荧光物质标记同一探针，可增加镜下所观察到的荧光信号种类，从而增加了每次杂交可引用的探针类型。

FISH 在遗传毒理学染色体畸变研究和检测中具有重要的应用价值。因其能准确地探测外源化学物对细胞内染色体的作用，FISH 已成为研究染色体畸变的常用方法之一。Burn 等在 1985 年首次成功地尝试以 Y 染色体探针对人类精子进行荧光原位杂交分析，以后该技术不断成熟完善，已成为有效检测人类精子染色体数目异常的可靠手段。FISH 在间期细胞染色体非整倍体异常的检测上独具优势，同时使用不同标记的多个探针，可一次检测靶细胞的多个染色体。

使用特殊染料和染色体某区域的荧光探针，FISH 在毒理学主要有以下四点应用：

（1）通过全染色体图谱，测定分裂中期相染色体结构畸变，如易位、微小缺失和插入等；

（2）应用亚染色体区带探针进行分裂间期染色体断裂和非整倍体分析；

（3）应用中心粒探针或抗着丝点抗体检测微核的形成；

（4）检测具有异常数目特殊染色体的非整倍体细胞。

五、 转基因动物

转基因动物（transgenic animal）是指染色体基因组中整合有外源基因并能遗传给后代的一类动物，且包括基因敲除动物。它被广泛应用于科学研究的各个方面。由于转基因动物集整体、细胞和分子水平于一体，更能体现生命整体研究的效果，因此成为毒理学研究的热点之一。

构建转基因动物模型较复杂，需经历目的基因的构建、目的基因的导入、转基因动物筛选以及转基因品系的繁育等几个阶段。在每个阶段均涉及众多的现代分子生物学技术，包括受精卵微注射技术、胚胎干细胞介导技术、逆转录病毒载体技术，以及脂质体介导法、电脉冲介导法、原生殖细胞介导法和细胞融合法等。

转基因动物应用于毒理学研究具有多种特点：①可根据研究需要导入/剔除目的基因，并且可以对其进行回收以进行突变精细研究，如测序及突变谱；②低剂量暴露下敏感性高，特别适宜于观察慢性低水平接触时的 DNA 损伤；③可从整体水平比较不同器官突变的组织特异性，从而确定敏感的靶器官，并在同一动物进行多种突变终点的比较研究；④是一完整生命体系，某些特性与人类接近，从根本上优于体外检测系统，所得到的结果真实可靠、外推性强；⑤相比于传统化学物致癌试验，转基因动物致癌试验更为敏感，且时间短、花费小。

由于小鼠和大鼠的基因操作已经有了一套成熟的方法，并且具有饲养成本低、繁殖周期短、产仔数量多等其他哺乳动物不可比拟的优点，既可人为地定向改变基因组中的某个特定基因，也可人为地加入一个或多个外源基因，因此，在制备转基因动物模型上显示出很好的应用前景。转基因动物模型（基因敲除和基因替代模型）在毒理学方面的应用包括致癌性、致突变性和毒物代谢等方面的研究。

1. 致癌性研究

致癌性评价通常采用哺乳动物进行长期致癌实验。转基因动物模型可较大幅度地降低动物的使用数量和自发性肿瘤的发生率，缩短实验周期，减少假阳性和假阴性结果的产生，提高实验结果的准确性。采用转基因动物进行的短期致癌实验，一方面可以对化学物致癌作用进行初步测试。另一方面，可为标准动物致癌性实验提供补充信息。此外，转基因动物致癌检测模型可以通过转基因技术人为地控制某一化学物的代谢，也可以人为地控制某一基因的表达水平，进而作为分析癌基因或抑癌基因在化学物致癌过程中作用的一种方法，加深对致癌终点的认识。转基因动物致癌检测模型主要包括癌基因过量表达动物模型和抑癌基因敲除动物模型。前者代表性模型有 Tgras H2 转基因小鼠、TgAC 转基因小鼠；后者代表性模型有杂合 $p53^{+/-}$基因敲除小鼠、纯合 $Xpa^{-/-}$基因敲除小鼠。

2. 致突变性的研究

转基因动物致突变检测是利用多重复制染色体中载体的报道基因来检测突变，一般通过观察突变频率和突变的分子机理来对突变进行评估，它可以判断突变发生的靶器官与化学致癌物的靶器官是否一致，并且能对致癌力和致突变性的相关性进行定量分析。目前，常用的转基因动物突变检测模型包括 Muta™小鼠模型、LacZ 基因质粒小鼠模型、Big Blue™动物模型、Gpt delta 动物模型等。这类动物模型的报告基因主要为大肠杆菌基因 LacZ 和 LacI。在给药后或染毒后将其从小鼠体内分离，即可进行活体内致突变测试。LacZ 转基因小鼠突变测试系统可在小剂量范围内动态观察小鼠的突变率，并可获得不同器官或组织的突变率及突变类型，大大优于传统的以大肠杆菌作为检测系统的 Ames 试验。国外已开展对丙烯酰胺、1.3-丁二烯、环磷酰胺、乙基亚硝基脲等数十种遗传毒物基因突变的分析，结果显示该试验重现性好，与内源性基因一致。

3. 毒物代谢的研究

CYP450 是人体重要的代谢酶，参与介导了体内大部分化学物的代谢过程。该酶系具有种属差异性，采用普通啮齿动物模型预测外源性化学物在人体内代谢和相互作用的结果通常不理想。人源化转基因动物模型不仅克服了种属差异性，而且可以特异性地在肝脏和小肠中表达药物代谢酶，能够更好地研究某个酶在外源化学物的代谢和毒性中的作用。表达人源性 *CYP* 基因的小鼠已被广泛应用于体内代谢酶的作用机制研究。此外，*ATP7B* 转基因大鼠、钙调素 *TG* 转基因大鼠等模型也被用于铜代谢通路和钙调素代谢紊乱的研究。

第六节　组学技术在毒理学中的应用

“组学”（omics）包括基因组学（研究 DNA）、转录组学（研究 RNA）、蛋白质组学（研究蛋白质）和代谢组学（研究新陈代谢产物）等。组学技术使用高通量技术（high throughput technique）生成大量数据，以便全面了解生物过程，如毒性途径。组学技术的飞速发展改变了传统毒理学研究的基本格局，真正实现了从整体和器官水平向细胞和分子水平的飞跃，从组织细胞中个别或少数内容物的检测到全面审视机体所有基因、蛋白质和代谢物。组学技术与生物信息学、传统毒理学和组织病理学终点评估整合，有助于发现新的生物标志和新的毒性作用机制，解决物种外推问题，了解剂量-效应关系，扩展对毒理学后果（毒物对机体损伤作用）和致癌过程的分子机制之间联系的理解，建立起更加灵敏高效的安全性评价方法，最终对所有污染化学物的毒性进行分类和预测，为实现“预测毒理学”提供可能。从广义上来说，四种组学技术集合并在毒理学中独立发展为一门新的学科——毒理基因组学。

一、基因组学和转录组学

在毒理学评价中，基因组学和转录组学被用于研究外源性化学物作用于机体后的基因变化，具有高通量、微型化和标准化的特点。基因组学可以同时检测大量基因序列的变化，用于基因突变和基因多态性的检测。转录组学可以同时观察化学物作用机体后数以千计的基因表达频率的变化，通过对各类基因表达模式与毒性效应相互关系的整合，更有利于在分子水平上阐明化学物毒性机制。在基因水平上检测和观察的毒性终点和生物标志物，往往具有更好的敏感性和特异性。

（一） 基因组学和转录组学的技术路线

基因芯片（gene chip）技术和测序技术为基因组学和转录组学的主要技术。

基因芯片又称 DNA 芯片、DNA 微阵列（DNA microarray）技术，是生物芯片的一种。它起源于 20 世纪 90 年代，采用大量特定的 DNA 片段或寡聚核苷酸序列为探针，有规律地密集排列固定于玻璃或尼龙基底等支持物上，形成二维阵列，通过碱基互补配对原则，将标记的靶核苷酸序列与其进行杂交，对杂交信号的位置和强度进行检测，大规模地提取 DNA 或 RNA 的序列和丰度的信息，从而进行定性和定量分析。

根据不同分类方法，基因芯片的分类有所不同：①根据不同的固相支持物，分为无机和有机芯片；②根据芯片上探针的合成方式不同，分为原位合成法和合成点样法；③根据用途不同，分为基因表达芯片和基因测序芯片；④根据芯片上所用探针的不同，分为 cDNA 芯片和寡核苷酸芯片。前者可将靶 DNA 固定于支持物上，使之与游离的探针杂交，适于大量不同靶 DNA 的分析；寡核苷酸芯片将大量寡核苷酸分子固定于支持物上，适合对同一靶 DNA 进行不同探针序列的分析，其测序工作原理如图 9-6 所示。在一块基片表面固定了序列已知的八核苷酸的探针，当溶液中带有荧光标记核酸序列 TATGCAATCTAG，与基因芯片上对应位置的核酸探针产生互补匹配时，通过确定荧光强度最强的探针位置，获得一组序列完全互补的探针序列，由此可重组出靶核酸的序列。

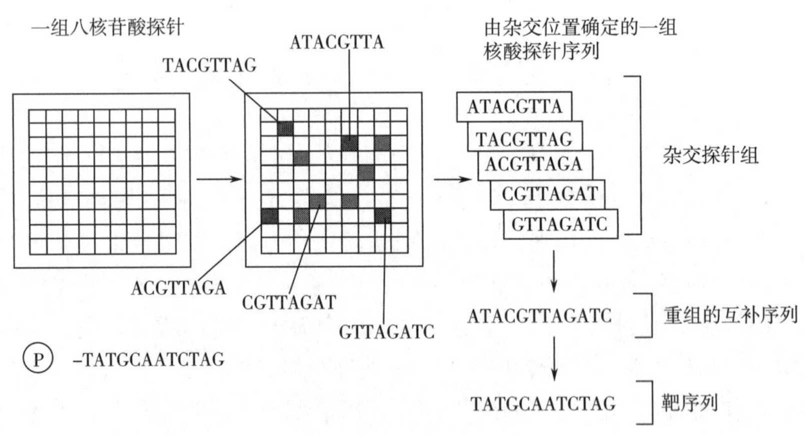

图 9-6 寡核苷酸芯片的测序工作原理

RNA 测序（RNA-seq）技术作为 21 世纪新兴技术，是转录组学的另一种重要技术。它采用高通量测序技术，又称“下一代”测序技术，利用基于计数逆转录的 cDNA 获取 RNA 信息。相比于基因芯片技术，RNA-Seq 检测限较低，允许比较转录物的确切计数，可检测未知 RNA 序列。但基因芯片技术更为成熟，拥有众多完善的商业和开源数据分析工具，价格较为适宜，且不同的基因芯片平台和实验室之间检测结果一致，在现阶段应用更为广泛。

（二） 基因组学和转录组学在毒理学中的应用

毒理基因组学认为，毒性作用伴随着基因和基因表达的变化，而这些变化或代表毒性反应或与其有因果关联。通过比较不同组别样本的基因表达谱，找出差异表达的基因，开展后续深入分析。

1. 毒性作用机制的研究

深入理解化学物暴露所致不良作用的病理学基础，以及发展控制化学毒性不良后果的政策，都需要了解其毒性作用的机理。在基因表达层次上了解外源化学物引起的基因表达改变，有助于更好地了解相关机理。常用方法主要为三种：情景法、探索法和网络构建法。情景法是将所测试化学物的基因表达数据与其他毒作用机理清晰的化学物的相关数据进行比较，识别其毒理基因组数据与已知毒性机制的相似性和差异性；探索法的目的是验证假说，通过药理学、遗传学或分子学手段破坏情景法所识别的关键基因，重新评估全基因组响应，了解化学物暴露后发生变化的途径和“生物功能”；网络构建法与蛋白组学结合，使用转录共调节和靶向遗传操作的模式来识别涉及毒性的生物相互作用网络，最终目标是从传统的简化方法转向分析整个系统的行为。

2. 毒性预测

高通量技术可在短时间内获得大量与毒性相关的差异表达基因，毒性终点相同的外源化学物具有相似的基因表达干预能力。使用基因表达特征对毒物进行聚类分析，将化学物诱导的基因表达谱与已知毒性的化学物基因表达库进行对比，寻找特有的标志基因，即可以预测其潜在毒性。基因芯片技术可根据研究目的分别设计识别化学物的毒性、毒作用途径或靶器官的阵列，基本程序如下：①选定已知毒性物质作为标准参照物，如常见的内分泌干扰物、重金属（如铅、汞、砷）、致癌物多环芳香烃（如苯并芘）等；②选定参照物已知或者可能作用的靶基因作为阵列目标基因，如 *ER* 基因、*HSP* 基因、*p*53 基因、*GSFI* 基因、*DNA* 修复酶基因、细胞色素 *P*450 基因家族等；③在特定组织或细胞中，用暴露于参照物质时靶基因的表达谱与受试物表达谱进行比较，预测其毒作用类型；④应用统计学分类方法如聚类分析发现两类毒物的基因表达模式的差异。

3. 基因多态性中的研究

在人类基因组中，平均每 1000bp 就有一个单核苷酸多态，如果这种碱基的多态性出现在调控毒性反应的基因上，将会影响个体对外源化学物的耐受性或易感性，甚至有少数人表现为对某些毒物的毒性作用具有“超级敏感性”。因此基因多态性在一定程度上影响外源化学物的毒性作用强度。美国国立环境健康科学研究所于 1998 年启动环境基因组研究项目，利用基因芯片系统地对疑似在化学物敏感性方面起重要作用的基因的多态性进行测定，以找出敏感性相关基因的多态性序列，探讨基因–环境的相互作用过程及其在毒性作用中的角色。

二、 蛋白质组学

蛋白质通过各种过程以动态模式存在于细胞、组织和生物体中，例如翻译后修饰、蛋白质–蛋白质相互作用以及蛋白质合成或降解，它们可在外源性化学物的中毒机理中起决定性作用。外源性化学物或毒物暴露可直接结合或修饰蛋白质，促使蛋白质表达发生变化，最终使导致毒性产生的关键生物途径和过程失调。蛋白质组学技术是指对生物材料样品中所有蛋白质进行分析的技术，是通过分离、定量和鉴定来全面描述生物样品中所有蛋白质属性的技术组合。与转录组学相比，蛋白质组学包括翻译后过程，因此更接近功能效应。在毒理学中应用蛋白质组学技术，为发现关键的修饰蛋白、确定受影响的途径以及开发最终预测毒性的生物标记物提供可能。

（一） 蛋白质组学技术路线

蛋白质组学分析具有两个层次。第一个层次是识别单个蛋白质（质量指纹或氨基酸序列），其相对（或绝对）量以及在感兴趣的细胞、组织和生物流体中的空间位置。第二层含有全局筛选蛋白质功能、蛋白质相互作用、三维结构和特定的翻译后修饰。因此，蛋白质组学分析的两个层次包含了蛋白质在毒蛋白质组学分析中发挥作用的七个内在属性。

与全基因组不同，大多数细胞、组织和器官的蛋白质组非常巨大。通常情况下，毒蛋白质组学研究只能分析典型生物样品中的部分蛋白质组。为扩大蛋白质覆盖率，可在分析之前采取亚细胞分级分离、亲和色谱、吸附色谱或电泳分离等步骤降低样品复杂性。

所有蛋白质组学平台通常都具有两种功能：分离蛋白质和蛋白质鉴定。对蛋白质组进行分离的方法有二维凝胶电泳、二维液相色谱、毛细管电泳和液相色谱-毛细管电泳等；对蛋白进行鉴定的方法有：质谱技术、蛋白质微测序、氨基酸组成分析等。蛋白经鉴定后还可进行功能研究。各个蛋白质组学平台所提供的蛋白质数据差异很大，没有一个平台最适合进行毒蛋白质组学研究，但多个平台联用可适当提高蛋白质组覆盖率。下面以基于凝胶和“鸟枪法”的蛋白质组学为例进行介绍。

（1）基于凝胶的蛋白质组学　二维凝胶电泳系统与质谱（mass spectrometry，MS）相结合为最常用的蛋白质组学平台，用于分离和比较定量蛋白质样品。预先处理过的样品（亚蛋白质组混合物）经二维凝胶电泳分离、染色和酶解之后，分离为足够均匀的蛋白质/多肽，再进入质谱进行鉴定。它适用于分析具有两种独立的物理化学性质的蛋白质组：首先基于等电点利用等电聚焦分离蛋白质，其次基于分子量进行进一步分离。该平台的缺点是蛋白质组的覆盖范围有限。

（2）基于“鸟枪法”的蛋白质组学　鸟枪蛋白质组学首先利用酶法（如胰蛋白酶）将蛋白质裂解为数千个肽片段，再通过色谱-质谱进行分离和鉴定。该方法无需用户干预即可自动分析复杂混合物，同时利用多肽分子在电荷和疏水性方面的差异，使用二维液相色谱（LC-LC）对其进行分离，可以检测和鉴定在基于凝胶的蛋白质组学中可能观察不到的低丰度蛋白质。

（二） 蛋白质组学在毒理学中的应用

蛋白质组学技术在毒理学研究中的应用主要为两个方面，一是机制性研究，来识别外源性化学物作用于生物系统的毒作用机制；二是筛选与预测毒作用靶标，即筛选特定的蛋白质作为外源性化学物危险性评价的生物标志物。

1. 机制研究

细胞对毒性损伤的反应通常涉及蛋白质的直接修饰。常见的修饰类型包括羰基化、磷酸化、糖基化、SUMO 化和泛素化。蛋白质组学方法可以超越传统的毒理学方法，以确定损伤的分子靶点和描述毒性机制。长期以来，共价结合在许多情况下可导致毒性这一事实为人所知，但因缺乏对活性中间体蛋白质靶标的了解，相关的机制研究受到限制。蛋白质组学的出现为促进机制理解提供了可能性。在探索性研究中，应用基于 MS 的蛋白质组分析可揭示毒性相关蛋白质，从而为预测与探索新的毒性机制提供理论基础。例如研究信号转导、能量代谢、氧化应激、细胞凋亡、细胞骨架等相关蛋白质的差异表达，寻找毒性机制的分子证据。研究人员将人神经纤维瘤细胞暴露于原多加酸贝类毒素-1，应用蛋白质组学技术发现，线粒体蛋白与细胞骨架调节蛋白的表达量增加，凋亡调控蛋白 BAX 轻微上调，与蛋白质生物合成及修饰、核苷酸代谢等有关的 mRNA 剪接转录因子表达量减少，其它的差异表达蛋白则与小泡形成及蛋白质转运有关，表明 AZA-1 的毒作用机制比较复杂，可能与干扰细胞的能量代谢以及引起细胞骨架结构的变化等有关。

2. 毒性生物标志物

毒性生物标志物是生物体暴露于外源化学物后，在不同生物学水平上因受其影响而发生异常化的信号指标，可以作为临床诊断和治疗的潜在标记，甚至是作为治疗和药物开发的靶点。蛋白质组学技术在毒性生物标志物中的研究主要包括筛选差异表达蛋白以及对候选的生物标志物进行质谱鉴定两个方面。研究人员应用二维凝胶电泳系统联合肽质量指纹与数据库分析技术，探讨急性镉中毒对牙鲆鳃组织蛋白表达的影响，发现了与急性镉中毒毒作用程度平行表达的 HSP70 及钙结合蛋白，并认为其可以作为水生动物镉接触水平以及人体危险性评价的生物标记谱。

三、 代谢组学

代谢组学是 20 世纪 90 年代初兴起的一门对细胞、组织或器官以及整个生物体系所有代谢产物进行定性、定量分析的新技术。代谢组学可以对体外细胞培养物、体内组织甚至非侵入性血液和尿液应用中的数百种代谢物同时进行测量，且具有预测体内肝脏和肾脏毒性的潜力。

与其他组学方法相比，它具有几个优点：更接近表型，可预处理样品，允许进一步分析；是基于生物体液的方法，携带生物系统而非特定组织信息，可重复取样，以便在个体基础上进行时间序列分析。代谢组学测量了一系列事件中的毒性损伤后的最终结果，例如基因、转录物、蛋白质和最终代谢物的改变。由于生物复杂性，其中单个变化可能会或可能不会导致其他变化。确定最终的改变（代谢物）增强了理解实际毒性的可能性，并可将这些影响与不良结果或表型变化联系起来。此外，代谢物的数量通常较少，使其更容易检查，单次运行的时间和成本更低，但数据库的质量对其影响较大。

（一） 代谢组学的技术路线

代谢组学研究中使用两种主要方法：靶向和非靶向方法。靶向方法是定性或定量测定特定的代谢物，需要将分析物与商业化学物或合成化学物进行比较，因此它取决于标准品的可用性，为绝对定量方法；而非靶向代谢组学又称全局代谢组学，是对暴露于不同处理条件生物体中所有代谢物的综合研究，以寻找不同的代谢物，为半定量方法。

由于代谢组学需同时处理数千种具有多种化学和物理特性的小分子，并且其浓度范围广，因此需要高性能分析仪、通过组合不同的分析技术，才能够比较全面、准确地把握和了解一个特定的代谢组的内容。核磁共振（nuclear magnetic resonance，NMR）和 MS 为最常用的两种检测手段。

1. 基于核磁共振的代谢组学

与其他分析工具相比，NMR 具有几个独特的优势。例如拥有简单的定量读数和取样能力；该技术是非破坏性的，不需要更换样品，只需要少量材料，并可用于检测体内分子；不需要对样品进行分离，也无需提供结构信息，并且通常比基于 MS 的技术具有更高的再现性。

2. 基于 MS 的代谢组学

该技术具有高灵敏度、高选择性和宽动态范围，生物样品可以通过直接注射或在色谱/电泳分离后引入 MS 的离子源。最广泛使用的联用 MS 方法是气相色谱-质谱法（GC-MS）和液相色谱-质谱法（LC-MS）。

（二） 代谢组学在毒理学中的应用

从分析的角度来看，毒理学研究中代谢组学的目标是“实现代谢组的全局测量及其对外源性化学物的响应变化，以获得对干扰与受影响的生化途径之间关系的启示”。此外，还可利用模式识别方法对这种变化进行分类和预测，进而确定相关的生物标志物，对机体的整体的生物学状况和功能做出评价。

对生物体液（如尿液）进行代谢组学分析可以提供代谢途径和系统功能障碍的机制见解。与传统的代谢物分析相比，代谢组学的优势在于可以同时检测生物网络中的多种代谢物，并将其与相关生物系统的响应相结合。然而由于尿液和外周血代谢物谱反映了多个器官或组织的毒性，因此必须对代谢物谱进行解卷积以提取特定靶组织的信息。例如硫代乙酰胺同时具有肝毒性和肾毒性，研究人员可依据肾和肝的生化生理学知识解释其伴随特定组织损伤的代谢物谱变化。在没有独特毒性表型的情况下，代谢组学也可以阐释毒性机制。例如，研究人员在表征肝毒性药物机制时发现，中链脂肪酸和三羧酸循环中间体的水平增加，显示脂肪酸代谢抑制为其可能致毒机制。在机制研究中，当代谢组学与其他类型数据（包括组织病理学、临床化学和转录组学或蛋白质组学数据）整合时，可提供更强大的分析结果，例如在提供代谢信息的情况下解释基因表达变化。

四、 组学技术在毒理学应用的局限性

组学技术在经历了发展初期阶段的诸多问题，已成为有用且易于使用的研究工具。然而现阶段组学技术在毒理学中的应用还存在一些不足之处，主要体现在以下几个方面。

（1）费用昂贵　相关仪器、配件和试剂价格均较高。

（2）精准度　虽然具有合理的准确性，“组学”提供的数据具有非常高的假阳性率和假阴性率。

（3）平台选择和数据处理　组学平台多样化，平台的选择直接影响结果的输出。例如基因芯片无法检测未知序列，而 RNA-seq 中低丰度序列的数据结果较差。此外，生物信息学和统计分析方法的选择对结果也有极大影响。

（4）数据管理和存储　所有的组学技术都会生成大量需要最高存储和报告标准的数据，对数据的管理和储存具有较高要求。

（5）解释毒性机理　各组学技术提供的毒理学信息具有一定的局限性。基于现有的技术水平，转录组学相比于蛋白质组学在单次实验中具有更全面的覆盖率、更大的信息容量。通常情况下，可以把 mRNA 变化作为一种替代终点。然而，转录水平的变化不一定反映其产物蛋白质的表达或活性，以及其在外源性化学物的毒性效应中所起的直接介导作用。

尽管组学技术仍存在很多问题，但其发展和应用前景非常广阔。

《21世纪的毒性测试展望和策略》

生物技术的巨大进步，包括生物芯片技术，组学技术和平台、发光技术、荧光（比色）、干细胞培养技术等的涌现，为毒性实验和研究提供了新的方法和工具以及新的可能性。2007年美国国家研究委员全面、系统地评估和分析了既往毒性测试方法和技术，依据生命科学、生物技术和计算机技术的成果，提出了未来毒性测试的方向和发展战略：毒性测试的策略将由传统的以整体动物为基础的毒性测试体系转向基于人源细胞、细胞系或细胞组分的体外测试体系。未来毒性测试策略应以“毒性通路”为基础，通过研究、分析细胞或细胞组分的变化，探究化学物对生物学基本过程的影响。

本章小结

本章阐述了体外实验在毒理学研究中的重要作用和应用，详细介绍了各类替代物如肝脏、细胞和亚细胞体外实验模型的构建方法，以及新兴技术如分子生物学技术、组学技术在毒理学研究中的应用。通过本章的学习要求学生熟悉常见的体外实验模型的构建、应用及优点与存在缺陷。

复习思考题

1. 毒理学体外试验有哪些优缺点？
2. 微粒体有哪些制备方法？其原理是什么？
3. 荧光原位杂交技术的原理及其在毒理学中的应用。
4. 基因芯片的工作原理是什么？在毒理学研究中有哪些应用？
5. 讨论未来毒理试验发展的可能方向及其依据。

第十章 食品安全性毒理学评价

CHAPTER 10

重要名词与英文对照

二噁英 Dioxin
急性经口毒性试验 Acute oral toxicity test
遗传毒性试验 Genetic toxicity test
28d 经口毒性试验 28-day oral toxicity test
90d 经口毒性试验 90-day oral toxicity test
致畸试验 Teratogenic test
生殖毒性试验 Reproductive toxicity test
慢性毒性和致癌试验 Chronic toxicity and carcinogenicity test
毒物动力学试验 Toxicokinetic test
食品添加剂 Food additive
新食品原料 New food ingredients
农药残留 Pesticide residue
兽药残留 Veterinary drug residue
不确定系数 Uncertainty coefficient
转基因食品 Genetically Modified Food

案例导入

本章案例

欧洲毒鸡蛋事件：2017 年 8 月初，欧洲国家荷兰被爆出“毒鸡蛋”事件。市场上鸡蛋受杀虫剂芬普尼（fipronil）大范围污染，大量食用会导致人体肝脏损伤，甲状腺功能受损。2017 年 7 月 20 日，比利时通知欧盟，该国的食品安全监管部门发现鸡蛋中含杀虫剂成分，成为第一个向欧盟食品安全警戒系统通报毒鸡蛋事件的欧洲国家。之后，荷兰和德国也表示发现毒鸡蛋。2017 年 9 月 5 日，已经有 40 个国家的鸡蛋被发现有杀虫剂成分芬普尼残留，这些国家中包括 24 个欧盟成员国。中国台湾和香港地区也受到波及，8 月 26 日，台湾地区农业主管部门表示，有 44 个蛋鸡场的氟虫腈残留超标，逾 100 万颗鸡蛋封存。

新西兰恒天然乳粉事件：2013 年 8 月，新西兰乳业巨头恒天然旗下工厂生产的浓缩乳清蛋白粉检测出可能含有肉毒杆菌毒素。虽然，新西兰初级产业部不久后宣布，他们多次重新检测后未发现其中含有肉毒杆菌，而是一般不会引发食品安全问题的梭

案例导入

状芽孢杆菌，但是此事依然导致以这些乳清蛋白粉为原料的婴幼儿配方奶粉、饮料等在海外市场被下架和召回，给恒天然乳业带来巨大经济损失和企业形象破坏。

比利时二噁英事件：1999 年，比利时维克斯特饲料公司把被二噁英污染的饲料出售给上千家欧洲农场和家禽饲养公司，结果发现鸡脂肪中的二噁英超出最高允许量的 140 倍，而且鸡蛋中的二噁英含量也已严重超标，而且这一“毒鸡事件”还牵连了猪肉、牛肉、牛奶等数以百计的食品，造成欧盟生鲜肉类和肉类深加工产品重大污染，致使包括美国在内的许多国家禁止从欧盟进口肉类产品，引发了一场波及全球的食品安全危机事件。

第一节　食品安全性毒理学评价的发展概况

食品安全问题是关系到人民健康和国计民生的重大问题。而食品安全性毒理学评价则是针对某种食品的食用安全性展开的评价，包括新资源食品、保健食品、食品添加剂、转基因食品、食品容器和包装材料及食品中各种化学和生物等的污染物。通过对其急性毒性、遗传毒性、亚慢性毒性、慢性毒性、致畸性和致癌性的评估，为其是否能够安全食用、政府审批和上市或制定食品中污染物限量标准并进行监督和管理提供科学依据。因此食品毒理学安全性评价是保障食品安全和国民健康的重要手段。

当今人类的衣、食、住、行，都离不开化学品。据估计，列入美国《化学文摘》（Chemical Abstracts，CA）的化学物质已达 600 余万种。其中投入生产、使用，因而有机会通过生产和生活诸多环节与人类接触的化学物达 7 万余种，并且仍以每年 1000~2000 种的速度在递增。毋庸置疑的是人类在充分享受着化学工业发展所带来的巨大恩惠的同时，也面临化学污染所导致的生态环境的日益恶化，人类的身体健康受到了巨大威胁。此外，食品在原料生产、收获加工以及贮藏运输等环节中均有可能遭受污染，从而携带对人体有害的致病微生物、真菌毒素等。因此，提高对化学、生物危害物的识别、评价和预测，并进一步强化对化学品危害的立法、管理和控制，已成为当前毒理学极为重要的任务。

人类早在几千年前就懂得了运用法律手段来维护公共卫生以及人类的健康与安全。如公元前 18 世纪，古巴比伦王国第六代国王汉谟拉比颁布了著名的《汉谟拉比法典》，其中就有关于水源、空气污染、食品清洁等方面的条文。自 20 世纪初以来，美国、法国、德国等一些国家开始了医疗卫生方面专门的立法，陆续制定和颁布了关于有毒化学品的管理法规。第二次世界大战后，随着社会经济的发展和科学技术的进步，卫生立法得到了世界各国的重视，许多国家和组织先后制定了有毒化学品的管理办法，管理毒理学进入实质发展阶段。管理毒理学将毒理学的知识技术、潜在化学毒物的测试及研究结果应用于毒物管理，以防治人类的中毒性健康危害及保护环境。它涉及毒理学科及管理部门制定立法、执法两个方面的内容。例如，美国食品与药物管理局（Food and Drug Administration，FDA）1979年联合颁布联邦食品、药物和化妆品法案，对各种化学物质安全性进行管理；国际经济与发展合作组织（Organization of Economic Cooperation and Development，OECD）于1982年颁布了化学物品管理办法，提出了一整套毒理学实验指南、良好实验室规范（Good Laboratory Practice，GLP）和化学物投放市场前申报毒性资料的最低限度，对新化学物实行统一的管理办法。

我国的现代食品毒理学研究和评价工作始于新中国成立之后。20世纪50～60年代食品毒理学在我国开始起步，在70～80年代得到了很大发展，80～90年代，在已开展了大量的食品安全性毒理学评价及其相关工作的基础上，由原卫生部食品卫生监督检验所和中国预防医学科学院营养与食品卫生研究所牵头，组织相关高等院校、防疫站等组成全国性的协作组，展开了食品安全性毒理学评价程序和方法标准的研制工作，1983年提出《食品安全性毒理学评价程序》（试行草案）；1985年原卫生部颁布了修改后的《食品安全性毒理学评价程序》（试行），并在全国执行。

该“程序”中“适用范围”基本上覆盖了与食品安全有关的物质，提出的安全性评价原则考虑了食品安全性评价中涉及的多种重要因素，使安全性评价具有科学性和可靠性。同时，由于安全性评价的多科学性和复杂性，“程序”中特规定在某些试验结果有争议时，由有关专家评议，以保证在现有科学技术水平下，结合实际，使评价更具有客观性。

随着国际上毒理学理论和技术的发展，以及食品卫生管理要求的提高，1985年“试行版”的程序明显不能满足当前需要，需汲取国际上的新理论和先进技术，以提高和完善该“程序”及方法。

在十余年的实验数据和经验积累的基础上，通过三次（1991—1992年）“全国食品安全性毒理学评价程序质控及修订研讨会”的方法质控、验证、总结，1994年8月10日，原卫生部正式发布并实施GB 15193.1～19—1994《食品安全性毒理学评价程序》。GB 15193系列标准的颁布和实施，在规范和促进我国食品安全性毒理学评价工作方面起到了积极作用。

该标准对食品毒理学评价的目的与原则、不同物质的试验选择要求、具体试验方法和结果判定、实验室操作规范等作出了规定，包括1个程序和18个试验方法。在GB 15193.1—1994《食品安全性毒理学评价程序》中，将毒性评价试验分为四个阶段，不同种类受试物的评价程序对毒性试验划分的阶段性有不同的要求。本标准是国内外较完整的食品安全性评价系统，在国际上是不多见的。

GB 15193系列标准有两大特色：一是实施中具有强制性；这与一般国外的安全性评价程序的原则性规定有很大不同——这是基于我国食品毒理学检测机构的技术力量比较薄弱，标准的强制性更有利于全国毒理学检测工作的统一化和标准化而决定的。二是评价试验分阶段性实施；这是结合了我国国情的国家卫生标准，通常先行安排试验周期短、费用低、预测价值高的试验。GB 15193系列标准的建立对国内的食品卫生监督和国际食品贸易都有重大意义，也是我国食品毒理学发展的里程碑。该标准1996年获得原卫生部医药卫生科技进步二等奖。

进入21世纪后，由中国疾病预防控制中心营养与食品安全研究所牵头，组织了对1994年版《食品安全性毒理学评价程序》的修订工作。2003年9月24日原卫生部和国家标准委员会联合发布，2004年5月1日起实施GB 15193. 1~21—2003《食品安全性毒理学评价程序》。GB 15193—2003与GB 15193—1994比较，主要有以下几点修改：

（1）在内容和文本格式等方面做了大量的修改和完善。

（2）增加了GB 15193. 20—2003《TK基因突变实验》和GB 15193. 21—2003《受试物处理方法》两个实验标准。

（3）在“毒理学评价实验的第二阶段试验”的“遗传毒性试验”项目中增加了“TK基因突变实验”；V79/HGPRT基因突变实验从备选实验改为与Ames实验并列的基因突变实验必选项目。

2003版标准提高了我国食品检验机构出具报告的科学性、权威性，有利于国际交流，为我国食品毒理评价工作进入规范化、标准化及和国际上有关程序和方法接轨提供了有效保障。

为了适应毒理学科的发展、国际交流的需要和《食品安全国家标准“十二五”规划》、《中华人民共和国食品安全法》的要求，原卫生部于2009年启动了对该系列标准的第二次修订工作，直至2014年和2015年系列标准陆续颁布。

经第二次修订后的GB 15193系列标准是与《中华人民共和国食品安全法》配套的强制性标准，兼顾科学性和合理性，既与国外食品毒理学评价程序接轨，又符合我国食品安全工作的实际需要。

2014/2015版GB 15193与2003版GB 15193比较，有较大的变化：

（1）取消“四阶段”的概念，根据需要选择需采用的实验。

（2）对2003版21个标准中的19个进行了不同程度的修订。

（3）废止GB 15193. 7—2003《小鼠精子畸形实验》标准，该实验方法存在检测终点影响因素较多、特异性较低等问题。

（4）GB 15193. 11《果蝇伴性隐性致死实验》仅在文本形式和文字编辑上进行了修改。

（5）修改了遗传毒性试验结合。

（6）拆分《30d/90d喂养实验》，将“30d喂养实验”改为《28d经口毒性试验》，并增加了检测指标。

（7）“急性经口毒性试验”中增加了“上下法”。

（8）新制定了6项食品安全国家标准，分别是GB 15193. 22—2014《28d经口毒性试验》、GB 15193. 23—2014《体外哺乳类细胞染色体畸变实验》、GB 15193. 24—2014《食品安全性毒理学评价中病理学检查技术要求》、GB 15193. 25—2014《生殖发育毒性试验》、GB 15193. 26—2015《慢性毒性试验》、GB 15193. 27—2015《致癌实验》。

我国政府历来重视食品安全性毒理学评价的工作，在近30多年中，已制定和修订完善了新资源食品、保健食品、食品添加剂、转基因食品的相关管理法规，出台了针对这些不同食品开展安全性毒理学评价的标准和技术规范，发展了食品安全性毒理学评价的新方法和新技术，使得我国整体食品安全性毒理学评价水平无论从检验设备、人员素质，还是检验的技术水平等均有显著的提高，并逐渐与国际接轨，在保障食品安全和确保食品食用安全性方面发挥了重要作用。

第二节　食品安全性毒理学评价的基本内容

GB 15193.1《食品安全性毒理学评价程序》是开展食品安全性毒理学评价的标准程序。在 GB 15193.1—2014《食品安全国家标准　食品安全性毒理学评价程序》中，根据《中华人民共和国食品安全法》和《新食品原料安全性审查管理办法》等标准修改了检验对象和受试物要求；修改了食品安全性毒理学评价试验的内容，取消了四个阶段的提法，明确了遗传毒性试验组合；修改了对不同受试物选择毒性试验的原则、毒理学试验的目的、各项毒理学试验结果的判定以及进行食品安全性评价时需要考虑的因素。

一、适用范围

该标准适用于评价食品生产、加工、保藏、运输和销售等过程中所涉及的可能对健康造成危害的化学、生物和物理因素的安全性。检验对象包括：

（1）食品及其原料、食品添加剂、新食品原料、辐照食品。

（2）食品相关产品，用于食品的包装材料、容器、洗涤剂、消毒剂和用于食品生产经营的工具、设备。

（3）食品污染物，如农药残留、兽药残留、生物毒素、重金属等。

二、对受试物的资料要求

应尽可能掌握受试物的基本资料，包括受试物的名称、批号、含量、保存条件、原料来源、生产工艺、性状、规格、人体推荐（可能）摄入量等有关资料。

对单一成分的物质，还应了解受检物质的组成成分和杂质，以及物理、化学性质如熔点、沸点、密度、水溶性或脂溶性、溶解度、乳化性或混悬性、储存稳定性、化学结构、纯度等，根据这些信息可以预测化学物质的毒性大小。

若受试物为配方产品，应是规格化产品或市售产品，其组成成分、比例及纯度应与实际应用的相同，以反映人体实际接触的情况。当需要确定该化学品的毒性来源于化学物质还是所含杂质时，通常采用纯品和应用品分别试验，再将结果进行比较。

若受试物是酶制剂，应该使用在加入其他复配成分以前的产品作为受试物。在进行毒理学安全性评价之前还应了解受试物的使用情况包括该物质的使用方式及人体接触途径、用途及使用范围、使用量。如果受试物曾被人群接触过，应收集人群流行病学资料，若有中毒事故的调查与记载可提供人体中毒和效应的资料。以此了解人类可能接触的途径和剂量，过度接触以及滥用或误用的可能性等，以便预测毒性和进行合理的试验设计。

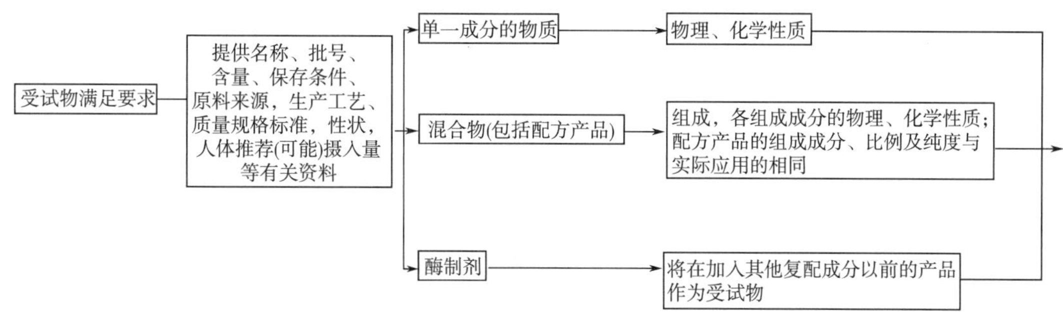

三、 食品安全性毒理学评价试验

（一） 急性经口毒性试验

1. 目的

了解受试物的毒性程度、性质和可能的靶器官，测定 LD_{50}，为进一步进行毒性试验的剂量和毒性判定指标的选择提供依据。

2. 方法

选用霍恩氏法、上下法、寇氏法、概率单位-对数图解法、急性联合毒性试验等方法测定 LD_{50}；或用限量法，即至少给予 10.0 g/kg 剂量或给予动物最大剂量（最大使用浓度和最大灌胃体积），一次或 24h 内多次经口灌胃给予受试物，在观察期内（一般观察 14d，必要时延长至 28d）记录动物的毒性体征、严重程度、持续时间、可逆情况及大体解剖所见。

3. 结果判定原则

根据 LD_{50} 查《急毒性剂量分级表》，判断受试物毒性分级。如 LD_{50} 小于人的推荐（可能）摄入量的 100 倍，则一般应放弃该受试物用于食品，不再继续进行其他毒理学试验（如图 10-1 所示）。

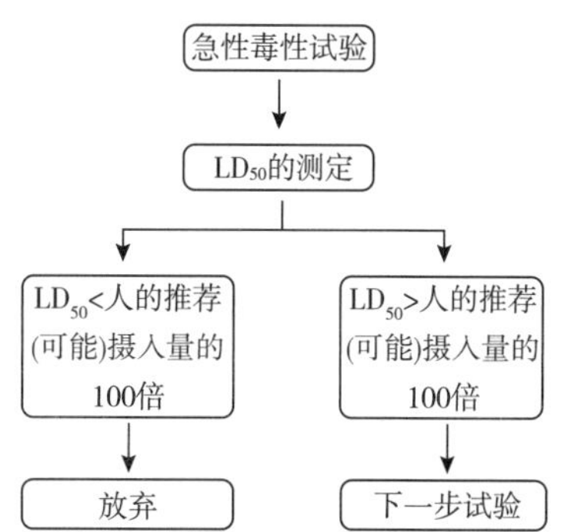

图 10-1　急性经口毒性试验结果判定原则示意图

（二） 遗传毒性试验

1. 目的

了解受试物的遗传毒性以及筛选受试物的潜在致癌作用和细胞致突变性。

2. 方法

一般应遵循原核细胞与真核细胞、体内试验与体外试验相结合的原则（如图 10-2 所示）。根据受试物的特点和试验目的，推荐下列遗传毒性试验组合：

（1）组合一：细菌回复突变试验；哺乳动物红细胞微核试验或哺乳动物骨髓细胞染色体畸变试验；小鼠精原细胞或精母细胞染色体畸变试验或啮齿类动物显性致死试验。

（2）组合二：细菌回复突变试验；哺乳动物红细胞微核试验或哺乳动物骨髓细胞染色体畸变试验；体外哺乳类细胞染色体畸变试验或体外哺乳类细胞 TK 基因突变试验。

其他备选遗传毒性试验：果蝇伴性隐性致死试验、体外哺乳类细胞 DNA 损伤修复

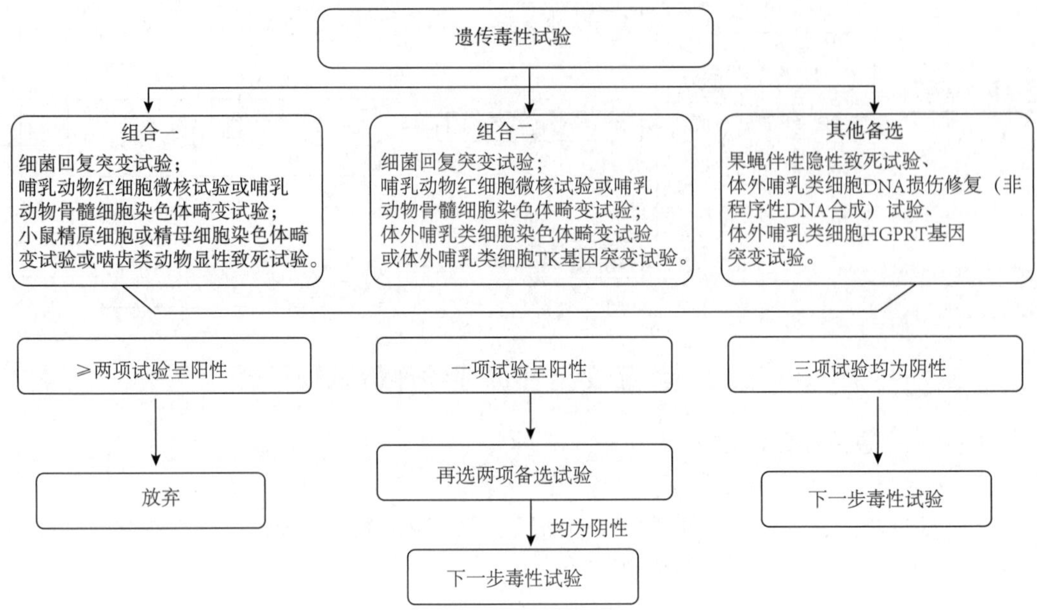

图 10-2　遗传毒性试验结果判定原则示意图

（非程序性 DNA 合成）试验、体外哺乳类细胞 HGPRT 基因突变试验。

3. 结果判定原则

（1）组合中两项或以上试验阳性，则表示该受试物很可能具有遗传毒性和致癌作用，一般应放弃该受试物应用于食品。

（2）组合中一项试验阳性，则再选两项备选试验（至少一项为体内试验）。如再选的试验均为阴性，则可继续进行下一步的毒性试验；如其中有一项试验阳性，则应放弃该受试物应用于食品。

（3）如三项实验均为阴性，则可继续进行下一步的毒性试验。

（三） 28d 经口毒性试验

1. 目的

在急性毒性试验的基础上，进一步了解受试物在短时间内重复给样引起的毒作用性质、剂量-反应关系和可能的靶器官，得到 28d 经口未观察到有害作用剂量（NOAEL），初步评价受试物的安全性，并为下一步较长期毒性和慢性毒性试验剂量、观察指标、毒性终点的选择提供依据。

2. 方法

选择已有资料证明对受试物敏感的物种和品系，一般啮齿类动物首选大鼠，非啮齿类动物首选犬。试验至少设 3 个受试物剂量组，1 个阴性（溶媒）对照组，必要时增设未处理对照组。

试验剂量设计参考急性毒性 LD_{50} 剂量和人体实际摄入量进行，原则上高剂量应使部分动物出现比较明显的毒性反应，但不引起死亡；低剂量不宜出现任何观察到毒效应（相当于 NOAEL），且高于人的实际接触水平；中剂量介于两者之间，可出现轻度的毒性效应，以得出最小观察到有害作用剂量（LOAEL）。一般递减剂量的组间距以2~4倍为宜。能求出LD_{50}的受试物，以LD_{50}的10%~25%作为28d经口毒性试验的最高剂量组，此LD_{50}百分比的选择主要参考LD_{50}剂量-反应曲线的斜率，然后下设几个剂量组，最低剂量组至少是人体预期摄入量的3倍。求不出LD_{50}的受试物，试验剂量应尽可能涵盖人体预期摄入量100倍的剂量；对于人体批摄入量较大的受试物，高剂量组亦可以按最大给予量设计。

根据受试物的特性和试验目的，选择受试物掺入饲料、饮水或灌胃方式，连续给予28d。记录给样期间动物的临床体征、体重、摄食及饮水消耗量，进行眼部检查、血液学检查、血生化检查、尿液检查、体温和心电图检查（犬）、病理检查。

3. 结果判定原则

对只需进行急性毒性、遗传毒性和28d经口毒性试验的受试物。若试验未发现有明显的毒性作用，综合其他各项试验结果可作出初步评价；若试验中发现有明显饿毒性作用，尤其剂量-反应关系时，则应考虑进一步的毒性试验。

（四） 90d经口毒性试验

1. 目的

观察受试物以不同剂量水平经较长期喂养（90d）后对动物的毒性作用性质和靶器官，得到90d经口最小观察到有害作用剂量（LOAEL）和未观察到有害作用剂量（NOAEL），初步确定受试物的经口安全性，并为慢性毒性试验剂量选择以及获得“暂定的人体健康指导值”提供科学依据。

2. 方法

选择已有资料证明对受试物敏感的物种和品系，一般啮齿类动物首选大鼠，非啮齿类动物首选犬。试验至少设3个受试物剂量组，1个阴性（溶媒）对照组，必要时增设未处理对照组；若计划试验中期观察血液生化指标、尸检或试验结束后做恢复期观察，对照和高剂量需增设卫星组。

试验剂量设计参考急性毒性LD_{50}剂量、28d经口毒性试验和人体实际摄入量进行，原则上高剂量应使部分动物出现比较明显的毒性反应，但不引起死亡；低剂量不宜出现任何观察到毒效应（相当于NOAEL），且高于人的实际接触水平；中剂量介于两者之间，可出现轻度的毒性效应，以得出LOAEL。一般递减剂量的组间距以2~4倍为宜。能求出LD_{50}的受试物，以28d经口毒性试验的NOAEL或LOAEL作为90d经口毒性试验的最高剂量：或以LD_{50}的5%~15%作为最高剂量组，此LD_{50}百分比的选择主要参考LD_{50}剂量-反应曲线的斜率，然后下设几个剂量组，最低剂量组至少是人体预期摄入量的3倍。求不出LD_{50}的受试物，试验剂量应尽可能涵盖人体预期摄入量100倍的剂量：对于人体拟摄入量较大的受试物，高剂量组也可以按最大给予量设计。

根据受试物的特性和试验目的，选择受试物掺入饲料、饮水或灌胃方式，连续给予90d。记录给样期间动物的临床体征、体重、摄食及饮水消耗量，在试验前和试验结束进行眼部检查在试验中期、试验结束和恢复观察期结束均进行血液学检查、血生化检查、尿液检查、病理检查。

3. 结果判定原则（图10-3）

（1）未观察到有害作用剂量（NOAEL）≤人的可能摄入量的100倍者表示毒性较强，

应放弃该受试物用于食品。

（2）未观察到有害作用剂量（NOAEL）>100 且<300 倍者，应进行慢性毒性试验。

（3）未观察到有害作用毒性（NOAEL）≥300 倍者则不必进行慢性毒性试验，可进行安全性评价。

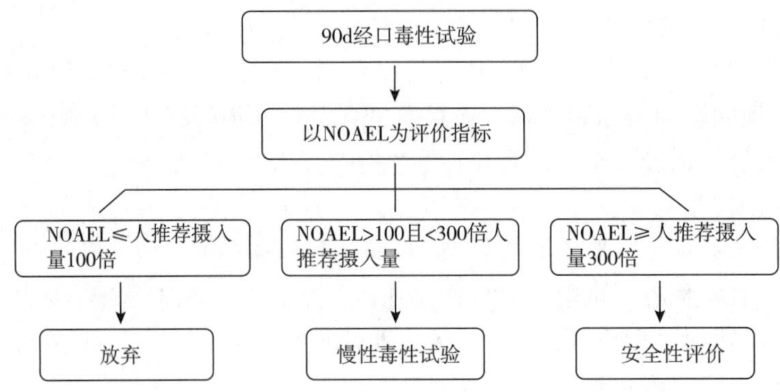

图 10-3　90d 经口毒性试验结果判定原则示意图

（五）致畸试验

1. 目的

了解受试物是否具有致畸作用和发育毒性，并可得到致畸作用和发育毒性的未观察到有害作用剂量。

2. 方法

实验动物的选择，啮齿类首选大鼠，非啮齿类首选家兔。试验至少设 3 个剂量组，同时设阴性对照组，阴性对照组除不给受试物外，其余处理均同剂量组。试验剂量设计应参考急性毒性 LD_{50}剂量、28d 经口毒性试验、90d 经口毒性试验和人体实际摄入量进行，原则上高剂量组应使部分动物出现某些发育毒性和（或）母体毒性，如体重轻度减轻等，但不致引起严重疾病，如母体动物有死亡发生，应不超过母体动物数量的 10%；低剂量不应出现任何观察到的母体毒性或发育毒性作用。建议递减剂量的组间距以 2~4 倍比较合适。能求出 LD_{50}的受试物，根据 LD_{50}值和剂量-反应曲线的斜率设计高剂量，然后下设几个剂量组；求不出 LD_{50}的受试物，如果 28d 或 90d 经口毒性试验得到最大未观察到有害作用剂量，则以该 NOAEL 值作为高剂量；如果 28d 或 90d 经口毒性试验得到最小观察到有害作用剂量，则以该 LOAEL 值作为高剂量，以下设两个剂量组。

性成熟雄性和雌性动物通常按 1∶1 或 1∶2 比例合笼交配。雌性、雄性动物同笼后，对雌鼠检查阴栓或进行阴道涂片检查是否有精子，查出阴栓或精子，认为该动物已交配，当日作为“受孕”零天。每个剂量组的怀孕动物数，大鼠不少于 16 只，家兔不少于 12 只。

受试物通常经口灌胃给予，若选用其他途径应说明理由。通常，在器官形成期给予受试物（大鼠孕期的第 6~15d，兔孕期的第 6~18d）。每日观察母体临床体征，记录体重变化。

于分娩前 1d（一般大鼠为孕第 20d，家兔为孕第 28d）处死母体，剖腹检查亲代受孕情况和胎体发育，并进行母体的大体解剖和肉眼观察，如肉眼发现异常改变的脏器，则需进行组织病理学检查。对胎仔进行外观检查、骨骼标本检查和内脏检查。

3. 结果判定原则

根据观察到的效应和产生效应的剂量水平评价是否具有致畸性，及畸形的类型。若致畸试验结果阳性则不再继续进行生殖毒性试验和生殖发育毒性试验。在致畸试验中观察到的其他发育毒性，应结合 28d 和（或）90d 经口毒性试验结果进行评价。

（六） 生殖毒性试验和生殖发育毒性试验

1. 目的

了解受试物对实验动物繁殖及对子代的发育毒性，如性腺功能、发情周期、交配行为、妊娠、分娩、哺乳和断乳以及子代的生长发育等。得到受试物的未观察到有害作用剂量（NOAEL），为初步制定人群安全接触限量标准提供科学依据。

2. 方法

（1）生殖毒性试验　观察代数随受检目的而异，可做一代、二代和三代或多代观察。试验期间，所有动物应采用相同的方式给予受试物，首选掺入饲料，也可选择灌胃给予受试物。试验至少设 3 个剂量组，同时设阴性对照组。在受试物理化和生物特性允许的条件下，最高剂量应使 F_0代动物出现明显的毒性反应，但不引起动物死亡；中间剂量可引起轻微的毒性反应；低剂量应不引起亲代及其子代动物的任何毒性反应（可按最大未观察到有害作用剂量的 1/30，或人体推荐摄入量的 10 倍）。

受试物应在交配前连续给予两种性别的各代大鼠至少 10 周，并继续给予受试物至试验结束，其中子代的雌鼠和雄鼠在断乳后每日给予。观察和记录实验动物的摄食量、体重变化，全面的临床检查。在分娩后（哺乳 0d）应尽快检查记录每窝仔鼠的数量、性别、死亡数、活产数及肉眼可见异常。记录 F_1 代生殖器官的发育。试验结束，各代雄鼠为应对附睾的精子进行检查；所有 F_0、F_1 代动物大体解剖，脏器称重和组织病理学检查。计算指标有：受孕率、妊娠率、出生活仔率、出生存活率、哺乳存活率、性别比等。

（2）生殖发育毒性试验　该试验包括三代（F_0、F_1、F_2代）。试验至少设 3 个剂量组，同时设阴性对照组。在受试物理化和生物特性允许的条件下，最高剂量应使 F_0 代动物出现明显的毒性反应，但不引起动物死亡；中间剂量可引起轻微的毒性反应；低剂量应不引起亲代及其子代动物的任何毒性反应。如果受试物的毒性较低，1000 mg/kg 体重的剂量仍未观察到对生殖发育过程有任何毒副作用，则可以采用限量试验，即试验不再考虑增设受试物其他剂量。

F_0和 F_1代给予受试物，观察生殖毒性。受试物应在交配前连续给予两种性别的 F_0代大鼠至少 10 周，交配期、妊娠期直至 F_1代断乳整个期间，F_0代雌鼠每天给予受试物。F_1代自断乳后，给予受试物，并一直延续到 F_2代断乳。

对 F_2代进行生理发育、神经行为指标检测，观察功能发育毒性。试验结束，对所有动物进行大体解剖和相应的组织病理学检查及 F_2代的神经发育毒性病理学检查。

3. 结果判定原则（图 10-4）

（1）未规察到有害作用剂量（NOAEL）≤人的推荐（可能）摄入量的 100 倍者表示毒性较强，应放弃该试验物用于食品。

（2）未观察到有害作用剂量（NOAEL）>100 倍且<300 倍者，应进行慢性毒性试验。

（3）未观察到有害作用剂量（NOAEL）≥300 倍者则不必进行慢性毒性试验，可进行安全性评价。

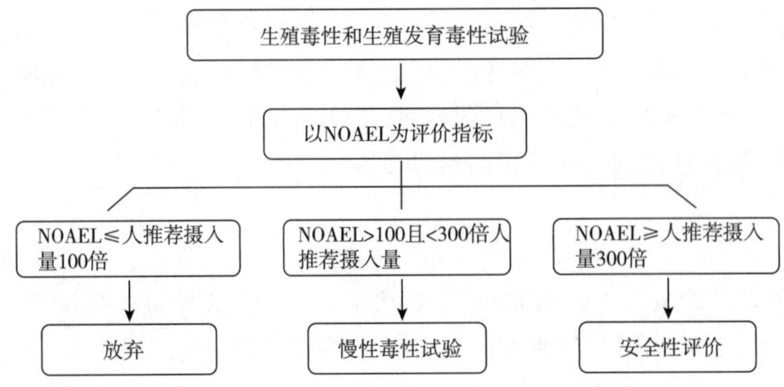

图 10-4 生殖毒性试验和生殖发育毒性试验结果判定原则示意图

（七） 慢性毒性和致癌试验

1. 目的

了解经长期接触受试物后出现的毒性作用以及致癌作用；确定未观察到的有害作用剂量，为受试物能否应用于食品的最终评价和制定健康指导值提供有价值的信息。

2. 方法

包括慢性毒性试验、致癌试验、慢性毒性和致癌合并试验。

实验动物的选择：慢性毒性试验首选大鼠或犬，致癌试验可选用大鼠或小鼠，合并试验首选大鼠。

试验至少设 3 个受试物剂量组，1 个阴性（溶媒）对照组，对照组除不给予受试物外，其余处理均同受试物组。高剂量应根据 90d 经口毒性试验确定，原则上高剂量应使部分动物出现比较明显的毒性反应，但不引起过高死亡率；低剂量不宜出现任何观察到毒效应（相当于 NOAEL）；中剂量介于两者之间，可出现轻度的毒性效应，以得出剂量-效应关系、NOAEL、LOAEL。一般递减剂量的组间距以 2~4 倍为宜，不超过 10 倍。

根据受试物的特性和试验目的，选择受试物掺入饲料、饮水或灌胃方式，连续给予。慢性毒性试验期限至少 12 个月；致癌试验期限大鼠 24 个月、小鼠 18 个月；合并试验期限为 24 个月。

记录给样期间动物的临床体征、体重、摄食及饮水消耗量，在试验前和试验结束进行眼部检查，在试验中定期（第 3 个月、第 6 个月、第 12 个月、第 18 个月）和试验结束均进行血液学检查、血生化检查、尿液检查、病理检查。试验期间每组动物非试验因素死亡率应小于 10%，濒死动物应尽可能进行血液生化指标检测、大体解剖以及病理组织学检测，每组生物标本损失率应小于 10%。

3. 结果判定原则（图 10-5）

慢性毒性试验所得的最大无作用剂量进行评价的原则是：①未观察到有害作用剂量小于或等于人的推荐（可能）摄入量的 50 倍者，表示毒性较强，应放弃该受试物用于食品；②未观察到有害作用剂量大于 50 倍而小于 100 倍者，经安全性评价后，决定该受试物可否用于食品；③未观察到有害作用剂量大于或等于 100 倍者，则可考虑允许使用于食品。

根据致癌试验所得的肿瘤发生率、潜伏期和多发性等进行致癌试验结果判定的原则是（凡符合下列情况之一，可认为致癌试验结果阳性。若存在剂量-效应关系，则判断阳性结果

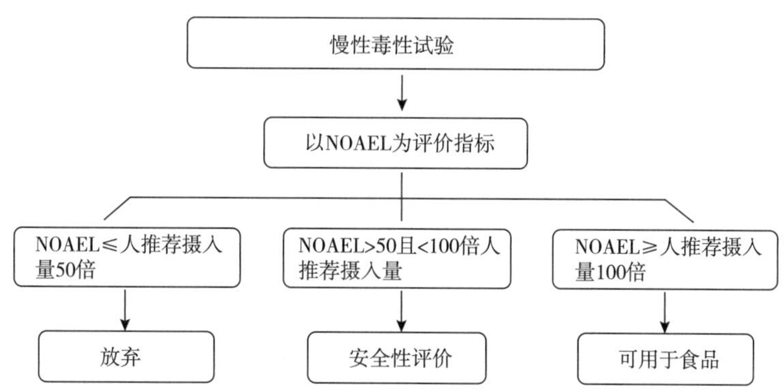

图 10-5　慢性毒性试验结果判定原则示意图

更可靠)：①肿瘤只发生试验组动物，对照组中无肿瘤发生；②试验组与对照组动物均发生肿瘤，但试验组发生率高；③试验组动物中多发性肿瘤明显，对照组中无多发性肿瘤，或只是少数动物有多发性肿瘤；④试验组与对照组动物肿瘤发生率虽无明显差异，但试验组中发生时间较早。

（八）　毒物动力学试验

1. 目的

了解受试物在体内的吸收、分布和排泄速度等相关信息；为选择慢性毒性试验的合适实验动物种、系提供依据；了解代谢产物的形成情况。

2. 方法

试验中至少需要选用两个剂量水平，每个剂量水平应使其受试物或受试物的代谢产物足以在排泄物中测出。剂量设置时应充分考虑现有的毒理学资料所提供的信息。如果缺乏相应的毒理学资料，则高剂量水平应低于 LD_{50}或低于急性毒性剂量范围的较低值。低剂量水平应该是高剂量水平的一部分。

一般采用灌胃的途径，还可以采用吞服胶囊、掺入饲料、静脉注射的方式，可单次或重复多次给予受试物。检测指标有：测定血中受试物浓度-时间数据，求得受试物的主要毒物动力学参数；进行吸收试验，方式有胃肠道吸收、静脉吸收等；组织分布试验；代谢试验，有条件时可进一步进行代谢产物的分离和鉴定；排泄试验，收集尿、粪、呼出气等排泄生物样本。

最关键的步骤是生物样本分析方法的建立和确证。由于生物样本一般来自全血、血清、血浆、尿液、器官或组织等，具有取样量少、受试物浓度低、干扰物质多以及个体差异大等特点，因此必须根据受试物的结构、生物介质和预期的浓度范围，建立灵敏、特异、精确、可靠的生物样本定量分析方法，并对方法加以验证。常用的生物样本分析方法有：色谱法、免疫学方法（放射免疫分析法、酶免疫分析法、荧光免疫分析法等）、微生物学方法、同位素示踪法等。

3. 结果解释

根据试验结果，对受试物进入机体的途径、吸收速率和程度，受试物及其代谢产物在脏器、组织和体液中的分布特征，生物转化的速率和程度，主要代谢产物的生物转化通路，排泄的途径、速率和能力，受试物及其代谢产物在体内蓄积的可能性、程度和持续时间做出评价。结合相关学科的知识对各种毒物动力学参数进行毒理学意义的评价。

第三节　食品安全性毒理学评价程序和方法

在食品安全性毒理学评价中，根据受试物的不同，可以选取急性经口毒性试验、遗传毒性试验、28d 经口毒性试验、90d 经口毒性试验、致畸试验、生殖毒性试验和生殖发育毒性试验、毒物动力学试验、慢性毒性试验、致癌实验、慢性毒性和致癌合并试验等单一试验或合并试验评价模型。对不同受试物选择毒性试验时应遵循以下原则（图 10-6）。

（1）凡属我国首创的物质，特别是化学结构提示有潜在慢性毒性、遗传毒性或致癌性或该受试物产量大、使用范围广、人体摄入量大，应进行系统的毒性试验，包括急性经口毒性试验、遗传毒性试验、90d 经口毒性试验、致畸试验、生殖发育毒性试验、毒物动力学试验、慢性毒性试验和致癌试验（或慢性毒性和致癌合并试验）。

（2）凡属与已知物质（指经过安全性评价并允许使用者）的化学结构基本相同的衍生物或类似物，或在部分国家和地区有安全食用历史的物质，则可先进行急性经口毒性试验、遗传毒性试验、90d 经口毒性试验和致畸试验，根据试验结果判定是否需进行毒物动力学试验、生殖毒性试验、慢性毒性试验和致癌试验等。

（3）凡属已知的或在多个国家有食用历史的物质，同时申请单位又有资料证明申报受试物的质量规格与国外产品一致，则可先进行急性经口毒性试验、遗传毒性试验和 28d 经口毒性试验，根据试验结果判断是否进行进一步的毒性试验。

（4）食品添加剂、新食品原料、食品相关产品、农药残留和兽药残留的安全性毒理学评价试验的选择。

（一）　食品添加剂

1. 香料

（1）凡属世界卫生组织（WHO）已建议批准他用或已制定日容许摄入量者，以及香料生产者协会（FEMA）、欧洲理事会（COE）和国际香料工业组织（IOFI）两个国际组织中的两个或两个以上允许使用的，一般不需要进行试验。

（2）凡属资料不全或只有一个国际组织批准的先进行急性毒性试验和遗传毒性试验组合中的一项，经初步评价后。再决定是否需进行进一步试验。

（3）凡属尚无资料可查、国际组织未允许使用的，先进行急性毒性试验、遗传毒性试验和 28d 经口毒性试验，经初步评价后，决定是否需进行进一步试验。

（4）凡属用动、植物可食部分提取的单一高纯度天然香料，如其化学结构及有关资料并未提示具有不安全性的，一般不要求进行毒性试验。

2. 酶制剂

（1）由具有长期安全食用历史的传统动物和植物可食部分生产的酶制剂，世界卫生组织已公布日容许摄入量或不需规定日容许摄入量者或多个国家批准使用的，在提供相关证明材料的基础上，一般不要求进行毒理学试验。

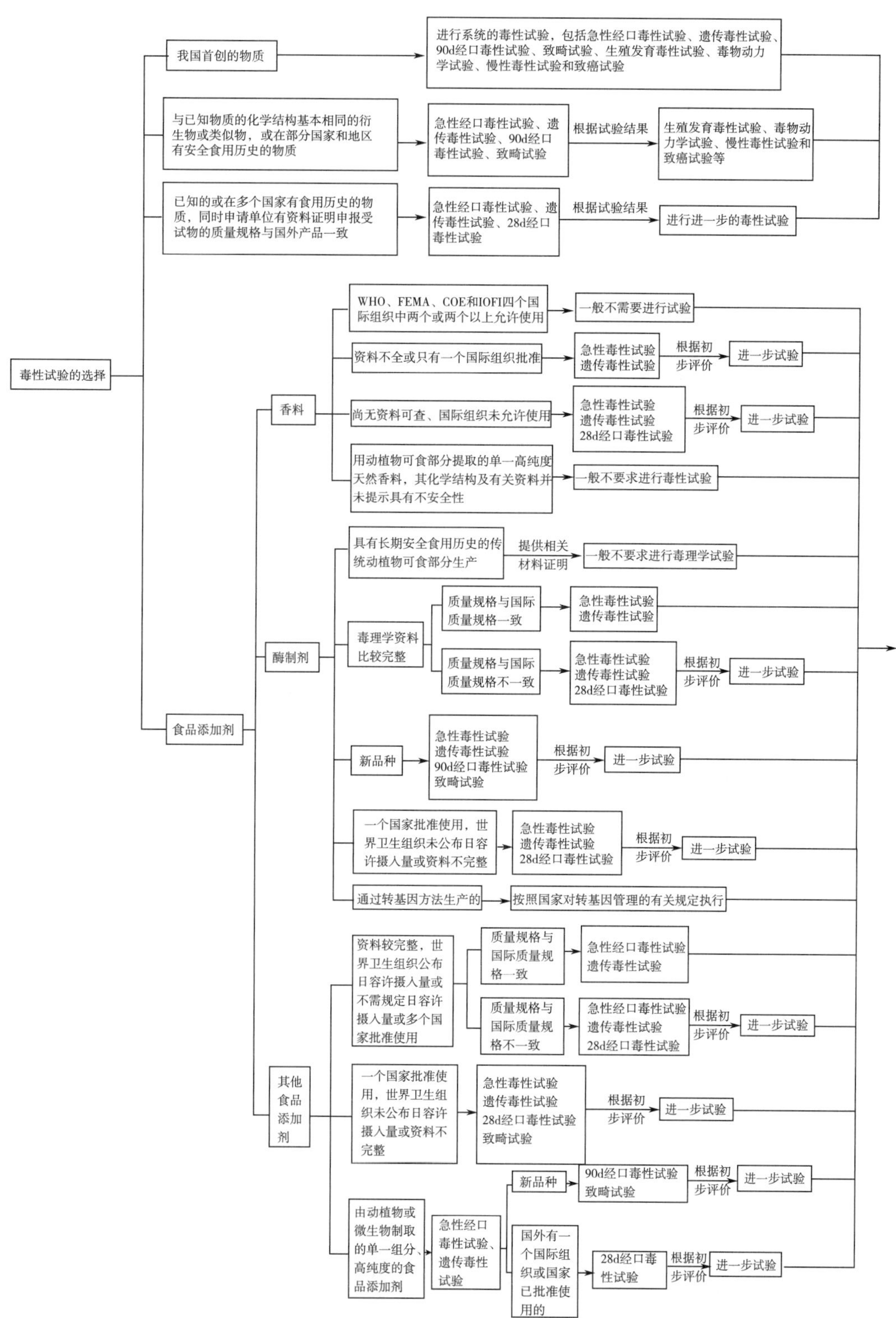

图 10-6　食品安全性毒理学评价程序流程图

（2）对于其他来源的酶制剂，凡属毒理学资料比较完整，世界卫生组织已公布日容许摄入量或不需规定日容许摄入量者或多个国家批准使用，如果质量规格与国际质量规格标准一致，则要求进行急性经口毒性试验和遗传毒性试验。如果质量规格标准不一致，则需增加28d经口毒性试验，根据试验结果考虑是否进行其他相关毒理学试验。

（3）对其他来源的酶制剂，凡属新品种的，需要先进行急性经口毒性试验、遗传毒性试验、90d经口毒性试验和致畸试验，经初步评价后，决定是否需进行进一步试验。凡属一个国家批准使用，世界卫生组织未公布日容许摄入量或资料不完整的，进行急性经口毒性试验、遗传毒性试验和28d经口毒性试验，根据试验结果判定是否需要进一步的试验。

（4）通过转基因方法生产的酶制剂按照国家对转基因管理的有关规定执行。

3. 其他食品添加剂

（1）凡属毒理学资料比较完整，世界卫生组织已公布日容许摄入量或不需规定日容许摄入量者或多个国家批准使用，如果质量规格与国际质量规格标准一致，则要求进行急性经口毒性试验和遗传毒性试验。如果质量规格标准不一致，则需增加28d经口毒性试验，根据试验结果考虑是否进行其他相关毒理学试验。

（2）凡属一个国家批准使用，世界卫生组织未公布日容许摄入量或资料不完整的，则可先进行急性经口毒性试验、遗传毒性试验、28d经口毒性试验和致畸试验，根据试验结果判定是否需要进一步的试验。

（3）对于由动、植物或微生物制取的单一组分、高纯度的食品添加剂，凡属新品种的，需要先进行急性经口毒性试验、遗传毒性试验、90d经口毒性试验和致畸试验，经初步评价后，决定是否需进行进一步试验。凡属国外有一个国际组织或国家已批准使用的，则进行急性经口毒性试验、遗传毒性试验和28d经口毒性试验，经初步评价后，决定是否需进行进一步试验。

（二）新食品原料

按照《新食品原料申报与受理规定》（国卫食品发［2013］23号）进行评价。

（三）食品相关产品

按照《食品相关产品新品种申报与受理规定》（卫监督发［2011］49号）进行评价。

（四）农药残留

按照GB 15670—2017《农药登记毒理学试验方法》进行评价。

（五）兽药残留

按照《兽药临床前毒理学评价试验指导原则》（中华人民共和国农业部公告第1247号）进行评价。

第四节　食品安全性毒理学评价需考虑的问题

为了保证食品安全性毒理评价实验结果的准确性和可靠性，在进行食品安全性毒理评价的过程中，除要严格按照GB 15193.2—2014《食品安全国家标准　食品毒理学实验室操作规范》的试验要求保证实验设计的科学性、试验方法的标准化、选择合理的毒理学试验方法、评价结论的高度综合性外，还需要考虑下列因素和问题。

1. 试验指标的统计学意义、生物学意义和毒理学意义

对试验中某些指标的异常改变，应根据试验组与对照组指标是否具有统计学差异、其有无剂量反应关系、同类指标横向的比较、两种性别的一致性及与本实验室的历史性对照值范围等，综合考虑指标差异有无生物学意义，并进一步判断是否具有毒理学意义。此外，如在受试物组发现某种在对照组没有发生的肿瘤，即使与对照组比较无统计学意义，仍要给予密切关注。

2. 人的推荐（可能）摄入量较大的受试物

应考虑给予受试物量过大时，可能影响营养素摄入量及其生物利用率，从而导致某些毒理学表现，而非受试物的毒性作用所致。

3. 时间-毒性效应关系

对由受试物引起试验动物的毒性效应进行分析评价时，要考虑在同一剂量水平下毒性效应随时间的变化情况。

4. 特殊人群和易感人群

对孕妇、乳母或儿童食用的食品应特别注意其胚胎毒性或生殖发育毒性、神经毒性和免疫毒性等。

5. 人群资料

由于存在着动物与人之间的物种差异，在评价食品的安全性时，应尽可能收集人群接触受试物后的反应资料，如职业性接触和意外事故接触等。在确保安全的条件下，可以考虑遵照有关规定进行人体试食试验，并且志愿受试者的毒物动力学或代谢资料对于将动物试验结果推论到人具有很重要的意义。

6. 动物毒性试验和体外试验资料

本标准所列的各项动物毒性试验和体外试验系统是目前管理（法规）毒理学评价水平下所得到的最重要的资料，也是进行安全性评价的主要依据，在试验得到阳性结果，而且结果的判定涉及到受试物能否应用于食品时，需要考虑结果的重复性和剂量-效应关系。

7. 不确定系数

不确定系数即安全系数。将动物毒性试验结果外推到人时，鉴于动物与人的物种差异以及个体之间的生物学差异，不确定系数通常为100，但可根据受试物的原料来源、理化性质、毒性大小、代谢特点、蓄积性、接触的人群范围、食品中的使用量和人的可能摄入量、使用范围及功能等因素来综合考虑其安全系数的大小。

8. 毒物动力学试验的资料

毒物动力学试验是对化学物质进行毒理学评价的一个重要方面，因为不同化学物质、剂量大小，在毒物动力学或代谢方面的差别往往对毒性作用影响很大。在毒性试验中，原则上应尽量使用与人具有相同毒物动力学或代谢模式的动物种系来进行试验。研究受试物在实验动物和人体内吸收、分布、排泄和生物转化方面的差别，对于将动物试验结果外推到人和降低不确定性具有重要意义。

9. 综合评价

在进行综合评价时，应全面考虑受试物的理化性质、结构、毒性大小、代谢特点、蓄积

性、接触的人群范围、食品中的使用量与使用范围、人的推荐（可能）摄入量等因素，对于已在食品中应用了相当长时间的物质，对接触人群进行流行病学调查具有重大意义，但往往难以获得剂量-效应关系方面的可靠资料；对于新的受试物质，则只能依靠动物试验和其他试验研究资料。然而，即使有了完整和详尽的动物试验资料和一部分人类接触的流行病学研究资料，由于人类的种族和个体差异，也很难做出能保证每个人都安全的评价。所谓绝对的食品安全实际上是不存在的。在受试物可能对人体健康造成的危害以及其可能的有益作用之间进行权衡，以食用安全为前提，安全性评价的依据不仅与安全性毒理学试验的结果相关，也与当时的科学水平、技术条件以及社会经济、文化因素密切有关。因此随着时间的推移，社会经济的发展、科学技术的进步，有必要对已通过评价的受试物进行重新审视和评价。

第五节　国外食品安全性毒理学评价原则

一、 国外食品毒理学安全性评价概述

国际组织和某些发达国家（如美国）都出版了自己的食品毒理学安全评价原则和实验指南，其内容大同小异。有代表性的机构主要包括以下几个：

（一） JECFA（ Joint FAO/WHO Expert Committee on Food Additives， FAO/WHO 食品添加剂联合专家委员会 ）

该机构主要关注食品添加剂的毒理学安全性评价，主要相关性文件是 EHC70（环境健康标准 70），即《食品中添加剂和污染物的毒理学安全性评价原则》。

（二） JMPR（ Joint FAO/WHO Meeting on Pesticide Residues， FAO/WHO 农药残留联合会议 ）

该机构提出了对食品中农药残留进行毒理学安全性评价的原则，主要相关性文件是 EHC104（环境健康标准 104），即《食品中农药残留的毒理学安全性评价原则》。

（三） OECD（ Organization for Economic Cooperation and Development， 经济合作与发展组织 ）

该机构的《化学品测试准则》中包括 44 项与健康影响相关的试验指南，其中 34 项可用于食品安全性评价。

（四） 美国 FDA（ U. S. Food and Drug Administration， 美国食品药品监督管理局 ）

1982 年，该机构出版了《直接用食品添加剂和食用色素毒理学安全性评价原则》（红皮书 I），介绍了进行标准毒性试验的一般原则。1993 年发表了第 1 次修订版（红皮书 Ⅱ），除了对一些方法进行修订外，还补充了一些试验内容。2000 年发表了第 2 次修订版《食物成分毒理学安全性评价原则》（红皮书 2000），与红皮书 Ⅱ 的区别在于其具体内容不再局限于食品添加剂。

（五） 美国 EPA （ U. S. Environmental Protection Agency， 美国环保署 ）

该机构的 EPA870 序列指南与 OECD 的指南大同小异，有些方法可相互引用。共有 49 项

毒理学试验方法，其中38项可用于食品安全性评价。

二、 国外食品毒理学安全性评价原则

如前所述，由于各机构的食品毒理学安全性原则基本类似，因此本节以JECFA和美国FDA的原则为例简单介绍如下。

（一） JECFA对食品添加剂的毒理学安全性评价原则

1. 一般评价原则

①不采用固定的模式来检验和评价食品添加剂：JECFA从一开始就意识到，没有任何一套试验方法可充分且不重复地用于对各种结构和功能各异的食品添加剂进行检验。因此，不应该建立套标准化和强制性的统一试验程序。

②随着毒理学及相关学科的发展，对相关的毒理学评价方法和程序进行相应的更新，重新考虑相关传统概念，如每日允许摄入量（ADI）的制定、安全系数的应用及安全系数与毒性表现的关系等。

③分两个阶段对食品添加剂安全性进行评价；第1阶段：收集资料；第2阶段：对资料进行评价。

④确定检测试验时要考虑以下因素：食品添加剂可能的毒性、暴露水平、食品中的天然存在情况、作为机体正常成分存在的情况、在传统食品中的使用情况及对人体的作用等。

⑤受试物必须有详细而清晰的化学组成，要符合JECFA的规格描述。

2. 特殊物质的评价原则

①食品污染物：包括重金属、霉菌毒素、加工助剂、兽药残留等，这些物质的摄入量少且有各自的特征和评价要求，因此应该对它们分类进行评价，而不是作为个整体。

②食用香料：由于其种类繁多，使用量低且有自限性，因此不可能在短时间内对每种食用香料进行类似的广泛的安全性评价，所以要确定评价重点和试验范围，考虑的因素包括：物质的性质及来源、人群摄入量、结构功能关系、药代动力学、以往的使用情况、各国的管理情况、短期致突变性和致癌性方面的信息等。

③大量食用的物质：如木糖醇、改性淀粉、新资源食品等。对这些物质进行评价时要考虑以下因素：化学组成、质量规格及杂质的安全性要求；对营养素含量及生物利用率的影响；受试物最高剂量要不影响口感和营养状况；选择能检测各种可能毒性作用的指标；可采用较少的安全系数等。

3. 评价要点及考虑因素

①毒性试验的研究终点：功能性表现，非肿瘤损伤的形态学改变，肿瘤的形成，生殖和发育毒性，体外试验。

②代谢及药代动力学研究在安全性评价中的应用：确定相关动物品系。确定代谢机制，转化为正常机体成分的代谢，肠道微生物的作用。

③年龄、营养状况及健康状况对研究设计和结果分析的影响：不同年龄的动物和人对不同受试物的不同反应，宫内暴露，老年并发症，动物的营养状况及健康状况。

④人体试验在安全性评价中的应用：流行病学调查和食物不耐受。

⑤制定ADI值：确定未观察到有害作用剂量，采用安全系数，考虑毒性作用和生理作

用，考虑其他特殊情况。

（二） 美国 FDA 的食品安全性评价原则

与 JECFA 的原则一样，FDA 的原则和指南也是推荐性的，而并非强制性的。其基本评价原则也与 JECFA 类似，不同的是，FDA 特别提到了对受试物的关注水平和特殊毒性作为检测终点。

（1）对受试物的关注水平　关注水平是用来评价种物质对人体健康危害程度的相当指标，关注水平越高，其潜在毒性就越大。

（2）受试物的关注水平的确定　一般根据受试物的分子结构或人体暴露量来确定。

①受试物的分子结构：根据分子结构将受试物划分到不同的目录中，目录 C 表示潜在毒性强，关注水平高；目录 B 表示中等毒性，关注水平一般，目录 A 表示低毒，关注水平低。

②人体暴露量估计：暴露量越大，关注水平越高。

（3）根据不同的关注水平选择毒理学试验

①关注水平Ⅰ：列入此关注水平的受试物要进行如下试验，短期遗传毒性试验和啮齿类动物短期毒性试验，并在啮齿类动物短期毒性试验中增加神经毒性和免疫毒性指标。

②关注水平Ⅱ：列入此关注水平的受试物要进行如下试验：短期遗传毒性试验、代和药物动力学试验、啮齿类动物亚慢性毒性试验、两代繁殖试验（含致畸阶段），并在亚慢性毒性试验和繁殖试验中增加神经毒性和免疫毒性指标。

③关注水平用Ⅲ：列入此关注水平的受试物要进行如下试验：短期遗传毒性试验、代和药物动力学试验、啮齿类动物亚慢性毒性试验、两代繁殖试验（含致畸阶段）、非啮齿动物一年期毒性试验、大鼠致癌试验、大鼠慢性毒性试验，并在亚慢性毒性试验和繁殖验中增加神经毒性和免疫毒性指标。

（4）特殊毒性　FDA 提出，在评价食品添加剂和色素的安全性时，代谢和药代动力神经毒性及免疫毒性都是重要的毒性检测终点。

①代谢和药代动力学：受试物的吸收、分布、排泄等资料能提示毒性的机制，因此，毒性试验的设计和评估很重要。属于关注水平Ⅱ和Ⅲ的食品添加剂和色素均要求提供上述资料，包括吸收程度、代谢途径和代谢率、在组织中的分布及排泄和代谢产物的形式。

②神经毒性：对受试物神经毒性的评价应遵循分级试验的原则，通过对神经系统的影响来确认受试物的神经毒性，并确定剂量效应关系。神经代谢的试验筛选应包括动物主要大脑区域、延髓、外周神经系统的组织学检查，具体筛选方式包括：根据受试物的化学结构进行筛选、根据受试物可能造成的神经系统影响范围进行筛选、根据剂量效应关系和动力学资料进行筛选等。

③免疫毒性：免疫毒性的观察指标取决于免疫毒理学试验的类型。Ⅰ型免疫毒理学试验指标包括标准毒理学试验的观察指标，如血液学、血生化、组织学、脏/体比值，甲状腺指标及免疫相关的组织病理学指标。Ⅱ型免疫毒理学试验是人为给予试验动物抗原、疫苗、感染原或肿瘤细胞刺激所进行的试验。试验指标包括：标准毒理学试验的观察指标，如血液学、血生化、组织学、脏/体比值及免疫相关的特异性指标。

（5）人体试食研究　一般不要求对食品添加剂和色素进行人体试食研究，但在某些情况下，如摄入量较大，则要选择进行人体试食试验。

三、转基因食品毒理学食品安全性评价

转基因食品是指利用 DNA 重组技术将供体基因植入受体生物（包括动物、植物、微生物等）后生产的食品原料、成品及食品添加剂等。转基因技术在遗传性状表达上似乎是成功的，但由于这项技术不具有排他性，同时可能存在一些对长远影响的未知性，包括食品营养品质的改变、潜在的毒素、潜在的过敏源、抗生素抗性、对农业可持续发展的影响、对环境的影响等。因此，转基因食品问世以来一直存在着广泛的不确定性。对转基因食品开展食品毒理学安全性评价也显得尤为必要。

转基因食品安全性评价的内容包括过敏源、毒素物质、抗生素标记基因、营养成分和抗营养因子以及非期望效应的评价等。关于转基因食品的安全性评价原则，目前全球还没有统一的适用于各类转基因食品的安全性评价方法，但是国际上对转基因食品安全性评价基本遵循以科学为基础、个案分析、实质等同性和逐步完善等原则。

（一）实质等同性原则

1990 年，第一届 FAO/WHO 生物技术食品安全性的国际专家咨询会议认为，基于毒性分析的传统食品安全性评价，并不一定完全适合于生物技术产品，生物技术产品的安全性需根据其分子、生物学及化学性质来决定。

1993 年经济合作发展组织（OECD）召开了转基因食品安全会议，提出了《现代转基因食品安全检测：概念与原则》的报告。该报告首次提出了实质等同性原则，该原则得到了世界各国的认可。由于完整的食品很难应用传统的毒性试验进行测试，OECD 认为，以实质等同性为基础的安全性评价是说明现代生物技术生产的食品及其成分安全性最实际的方法。实质等同的核心是比对法，即以现有的食品或食品源生物为基础，比较和评价消费者食用的新食品和食品成分的安全性。1996 年 FAO/WHO 的专家咨询会议建议“以实质等同性原则为依据的安全性评价，可以用于评价转基因生物（GMO）衍生的食品和食品成分的安全性”。实质等同性比较的主要内容有生物学特性比较、营养成分比较等方面。

就生物学特性的比较而言，不同物种比较的指标也不尽相同：①植物，包括形态、生长、产量、抗病性及其他有关的农艺性状；②微生物，包括分类学特性（如培养方法、生物型、生理特性等）、定殖潜力或侵染性、寄主范围、有无质粒、抗生素抗性、毒性等；③动物，包括形态生长生理特性、繁殖、健康特性及产量等。

营养成分比较则包括主要营养素、抗营养因子、毒素、过敏源等。①主要营养因子：包括脂肪、蛋白质、糖类、矿物质、维生素等；②抗营养因子：主要指一些能影响人体对食品中营养物质吸收和对食物消化的物质，如豆科作物中的一些蛋白酶抑制剂、脂肪氧化酶以及植酸等；③毒素：指一些对人有毒害作用的物质，如马铃薯中的龙葵碱、番茄中的番茄碱等；④过敏源：指能造成某些人群食用后产生过敏反应的一类物质，如巴西坚果中的 2S 清蛋白。

一般情况下，没有必要对食品的所有成分进行分析，但是如果其他特征表明外源基因的插入产生了不良影响，就应该考虑分析广谱成分。通过了解食品功能和插入基因的表达产物可疑判定关键营养素的毒素物质。在应用实质等同性评价转基因食品时，应该根据不同的国家、文化背景和宗教等的差异进行评价。在进行评价时应该根据下列情况分别对待。

（1）与现有食品及其成分具有完全实质等同性　若某一转基因食品或成分与某一现有食

品具有实质等同性，就不用考虑毒理和营养方面的安全性，两者应等同对待。

（2）与现有食品及其成分具有实质等同性，但存在某些特定差异　这种差异包括：引入的遗传物质是编码一种蛋白质还是多种蛋白质，是否产生其他物质；是否改变内源成分或产生新的化合物。新食品的安全性评价主要考虑外源基因的产物与功能，包括蛋白质的结构、功能、特异性、食用历史等。在这种情况下，主要针对一些可能存在的差异和主要营养成分进行比较分析。目前，经过比较的转基因食品大多属于这种情况。

（3）与现有食品无实质等同性　如果某种食品或其成分与现有食品或其成分无实质等同性，并不意味着它一定不安全，但必须考虑这种食品的安全性和营养性。首先应分析受体生物，遗传操作和插入DNA，转基因生物及其产物，如表型、化学和营养成分等。由于目前转基因食品还没有出现这种情况，这方面的研究还鲜有开展。

（二）遗传特性分析原则

对转基因食品评价首先要考虑的问题是对供体、受体和修饰基因的特性分析，这样有利于判断某种新食品与现有食品是否有显著差异。分析主要包括以下三个方面。

（1）供体　供体的来源分类、学名，与其他物种的关系；作为食品使用的历史，有无有毒史、过敏性、传染性、抗营养因子、生理活性物质，该供体的关键营养成分等。

（2）被修饰基因及插入的外源DNA介导物、外源DNA介导物的名称、来源、特性和安全性；基因构成与外源DNA的描述，包括来源、结构、功能、用途、转移方法、助催化剂的活性等。

（3）受体　与供体相比的表型特征和稳定性，外源基因的拷贝量，引入基因移动的可能性，引入基因的功能与特性。

（三）危险性评价原则

危险性评价原则是国际食品法典委员会（CAC）在1997年提出的，主要用于评价食品、饮料、饲料中的杀虫剂、添加剂、污染物、毒素或病原菌对人或动物潜在危害。该原则已成为制定标准、管理办法等风险管理工具的基础和依据。

（四）预先防范性原则

转基因技术作为现代分子生物学最重要的组成部分，可使人类按照自身的意愿在四大系统（人、动物、植物和微生物）间实现了遗传物质转移。虽然迄今尚未发现CMO及其产品对环境和人类健康产生危害，但是基于转基因技术的这种特殊性，从生物安全的角度出发，必须将预先防范的原则作为风险评价的指导原则。研究者必须以科学原理为基础，采用对公众透明的方式，结合其他的评价原则，对转基因生物及其产品进行风险分析。

（五）个案评估原则

由于转入的基因来源和功能各不相同，受体生物和基因操作也不相同。因此，必须采取的评价方式是针对不同转基因食品逐个进行评估。目前世界各国大多数立法当局都采取了本条原则。

（六）逐步评估原则

转基因生物及其产品的研究开发须经过实验室研究、中间试验、环境释放、生产性试验和商业化生产等几个环节。每个环节对人类健康和环境所造成的风险各不相同。试验规模既影响所采集的数据种类，又影响检测某一个事件的概率。一些小规模的试验有时很难评估大多数转基因生物及其产品的性状或行为特征，也很难评价其潜在的效应和对环境的影响。逐步评估原则要求在每个环节上对转基因生物及其产品进行风险评估，并且以前一步的试验积累的相关数据和经验作为评价基础，判定是否进行下一阶段的开发研究。例如，1998 年对转入巴西坚果的 2S 清蛋白的转基因大豆进行评价时，发现某些人群对这种可以增加大豆甲硫氨酸含量的转基因大豆过敏，因此终止了进一步的开发研究。

（七） 风险效益平衡原则

大力发展转基因技术正式着眼于其带来的巨大经济效益和社会效益。但作为一项新技术，该技术可能给环境和人类健康带来的风险也是不容忽视的。因此，在对转基因食品进行安全性评价时，应该采用风险和效益平衡的原则，综合评估，在获得最大利益的同时，将风险降到最低。

（八） 熟悉性原则

所谓的熟悉是指了解转基因食品的有关性状、与其他生物或环境的相互作用、预期效果等背景知识。转基因食品的风险评估既可以在短期内完成，也可能需要长期的监控，这主要取决于人们对转基因食品有关背景的了解和熟悉程度。应当注意的是，熟悉并不意味着转基因食品安全，而仅仅意味着可以采用已知的管理程序；不熟悉也并不能表示所评估的转基因食品不安全，仅仅意味着对此转基因食品熟悉之前，需要逐步地对可能存在的潜在风险进行评估。

四、 保健食品毒理学食品安全性评价

保健食品又称功能性食品，是指声称具有特定保健功能或者以补充维生素、矿物质为目的的食品，即适宜于特定人群食用，具有调节机体功能，不以治疗疾病为目的，并且对人体不产生任何急性、亚急性或者慢性危害的食品。

早在 1988 年，美国的保健食品已达 2000 种之多，销售金额在 72 亿美元以上。日本从 1980 年起就以每年 50 亿日元的速度增长，1989 年已有 6500 亿日元的市场规模。同期据调查显示，德国的保健食品也非常畅销，特定食品以及改良食品的销售额达到 51. 5 亿马克。

中国保健食品行业兴起于 20 世纪 80 年代，在短短二十多年时间里，已经迅速发展成为一个独立的产业。2016 年 7 月实施了《保健食品注册与备案管理办法》，规定对于使用的原料已经列入保健食品原料目录的保健食品以及首次进口的营养素补充剂保健食品两大品类实施备案制度，其他品类保健食品仍适用于注册制度。近年来，随着大健康理念被越来越多人接受，保健食品市场发展迅速，数据显示，2015 年我国保健品行业的市场规模达到 1857 亿人民币。与此同时，保健品市场也面临着产品质量参差不齐、鱼龙混杂等诸多问题。目前，国内关于保健食品的毒理学食品安全性评价的研究还不够体系、完善，相关毒理学安全性评价应按照 GB 15193. 1—2014《食品安全性毒理学评价程序》严格执行，同时，对于保健食品的特殊用途和功效应予以动物实验和临床试验加以验证。

本章小结

本章介绍了食品的安全性、食品的安全性评价的概念，我国制定《食品安全性毒理学评价程序和方法》的意义，以及国内外食品安全性毒理评价的发展背景。进行食品安全性毒理

学评价的程序的主要内容：包括该程序的适用范围、选择试验项目的原则、结果的判定方法和进行安全性综合评价时要注意的问题等。同时，本章还介绍了转基因食品的概念、转基因食品存在的主要安全性问题、进行转基因食品毒理学安全性评价的原则等。

复习思考题

1. 简述食品安全性毒理学评价的概念。
2. 对食品的安全性进行综合评价时要考虑哪些因素？
3. 简述我国食品安全性毒理学评价中如何根据需要选择毒理实验类型。
4. 对转基因食品进行安全性评价的基本原则是什么？
5. 国外食品安全性毒理学评价的基本原则是什么？

第十一章

CHAPTER 11

食品毒理学实验

实验一　实验动物的一般操作技术

一、 目的和意义

毒理学研究需要用实验动物来进行各种实验，通过对动物的实验观察和分析来研究毒作用，获得外源化学物的毒性、剂量-效应关系、毒作用机制等方面的资料，因此动物实验是毒理学研究中重要的手段之一。

本次实验主要学习毒理学试验中有关动物试验的基本操作技术，重点掌握实验动物的选择、分组、标记、染毒途径的原则和方法。

实验鼠介绍

二、 内容

1. 健康实验动物的选择和性别鉴定。
2. 实验动物的分组。
3. 实验动物的标记。
4. 实验动物的染毒技术。

三、 试剂和材料

（一） 实验动物

成年健康小鼠若干，品种、品系待定。

（二） 材料

1. 染料：结晶紫或苦味酸酒精饱和液或中性红染色液。
2. 棉签。
3. 动物称或电子天平。

四、操作步骤

（一）健康动物的选择

毒理学研究中，无论应用何种属与品系的实验动物，都必须是健康的动物。健康动物的选择，重点检查下述项目。

1. 外观：体形丰满，被毛浓密光顺，行动敏捷，反应灵活。

2. 眼睛：明亮，瞳孔清晰、双侧等圆，眼内无分泌物，眼睑无肿胀、发红。

3. 耳：耳道无分泌物溢出，耳壳无脓疮、糜烂。

4. 鼻：无喷嚏，无浆性黏液分泌物。

5. 皮肤：无创伤、脓疮、疥癣、湿疹。

6. 头颈部：姿势端正。颈项歪斜提示可能存在内耳疾患，不能用于实验。

7. 消化道：无呕吐、便秘、腹泻，粪便成形，肛门附近被毛洁净。必要时取粪便检查寄生虫。

8. 神经系统：无震颤、麻痹、运动失调，如有转圈动作或倒提时呈圆圈摆动，不能用于实验。

9. 四肢及尾：四肢、趾及尾无红肿及溃疡。

10. 食欲及营养：食欲及营养状况良好。

（二）实验动物的性别鉴定

由于性激素和肝微粒体酶的活性的影响，使不同性别的动物对同一种外源化学物的敏感性存在差异，毒理学研究中要根据试验要求选择不同性别的动物，若无特殊要求。动物应雌雄各半。动物性别鉴别法按动物不同则方法不同。

1. 大鼠、小鼠

主要观察肛门与生殖孔的间距，雄性间距大，而雌性间距小；雄鼠雄性可见明显的阴囊，雌鼠腹部有明显乳头，大鼠6对，小鼠5对。

雌雄小鼠对比

2. 豚鼠

扒开生殖孔附近的皮肤，雄鼠生殖孔呈圆形，轻压时圆孔中有阴茎突出；雌鼠生殖孔呈三角形间隙，成年雌鼠后腹有两个乳头。

3. 家兔

将家兔头轻轻夹在实验者左腋窝下，左手按住腰背部，右手拉开尾巴并将尾巴夹在中指和无名指中间，然后用拇指和食指稍稍把生殖器附近的皮肤扒开。雄兔即可见到一圆孔中露出圆锥形稍向下弯曲的阴茎（幼年雄兔看不到明显的阴茎，只能看到圆孔中有凸起物）。雌兔此处则为一条朝向尾巴的长缝，呈椭圆形的间隙，间隙越向下越窄（此即为阴道开口处）。

（三）实验动物的称重、编号和标记

1. 称重

称重时，天平的感量要求在0.1g以下。根据不同试验要求，选择不同体重的动物。在同一组内，同性别动物体重差异应小于平均体重的10%，组间同性别动物体重均值应小于5%。

2. 编号和标记

（1）染色法　一般采用不同的化学试剂涂搽于动物不同部位的被毛，表示不同号码，此

法适用于大鼠、小鼠和豚鼠。

常用的化学试剂有苦味酸酒精饱和液（黄色），甲基紫酒精饱和液（紫色）或美蓝溶液（蓝色），0.5%中性红或品红溶液（红色）等。用标记笔在动物体表不同的部位涂上斑点，以示不同号码。一般把涂在右前肢上的记为 1 号，按顺时针方向，依次右后肢为 2 号，左后肢为 3 号，左前肢为 4 号，头部为 5 号［图 11-1（1）］；6~10 则由以上 5 个基本数复合而成，比如 6 号是在头部和右前肢标记各一［图 11-1（2）］；7 号为在头部和右后肢标记各一，以此类推。在动物的背部划一长条为 10 号。10 号以上均由上述复合方欢进行编号。例如，16 号是在头部、右前肢、背部均有标记［图 11-1（3）］。

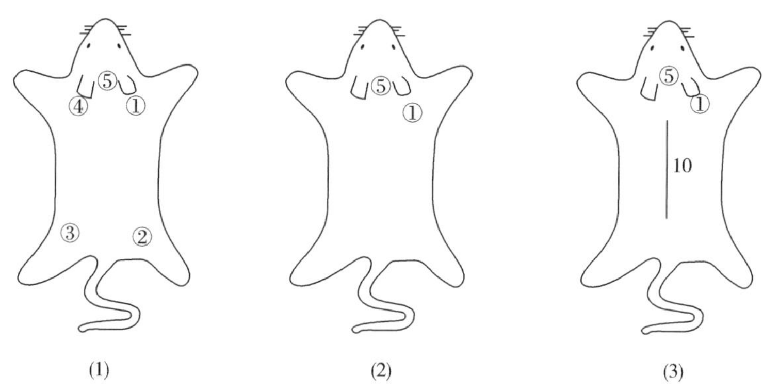

图 11-1　实验动物编号及标记示意图

（2）耳缘孔口法　大、小鼠等小动物常用此法。在耳缘不同部位（图 11-2）用针穿孔和剪刀剪口，穿孔和剪口，常以右耳代表个位，左耳代表十位。

小鼠打耳标

（3）烙印法　适用于兔以上的大动物。耳部消毒后，用刺数钳在动物耳上刺号，再以墨黑酒精液着色。也可用铸铁号码烧红后烙在动物体表部位留下标记。

（4）号牌法　适用于大动物。将金属或塑料牌号固定在该动物的耳上或颈下，也可挂在饲养动物的笼上。

（四）实验动物的分组

为减少动物个体差异对试验结果的影响，应将动物按统计学原则随机分组，使非处理因素最大限度地保持一致，提高每组实验动物间的均衡性。随机分组常用的有完全随机和随机区组设计，现将两种方法简述如下。

1. 完全随机设计

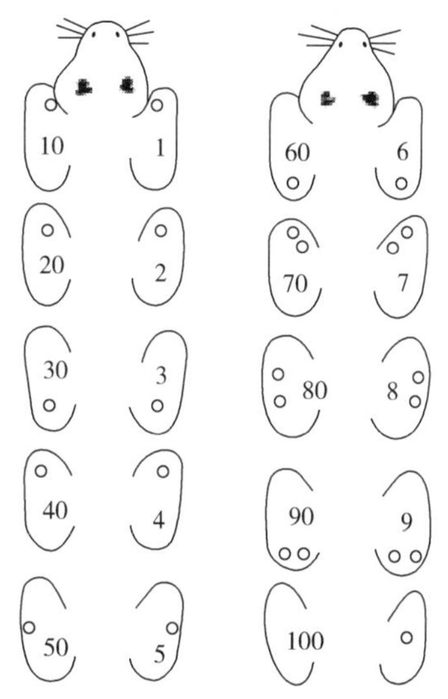

图 11-2　小动物剪耳法标记示意图

将实验动物编号，从随机数字表上任意横行或纵行或斜行的任意数字开始，顺序取下数字，标于每个动物号下，然后用计划组数去除随机数字，所得余数即为所属组别。如表 11-1，将 20 只动物分为 4 组，从随机数字表的第四行开始，横行顺序取 20 个数字。用 4 除的余数即为所属组别。这样分组的结果往往是各组动物数不等。欲使各组动物数相等，则要把多余的动物从该组中取出，放到动物数不足的另一组中。调剂的动物仍然采用随机原则。方法是继续从随机表上取下数字，用该组的动物数去除第一个随机数字，余数就是按顺序排号应取出的动物：余下的动物数去除第二个随机数字，以此类推，即可使各组的动物数相等。

从表 11-2 中可见，要在第四组中取 2 只动物放到第二组，便从随机数字去上继续取两个数字，88 和 26，用第四组动物数 7 除 88（88/7）余 4，再用余下动物数除 26（26/6）余 2，将第四组按顺序排第四的 7 号动物和排列第二的 2 号动物取出放到第二组，调整后各组动物数相等（见表 11-3）。

表 11-1　　20 只动物的完全随机分配

动物编号	1	2	3	4	5	6	7	8	9	10	11	12	13	14	15	16	17	18	19	20
随机数字	12	56	85	99	26	96	96	68	27	31	05	03	72	93	15	57	12	10	14	21
用 4 除的余数	0	0	1	3	2	0	0	0	3	3	1	3	0	1	3	1	0	2	2	1
所属组别	四	四	一	三	二	四	四	四	三	三	一	三	四	一	三	一	四	二	二	一

表 11-2　　完全随机分配后各组所属动物号

组别	动物号					
一	3	11	14	16	20	
二	5	18	19			
三	4	9	10	12	15	
四	1	2	6	7	8	13	17

表 11-3　　20 只动物完全随机分配的结果

组别	动物号				
一	3	11	14	16	20
二	2	5	7	18	19
三	4	9	10	12	15
四	1	6	8	13	17

2. 随机区组设计

将 20 只雌性大鼠随机分成 4 组，其分配方法为，取大鼠称重，按体重顺序依次排列编号，每 5 只为一区组，每一区组大鼠的体重相近。再从随机数字表上任意按顺序抄下 20 个随机数字，如第六横行的数字，依次标在每只大鼠的编号下，然后将每一区组的大鼠随机数字按顺序分别除以 4，3，2，1，再按余数分组（见表 11-4）。

表 11-4　　20 只小鼠按随机区组设计分组表

动物编号	1	2	3	4	5	6	7	8	9	10	11	12	13	14	15	16	17	18	19	20
随机数字	16	22	77	94	39	49	54	43	54	82	17	37	93	23	78	87	35	20	96	43
除数	4	3	2	1	4	3	2	1	4	3	2	1	4	3	2	1	4	3	2	1
余数	0	1	1	0	3	1	0	0	2	1	1	0	1	2	0	0	3	2	0	0
分配组别	四	一	二	三	三	一	四	二	二	一	三	四	一	二	四	三	三	二	四	一

分组时，一般原则是余数即为所属组别，余数 0 属最后一组。当同一区组中有相同余数时，非 0 余数按顺序分配至未分配动物的首位组，而 0 余数则按顺序分配至未分配动物的末尾组。如表 11-4 的第一区组中，第一个余数是 0，将 1 号大鼠分到第四组；第二个余数为 1，2 号大鼠分到第一组；第三个余数仍为 1，未分配动物的第二组居首位，故将 3 号大鼠分到第二组；余下 4 号大鼠则分到第三组。这样分组的优点是，各组的动物数目相等，动物平均体重相近，可以减少实验误差；动物数目较多时比完全随机法快。随机区组分配后的结果见表 11-5。

表 11-5　　随机分配到各组的动物

组别	动物编号				
一	2	6	10	13	20
二	3	8	9	14	18
三	4	5	11	16	17
四	1	7	12	15	19

（五）　实验动物的被毛去除法

1. 剪毛

用毛剪剪去拟染毒部位的被毛，剪毛时剪刀紧贴皮肤，不可用手提起被毛，以免剪破皮肤。

2. 拔毛

兔耳缘静脉注射或采血时，以及大鼠、小鼠尾静脉注射时，用手拇指和食指拔去局部被毛。

3. 剃毛

先将被毛剪短，浸湿后用剃须刀剃去被毛，适用于较大动物，如猫、犬、猪、羊等。

4. 脱毛

用化学药品脱去被毛。先将被毛剪短，然后在所需部位涂上一面层脱毛剂，2~3min 后用玻璃棒刮去脱掉的被毛，并用温水洗净脱毛剂，纱布擦干。几种常用脱毛剂配方如下。

①硫化钠 10.0g，生石灰 15.0g，溶于 100mL 水中。用于大动物，如犬等；

②硫化钠 10.0g，洗衣粉 1.0g，淀粉 7.0g，加适量水调成糊状；

③硫化钠 10.0g，淀粉 7.0g，糖 4.0g，甘油 5.0g，硼砂 1.0g，水 75mL；

④硫化钠 8.0g，溶于 100mL 水中；

②、③、④可用于中、小动物，如兔、鼠等。

（六） 实验动物的染毒途径和方法

动物的禁食和复食 由于外源化学物进入胃内后易受胃内容物作用而降低毒性，胃充盈时其内容物还可影响受试溶液的灌入和吸收，因此灌胃前应禁食 6~10h，使动物既保持空腹状态，又不至禁食时间过长，否则动物长期饥饿会影响肝脏，进而影响实验结果。动物灌胃后至少 2~3h 后才能复食，灌服油剂比水剂要求复食时间更长。

1. 灌胃法

（1）灌胃液浓度和容量 相同剂量的受试化学物，若给以不同浓度可能会产生不同的死亡情况，已如前述。灌服体积大小也可影响试验结果，体积太小、太浓，可能产生局部刺激或其他损伤；体积太大，可能引起胃部机械性损伤，影响正常生理功能。

经口急性毒性试验中，常常是固定受试化学物体积，根据试验设计的剂量用 1：K 系列稀释法将受试化学物配制成不同浓度剂型灌胃。其灌胃体积以体重的 1%~2%计算，最多不超过 3%，即 10g 体重灌胃 0.1~0.2mL，最多不超过 0.3mL。

根据实际经验得出灌胃量的极限是：

小鼠 0.5~1mL；大鼠 1~4mL；豚鼠 1~5mL；家兔 5mL；鸡 10mL/kg 和犬 50mL/kg。

（2）灌胃操作技术 用带有灌胃器的适当容积注射器吸取所需的受试液（溶液、混悬液、乳液）备用。

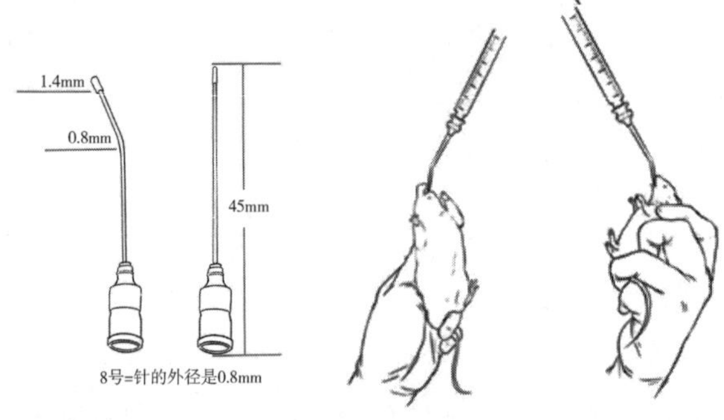

图 11-3 小白鼠灌胃用针头及灌胃姿势

小大鼠的捉拿、保定

小鼠的灌胃

①小鼠保定：一手紧抓住耳后、颈部皮肤，用无名指、小指和大鱼际肌压紧尾根部，见图 11-3。

②大鼠、豚鼠保定：一手抓住大鼠、豚鼠双耳后至背部皮肤，见图 11-4。

③灌胃：将动物固定成垂直体位，腹部面向操作者，使上消化道固定呈一直线。另一手持注射器，将灌胃针头由动物口腔侧插入，避开牙齿，沿咽后壁缓缓滑入食道。若遇阻力，可轻轻

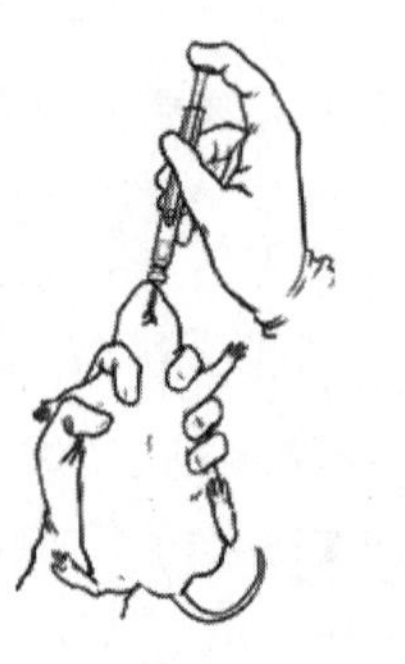

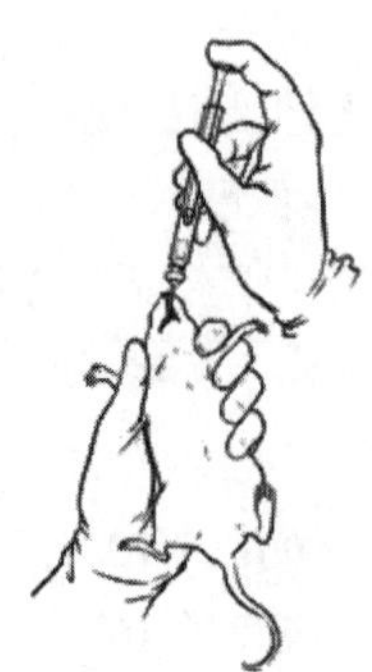

图 11-4 大鼠及豚鼠灌胃姿势

上下滑动探索，当感到阻力消失时，即将针头深入至胃部。如动物挣扎，止进针或将针头拔出，千万不能强行插入，以免损伤、穿破食道，甚至误入气管，导致动物立即死亡。

进针深度一般是小鼠2.5~4cm，大鼠或豚鼠4~6cm。为验明灌胃针是否正确地插入胃部，可轻轻回抽注射器，如无气泡抽出，表明已在胃中，受试液推入。

2. 自由摄食法

自由摄食法又称喂饲法，是将被检物质掺入饲料或饮水中让动物自由摄入。这种方法模拟日常摄食途径，克服了灌胃法的缺点，适于反复多次给药的慢性毒性试验等。但由于动物摄食量的变化和摄食中的损失，剂量不够精确。

将受试物掺入饲料中，应注意以下问题：受试物必须在饲料中混合均匀，在饲料中不挥发，不分解破坏，不与饲料起化学反应，不影响饲料感官性状及动物食欲，不降低饲料的营养价值和消化吸收率；应尽量保证掺有受试物的饲料按设计剂量全部被实验动物摄入；动物生长发育期间随时调整掺入量，以保持按千克体重计算的剂量稳定。饲料中掺入受试物的量不应超过饲料质量的10%，否则将影响饲料的营养成分和动物实际进食量。

动物若有厌食情况，可与对照组动物采用对饲法。一般小动物正常进食量应相当于其体重的5%~10%。

将被检物掺入饮水中的方法基本原则与掺入饲料相同，每日饮水量小鼠为3~7mL，大鼠为8~15mL，在食品毒理学研究中，掺入饮水的方法较少采用。

3. 吞咽胶囊法

将一定剂量被检测药物装入药用胶囊内，强制放到动物的咽部，迫使其吞下。此法多适于较大动物如兔、猫、狗等。

4. 注射染毒

一些特殊的受试物，对非啮齿类可模拟人用注射途径，而啮齿类的尾静脉和肌内注射难以多次染毒，必要时可改为皮下注射或腹腔注射。

注射染毒，应调整受试物的pH及渗透压，pH应为5~8，最好是等渗溶液，动物对高渗的耐受力比低渗强。静脉注射应控制速度，大鼠尾静脉注射最好控制在10s以上。腹腔注射在遗传毒理学实验中有时也使用，但在致畸试验、动物肝细胞非程序性DNA合成（UDS）试验研究中不应该用腹腔注射，以避免可能的损伤和局部高浓度对靶器官的影响。此外，在注射前应注意局部消毒。

（1）皮下注射（SC）　注射时以左手拇指和食指提起皮肤，将连有针头的注射器刺入皮下。皮下注射部位一般犬、猫多在大腿外侧，豚鼠在大腿内侧或小腹部；大鼠可在下腹部。兔在背部或耳根部注射。

皮下注射给药

（2）皮内注射（ID）　皮内注射时需将注射的局部脱去被毛，消毒后用左手拇指和食指按住皮肤并使之绷紧，在两指之间，用结核菌素注射器连细针头，紧贴皮肤表层刺入皮内，然后再向上挑起并再稍刺入，即可注射受试物，此时可见皮肤表面鼓起一白色小皮丘。

皮内注射染毒

（3）肌内注射（IM）　肌内注射应选肌肉发达，无大血管通过的部位，一般多选臀部。注射时垂直迅速刺入肌肉，回抽针栓如无回血，即可进行注射。给小鼠、大鼠等小动物做肌内注射时，用左手抓住鼠两耳和头部皮肤，右手取连有针头的注射器，将针头刺入大腿外侧肌肉，将受试物注入。

（4）腹腔注射（IP） 大、小鼠腹腔注射时，以左手抓住动物，使腹部向上，右手将注射针头于左（或右）下腹部刺入皮下，使针头向前推约 0. 5cm，再以 45°角穿过腹肌，固定针头，缓缓注入药液，为避免伤及内脏，可使动物处于头低位，使内脏移向上腹。若实验动物为家兔，进针部位为下腹部的腹白线旁开 1cm 处。

（5）静脉注射（IV） 小鼠和大鼠一般采用尾静脉注射，鼠尾静脉有 3 根，左右两侧及背侧各一根，左右两侧尾静脉比较容易固定。操作时先将动物固定在鼠筒内，使尾巴露出，尾部用 45~50℃ 温水浸润半分钟或用酒精擦拭使血管扩张，可使表皮角质软化，以左手拇指和食指捏住鼠尾两侧，使静脉充盈，用中指从下面托起尾巴，以无名指和小指夹住尾巴的末梢，右手持注射器连号细针头，使针头与静脉平行（小于 30°），从距尾尖 2~3cm 处进针，此处皮薄易于刺入，先抽回血，再缓注少量药液，如无阻力，表示针头已进入静脉，可继续注入。注射完毕后棉球压迫止血或把尾部向注射侧弯曲以止血。如需反复注射，应尽可能从末端开始，以后向尾根部方向移动注射。

尾静脉注射

复习思考题

1. 影响毒理学动物试验结果有哪些因素?
2. 食品毒理学研究中实验动物染毒通常选用什么方法? 为什么?
3. 在抓取与固定实验动物时需要注意哪些问题?

实验二　实验动物生物材料的采集和制备

一、 目的和意义

毒理学研究中，常常需要采集动物的血液、尿液或组织，测定外源化学物的原形或其代谢物的浓度，因此，生物材料的采集和制备是毒理学研究中极为重要的基本操作技术。

二、 内容

1. 实验动物的采血方法。
2. 实验动物血清与血细胞分离技术。
3. 大鼠尿液收集方法。
4. 肝组织匀浆制备技术。
5. 学习动物处死的方法。

三、试剂和材料

（一）实验动物

成年健康小鼠、大鼠、家兔。

（二）器材

1. 鼠笼，大鼠代谢笼，大、小鼠固定板。

2. 器材 手术剪，镊子，儿科小骨钳，塑料离心管（2~10mL），玻璃毛细管（内径 1~1.5mm），注射器（1、2 和 5mL），吸管，滴管，匀浆器。

3. 离心机，电子天平。

（三）试剂

1. 抗凝剂

0.5%肝素生理盐水溶液。

2. 溶液

生理盐水或某种缓冲液。

（四）其他

碘酒，酒精棉球，干棉球，滤纸。

四、操作步骤

1. 采血

①鼠尾采血：适用于用血量较少的试验。固定动物后，将鼠尾浸入 45~50℃温水，使尾静脉充血，擦干，用酒精棉球消毒。将尾尖剪去约 0.5~1.0cm，拭去第一滴血，用血色素吸管（吸管内加与不加抗凝剂，依试验需要而定）吸取定量尾血，然后用干棉球压迫止血。如需要多次采血，可用火棉胶涂封，下次采血时去掉火棉胶。鼠尾采血也可用 1mL 注射器连接 5~6 号针头直接刺入尾静脉定量采血。

剪尾–眼球采血

②眼眶静脉丛采血：操作者以一手拇指、食指抓住鼠两耳之间的皮肤，并轻压颈部两侧使眼球充分外突，眶后静脉丛充血。为防止动物窒息死亡，用力要恰当。另一手持玻璃毛细管（长 7~10 cm，内径 1~1.5cm）从一侧眼内眦部以 45°角向眼后方向刺入，捻转前进。如无阻力使继续刺入，有阻力则抽出玻璃毛细管调整方向后再刺入，直至出血为止，小鼠 2~3mm，大鼠 4~5mm。收集血液后，拔出毛细管，用干棉球压迫止血。本法短期内可重复采血，采血量小鼠一般为 0.2~0.3mL，大鼠 0.5~1mL。

③摘眼球采血：保定方法同②，动物倒立，使眼球外突充血，用小镊子迅速摘掉眼球，将血液滴入事先备好的容器内。此法用于鼠类大量采血，仅适用 1 次。

④腹主动脉或股动（静）脉采血：此法适用于用血量较多的试验，且为一次性采血方法。动物用乙醚吸入或巴比妥类药物（2%硫喷妥钠腹腔注射 25~50mg/kg；2%戊巴比妥钠腹腔注射 30~45mg/kg）麻醉后，仰卧位固定，剖开腹腔，剥离暴露腹主动脉或股动（静）脉，用注射器刺入采血。此法优点是采血量大，400g 大鼠可采 10mL，成年小鼠 0.8~1mL，放血干净彻底；组织内无残存血，器官称量准确；不会因空气栓塞或淤血影响病理学检查。

⑤断头采血：操作者一手握住动物，另一手持剪刀或断头钳快速断头，倒立动物将血液

滴入容器，注意防止断毛落入容器中。

⑥心脏采血：麻醉、固定同腹主动脉采血。胸部常规消毒，在心搏最明显处，进针刺入右心室采血，然后用干棉球压迫止血。如为一次性采血，也可在麻醉下剖开胸腔暴露心脏，直接进针采血。

心脏采血-小鼠-大鼠

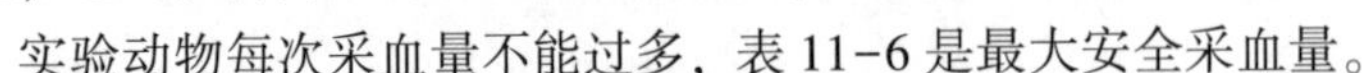

实验动物每次采血量不能过多，表 11-6 是最大安全采血量。

表 11-6　　实验动物安全采血量

动物	最大安全采血量/mL	最小致死采血量/mL
小鼠	0.1	0.3
大鼠	1.0	2.0
豚鼠	5.0	10.0
家兔	10.0	40.0

2. 血清与血细胞分离

（1）血清的制备　将全血置 37℃温箱保温 1h，4℃冰箱中保存 3～4h，以 3000～4000r/min 离心 15min，取上清液低温保存备用。血清呈淡黄色，如呈淡红色或红色，表明有溶血，可能影响许多指标的测定，一般应废弃。

（2）血细胞分离　将血液采集在经抗凝剂处理的容器中，混匀，2000r/min 离心 20min，小心吸出血浆。血浆与红细胞之间有一薄层白细胞，需要时小心吸出置另一离心管中，不需要时可弃去。离心管中的沉淀为红细胞，加入等体积生理盐水，轻轻混匀，使红细胞悬浮，再次离心，弃上清液。如此重复 3 次，直至上清液无色透明为止，即获得红细胞。白细胞可依同法洗涤处理。

3. 尿液收集

为使收集的尿液满足试验需要，可在试验前给动物灌服一定量水，如大鼠可灌胃 1～5mL 水或生理盐水，常用的方法有以下几种。

（1）代谢笼法　适用于大、小鼠，尿液通过代谢笼的大小便分离漏斗与粪便分开。因大、小鼠尿量较少，操作中有损失和蒸发，可造成较大的误差，故一般要采集 5h 以上的尿液，取平均值。

（2）反射排尿法　适用于小鼠，提起小鼠，可反射性排尿。

4. 组织匀浆的制备

制备组织匀浆是用玻璃匀浆器或高速匀浆机等将组织细胞破碎，其基本操作步骤如下。

（1）动物处死　处死方法有多种，应根据试验要求选择合适的方法，如制备肺组织匀浆时不能用断头法处死，因易引起肺淤血。

小鼠的结构与解剖-胸腔

（2）脏器制备　动物处死后快速取出所需完整脏器，迅速置冰浴中，用冷生理盐水洗去血污，必要时用冷生理盐水灌流以除去血液。剥去脏器外膜，用滤纸吸干脏器表面水分、称重，定位留取所需组织备用或置冰箱（或液氮）中冻结保存。

（3）匀浆制备　定量称取脏器、剪碎，置匀浆机中，按设计要求加入一定量比例的溶液（生理盐水、缓冲液、有机溶剂等），在一定转速下研磨一定时间，有时需在冰浴中研磨，如制备肝匀浆 S_9 上清液或分离细胞组分，全部操作均应在低温（0~10℃）下进行。

小鼠的结构与解剖-腹腔

5. 实验动物的处死方法

小鼠处死方法

（1）颈椎脱臼法　多用于小鼠。一手按住鼠头，另一只手抓住鼠尾猛力向后拉，使动物颈椎脱臼，立即死亡。

（2）空气栓塞法　多用于兔、犬、猴等。用注射器向动物静脉内迅速注入一定量的空气，形成气栓栓塞肺动脉、冠状动脉等血管，导致循环障碍而死。

（3）断头法　用于大鼠和小鼠。保定者一手按住鼠头，另一手握住背部，露出颈部，助手持大剪刀或断头器剪断颈部，使之死亡。此法不引起血浆皮质酮、儿茶酚胺升高，常用于血液及化学成分、组织酶测定。

（4）急性大失血法　用于大鼠、小鼠。操作同动物采血方法，使眼眶动、静脉大量失血死亡。也可麻醉后，在股三角横切 10mm 切口放血致死，后者多用于大鼠。

（5）击打法　适用于较小的动物。抓住鼠尾提起，用力摔打其头部，痉挛后立即死亡；也可用器具击打动物头部，使其致死。前法多用于小鼠，后法多用于大鼠和家兔。

（6）药物致死法　适用于兔、犬等，方法是给动物静脉注射 10%KCl 或 10%甲醛溶液等药物使动物致死，也可用 CO、CO_2、N_2 等非麻醉性气体。

（7）麻醉致死法　用乙醚等静式吸入麻醉或用巴比妥类或水合氯醛等静脉注射麻醉，使动物致死。

（8）其他　电击法、枪击法、微波法等。

动物处死方法多种多样，原则是根据试验需要进行选择，同时尽量消除动物在试验过程中所致的疼痛和不适，遵守动物试验的职业道德。

复习思考题

1. 实验中常用的采集动物血液标本方法有哪些？分别适用于何种情况？
2. 在处死实验动物时需要注意哪些问题？

实验三　经口急性毒性试验

一、　目的和原理

将外源化学物经口染毒求出 LD_{50} 是毒理学研究中重要的基本技术和基础工作之一。通过该试验，学习外源化学物急性毒性试验的设计原则，掌握大、小鼠经口灌胃技术和计算 LD_{50} 的方法。

急性毒性试验的原理是动物一次或24h内多次接触外源化学物后，观察急性毒性反应及其程度，中毒死亡的原因及特征，了解受试动物毒性反应的剂量-效应关系，求出 LD_{50}。实验设计时，首先选择具代表性的敏感动物，要求品种纯正，个体健康正常，龄期相同。

（一） 霍恩氏法（Horn）

霍恩氏法的特点：可采用两个固定的剂量系列即2.15系列和3.16系列，每组5只动物。一般在预实验中使用较大的剂量公比，估计出 LD_{50} 的大致范围。然后选择该实验的剂量系列。

（二） 改良寇氏法（Kärber）

改良寇氏法（Kärber）试验设计的原则是：经过预养，随机分组，各组剂量按等比级数；各组动物数相等：大致有一半组数的动物死亡率在10%~50%，另一半在50%~100%，最好出现0%和100%的剂量组。

结合不同试验对象，选用有关给药途径，观察记录规定时间内的死亡数，求出死亡率。通过实验结果计算得出 LD_{50} 及其置信限。

二、 内容

1. 掌握经口灌胃染毒的方法。
2. 掌握 LD_{50} 的测定方法。

三、 试剂和材料

（一） 实验动物

成年健康小鼠18~22g，大鼠180~200g。

（二） 器材

注射器、吸管、容量瓶、烧杯、灌胃器、电子天平（感量0.1g和0.0001g）、外科手术剪、镊子、饲养笼。

（三） 试剂

受试化学物（亚硝酸钠）、苦味酸酒精饱和液和中性红染色液。

四、 操作步骤

（一） 霍恩氏法

1. 健康动物的选择和性别鉴定（见实验一）。

2. 动物称重、编号与随机分组（见实验一）。

（1）试验前禁食　试验前动物需禁食，一般大鼠需整夜禁食（16h左右），小鼠需禁食4~6h，自由饮水。给予受试物后大鼠需继续禁食3~4h，小鼠需继续禁食1~2h。若采用分批多次给予受试物，可根据染毒间隔时间的长短给予动物一定量的饲料。

（2）灌胃体积　各受试物的灌胃体积应相同，大鼠为10mL/（kg体重），小鼠为20mL/（kg体重）。如溶剂是水，大鼠最大灌胃体积可达20mL/（kg体重），小鼠可达40mL/（kg体重）。

3. 预实验

（1）剂量设计　经预试，小鼠亚硝酸钠经口灌胃的0~100%的大致范围40~450mg/kg若实验分四组，本次实验按 2. 15 系列，则剂量选择 46. 4，100，215，464mg/kg 四个实验剂量。

（2）配制各剂量组药物浓度　药液浓度计算：本实验采用 1. 5%灌胃剂量（10g 体重灌 0. 15mL），最高剂量组 464mg/kg，应配的药液浓度为 $C_V = 464/15 = 30.9$（mg/mL）。

由于各组剂量间公比为 2. 15，故以下各组药液浓度只要将该药依次稀释 2. 15 倍即可。

4. 计算每只动物实际灌胃量

$$\text{每只动物实际灌胃量} = 0.15\text{mL}/10\text{g} \times \text{该鼠体重（g）}$$

5. 灌胃

6. 观察记录

染毒后认真观察中毒发生、发展过程，及中毒特点和毒作用靶器官。观察期间每 3d 称重一次，对死亡动物和实验结束时的存活动物全部称重，作大体病理学检查，取病变组织做病理组织学为亚慢性、慢性和其他毒性试验剂量和观察指标选择提供参考依据，并按表11-7 做好记录。

表 11-7　　急性毒性试验观察记录表

组别	动物编号	性别	体重/g	染毒剂量/(mg/kg)	染毒时间	症状及出现时间	死亡时间	体重记录/g			

7. 试验结果

查 Horn 氏表即可（附表二）。

（二）改良寇氏法（Kärber）

1. 健康动物的选择和性别鉴定（见实验一）

2. 动物称重、编号与随机分组（见实验一）

（1）试验前禁食　试验前动物需禁食，一般大鼠需整夜禁食（16h 左右），小鼠需禁食 4~6h，自由饮水。给予受试物后大鼠需继续禁食 3~4h，小鼠需继续禁食 1~2h。若采用分批多次给予受试物，可根据染毒间隔时间的长短给予动物一定量的饲料。

（2）灌胃体积　各受试物的灌胃体积应相同，大鼠为 10mL/kg 体重，小鼠为 20mL/kg 体重。如溶剂是水，大鼠最大灌胃体积可达 20mL/kg 体重，小鼠可达 40mL/kg 体重。

3. 预试验：经预试求出受试化学物的大致致死范围（0~100%），按等比级数设计 5~7 个剂量组。

4. 正式试验

（1）取小鼠 50 只，体重 20±2g，雌雄各半，随机分为 5 组，10 只/组。

（2）剂量按等比级数增减，相邻两剂量比值 1：0. 6~0. 9，设 4~5 个剂量组。

（3）灌胃：亚硝酸钠溶液，5 个剂量组。

（4）统计按改良寇氏法公式进行计算。

$$\lg LD_{50} = \left[X_{m-d} \left(\sum_{i=1}^{n} P - 0.5 \right) \right] \tag{11-1}$$

式中 X_m——最大剂量组剂量对数值；

d——相邻两剂量组高剂量与低剂量之比的对数（相邻两组对数剂量的差值）；

P——各组动物死亡率，用小数表示（如果死亡率为80%应写成0.80）；

$\sum_{i=1}^{n}$——各组动物死亡率总和；

n——每组动物数。

$$SlgLD_{50} = d \times \sqrt{\sum_{i=1}^{n} \frac{P_i(1-P_i)}{n}} \tag{11-2}$$

$$LD_{50}\text{的95\%置信限} = \log^{-1}(X_{50} \pm 1.96Sx_{50}) \tag{11-3}$$

$$LD_{50}\text{的平均置信限} = LD_{50} \pm (LD_{50}\text{的95\%置信限的高限} - \text{低限})/2 \tag{11-4}$$

5. 计算每只动物实际灌胃量

每只动物实际灌胃量=0.02mL/g×该鼠体重 g

6. 中毒症状观察和 LD_{50} 计算

中毒症状观察要点见第七章。染毒后认真观察中毒发生、发展过程，及中毒特点和毒作用靶器官。观察期间每3d称重一次，对死亡动物和实验结束时的存活动物全部称重，作大体病理学检查，取病变组织做病理组织学为亚慢性、慢性和其他毒性试验剂量和观察指标选择提供参考依据，并按表11-7做好记录。

五、 结果分析与评价

根据实验动物的中毒症状、死亡时间、LD_{50} 及急性毒作用特点，按受试化学物种类分别参照相应化学物经口急性毒性分级标准进行评定，初步判断该受试化学物的毒性大小及毒性特征。

六、 注意事项

1. 正确捉拿动物，防止咬伤。防止操作者中毒。剩余受试化学物应在教师指导下销毁。
2. 不要一味将注意力仅集中在高剂量组的动物，因为这些动物往往死亡很快，反而不容易看到中毒的发展过程。
3. 观察记录应尽量完整、具体。

复习思考题

1. 急性毒性试验的目的是什么？常用的试验方法有哪些？
2. 什么是半数致死量？毒性如何分级？其临床意义是什么？
3. 可否根据 LD_{50} 评价不同化学物质急性毒性的大小？为什么？
4. 改良寇氏法对试验设计有何要求？除改良寇氏法，还有哪些方法可计算半数致死量？

实验四　大鼠肝微粒体制备及有关酶活力的测定

一、 目的和意义

肝微粒体中含有多种代谢酶，这些酶在化学毒物的代谢中起着主要作用。已知许多化学毒物可诱导或抑制其代谢酶的活性，从而影响化学毒物在体内的代谢转化和毒性作用。因此，肝微粒体组分的分离及有关两活性测定是毒理学研究中的一个重要内容。

通过本次试验，使学生熟悉大鼠肝微粒体制备技术及其有关酶活力的测定方法。

二、 内容

1. 大鼠肝微粒体的制备。
2. 苯胺羟化酶活力测定。
3. 细胞色素 P450 含量测定。

三、 大鼠肝微粒体制备（钙沉淀法）

（一） 原理

所谓微粒体，是指肝细胞在匀浆过程中被广泛破碎后其内质网膜的碎片卷曲形成闭合的囊泡。肝细胞匀浆经离心去除细胞核和线粒体后，加入 Ca^{2+} 有助于肝微粒体颗粒的形成和沉淀，在一定离心力的作用下，即可分离出肝微粒体组分。

（二） 器材

大剪刀、手术直剪、手术镊、量筒（50mL）、吸管（1，2，5mL）、烧杯（25，50mL）、天平（感应量 0.1g）、电动搅拌器、玻璃匀浆器、高速冷冻离心机。

（三） 试剂和动物

1. 生理盐水

称取氯化钠 8.5g，用蒸馏水溶解并稀释至 1000mL。使用前放置于冰箱中预冷。

2. 蔗糖-Tris-HCl 缓冲液（pH7.4）

称取蔗糖 85.6g，三羟甲基氨基甲烷 1.21g，溶解于约 800mL 蒸馏水中，用盐酸调 pH 至 7.4，最后再用蒸馏水定容至 1000mL。放置于冰箱中保存备用。

3. KCl-Tris-HCl 缓冲液（pH7.4）

称取氯化钾 11.2g，三羟甲基氨基甲烷 1.21g，溶于约 800mL 蒸馏水中，用盐酸调 pH 至 7.4，最后再用蒸馏水定容至 1000mL。放置于冰箱中保存备用。

4. 氯化钙（$CaCl_2$）溶液

称取氯化钙 5.0g，用蒸馏水溶解并稀释至 100mL。

5. 大鼠体重 200~250g。

（四） 操作步骤

大鼠停食 24h 后，断头处死，放尽血液，迅速剖开腹腔取出肝脏，用预冷的生理盐水洗净血污，并用滤纸吸干表面水分。将肝脏称重后置于烧杯中用手术直剪剪碎，按每克肝脏3mL 的比例加入蔗糖-Tris-HCl 缓冲液，用电动搅拌器，转速 600~1 000r/min，或用玻璃匀浆器研杵上下移动 8~10 次，制备匀浆。将匀浆倒入量筒，用缓冲液洗涤匀浆管并将其倒入量筒中，最后缓冲液体积加至约 5mL/g 组织。

将肝匀浆转移到离心管中，平衡离心管，以 600×*g* 离心力离心 5min，弃去沉淀部分（细胞碎片和细胞核），上清液以 12000×*g* 离心力离心 10min，弃去沉淀部分（线粒体）。

量取去除线粒体的上清液的总体积，加入 $CaCl_2$ 溶液，使其终浓度为 8mmol/L，以25 000×*g*离心力离心 15min，弃去上清液，沉淀部分即为粉红色、半透明状的微粒体。将微粒体沉淀混悬于 KCl-Tris-HCl 缓冲液中，并用玻璃匀浆器充分混匀，再经 25 000×*g* 离心15min，其沉淀即为经清洗的微粒体。

最后将制备所获微粒体混悬于 KCl-Tris-HCl 缓冲液（缓冲液用量约为 1mL/g 组织）中，用玻璃匀浆器充分混匀并分装后放置于液氮或-80℃冰箱中保存。使用前可按 Lowry 法测定微粒体蛋白含量。

超速离心法：小鼠经颈椎脱臼处死，迅速打开腹腔，取出肝脏，用 pH7.4 的 0.01mol/L Tris-HCl 缓冲液洗净表面血污，用滤纸吸去表面血液，称肝重，将肝脏剪碎，用上述缓冲液洗 2 次，充分去除血，按每克肝脏组织加 3mL Tris-HCl 缓冲液的比例手工、冰浴中进行匀浆。上述匀浆液以 10 000×*g* 4℃离心 20min 后，取上清液转移超速离心管内，以 105 000×*g* 4℃离心 60min 后，弃上，沉淀物即为肝微粒体按每克肝脏组织制成的微粒体加 1mL Tris-HCl 缓冲液比例进行悬浮，经混匀后置-70℃冰箱保存。

（五） 注意事项

1. 动物处死前应禁食 24h，以尽量减轻肝糖原对微粒体分离的干扰制备微粒体的回收率。

2. 操作的全过程及所用器械、溶液均应维持在 0~4℃范围内，匀浆器始终应浸在冰水浴中，以避免肝微粒体酶因热变性而失活。微粒体在液氮中保存半年，其酶活力无明显改变。

3. 微粒体的制备除钙沉淀法外，还可采用超速离心沉淀法、凝胶过滤法和等电沉析法等。

4. 为提高肝微粒体酶的活性，可在处死动物前 5d，采用 300mg/g 剂量的多氯联苯腹腔注射一次，以诱导肝微粒体酶。

5. 制备无菌微粒体，需对所使用的全部器材和溶液进行灭菌处理。

四、 苯胺羟化酶活力测定

（一） 原理

在微粒体苯胺经化酶的催化下，苯胺可被代谢生成对-氨基酚，可与苯酚形成蓝色靛酚复合物，并在 630nm 波长处显示最大吸收峰值。因此，可用代谢产生的对-氨基酚量来间接判定苯胺经化酶的活力。

（二） 器材

试管（10mL）、吸管（0.5，1.0，5.0，10.0mL）、试管架和吸管架、恒温水浴振荡器、分光光度计。

（三） 试剂

1. HCl 溶液

取浓盐酸 8.4mL，用蒸馏水稀释至 100mL。

2. 0.1mol/L 的 Tris-HCl 缓冲液（pH7.4）

称取三羟甲基氨基甲烷 1.21g，加约 80mL 蒸馏水溶解，用 HCl 溶液调 pH 至 7.4，最后用蒸馏水定容至 100mL。

3. 过氧化羟基异丙苯溶液

称取过氧化羟基异丙苯 0.65g，用蒸馏水溶解并定容至 100mL。

4. 盐酸苯胺溶液

称取 1.29g 盐酸苯胺，用蒸馏水溶解并稀释至 100mL。

5. 70%三氯乙酸溶液

称取三氯乙酸 70g，用蒸馏水溶解并稀释至 100mL。

6. 碳酸钠（Na_2CO_3）溶液

称取 10.6g 无水碳酸钠，用蒸馏水溶解并稀释至 100mL。

7. 氢氧化钠（NaOH）溶液

称取氢氧化钠 4g，用蒸馏水溶解并稀释至 200mL。

8. 酚试剂

取苯酚溶液 2mL，加 NaOH 溶液至 100mL。

9. 0.25mmol/L 的对-氨基苯酚标准液

精确称取 27.2mg 对-氨基苯酚，用少量蒸馏水溶解后移入 1000mL 容量瓶中，加水定容至 1000mL。

10. 大鼠肝微粒体混悬液

以每毫升含微粒体蛋白 10~15mg 较为适合。

（四）操作步骤

1. 标准曲线制作　取清洁干燥试管按表 11-8 加入各试剂：

表 11-8　　标准曲线的制作

试管编号	1	2	3	4	5	6	7	8	9
缓冲液	1.5	1.4	1.3	1.2	1.1	1.0	0.9	0.7	0.5
对-氨基苯酚标准液/mL	0	0.1	0.2	0.3	0.4	0.5	0.6	0.8	1.0
相当于对-氨基苯酚/nmol	0	25	50	75	100	125	150	200	250

将上述各管置于 37℃水浴预温 3min 后，按顺序每管加入过氧化羟基异丙苯 0.1mL，继续水浴振荡 3min，再按顺序每管加入三氯乙酸溶液 0.3mL，微粒体混悬液 0.5mL。经 2000r/min 离心 10min 后，分别将各管的全部上清液取于另一试管中，加入 1mL 碳酸钠溶液并充分混匀，再加入 1mL 酚试剂，室温下反应 30min。以 1 号管作为参比，在 630nm 处比色测定，以所测光密度为纵坐标，对-氨基苯酚含量（nmol）为横坐标绘制标准曲线。

2. 样品测定　取清洁干燥的试管按下表 11-9 加入各试剂：

表 11-9　　样品测定

试剂	空白对照管	样品测定管
微粒体/mL	0.5	0.5
缓冲液/mL	1.4	1.4

续表

试剂	空白对照管	样品测定管
苯胺溶液/mL	—	0.1
蒸馏水/mL	0.1	—

以下的操作除不加微粒体外，其余步骤与标准曲线操作相同。以空白管作为参比，用样品管测得的光密度从标准曲线上查出对应的对-氨基苯酚含量（nmol），并按下式计算苯胺羟化酶的活力：

$$\frac{\text{苯胺羟化酶活力}}{(\text{nmol 对-氨基苯酚/mg 蛋白}\cdot\text{min})}=\frac{\text{生成的对-氨基苯酚含量（nmol）}}{\text{微粒体蛋白浓度（mg/mL）}\times 0.5\times 3}$$

微粒体蛋白浓度按 Lowry 方法进行测定。

（五） 注意事项

1. 应按一定时间间隔将各样品管置于水浴中，并按相同的时间间隔加入各种试剂以至结束反应，以保证各管有相同的实验条件。

2. 三氯乙酸不宜过量，以免影响实验的显色过程。

五、 细胞色素 P450 含量测定

（一） 意义和原理

肝微粒体混合功能氧化酶是一些位于肝细胞内质网上的膜结合酶，其功能在于催化体内的许多代谢过程。许多外来化学毒物和内源性化合物，如环境污染物、药物、杀虫剂、致癌物、甾体类激素、脂肪酸和胆汁酸等，在体内的代谢过程都与肝微粒体混合功能氧化酶有关。细胞色素 P450 是微粒体混合功能氧化酶中最主要的功能成分，其含量的高低基本上可以反映混合功能氧化酶的活力大小。

细胞色素 P450 在还原条件下，可与一氧化碳结合，在 450nm 波长处显示最大吸收峰，490nm 处为最低吸收。根据二者的差值和吸收系数，即可求得细胞色素 P450 的含量。

（二） 器材

试管（10mL）、吸管（10mL）、双光束单波长紫外扫描分光光度计。

（三） 试剂

1. 一氧化碳气体。

2. 连二亚硫酸钠。

3. HCl 溶液

取浓盐酸 8.4mL，用蒸馏水稀释至 100mL。

4. 0.1mol/L 的 Tris-HCl 缓冲液（pH8.0）

称取三羟甲基氨基甲烷 1.21g，加约 80mL 蒸馏水溶解，用 HCl 溶液调 pH 至 8.0，最后用蒸馏水定容至 100mL。

5. 大鼠肝微粒体混悬液。

（四） 操作步骤

取清洁干燥试管 1 支，加入 1mL 微粒体混悬液（含 15～20mg 微粒体蛋白）和 5mL

0. 1mol/L 的 Tris-HCl 缓冲液（pH8. 0）。混匀后，分装于两个 3mL 的比色杯中，一个作为样品杯，另一个作为参比杯，于 100~500nm 波长范围扫描，应得到较为平直的基线。然后在样品杯中通入一氧化碳气体约 30s，再在样品杯和参比杯中加入约 1mg 的连二亚硫酸钠，混匀后立即在前述波长范围内进行扫描。以 450nm 波长处吸光度减去 490nm 波长处吸光度，其差值除以细胞色素 P450 的吸收系数 $91mmol^{-1} \cdot cm^{-1}$ 计算出 P450 的含量。

$$\text{细胞色素 P450 含量（nmol/mg）} = \frac{(A_{450nm} - A_{490nm}) \times 6 \times 1000}{91 \times \text{微粒体蛋白浓度（mg/mL）}}$$

蛋白浓度按 Lowry 法进行测定。

复习思考题

1. 为什么操作的全过程及所用器械、溶液均应维持在 0~4℃？
2. 大鼠肝微粒体酶含量测定的意义？
3. 大鼠肝微粒体制备方法有哪些？试比较。
4. 测定微粒体蛋白含量的方法有哪些？试比较。

实验五　小鼠精子畸形试验

一、目的

精子畸形试验是检测受试化学毒物能否破坏哺乳动物精子正常形态的实验方法。通过该实验，学习和掌握小鼠精子畸形试验的原理和步骤。

二、原理

精子畸形是指精子的形状异常和异常精子数量的增多。生殖系统对化学毒物的作用十分敏感，在其他系统还未出现毒性反应前，生殖系统可能已出现了损害作用。正常情况下，哺乳动物的精液中也存在少量的畸形精子，但在某些化学毒物的作用下，特别是在可引起生殖细胞遗传性损伤的化学毒物作用下，哺乳动物睾丸产生的畸形精子数量可大量增加。因此，可以用检查雄性动物接触化学毒物后精子畸形率的高低，来反映该化学毒物的生殖毒性和对生殖细胞潜在的致突变性。

化学毒物引起精子畸形的机制尚未完全清楚。正常情况下，精子的成熟和正常形态发生过程受多种基因调控，一旦这些基因中的一个或多个在化学毒物的作用下发生突变，就会导致畸形箱子数量的大量增加。一般认为，常染色体上的基因控制精子畸形，Y-性连锁基因控制畸形精子的表现。某些特异的染色体重排，如性染色体、常染色体易位，是化学毒物诱发哺乳动物精子畸形率增高的主要机制。

三、 器材和试剂

（一） 器材

眼科剪、眼科镊、玻璃平皿、生物显微镜、擦镜纸、带橡皮头吸管。

（二） 试剂

磷酸盐缓冲液（称取 NaCl 8.0g、KCl 0.2g、KH_2PO_4 0.12g、Na_2HPO_4 0.91g，用蒸馏水溶解并定容至 1 000mL）、生理盐水、甲醇（分析纯）、甲基磺酸甲酯或甲基磺酸乙酯或环磷酰胺、2%伊红水溶液。

四、 操作步骤

（一） 动物选择

成年大鼠、小鼠均可使用。一般采用雄性小鼠，年龄在 6~8 周。因小鼠较为经济，且有大量实验证实小鼠在该试验系统中对化学毒物最为敏感。

（二） 剂量与分组

试验至少应设 3 个以上剂量级，并同时设立阳性对照组和阴性对照组。接触化学毒物后每组至少应存活 5 只动物。最高剂量组 5d 总剂量应能使部分动物死亡。

一般可采用 LD_{50}的 2~4 倍剂量，或预先做 5d 给予化学毒物的 LD_{50}，求得最高总剂量，然后以它的 1/2（或 1/5、1/10）作为下一剂量组的接触剂量，依此类推。

阳性对照可用环磷酰胺 20mg/kg 或甲基磺酸甲酯 75mg/kg 或甲基磺酸乙酯 60mg/kg 进行腹腔注射，每天 1 次，连续 5d。阴性对照选用与受试化学毒物相同体积的溶剂。

对于不稳定或稳定性不详的受试化学毒物，应每天新鲜配制。

（三） 染毒与采样

可采用 1 次或每天 1 次连续 5d 的方法进行染毒。染毒途径多用腹腔注射，也可采用与人体实际接触化学毒物相同的途径，如经口、吸入和皮肤接触等。

一般认为精原细胞后期或初级精母细胞早期对化学诱变剂较为敏感，在接触化学毒物后 4~5周精子畸形率最高，故选择在第一次染毒后第 35d 进行采样。也可在染毒后第 1、第 4 和第 10 周分 3 次采样，或者在染毒后每周采样 1 次，连续进行动态观察，直至精子形态恢复正常。

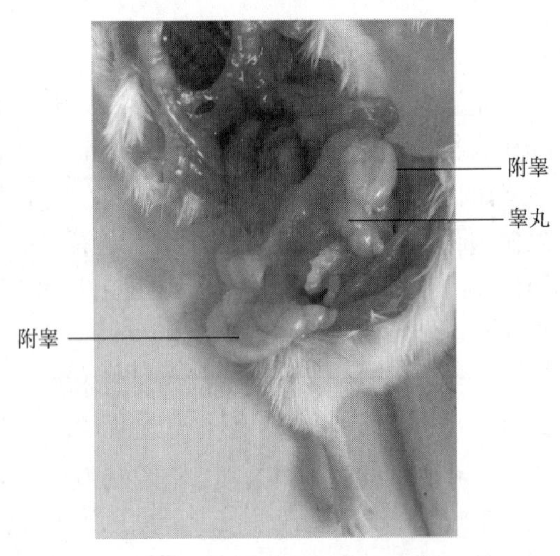

图 11-5 小鼠双侧附睾标本的制备图

（四） 制片

用颈椎脱臼法处死小鼠，剪开腹腔，分离并摘取双侧附睾（见图 11-5），将附睾放入有约 1mL 磷酸盐缓冲液或生理盐水的小平皿中，用眼科剪将附睾剪成小块，用吸管将悬浮液反复吹打 5~6 次，静置 3~5min，用 4 层擦镜纸过滤除组织碎片，吸取此精子滤液滴于清洁载玻片上，均匀推片，待玻片晾干后用甲醇固定 5min，干燥后即可镜检观察精子形态。也可用 2%的伊红水溶液染色 1~2h 后再做镜检。

（五）镜检

在低倍镜下找到背景清晰精子重叠较少的部位，高倍镜下检查精子形态（可加上蓝色或绿色滤光片）（图 11-6）。每只小鼠检查完整的精子 200~500 条，每个剂量组至少检查 1000 条精子。精子有头无尾（轮廓不清）或头部与其他精子碎片重叠，或明显人为剪碎者，均不计算。

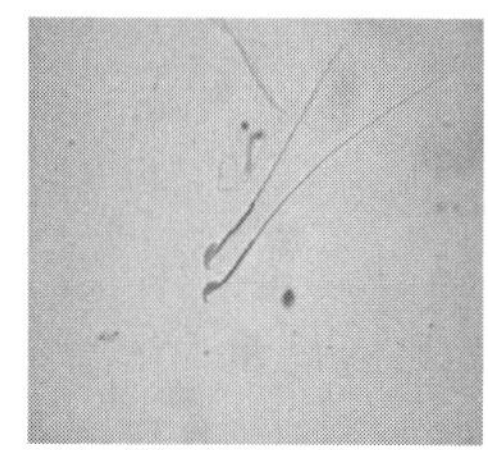
正常形态

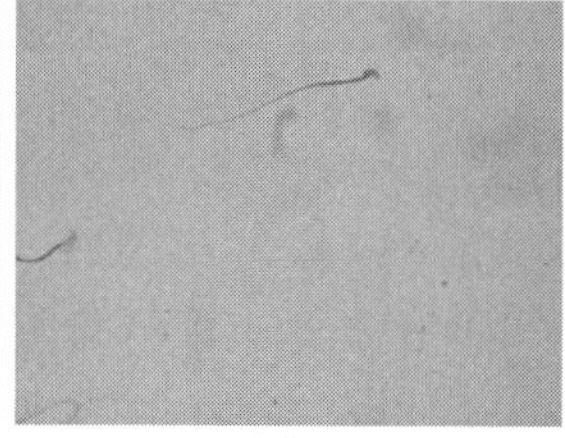
香蕉形

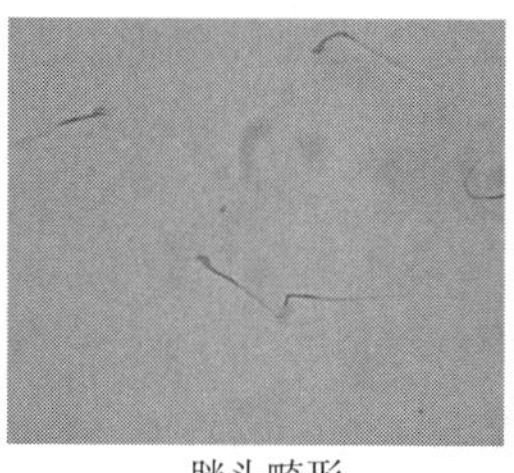
胖头畸形

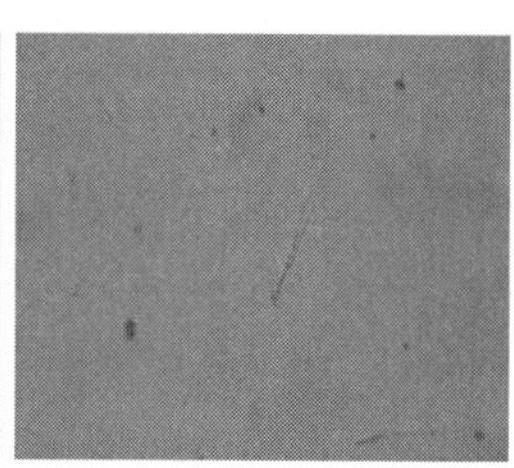
双尾畸形

图 11-6　正常小鼠精子及畸形小鼠精子图（×400）

精子畸形 1

精子畸形主要表现在精子的头部，可分为：无钩、香蕉形、无定形、双头、胖头、尾折叠及双尾等形态。但在镜检时，要特别区分两条精子部分重叠所造成的假双头或假双尾精子。头部重叠或全部重叠的精子、无尾精子不进行计数。并分别记录异常类型，以便统计精子畸形率及精子畸形的构成比。

精子畸形 2

精子畸形类型和精子畸形率统计表见表 11-10 和表 11-11。

表 11-10　精子畸形类型统计

剂量组	无钩	香蕉形	无定形	胖头	尾折叠	双头	双尾	合计
空白对照组								
低剂量组								
中剂量组								
高剂量组								
阳性对照组								

注：每只动物检查 1000 个精子，每组 5 只动物。

表 11-11　精子畸形率统计

剂量组	畸形精子数	正常精子数	合计	畸形率/%
空白对照组				
低剂量组				
中剂量组				
高剂量组				
阳性对照组				

五、 结果分析与评价

分别计算各剂量组的精子畸形发生率。各剂量组的精子畸形率与阴性对照组之间进行非参数等级秩和检验，也可按 χ^2 检验法计算各组精子畸形率的差异显著性。

由于不同品系小鼠的精子畸形率本底值差异较大，且影响的因素也较多，故在结果分析时，应首先观察阳性和阴性对照组的试验结果。阳性对照组精子畸形率增高应在本实验室的历史记录范围之内，并与阴性对照组有显著性差异（$P<0.01$），阴性对照组的畸形精子率也应与自己实验室的历史记录相接近，否则所得结果不可靠，试验应重做。一般阴性对照组的精子异常率为 0.8%~3.4%，供参考。

出现可重复的剂量—效应关系时，可判断试验结果为阳性。即要判定某一化学毒物为精子畸形诱变剂，至少应该有两个相邻剂量组的精子畸形率比阴性对照组显著增高（$P<0.01$）；或达到阴性对照组的 2 倍或 2 倍以上，并且试验结果能够重复，则也可认为试验结果阳性，如果试验组的染毒剂量已使动物发生死亡，而精子畸形仍未见增加，则可判定试验结果为阴性。在受试化学毒物的毒性作用较低而不至于引起动物死亡时，应当记录最大的染毒剂量。

六、 注意事项

1. 在镜检时要注意鉴别制片过程中人为造成的精子损伤。特别要注意由于精子重叠和交叉所造成的如多头、双头、双尾及多尾畸形等假象。

2. 在结果判定时，要注意排除机体某些如缺血、变态反应、感染和体温增高等可能导致精子畸形率增高的因素，以免造成假阳性结果。

复习思考题

1. 产生精子畸形的原因有哪些？除了畸形率以外，还有哪些指标可以用来评价精子质量？
2. 怎样判断精子致畸试验结果为阳性或阴性？
3. 如何评估外源化学物质所造成的生殖及发育毒效应？生殖发育毒性试验主要方法有哪些？

实验六 哺乳动物红细胞微核试验

一、 目的

通过检测哺乳动物骨髓和（或）外周血红细胞中受试物引起的成熟红细胞染色体损伤或有丝分裂装置损伤，导致形成含有迟滞的染色体断片或整条染色体的微核的出现率，从而判断受试物是否具有致突变作用的遗传毒性。

二、原理

微核试验是用于染色体损伤和干扰细胞有丝分裂的化学毒物的快速检测方法。微核是指细胞有丝分裂后期有规律地进入子细胞形成细胞核时，仍留在细胞质中的整条染色单体或染色体的无着丝断片或环。在末期单独形成一个或几个规则的次核，被包含在细胞的细胞质内。所以微核试验能检测化学毒物或物理因素诱导产生的染色体完整性改变和染色体分离改变这两种遗传学终点。

微核可以出现在多种细胞中，但在有核细胞中较难与正常核的分叶及核突出物相区别。红细胞在成熟之前最后一次分离后数小时可将主核排出，而仍保留微核于 PCE 细胞中，因此通常计数 PCE 细胞中的微核。当骨髓成红细胞发育成嗜多染红细胞，其主核排出，已形成的微核可留在无细胞核的胞浆中。因为在这些细胞中没有主核，便于观察微核。在经染毒的动物中有微核的嗜多染红细胞频率增加是诱发的染色体损伤的指征。

三、器材和试剂

（一）器材

手术刀、手术剪、无齿镊、小型弯止血钳、干净纱布、带橡皮头吸管、台式离心机、刻度离心管、晾片架、电吹风机、玻璃染色缸、2mL 注射器及针头、载玻片及推片、定时钟、带油镜头显微镜、细胞计数器。

（二）试剂

甲醇（分析纯）、甘油（分析纯）。

小牛血清：小牛血清滤菌后放入 56℃恒温水浴保温 1h 进行灭活。通常储存于 4℃冰箱。亦可以用小鼠、大鼠血清替代。

1. 吉姆萨（Giemsa）贮备液

取 Giemsa 染料 3. 8g，加入 375mL 甲醇待完全溶解后，再加入 125mL 甘油。置于 37℃恒温箱保温 48h，期间振摇数次，取出过滤于棕色瓶内，静置两周后可用。存放阴凉处。该贮备液存放的时间越长，先将染料置于研钵内，加入小量甘油混合研细，再分次倾入剩余的甘油继续研磨，然后转移至烧杯内，盖上玻璃表面皿，置 60℃水浴 2h，取出待冷却后加入甲醇，混合 2 周后，过滤，染色效果越好。临用时用 1 份 Giemsa 储备液与 6 份 pH6. 8 磷酸盐缓冲液混合配制成应用液，现用现配。

2. 1/15mol/L 磷酸盐缓冲液（pH6. 8）

取磷酸二氢钾（KH_2PO_4）4. 50g，磷酸氢二钠（$Na_2HPO_4 \cdot 12H_2O$）11. 81g 加蒸馏水至 1000mL。

3. 吖啶橙染液

（1）吖啶橙染液　以 0. 1%吖啶橙水溶液作为储备液。称取吖啶橙 0. 10g 溶于 100mL 蒸馏水中。置褐色瓶内，在 4℃下可保存数周。

（2）吖啶橙工作液　以 0. 24mmol/L 吖啶橙磷酸缓冲液作为工作液，临用时配制。取 2 份 0. 1%吖啶橙贮备液，30 份 1/15mol/L pH6. 8 磷酸缓冲液混匀即得。

四、操作步骤

1. 动物

在利用骨髓时，推荐使用大、小鼠。利用外周血时，推荐使用小鼠。如果已经证实某品系动物脾脏不清除有微核的嗜多染红细胞，或已表明对可引起染色体结构或数目畸变的化学物有足够的敏感性，则此种动物也可用。一般选用7~12周龄、体重25~35g的小鼠，也可选用体重200~300g的大鼠。试验开始时，动物体重差异应不超过每种性别平均体重的±20%，每个剂量组至少用两种性别的动物各5只。若需多次采样，则每组的动物数需增加，每个采样时间至少有8只动物。

2. 剂量及分组

根据受试物的理化性质（尤其是溶解度、水溶性或脂溶性），确定溶剂。一般采用水或食用植物油，不溶者可用羧甲基纤维素、淀粉等制成混悬液或糊状物。受试物应现用现配。

受试物设3个剂量组。最高剂量组原则上为动物出现严重中毒表现个别动物出现死亡的剂量，一般为1/2LD_{50}，分别取1/4和1/8LD_{50}作为中、低剂量组，低剂量组应不表现出毒性。同时设对照组．即空白对照、溶剂对照和阳性对照。阳性对照组用环磷酰胺生理盐水溶液一次腹腔注射30~50mg/kg，或以环磷酰胶水溶液80~120 mg/kg，经口染毒两次，间隔24h。

3. 染毒途径

根据受试物的性质及接触方式不同，可分别选用灌胃、腹腔注射、皮下或肌肉注射等染毒途径。

4. 染毒方法

一般采用2次染毒方法，两次间隔24h。第二次给予受试物后6h采集骨髓样品。

5. 制片

（1）骨髓细胞液的制备　小鼠脱颈椎处死，取下小鼠两侧股骨或胸骨，剔去肌肉，用滤纸或纱布擦去血污和肌肉，剪去股骨两端。用止血钳挤出骨髓液与玻片一端的小牛血清混匀，常规涂片，或配有6号针头1mL注射器吸取小牛血清约0.5mL冲洗骨髓腔数次，将冲洗物滴在载玻片上，制成细胞悬液涂片，涂片自然干燥后放入甲醇中固定5~10min，当日固定保存，将固定好的涂片放入Giemsa应用液中，染色10~15min，立即用pH6.8的磷酸盐缓冲液或蒸馏水冲洗、晾干，写好标签，阴凉干燥处保存。

提取股骨和细胞

（2）外周血样本：从尾静脉或其他适当的血管采集外周血，血细胞立即在存活状态下染色或制备涂片并染色，为排除与使用非DNA染料相关的人工假象可利用DNA特异性染料（吖啶橙或Hoechst33258加Pyronin-Y）。

（3）封片　染色干燥后的涂片，若需长时间保存，可放入二甲苯透明6min，取出后趁湿滴上适量中性树脂胶，盖上盖玻片，平置。待干后却可收入盒内备检。若在短时内进行观察，涂片不需制成封片。

（4）镜检　先以低倍镜、高倍镜粗检，选择细胞完整、分布均匀和染色良好的区域，再以油镜检查计数。可用细胞形态是否完好，作为判断制片优劣的标准。

本方法为观察嗜多染红细胞的微核。嗜多染红细胞（PCE）呈灰蓝色，成熟的正染红细胞（NCE）呈粉红色。典型的微核多为单个的、圆形、边缘光滑整齐，嗜色性与核质一致，呈紫红色或蓝紫色，直径通常为红细胞的1/20~1/5。

每只动物的骨髓需观察至少200个红细胞，外周血至少观察1000个红细胞，并计算含微核的嗜多染红细胞数，列入表11-12。在一个嗜多染红细胞中出现两个或多个微核，仍按一个微核细胞计算。微核率按下式计算，并以千分率表示。微核率列入表11-13。另外，在计数PCE时，计数见到的NCE数，求出PCE/NCE的比值。嗜多染红细胞在总红细胞中的比例不应低于对照值的20%。

嗜多染红细胞微核率=有微核的嗜多染红细胞总数/检查嗜多染红细胞数×100%

表11-12　出现微核的嗜多染红细胞数统计

性别	空白对照组	低剂量组	中剂量组	高剂量组	阳性对照组
雄鼠N：					
1					
2					
3					
4					
5					
雌鼠N：					
1					
2					
3					
4					
5					

注：表内数据是观察每个鼠的1 000个嗜多染红细胞而发现的微核的细胞数。

表11-13　微核率统计

剂量组	动物数	检查细胞总数	含微核细胞数	微核率/%
空白对照组				
低剂量组				
中剂量组				
高剂量组				
阳性对照组				

注：检查细胞总数=检查鼠数×1000。

五、结果分析与评价

本试验中只计数PCE中的微核，微核率以千分率表示。每只动物为一个观察单位。每组的雌、雄动物分别计算微核PCE的均值。雌、雄动物之间无明显的性别差异时可合并计算结果，否则应分别进行计算。

正常的 PCE/NCE 比值约为 1（正常范围为 0.6~1.2）。如比值<0.1，则表示 PCE 形成受到严重抑制；如比值<0.05，则表示受试化学毒物的剂量过大，试验结果不可靠。

阴性对照组和阳性对照组的微核发生率，应与试验所用动物种属及品系的文献报道结果或者是与研究的历史数据相一致。

微核试验所获数据资料的频数分布尚无定论，可利用多种统计学方法如泊松（Poisson）分布、u 检验分析试验结果。

复习思考题

1. 微核可以出现在哪些细胞中？本实验为什么选择 PCE 细胞？
2. 怎样判断微核实验结果为阳性或阴性？

实验七　骨髓细胞染色体畸变分析试验

一、目的

学习动物骨髓细胞染色体标本制作，了解动物体内染色体及染色体畸变类型。

二、原理

在试验动物给予受试物后，用中期分裂相阻断剂（如秋水仙素或秋水仙胺）处理，以阻断微管蛋白的聚合，抑制细胞分裂时纺锤体的形成，以便增加中期分裂相细胞的比例，随后取材、制片、染色、固定、在油镜下观察，分析染色体畸变。

本试验可检测受试物能否引起整体动物骨髓细胞染色体畸变，以评价受试物致突变的可能性。若有证据表明受试物或其代谢产物不能到达骨髓，则不适用于本方法。

三、器材和试剂

（一）器材

小剪刀、镊子、10mL 离心管、滴管、载玻片、离心机、水浴箱、生物显微镜（具 100×物镜）、注射器（5mL）。

（二）试剂

1. 秋水仙素（0.4mg/mL）和 KCl 液

秋水仙素置于棕色瓶中，冰箱保存，0.075mol/L KCl 液。

2. 固定液

甲醇 3 份、冰醋酸 1 份混匀，临用时配。

3. 姬姆萨（Giemsa）贮备液

取 Giemsa 染料 3.8g 和少量甲醇于乳钵内仔细研磨，逐渐加入甲醇至 375mL，待完全溶解后，再加入 125mL 甘油，混合均匀。置 37 恒温箱中保温 48h。保温期间振荡摇数次，充分溶解后，取出过滤，室温保存，2周后使用。

4. pH6.8磷酸盐缓冲液

取甲液50mL，乙液50mL混匀即可。

甲液：1/15 mol/L Na_2HPO_4：称取 Na_2HPO_4 9.47g溶于1 000mL蒸馏水中。

乙液：1/15mol/L　KH_2PO_4：称取 KH_2PO_4 9.07g溶于1 000mL蒸馏水中。

若 Na_2HPO_4 或 KH_2PO_4 含有结晶水，应重新计算称取量。

5. 阳性对照物：环磷酰胺或丝裂霉素C。

四、 实验设计

1. 动物

选用成年健康大鼠或小鼠，如用小鼠，可选择7~12周龄。每组雌雄至少各5只。

2. 染毒与取样时间

一般染毒一次或多次，多次更为合理。研究证明，即使损伤的细胞不会积累，化学物质也需在靶器官蓄积至一定的浓度才有诱变作用。一般在末次染毒后24h处死动物，收获细胞。

3. 剂量选择

应进行预试验以选择最高剂量。如果受试物具有毒性，应设3个剂量，最高剂量组原则上为动物出现严重中毒表现和（或）个别动物出现死亡的剂量，一般可取1/2 LD_{50}，低剂量组应不表现出毒性，分别取1/4 LD_{50} 和1/8 LD_{50} 作为中、低剂量。对于在低或无毒剂量下具有特异生物学活性的物质（如激素和丝裂源）可以抑制骨髓细胞有丝分裂指数（50%以上）为指标确定最高剂量，按等比级数2向下设置中、低剂量组。急性毒性试验给予受试物最大剂量（最大使用浓度和最大灌胃容量）动物无死亡而求不出 LD_{50}，并且根据结构相关物质资料不能推断受试物具有遗传毒性时，则不必设3个剂量。按以下顺序只设一个剂量：

①10g/kg体重；

②人的可能摄入量的100倍；

③一次最大灌胃剂量，连续染毒14d。另设溶媒对照组和阳性对照组，如果没有文献资料或历史性资料证实所用溶媒不具有有害作用或致突变作用，还应设空白对照组。阳性对照物可用丝裂霉素C（1.5~2.0mg/kg体重）或环磷酰胺（40mg/kg体重）经口或腹腔注射给予。

4. 给药途径

尽量采用受试物进入机体途径，或根据毒物的性质、研究目的而定，一般采用经口、皮、呼吸道或腹腔等。

五、 操作步骤

1. 收获细胞

处死动物前3~5h，按4mg/kg体重腹腔注射秋水仙素g。用颈椎脱位法处死动物，迅速取出双侧股骨，去肌肉，擦净血污，剪开两端关节面，用带针头注射器吸取5mL生理盐水，插入骨髓腔，冲出骨髓于10mL离心管中，用吸管吹打骨髓团使其均匀，将细胞悬液用1000r/min离心10min，弃上清液。

2. 低渗及预固定

加入预温37℃的0.075mol/KCl约7mL，用吸管将细胞轻轻吹打均匀，放入37℃水浴中低渗15~20min。加入固定液1~2mL混匀，立即于1000r/min离心10min，弃上清液。

3. 固定

使细胞重新悬浮，加入固定液7mL混匀，室温静置10~20min，然后1000r/min离心10min，弃上清液。同样方法再固定1~2次，弃上清液。

4. 制片染色

加入数滴新鲜固定液使细胞悬浮，将细胞悬液滴于冰水载玻片上，轻吹细胞悬液扩散平铺于玻片上。每个标本制2~3张玻片，空气中自然干燥。用10% Giemsa染色液染色10~20min，去离子水冲洗，取出空气中自然干燥。

5. 镜检

在低倍镜下选择分散良好、细胞未破裂的中期分裂相细胞察并记录染色体结构异常和数目异常细胞。

制片应为全部染色体较集中，而各个染色体分散、互不重叠、长短收缩适中、两条单体分开、清楚地显示出着丝点位置、染色体呈红紫色。用油镜进行细胞中期染色体分析，每只动物分析100个中期相细胞，每个剂量组不少于1000个中期分裂相细胞。在读片时应记录每个观察细胞的染色体数目，对于畸变细胞还应记录显微镜视野的坐标位置及畸变类型。阴性和阳性对照组的畸变率应与所用动物的种属及有关资料相符。

由于低渗等机械作用的破坏，会导致处于中期的染色体发生丢失，所以，观察的中期相染色体数目应控制在$2n\pm2$内。

六、 观察指标

1. 染色体数目的改变

①非整倍体：亚二倍体或超二倍体；

②多倍体：染色体成倍增加；

③核内复制：核膜内的特殊形式的多倍化现象。

2. 染色体结构的改变

①断裂：损伤长度大于染色体的宽度；

②微小体：较断片小而呈圆形；

③有着丝点环：带有着丝点部分，两端形成环状结构并伴有一双无着丝点断片；

④无着丝点环：成环状结构；

⑤单体互换：形成三辐体、四辐体或多种形状的图像；

⑥双微小体：成对的染色质小体；

⑦裂隙：损伤的长度小于染色单体的宽度；

⑧非特定性型变化：如粉碎化、着丝点细长化、黏着等。

七、 结果分析与评价

1. 数据处理

每只实验动物作为一个观察单位，每组动物按性别分别计算染色体结构畸变细胞百分率。若雌、雄动物之间无明显的差异，可合并计算结果。可用 χ^2 检验方法进行统计学分析。裂隙应单独记录和报告，但一般不计入总的畸变率。

2. 结果评价

结果评价时应从生物学意义和统计学意义两个方面进行分析。剂量组染色体畸变率与阴性对照组相比，具有统计学意义，并呈剂量-效应关系或一个剂量组出现染色体畸变细胞数明显增高并具有统计学意义，并经重复试验证实，即可确认为阳性结果。若有统计学意义，但无剂量-效应关系时，则应进行重复试验。结果能重复者可确定为阳性。

八、 注意事项

低渗是本实验的关键，控制好低渗时间，做好分散良好的染色体标本，关系到实验结果的准确性。

复习思考题

1. 骨髓细胞染色体制片与植物细胞染色体制片有何不同？
2. 骨髓细胞染色体畸变分析试验主要观察哪些指标？
3. 染色体畸变实验对使用的细胞有无要求？
4. 如何保证实验结果的准确性？

实验八　鼠伤寒沙门菌回复突变试验（简称 Ames 试验）

一、 目的

鼠伤寒沙门菌回复突变试验是遗传毒理学体外试验，遗传学终点是基因突变，用于检测受试物能否引起鼠伤寒沙门菌基因组碱基置换或移码突变。预测其遗传毒性和潜在的致癌作用。

二、 原理

鼠伤寒沙门菌的突变型（即组氨酸缺陷型）菌株在无组氨酸的培养基上不能生长，在有组氨酸的培养基上可以正常生长。致突变物可使沙门菌突变型回复突变为野生型（表现型），因而在无组氨酸培养基上也能生长。故可根据在无组氨酸的培养基上菌落生成数量，检查受试物是否为致突变物。对于间接致突变物，可用经多氯联苯（PCB）诱导的大鼠肝匀浆制备的 S9 混合液作为代谢活化系统。

三、 器材和试剂

（一） 器材

低温高速离心机，低温冰箱（-80℃）或液氮罐，超净工作台，恒温培养箱，恒温水浴，蒸汽压力锅，匀浆器等实验室常用设备。

（二）试剂

1. 培养基制备

培养基成分或试剂除说明外，应是化学纯，无诱变性。避免重复高温处理，选择适当保存温度和期限。

（1）营养肉汤培养基

牛肉膏 2.5g

胰胨蛋白胨 5.0g

氯化钠 2.5g

磷酸氢二钾（$K_2HPO_4 \cdot 3H_2O$） 1.3g

加蒸馏水至500mL

加热溶解，调pH至7.4，分装后0.103MPa 20 min灭菌，4℃保存备用。

（2）营养肉汤琼脂培养基 用作基因型（rfa突变，R因子，pAQ_1质粒，△uvrB）鉴定。

琼脂粉 1.5g

营养肉汤培养基 100mL

加热融化后调pH为7.4，0.103MPa 20 min灭菌。

（3）底层培养基

①磷酸盐贮备液（Vogel-Bonner VB盐贮备液）：

磷酸氢胺钠（$NaNH_4HPO_4 \cdot 4H_2O$） 17.5g

柠檬酸（$C_6H_8O_7 \cdot H_2O$） 10.0g

磷酸氢二钾（K_2HPO_4） 50.0g

硫酸镁（$MgSO_4 \cdot 7H_2O$） 1.0g

配制：先将前三种成分加热溶解后，再将溶解的硫酸镁缓缓倒入容量瓶中，加蒸馏水至100mL，否则易析出沉淀。于0.103MPa下高压灭菌30min。储于4℃冰箱。

②40%葡萄糖溶液：

葡萄糖 40.0g

加蒸馏水至100mL，0.055MPa灭菌20min。

③底层培养基（1.5%琼脂培养基）：

琼脂粉 6.0g

蒸馏水 400mL

融化后0.103MPa灭菌20min。趁热（80℃），在灭菌琼脂培养基中（400mL）依次无菌操作加入：

磷酸盐贮备液 8mL

40%葡萄糖溶液 20mL

充分混匀，待凉至80℃左右时倒入平皿，每皿（内径90mm）25mL，37℃培养过夜以除去水分及检查有无污染。

（4）顶层培养基

加热融化顶层琼脂，每100mL顶层琼脂中加10mL组氨酸-生物素溶液（0.5mmol/L混匀，分装在4个烧瓶中，0.103MPa灭菌20min。用时融化分装小试管，每管2mL，45℃水浴中保温）。顶层培养基和 0.5mmol/L 组氨酸-生物素溶液配制如下：

①顶层琼脂：

琼脂粉 3.0g

氯化钠 2.5g

加蒸馏水至 500mL，融化后 0.103MPa 灭菌 20min。

②0.5mmol/L 组氨酸-生物素溶液（诱变试验用）：

D-生物素（相对分子质量 244） 30.5mg

L-组氨酸（相对分子质量 155） 19.4mg

加蒸馏水至 250mL。

配制：将上述成分加热，以溶解生物素，然后在 0.068MPa 下高压灭菌 20min。贮于 4℃冰箱。

2. 特殊试剂及培养基

（1）L-组氨酸和 D-生物素溶液 0.5mmol/L（鉴定菌株用，无菌配制） 称取 L-组氨酸 0.4043g 和 D-生物素 12.2mg，分别溶于 100mL 蒸馏水，0.103MPa 灭菌 20min，保存于 4℃冰箱。

（2）0.8%氨苄青霉素溶液（鉴定菌株用，无菌配制） 氨苄西林 40mg，用 0.02mol/L 氢氧化钠溶液 5mL 溶解，保存于 4℃冰箱。

（3）0.8%四环素溶液（用于四环素抗性试验和氨苄青霉素-四环素平板）40mg 四环素，用 0.02mol/L 盐酸 5mL 溶解，保存于 4℃冰箱。

（4）1%结晶紫溶液（鉴定菌株用） 称取结晶紫 10mg，溶于 10mL 无菌水。

（5）氨苄青霉素平板（用作 TA97、TA98、TA100 菌株的主平板）和氨苄青霉素-四环素平板（用作 TA102 菌株的主平板）

每 1000mL 由以下成分组成：

底层培养基	980mL
组氨酸水溶液（4.043g/L）	10mL
生物素（0.5mmol/L）	6mL
0.8%氨苄青霉素溶液	3.15mL
0.8%四环素溶液	0.25mL

四环素仅在使用对四环素有抗性的 TA102 时加入。各成分均已分别灭菌或无菌制备。

（6）组氨酸-生物素平板（组氨酸需要试验用）

每 1000mL 由以下成分组成：

底层培养基	984mL
组氨酸水溶液（4.043g/L）	10mL
生物素（0.5mmol/L）	6mL

各成分均已分别灭菌。

（7）二甲亚砜（DMSO）

光谱纯，无菌。

3. 活化系统的制备

（1）大鼠肝 S9 的诱导和制备 选健康雄性成年 SD 或 Wistar 大鼠，体重 150~200g，5~6 周周龄。将多氯联苯（Aroclor1254）溶于玉米油中，以 200mg/L 浓度，按 500mg/kg 体重无菌操作一次腹腔注射，5d 后处死动物，处死前禁食 12h。

取出肝脏称重后，用预冷的0.15mol/L氯化钾溶液冲洗肝脏数次。以便去除能抑制微粒体酶活性的血红蛋白。每克肝（湿重）加预冷的0.1mol/L氯化钾溶液3mL，连同烧杯移入冰浴中，用无菌剪刀剪碎肝脏，用匀浆器（低于4000r/min，1~2min）制成肝匀浆。以上操作需注意无菌和局部冷环境。

将制成的肝匀浆在低温（0~4℃）高速离心机上，以9000r离心10min吸出上清液为S9组分，分装，每管2mL左右，用液氮或-80℃低温保存。S9应经无菌检查，蛋白含量测定（Lowry法），每毫升蛋白含量不超过40mg为宜，经间接致癌物（诱变剂）鉴定其生物活性合格。保存期不超过1年。

（2）S9混合液的配制

①镁钾溶液：称取氯化镁1.9g，氯化钾6.15g，加蒸馏水稀释至100mL。0.103MPa 20min灭菌或滤菌。

②0.2mol/L磷酸盐缓冲液（pH7.4）、每500mL由以下成分组成。

磷酸氢二钠（Na_2HPO_4 28.4g/L）　440mL

磷酸二氢钠（$NaH_2PO_4 \cdot H_2O$ 27.6g/L）　60mL

调pH至7.4，0.103MPa 20min灭菌或滤菌。

③10%S9混合液的配制：每10mL由以下成分组成，临用时配制。

灭菌蒸馏水　3.8mL

磷酸盐缓冲液（0.2mol/L，pH7.4）　6.0mL

镁钾溶液　0.4mL

葡萄糖-6-磷酸钠盐溶液（0.05mol/l）　1mL

辅酶Ⅱ溶液（0.025mol/L）　1.6 mL

肝S9液　1.0mL

混匀，置冰浴待用。

四、菌株及增菌培养

1. 试验菌株

推荐采用下列的菌株组合：

①鼠伤寒沙门菌TA1535；

②鼠伤寒沙门菌TA97a或TA97或TA1537；

③鼠伤寒沙门菌TA98；

④鼠伤寒沙门菌TA100；

⑤鼠伤寒沙门菌TA102或大肠杆菌WP2uvrA或大肠杆菌WP2uvrA（PKM101）。

2. 增菌培养

取灭菌的25mL三角烧瓶，加入营养肉汤10mL，从试验菌株母板上刮取少量细菌，接种至肉汤中，37℃振荡（100次/min）培养10h或静置培养16h。存活细菌密度不少于1×10^9~2×10^9/mL。

五、菌株鉴定和保存

标准试验菌株必须进行基因型鉴定、自发回变数鉴定及对鉴别性致突变物的反应鉴定，合格后才能用于致突变试验。

1. 菌株基因型鉴定

（1）组氨酸缺陷型（his^-）的鉴定　加热融化底层培养基两瓶，一瓶不加组氨酸，每100mL底层培养基中加0.5mmol/L D-生物素溶液0.6mL；另一瓶加组氨酸，每100mL底层培养基中加L-组氨酸1mL和0.5mmol/L D-生物素溶液0.6mL。冷却到50℃左右，每种底层培养基各倒两个平板。取有组氨酸和无组氨酸培养基平板各一块，按菌株编号顺序各取一环菌悬液划直线于培养基表面，37℃培养48h观察生长情况。此4种菌株应在补充有组氨酸的培养基有一条菌膜生长，而在无组氨酸的培养基上除自发回变菌落外无菌膜。

（2）深粗糙型（rfa）突变鉴定（结晶紫抑菌试验）　深粗糙型突变的细菌，缺失脂多糖屏障，因此分子量较大的物质能进入菌体并抑制其生长。

加热融化营养肉汤琼脂培养基。取0.1mL菌悬液移入平板，迅速将适量冷却至50℃左右的营养肉汤琼脂培养基倒入平板，混匀，平放凝固。将无菌滤纸片一片放入已凝固的培养基平板中央，用移液器吸0.1%结晶紫溶液10μL滴加在滤纸片上，37℃培养24h，每个菌株做一个平板。在结晶紫溶液渗透区出现一个透明的抑菌带，证明试验菌株有rfa突变，为阳性。

（3）uvrB缺失的鉴定（紫外线敏感试验）　uvrB缺失即切除修复系统缺失。

取受试菌液在营养肉汤琼脂平板上划线接种。用黑纸覆盖培养皿的一半，然后在15w的紫外线灭菌灯下，距离33cm照射8s。37℃培养24h，对紫外线敏感的3个菌株（TA_{97}、TA_{98}、TA_{100}）仅在没有照射过的一半生长，而具有野生型切除修复酶的菌株TA_{102}在没有照射过的一半和照射过的一半均能生长。

（4）R因子（抗氨苄青霉素）和PAQ_1质粒的鉴定　带有R因子的菌株具有抗氨苄西林的特性。TA_{102}菌株含PAQ_1质粒具有抗四环素的特性。

加热融化营养肉汤琼脂培养基，冷却至50℃左右，适量倒入平板，平放凝固。用移液器吸取0.8%氨苄青霉素溶液10μL并在培养基表面涂成一条带，待溶液干后，用接种环垂直划线接种4种试验菌株与之交叉。并且接种一个不具有R因子的菌株作为氨苄青霉素抗性对照，经37℃培养24h，观察生长情况。4个菌株生长应不受氨苄青霉素抑制，证明它们都带有R因子。

（5）四环素抗性的鉴定　用移液器各取5~10μL 0.8%的四环素溶液和0.8%的氨苄青霉素溶液，在营养肉汤琼脂培养基平板表面沿中线涂成一条带，待四环素和氨苄青霉素溶液干后，用接种环各取菌株菌悬液与四环素和氨苄青霉素带交叉划线。接种TA102和一种有R因子的菌株，作为四环素抗性的对照，37℃培养24h。

（6）生物素缺陷型（bio^-）的鉴定　加热融化底层培养基两瓶，一瓶加生物素，每100mL底层培养基中加0.5mmol D-生物素0.6mL和L-组氨酸1mL；另一瓶不加生物素，每100mL底层培养基中加L-组氨酸1mL，冷却至50℃左右，每种底层培养基各倒两个平板。

取有生物素和无生物素的平板各一个，按菌株号顺序各接一接种环的菌液划直线于培养基表面，经37℃培养48h。

菌株在有生物素培养基平板表面各长出一条菌膜，在无生物素培养基平板上除自发回变菌落外无菌膜，说明受试菌株为生物素缺陷型。

2. 自发回变数测定

准备底层培养基平板8个，融化顶层培养基8管并在45℃水浴中保温每管2mL，加入测试菌菌液 0. 1mL，一式两份，迅速混匀，倒在底层培养基上，转动平皿使顶层培养基均匀分布在底层上，平放固化。37℃培养 48h 观察结果。计数回变菌落数。每株的自发回变率应落在表 11-14 所列正常范围内。

表 11-14　　菌株基因型鉴定结果

菌株	TA97	TA98	TA100	TA102
His^-	+	+	+	+
Rfa	+	+	+	+
R	+	+	+	+
PAQ1	-	-	-	+
uvrB	-	-	-	+
自发回变数范围	90~80	30~50	120~200	240~320

3. 鉴别性致突变物的反应

试验菌株对不同致突变物的反应不同，应该在有和没有代谢活化的条件下鉴定各试验菌株对致突变物的反应。可按下述的点试验或平皿掺入试验的方法进行。各试验菌株对鉴别性致突变物的反应见表 11-15。

表 11-15　　鉴别性阳性致突变物试验结果

菌株	TA97		TA98		TA100		TA102	
S9	-	+	-	+	-	+	-	+
点试验	MNNG	2-AF	MNNG	2-AF	MNNG	2-AF	MNNG	2-AF
浓度/(μg/10μL)	10	20	10	20	10	20	10	20
掺入试验	AF	2-AF	2，7-AF	2-AF	NaN_3	2-AF	MMC	2-AF
浓度/(μg/100μL)	5	10	20	10	1. 5	10	0. 5	10

4. 菌株保存

鉴定合格的菌种应加入 DMSO 作为冷冻保护剂，保存在-80℃或液氮（-196℃），或者冰冻干燥制成干粉，4℃保存。

六、 实验设计

受试物最低剂量为每平皿 0. 1μL，最高剂量为 5mg 或出现沉淀的剂量，或对细菌产生最小毒性剂量。一般选用 4~5 个剂量，进行剂量-效应关系研究，每个剂量应 2 或 3 个平行平皿。溶剂可选取用水-二甲基亚砜（每皿不超过 0. 4mL）或其他溶剂。每次实验应有同时进行的阳性对照和阴性（溶剂）对照。

七、 操作步骤

实验方法有平板掺入法和点试法，一般先用点试法作预试验，以了解受试物对沙门菌的毒性和可能的致突变性，平板掺入法是标准试验法。

1. 平板掺入法

在底层培养平皿上写上记号，每个剂量加 S9 和不加 S9 均做 3 个平板。取 1 管（2mL）

已融化并在 45℃ 水浴中保温的顶层培养基依次加入新鲜增菌液 0.1mL，实验组加受试物 0.05～0.2mL（需活化时加 10%S9 混合液 0.5mL），迅速混匀，倒在底层培养基上，转动平皿使顶层培养基均匀分布在底层上，平放固化，37℃ 培养 48h 观察结果，必要时延长至 72h 观察结果。

阳性对照组加入同体积标准诱变剂；溶媒对照组加入同体积的溶媒；未处理的对照组只在培养基上加菌液，其他同实验组。

2. 点试法

在底层培养平皿上写上记号。取已融化并在 45℃ 水浴中保温的顶层培养基一管（2mL），依次加入测试菌液 0.1mL（需活化时加 10%S9 混合液 0.5mL），迅速混匀，倒在底层培养基上，转动平皿使顶层培养基均匀分布在底层上，平放固化。取无菌滤纸圆片（直径约为 6mm），小心放在已固化的顶层培养基的适当位置上，用移液器取适量受试物（如 10μL），点在纸片上，或将少量固体受试物结晶加到纸上或琼脂表面，37℃ 培养 48h 观察结果。

另做阳性对照组和溶剂对照组，分别在滤纸片上加入同体积标准诱变剂、溶剂，未处理对照组滤纸片上不加物质。

八、 结果分析与评价

1. 掺入法

计数培养基上的回变菌落数。在背景生长良好的条件下，测试菌株 TA1535、TA1537、TA98 和大肠杆菌的回变菌落数等于或大于未处理对照组 2 倍，其他测试菌株的回变菌落数等于或大于未处理对照组的 2 倍，并有剂量-效应关系或至少某一测试点有重复的并有统计学意义的阳性反应，即可认为该受试物为诱变阳性。当受试物浓度达到 5mg 每皿仍为阴性者，可认为是阴性。

2. 点试法

凡在点样纸片周围长出一圈密集的 his^- 回变菌落者，与未处理对照组相比有明显的区别，可初步判定该受试物实验阳性。应该用掺入发实验来验证。

3. 报告的试验结果应是两次以上独立实验的重复结果。如果受试物对四种菌株（加和不加 S9）的平皿掺入试验均得到阴性结果，可认为此受试物对鼠伤寒沙门菌无致突变性。如受试物对一种或多种菌株（加或不加 S9）的平皿掺入试验得到阳性结果，即认为此受试物是鼠伤寒沙门菌的致突变物。

4. 结果：以列表方式报告受试物的 Ames 实验结果（表 11-16）；

表 11-16　　Ames 试验菌株的回变结果（平均值±标准差）

组别	剂量/(mg/皿)	TA97		TA98		TA100		TA102	
		-(S9)	+(S9)	-(S9)	+(S9)	-(S9)	+(S9)	-(S9)	+(S9)
受试物									

续表

组别	剂量/(mg/皿)	TA97		TA98		TA100		TA102	
		-(S9)	+(S9)	-(S9)	+(S9)	-(S9)	+(S9)	-(S9)	+(S9)
自发回变									
溶剂对照									
阳性对照									

九、 注意事项

1. 所有操作均应无菌。
2. 应有专门的实验室，应有良好的通风设备。
3. 试验者必须注意个人防护，尽量减少接触污染的机会。
4. 受试的致癌物与致突变物的放弃处理，原则上按同位素放弃物处理方法进行。
5. 所用沙门菌试验菌株一般毒性较低，具有 R 因子的危害更小。但要防止沙门菌污染动物饲养室。

复习思考题

1. 体外染毒实验微核选用 S9 代谢活化系统？
2. 化学物质在体外经点突变和细胞遗传学分析呈阳性结果时，是否需要进一步进行体外检测？如果体外非整倍体检测出现阳性结果，说明什么问题？为什么？
3. 什么是突变？突变有哪些类型？
4. 常用的致突变试验有哪些？各有什么区别？

实验九 细胞代谢活力测定——MTT 实验

一、 目的和意义

MTT 全称为3-（4，5）-dimethylthiazo（-z-y1）-3，5-di- phenyltetrazolium bromide，化学名为3-（4，5-二甲基-2-噻唑）-2，5-二苯基四氮唑溴盐，商品名：噻唑蓝，是一种黄颜色染料。MTT 法又称 MTT 比色法，是一种检测细胞存活和生长的方法。该方法广泛用于一些生物活性因子的活性检测、大规模的抗肿瘤药物筛选、细胞毒性试验以及肿瘤放射敏感性测定等。

其检测原理为活细胞线粒体中的琥珀酸脱氢酶能使外源性 MTT 还原为水不溶性的蓝紫色结晶甲瓒（Formazane）并沉积在细胞中，而死细胞无此功能。二甲基亚砜（DMSO）能溶解细胞中的甲瓒，用酶联免疫检测仪在 490nm 波长处测定其吸光度，可间接反映活细胞数量。在一定细胞数范围内，MTT 结晶形成的量与细胞数成正比。它的特点是灵敏度高、经济。该实验需在细胞培养室内进行。

二、实验内容

MTT 实验 01-
进入细胞室

1. 测定细胞的生长曲线。
2. 检测活细胞数量和细胞的生长特性。
3. 测定毒物的半数致死率（IC50）。

三、器材和试剂

（一）器材及耗材

CO_2培养箱，倒置显微镜，震荡混合仪，酶联免疫检测仪，96 孔培养板（贴壁生长的细胞选用平底型培养板，悬浮生长的细胞选用圆底型培养板），单道可调移液器、吸管、离心管、计数板。

（二）主要试剂

1. MTT 溶液：称取 250mgMTT，放入小烧杯中，加 50mL PBS（0.01mol/L，pH 7.4）在电磁力搅拌机上搅拌 30min（普通环境中操作），0.22μmol/L 的微孔滤膜除菌（超净工作净台内操作），分装，4℃保存。2 周内有效。

2. 含 10%胎牛血清 RPMI-1640 培养液，0.25%胰蛋白酶消化液，二甲基亚砜（DMSO，分析纯）。

四、操作步骤

（一）贴壁细胞

1. 接种

收集对数期细胞，调整细胞悬液浓度，每孔加入 100μL。铺板，将待测细胞调至密度 1000~10000 /孔，边缘孔用无菌 PBS 填充。

MTT 实验 02-
细胞准备

2. 铺板

5%CO_2，37℃孵育，至细胞单层贴壁于 96 孔平底板孔底。原则上，细胞贴壁 2h 或半天时间后即可加受试物。

3. 加受试物

加入浓度梯度的待测化合物，一般 5~7 个浓度梯度，每孔 100μL，设 3~5 个复孔。建议设 5 个，否则难以反映真实情况。

4. 孵育

5%CO_2，37℃孵育 16~48h，倒置显微镜下观察。

MTT 实验 03-
细胞加板

5. 加 MTT

每孔加入 10μLMTT 溶液（5mg/mL，即 0.5%MTT），继续培养 4h。若药物与 MTT 能够反应，可先离心后弃去培养液，小心用 PBS 冲 2~3 遍后，再加入含 MTT 的培养液。

6. 终止培养

小心吸去孔内培养液。

7. 溶解

每孔加入 100μL 或 150μL 二甲基亚砜，置摇床上低速振荡 10min，使结晶物充分溶解。在酶联免疫检测仪上检测 490nm 处各孔的吸光度 A_{490nm}。

8. 检测

同时设置调零孔（培养基、MTT、二甲基亚砜）和对照孔（细胞、相同浓度的药物溶解介质、培养液、MTT、二甲基亚砜）。

（二）悬浮细胞

1. 收集对数期细胞，调节细胞悬液浓度为 1×10^6/mL（细胞浓度的问题见后面的注意事项），按次序将①补足的 1640（无血清）培养液 40μL；②加放线菌素 D（有毒性）10μL，用培养液稀释（储存液 100mg/mL，需预试寻找最佳稀释度，1：20~1：10）；③需检测物 10μL；④细胞悬液 50μL（即 5×10^4/孔），共 100μL 加入到 96 孔板（边缘孔用无菌水填充）。每板设对照（加 100μL 1640）。

2. 孵育

置 37℃，5%CO_2 孵育 16~48h，倒置显微镜下观察。

3. 加 MTT

每孔加入 10μLMTT 溶液（5 mg/mL，即 0.5%MTT），继续培养 4 h。（悬浮细胞推荐使用 WST-1，培养 4 h 后可跳过步骤 4），直接用酶联免疫检测仪 OD570nm（630nm 校准）测量各孔的吸光值。

4. 溶解

离心［1000r/min，10min］，小心吸掉上清液，每孔加入 100μL 或 150μL 二甲基亚砜，置摇床上低速振荡 10min，使结晶物充分溶解。在酶联免疫检测仪 570nm（630nm 校准）测量各孔的吸光度 A_{570nm}。

5. 检测

同时设置调零孔（培养基、MTT、二甲基亚砜）和对照孔（细胞、相同浓度的溶解介质、培养液、MTT、二甲基亚砜），每组设定 3 个复孔。

五、计算

$$抑制率=（1-实验组吸光度/对照组吸光度）\times100\%$$

$$增殖率=（实验组吸光度/对照组吸光度-1）\times100\%$$

六、注意事项

1. 选择适当的细胞接种浓度和培养时间。一般情况下，96 孔培养板的一内贴壁细胞长满时约有 10^5 个细胞。但由于不同细胞贴壁后面积差异很大，因此，在进行 MTT 试验前，要进行预实验，检测其贴壁率、倍增时间以及不同接种细胞数条件下的生长曲线，确定试验中每孔的接种细胞数和培养时间，以防止细胞过满。这样，才能保证 MTT 结晶形成的量与细胞数呈线性关系。

2. 由于 MTT 经还原所产生的甲瓒产物不溶于水，需溶解后才能检测。这不仅使工作量增加，也会对实验结果的准确性产生影响，而且溶解甲瓒的有机溶剂对实验者也有损害。

MTT 溶液的配制方法：通常，此法中的 MTT 浓度为 5mg/mL。因此，可以称取 MTT 0.5g，溶于 100mL 的磷酸缓冲液（PBS）或无酚红的培养基中，用 0.22μm 滤膜过滤以除去溶液里的细菌，放 4℃ 避光保存即可。在配制和保存的过程中，容器最好用铝箔纸包住。实验时应关闭超净台上的日光灯，避光操作。

3. MTT 实验的吸光度最后要在 0~0.7，超出这个范围就不是线性关系。

4. 避免血清干扰：一般选小于 10%的胎牛血清的培养液进行实验。在呈色后尽量吸尽孔内残余培养液。

5. 吸取上清液时应格外小心，切勿吸出孔底蓝紫色的甲瓒结晶。

复习思考题

1. 细胞代谢活力的测定方法有哪些？试比较优缺点。
2. 细胞接种的密度与细胞生长曲线的测定结果之间有什么关系？
3. 细胞计数时，如果细胞悬浮液溢出槽外，应如何处理？为什么？
4. 对比细菌和细胞的接种及培养方法，有何异同点？

附　录

APPENDIX

附录一　霍恩氏（Horn）法 LD_{50} 值计算

1. 附表 1-1 用于每组 5 只动物，其剂量递增公比为$\sqrt[3]{10}$，意即 $10\times\sqrt[3]{10}=21.5$，$21.5\times\sqrt[3]{10}=46.4\cdots$，以此类推。此剂量系列排列如下：

$$\left.\begin{matrix}1.00\\2.15\\4.64\end{matrix}\right\}\times10^t \qquad t=0,\ \pm1,\ \pm2,\ \pm3\cdots$$

附表 1-1　霍恩氏（Horn）法 LD_{50} 值计算（剂量递增公比为$\sqrt[3]{10}$）

组1 组2 组3 组4 或 组1 组3 组2 组4				剂量1=0.464 剂量2=1.00 剂量3=2.15 剂量4=4.64 ×10^t		剂量1=1.00 剂量2=2.15 剂量3=4.64 剂量4=10.0 ×10^t		剂量1=2.15 剂量2=4.64 剂量3=10.0 剂量4=2.15 ×10^t	
				LD_{50}	置信限	LD_{50}	置信限	LD_{50}	置信限
0	0	3	5	2.00	1.37~2.91	4.30	2.95~6.26	9.26	6.36~13.5
0	0	4	5	1.71	1.26~2.33	3.69	2.71~5.01	7.94	5.84~10.8
0	0	5	5	1.47	~	3.16	~	6.81	~
0	1	2	5	2.00	1.23~3.24	4.30	2.65~6.98	9.26	5.70~15.0
0	1	3	5	1.71	1.05~2.78	3.69	2.27~5.99	7.94	4.89~12.9
0	1	4	5	1.47	0.951~2.27	3.16	2.05~4.88	6.81	4.41~10.5
0	1	5	5	1.26	0.926~1.71	2.71	2.00~3.69	5.84	4.30~7.94
0	2	2	5	1.71	1.01~2.91	3.69	2.17~6.28	7.94	4.67~13.5
0	2	3	5	1.47	0.862~2.50	3.16	1.86~5.38	6.81	4.00~13.5
0	2	4	5	1.26	0.775~2.05	2.71	1.69~4.41	5.84	3.60~9.50
0	2	5	5	1.08	0.741~1.57	2.33	1.60~3.99	5.01	3.44~7.30

续表

组1 组2 组3 组4 或 组1 组3 组2 组4				剂量1=0.464 剂量2=1.00 剂量3=2.15 剂量4=4.64 $\times 10^4$		剂量1=1.00 剂量2=2.15 剂量3=4.64 剂量4=10.0 $\times 10^4$		剂量1=2.15 剂量2=4.64 剂量3=10.0 剂量4=2.15 $\times 10^4$	
				LD_{50}	置信限	LD_{50}	置信限	LD_{50}	置信限
0	3	3	5	1.26	0.740~2.14	2.71	1.59~4.62	5.84	3.43~9.95
0	3	4	5	1.03	0.665~1.75	2.33	1.43~3.78	5.01	3.08~8.14
1	0	3	5	1.96	1.22~3.14	4.22	2.63~6.76	9.09	5.66~14.6
1	0	4	5	1.62	1.07~2.43	3.48	2.31~5.24	7.50	4.98~11.3
1	0	5	5	1.33	1.05~1.70	2.87	2.26~3.65	6.19	4.87~7.87
1	1	2	5	1.96	1.06~3.60	4.22	2.29~7.75	9.09	4.94~16.7
1	1	3	5	1.62	0.866~3.01	3.48	1.87~6.49	7.50	4.02~16.7
1	1	4	5	1.33	0.737~2.41	2.87	1.59~5.20	6.19	3.42~11.2
1	1	5	5	1.10	0.661~1.83	2.37	1.42~3.95	5.11	3.07~8.51
1	2	2	5	1.62	0.818~3.19	3.48	1.76~6.37	7.50	3.80~14.8
1	2	3	5	1.33	0.658~2.70	2.87	1.42~5.82	6.19	3.05~12.5
1	2	4	5	1.10	0.550~2.20	2.37	1.19~4.74	5.11	2.55~10.2
1	3	3	5	1.10	0.523~2.32	2.37	1.13~4.99	5.11	2.43~10.8
2	0	3	5	1.90	1.00~3.58	4.08	2.16~7.71	8.80	4.66~16.6
2	0	4	5	1.47	0.806~2.67	3.16	1.74~5.76	6.81	3.74~12.4
2	0	5	5	1.14	0.674~1.92	2.45	1.45~4.13	5.28	3.13~8.89
2	1	2	5	1.90	0.839~4.29	4.08	1.81~9.23	8.80	3.89~19.9
2	1	3	5	1.47	0.616~3.50	3.16	1.33~7.53	6.81	2.86~16.2
2	1	4	5	1.14	0.466~2.77	2.45	1.00~5.98	5.28	2.16~12.9
2	2	2	5	1.47	0.573~3.76	3.16	1.24~8.10	6.81	2.66~17.4
2	2	3	5	1.14	0.406~3.18	2.45	0.875~6.85	6.28	1.89~14.8
0	0	4	4	1.96	1.18~3.26	4.22	2.53~7.02	9.09	5.46~15.1
0	0	5	4	1.62	1.27~2.05	3.48	2.74~4.42	7.50	5.90~9.53
0	1	3	4	1.96	0.978~3.92	4.22	2.11~8.44	9.09	4.54~18.2
0	1	4	4	1.62	0.893~2.92	3.48	1.92~6.30	7.50	4.14~13.6
0	1	5	4	1.33	0.885~2.01	2.87	1.91~4.33	6.19	4.11~9.33
0	2	2	4	1.96	0.930~4.12	4.22	2.00~8.88	9.09	4.31~19.1
0	2	3	4	1.62	0.797~3.28	3.48	1.72~7.06	7.50	3.70~15.2
0	2	4	4	1.33	0.715~2.49	2.87	1.54~5.36	6.19	3.32~11.5
0	2	5	4	1.10	0.686~1.77	2.37	1.48~3.80	5.11	3.19~8.19
0	3	3	4	1.33	0.676~2.63	2.87	1.46~5.67	6.19	3.14~12.2
0	3	4	4	1.10	0.599~2.02	2.37	1.29~4.36	5.11	2.78~9.39

续表

组1 组2 组3 组4 或 组1 组3 组2 组4				剂量1=0.464 剂量2=1.00 剂量3=2.15 剂量4=4.64 $\times 10^4$		剂量1=1.00 剂量2=2.15 剂量3=4.64 剂量4=10.0 $\times 10^4$		剂量1=2.15 剂量2=4.64 剂量3=10.0 剂量4=2.15 $\times 10^4$	
				LD_{50}	置信限	LD_{50}	置信限	LD_{50}	置信限
1	0	4	4	1.90	0.969~3.71	4.08	2.09~7.99	8.80	4.50~17.2
1	0	5	4	1.47	1.02~2.11	3.16	2.20~4.54	6.81	4.74~9.78
1	1	3	4	1.90	0.757~4.75	4.08	1.63~10.2	8.80	3.51~22.0
1	1	4	4	1.47	0.654~3.30	3.16	1.41~7.10	6.81	3.03~15.3
1	1	5	4	1.14	0.581~2.22	2.45	1.25~4.79	5.28	2.70~10.3
1	2	2	4	1.90	0.706~5.09	4.08	1.52~11.0	8.80	3.28~23.6
1	2	3	4	1.47	0.564~3.82	3.16	1.21~8.24	6.81	2.62~17.7
1	2	4	4	1.14	0.454~2.85	2.45	0.977~6.13	5.28	2.11~13.2
1	3	3	4	1.14	0.423~3.05	2.45	0.912~6.57	5.28	1.97~14.2
2	0	4	4	1.78	0.662~4.78	3.83	1.43~10.3	8.25	3.07~22.2
2	0	5	4	1.21	0.583~2.52	2.61	1.26~5.42	5.62	2.71~11.7
2	1	3	4	1.78	0.455~6.95	3.83	0.980~15.0	8.25	2.11~32.3
2	1	4	4	1.21	0.327~4.48	2.61	0.705~9.66	5.62	1.52~20.8
2	2	2	4	1.78	0.410~7.72	3.83	0.883~16.6	8.25	1.90~35.8
2	2	3	4	1.21	0.266~5.52	2.61	0.573~11.9	5.62	1.23~25.6
0	0	5	3	1.90	1.12~3.20	4.08	2.42~6.89	8.80	5.22~14.8
0	1	4	3	1.90	0.777~4.63	4.08	1.67~9.97	8.80	3.60~21.5
0	1	5	3	1.47	0.806~2.67	3.16	1.74~5.76	6.81	3.74~12.4
0	2	3	3	1.90	0.678~5.30	4.08	1.46~11.4	8.80	3.15~24.6
0	2	4	3	1.47	0.616~3.50	3.16	1.33~7.53	6.81	2.86~16.2
0	2	5	3	1.14	0.602~2.15	2.45	1.30~4.62	5.28	2.79~9.96
0	3	3	3	1.47	0.573~3.76	3.16	1.24~8.10	6.81	2.66~17.4
0	3	4	3	1.14	0.503~2.57	2.45	1.08~5.54	5.28	2.33~11.9
1	0	5	3	1.78	0.856~3.69	3.83	1.85~7.96	8.25	3.98~17.1
1	1	4	3	1.78	0.481~6.58	3.83	1.04~14.2	8.25	2.23~30.5
1	1	5	3	1.21	0.451~3.25	2.61	0.972~7.01	5.62	2.09~15.1
1	2	3	3	1.78	0.390~8.11	3.83	0.840~17.5	8.25	1.81~37.6
1	2	4	3	1.21	0.310~4.74	2.61	0.668~10.2	5.62	1.44~22.0
1	3	3	3	1.21	0.279~5.26	2.61	0.602~11.3	5.62	1.30~24.4

2. 附表 1-2 用于每组 5 只动物，其剂量递增公比为 $\sqrt{10}$，即 $10\times\sqrt{10}=31.6$，31.6×

$\sqrt{10}=100\cdots$，以此类推。此剂量序列可排列如下：

$$\left.\begin{matrix}1.00\\3.16\end{matrix}\right]\times10^{t}\qquad t=0,\ \pm1,\ \pm2,\ \pm3\cdots$$

附表 1-2　　霍恩氏（Horn）法 LD_{50} 值计算（剂量递增公比为 $\sqrt{10}$）

组1 组2 组3 组4 或 组1 组3 组2 组4				剂量1=0.316 剂量2=1.00 剂量3=3.16 剂量4=10.0 ×10^t		剂量1=1.00 剂量2=3.16 剂量3=10.0 剂量4=31.6 ×10^t	
				LD_{50}	置信限	LD_{50}	置信限
0	0	3	5	2.82	1.60~4.95	8.91	5.07~15.7
0	0	4	5	2.24	1.41~3.55	7.08	4.47~11.2
0	0	5	5	1.78	—	5.62	—
0	1	2	5	2.82	1.36~5.84	8.91	4.30~18.5
0	1	3	5	2.24	1.08~4.64	7.08	3.42~14.7
0	1	4	5	1.78	0.927~3.41	5.62	2.93~10.8
0	1	5	5	1.41	0.891~2.24	4.47	2.82~7.08
0	2	2	5	2.24	1.01~4.97	7.08	3.19~15.7
0	2	3	5	1.78	0.801~3.95	5.62	2.53~12.5
0	2	4	5	1.41	0.682~2.93	4.47	2.16~9.25
0	2	5	5	1.12	0.638~1.97	3.55	2.02~6.24
0	3	3	5	1.41	0.636~3.14	4.47	2.01~9.92
0	3	4	5	1.12	0.542~2.32	3.55	1.71~7.35
1	0	3	5	2.74	1.35~5.56	8.66	4.26~17.6
1	0	4	5	2.05	1.11~3.80	6.49	3.51~12.0
1	0	5	5	1.54	1.07~2.21	4.87	3.40~6.98
1	1	2	5	2.74	1.10~6.82	8.66	3.48~21.6
1	1	3	5	2.05	0.806~5.23	6.49	2.55~16.5
1	1	4	5	1.54	0.632~3.75	4.87	2.00~11.9
1	1	5	5	1.15	0.537~2.48	3.65	1.70~7.85
1	2	2	5	2.05	0.740~5.70	6.49	2.34~18.0
1	2	3	5	1.54	0.534~4.44	4.87	1.69~14.1
1	2	4	5	1.15	0.408~3.27	3.65	1.29~10.3
1	3	3	5	1.15	0.378~3.53	3.65	1.20~11.2
2	0	3	5	2.61	1.01~6.77	8.25	3.18~21.4
2	0	4	5	1.78	0.723~4.37	5.62	2.29~13.8
2	0	5	5	1.21	0.554~2.65	3.83	1.75~8.39

续表

组1 组2 组3 组4 或 组1 组3 组2 组4				剂量1=0.316 剂量2=1.00 剂量3=3.16 剂量4=10.0 ×10[1]		剂量1=1.00 剂量2=3.16 剂量3=10.0 剂量4=31.6 ×10[4]	
				LD_{50}	置信限	LD_{50}	置信限
2	1	2	5	2.61	0.768~8.87	8.25	2.43~28.1
2	1	3	5	1.78	0.484~6.53	5.62	1.53~20.7
2	1	4	5	1.21	0.318~4.62	3.83	1.00~14.6
2	2	2	5	1.78	0.434~7.28	5.62	1.37~23.0
2	2	3	5	1.21	0.259~5.67	3.83	0.819~17.9
0	0	4	4	2.74	1.27~5.88	8.66	4.03~18.6
0	0	5	4	2.05	1.43~2.94	6.49	4.53~9.31
0	1	3	4	2.74	0.968~7.75	8.66	3.06~24.5
0	1	4	4	2.05	0.843~5.00	6.49	2.67~15.8
0	1	5	4	1.54	0.833~2.85	4.87	2.63~9.01
0	2	2	4	2.74	0.896~8.37	8.66	2.83~26.5
0	2	3	4	2.05	0.711~5.93	6.49	2.25~18.7
0	2	4	4	1.54	0.604~3.92	4.87	1.91~12.4
0	2	5	4	1.15	0.568~2.35	3.65	1.80~7.42
0	3	3	4	1.54	0.555~4.27	4.87	1.76~13.5
0	3	4	4	1.15	0.463~2.88	3.65	1.47~9.10
1	0	4	4	2.61	0.953~7.15	8.25	3.01~22.6
1	0	5	4	1.78	1.03~3.06	5.62	3.27~9.68
1	1	3	4	2.61	0.658~10.4	8.25	2.08~32.7
1	1	4	4	1.78	0.528~5.98	5.62	1.67~18.9
1	1	5	4	1.21	0.442~3.32	3.83	1.40~10.5
1	2	2	4	2.61	0.594~11.5	8.25	1.88~36.3
1	2	3	4	1.78	0.423~7.48	5.62	1.34~23.6
1	2	4	4	1.21	0.305~4.80	3.83	0.966~15.2
1	3	3	4	1.21	0.276~5.33	3.83	0.871~16.8
2	0	4	4	2.37	0.539~10.4	7.50	1.70~33.0
2	0	5	4	1.33	0.446~3.99	4.22	1.14~12.6
2	1	3	4	2.37	0.307~18.3	7.50	0.970~58.0
2	1	4	4	1.33	0.187~9.49	4.22	0.592~30.0
2	2	2	4	2.37	0.262~21.4	7.50	0.830~67.8
2	2	3	4	1.33	0.137~13.0	4.22	0.433~41.0

续表

组1 组2 组3 组4 或 组1 组3 组2 组4				剂量1=0.316 剂量2=1.00 剂量3=3.16 剂量4=10.0 ×10¹		剂量1=1.00 剂量2=3.16 剂量3=10.0 剂量4=31.6 ×10⁴	
				LD_{50}	置信限	LD_{50}	置信限
0	0	5	3	2.61	1.19~5.71	8.25	3.77~18.1
0	1	4	3	2.61	0.684~9.95	8.25	2.16~31.5
0	1	5	3	1.78	0.723~4.37	5.62	2.29~13.8
0	2	3	3	2.61	0.558~12.2	8.25	1.76~38.6
0	2	4	3	1.78	0.484~6.53	5.62	1.53~20.7
0	2	5	3	1.21	0.467~3.14	3.83	1.48~9.94
0	3	3	3	1.78	0.434~7.28	5.62	1.37~23.0
0	3	4	3	1.21	0.356~4.12	3.83	1.13~13.0
1	0	5	3	2.37	0.793~7.10	7.50	2.51~22.4
1	1	4	3	2.37	0.333~16.9	7.50	1.05~53.4
1	1	5	3	1.33	0.303~5.87	4.22	0.958~18.6
1	2	3	3	2.37	0.244~23.1	7.50	0.771~73.0
1	2	4	3	1.33	0.172~10.3	4.22	0.545~32.6
1	3	3	3	1.33	0.148~12.1	4.22	0.467~38.1

附录二 AMES实验的试验菌株的突变基因、检测类型、生物学特性以及自发回变数

试验菌株的突变基因、检测类型、生物学特性以及自发回变数见附表2-1至附表2-3。

附表2-1 试验菌株的突变基因、检测类型

菌株	突变部位	突变类型	检测类型
TA97	hisD6610	CCC区域+4	移码突变
TA98	hisD3052	CG区域-1	移码突变
TA1535	hisG46	AT-GC	碱基置换，部分移码突变
TA1537	hisC3076	C…C区域+1	移码突变
TA100	hisG46	AT-GC	碱基置换，部分移码突变
TA102（pAQ1）	hisG428	GC-AT	碱基置换，部分移码突变
WP2uvrA	try	—	碱基置换
WP2uvrA（pKM101）	try	—	碱基置换

附表 2-2　　试验菌株生物学特性鉴定标准

菌株	色氨酸缺陷	组氨酸缺陷（his）	脂多糖屏障缺陷（rfa）	R 因子（抗氨苄青霉素）	抗四环素	uvrB 修复缺陷
TA97		+	+	+	-	+
TA97a		+	+	+	-	+
TA98		+	+	+	-	+
TA100		+	+	+	-	+
TA102		+	+	+	+	-
TA1535		+	+	-	-	+
TA1537		+	+	-	-	+
WP2uvrA	+			-	-	+
WP2uvrA（pKM101）	+			+	-	+

注：+表示阳性；-表示阴性；空格表示不需要进行此项鉴定。

附表 2-3　　试验菌株自发回变菌落数

菌株	Ams 实验室	Bridges 实验室	Errol&Zeiger 实验室	
	不加 S9	不加 S9	不加 S9	加 S9
TA97	90～180	—	100～200	75～200
TA97a	90～180	—	100～200	75～200
TA98	30～50	—	20～50	20～50
TA100	120～200	—	75～200	75～200
TA102	240～320	—	200～400	100～300
TA1535	10～35	—	5～20	5～20
TA1537	3～15	—	5～20	5～20
WP2uvrA	—	7～23	—	—
WP2uvrA（pKM101）	—	27～69	—	—

附录三　随机数字表

附表 3-1　　随机数字表

03	47	48	73	86	36	96	47	36	51	46	98	63	71	62	33	26	16	80	45	60	11	14	10	96
97	74	24	67	62	42	81	14	57	20	42	53	32	37	32	27	07	36	07	51	24	51	79	89	73

续表

16 76 62 27 66	56 50 26 71 07	32 90 79 78 53	13 55 38 58 59	88 97 54 14 10
12 56 85 99 26	96 96 68 27 31	05 03 72 93 15	57 12 10 14 21	88 26 49 81 76
55 59 56 35 64	38 54 82 46 22	31 62 43 09 90	66 18 44 32 53	23 83 01 30 30
16 22 77 94 39	49 54 43 54 82	17 37 93 23 78	87 35 20 96 43	84 26 34 91 64
84 42 17 53 31	57 24 55 06 88	77 04 74 47 67	21 76 33 50 25	83 92 12 06 76
63 01 63 78 59	16 95 55 67 19	98 10 50 71 75	12 86 73 58 07	44 39 52 38 79
33 21 12 34 29	78 64 56 07 82	52 42 07 44 38	15 51 00 13 42	99 66 02 79 54
57 60 86 32 44	09 47 27 96 54	49 17 46 09 62	90 52 84 77 27	08 02 73 43 28
18 18 07 92 45	44 17 16 58 09	79 83 86 19 62	06 76 50 03 10	55 23 64 05 05
26 62 38 97 75	84 16 07 44 99	83 11 46 32 24	20 14 85 88 45	10 93 72 88 71
23 42 40 64 74	82 97 77 77 81	07 45 32 14 08	32 98 94 07 72	93 85 79 10 75
52 36 28 19 95	50 92 26 11 97	00 56 76 31 38	80 22 02 53 53	86 60 42 04 53
37 85 94 35 12	83 39 50 08 30	42 34 07 96 88	54 42 06 87 98	35 85 99 48 39
70 29 17 12 13	40 33 20 38 26	13 89 51 03 74	17 76 37 13 04	07 74 21 19 30
56 62 18 37 35	96 83 70 87 75	97 12 25 93 47	70 33 24 03 54	97 77 46 44 80
99 49 57 22 77	88 42 95 45 72	16 64 36 16 00	04 43 18 66 79	94 77 24 21 90
16 08 15 04 72	33 27 14 34 09	45 59 34 68 49	12 72 07 34 45	99 27 72 95 14
31 16 93 32 43	50 27 89 87 19	20 15 37 00 49	52 86 66 60 44	38 68 88 11 80
68 34 30 13 70	55 74 30 77 40	44 22 78 84 26	04 33 46 09 52	68 07 97 06 57
74 57 25 65 75	59 29 97 68 60	71 91 38 67 54	13 58 18 24 76	15 54 55 95 52
27 42 37 86 53	48 55 90 65 72	96 57 69 36 10	96 46 92 42 45	97 60 49 04 91
00 39 68 29 61	66 37 32 20 30	77 84 57 03 29	10 45 65 04 26	11 04 96 67 24
29 94 98 94 24	68 49 69 10 82	53 75 91 93 30	34 55 20 57 27	40 48 73 51 92
16 90 82 66 59	83 62 64 11 12	67 19 00 71 74	60 47 21 29 63	02 02 37 03 31
11 27 94 75 06	06 09 19 74 66	02 94 37 34 02	76 70 90 30 86	38 45 94 30 38
35 24 10 16 20	33 32 51 26 38	79 78 45 04 91	16 92 53 56 16	02 75 50 95 98
33 23 16 86 38	42 38 97 01 50	87 75 66 81 41	40 01 74 91 62	48 51 84 08 32
31 96 25 91 47	96 44 33 49 13	34 86 82 53 91	00 52 43 48 85	27 55 26 89 62
66 67 40 67 14	64 05 71 95 86	11 05 66 09 68	76 83 20 37 90	57 16 00 11 66
14 90 84 45 11	75 73 88 05 90	52 27 41 14 86	22 98 12 22 08	07 52 74 95 80
68 05 51 18 00	33 96 02 75 19	07 60 62 93 55	59 33 82 43 90	49 37 38 44 59
20 46 78 73 90	97 51 40 14 02	04 02 33 31 08	39 54 16 49 36	47 95 93 13 30
64 19 58 97 79	15 06 15 93 20	01 90 10 75 06	40 78 78 89 62	02 67 74 17 33
05 26 93 70 60	22 35 85 15 13	92 03 51 59 77	59 56 78 06 83	52 91 35 70 74
07 97 10 88 23	09 98 42 99 64	61 71 62 99 15	06 51 29 16 93	58 05 77 09 51

续表

68 71 85 85 85	54 87 66 47 54	73 32 08 11 12	44 95 92 63 16	29 56 24 29 48
26 99 61 65 53	58 37 78 80 70	42 10 50 67 42	32 17 55 85 74	94 44 67 16 94
14 65 52 68 75	87 59 36 22 41	26 78 63 06 55	13 08 27 01 50	15 29 39 39 43
17 53 77 58 71	71 41 61 50 72	12 41 94 96 26	44 95 27 36 99	02 96 74 30 83
90 26 59 21 19	23 52 23 33 12	96 93 02 18 39	07 02 18 36 07	25 99 32 70 23
41 23 52 55 99	31 04 49 69 96	10 47 48 45 88	13 41 43 89 20	97 17 14 49 17
60 20 50 81 69	31 99 73 68 68	35 81 33 03 76	24 30 12 48 60	18 99 10 72 34
91 25 38 05 90	94 58 28 41 36	45 37 59 03 09	90 35 57 29 12	82 62 54 65 60
54 50 57 74 37	98 80 33 00 91	09 77 93 19 82	74 94 80 04 04	45 07 31 66 49
85 22 04 39 43	73 81 53 94 79	33 62 46 88 28	08 31 54 46 31	53 94 13 38 47
09 79 13 77 48	73 82 97 22 21	05 03 27 24 83	72 89 44 05 60	35 80 39 94 88
88 75 80 18 14	22 98 75 42 49	39 32 82 22 49	02 48 07 70 37	16 04 61 67 87
90 96 23 70 00	39 00 03 06 90	55 85 78 38 36	94 37 30 69 32	90 89 00 76 33
53 74 23 99 67	61 32 28 69 84	94 62 67 86 24	98 33 41 19 95	47 53 53 38 09
63 38 06 86 54	99 00 55 26 94	02 82 90 23 07	79 62 67 80 60	75 91 12 81 19
35 30 58 21 46	06 72 17 10 94	25 21 31 75 96	49 28 24 00 49	35 65 79 78 07
63 43 36 32 69	65 51 18 37 88	61 38 44 12 45	32 92 85 88 65	54 34 81 85 35
98 25 37 55 26	01 91 82 81 46	74 71 12 94 97	24 02 71 37 07	03 92 18 66 75
02 63 21 17 69	71 50 80 89 56	38 15 70 11 48	43 40 45 86 98	00 83 26 91 03
64 55 22 21 82	48 22 28 06 00	61 54 13 43 91	82 78 12 33 29	06 66 24 12 27
85 07 26 13 89	01 10 07 82 04	69 63 69 36 03	69 11 15 83 80	13 29 54 19 28
58 54 16 24 15	51 54 44 82 00	62 61 65 04 69	38 18 86 18 97	85 72 13 49 21
34 85 27 84 87	61 48 64 56 26	90 18 48 13 26	37 70 15 42 57	65 65 80 39 07
03 92 18 27 46	57 99 16 96 56	30 33 72 85 22	84 64 38 58 93	99 01 30 98 64
62 93 30 27 59	37 75 41 66 48	86 97 80 61 45	23 53 04 01 63	45 76 08 64 27
08 45 93 15 22	60 21 75 46 91	98 77 27 85 42	28 88 61 08 84	69 62 03 42 73
07 08 55 18 40	45 44 75 13 90	24 94 96 61 02	57 56 65 83 15	73 42 37 11 61
01 85 89 95 66	51 16 19 34 88	15 84 97 19 75	12 76 39 43 78	64 63 91 08 25
72 84 71 14 35	19 11 58 49 26	50 11 17 17 76	86 31 57 20 18	95 60 78 46 75
88 78 28 16 84	13 52 53 94 53	75 45 69 30 96	73 89 65 70 31	99 17 43 48 76
45 17 75 65 57	28 40 19 72 12	25 12 74 75 67	60 40 66 81 19	24 62 01 61 16
98 76 28 12 54	22 01 11 94 25	71 96 16 16 88	68 64 36 74 45	19 59 50 88 92
43 31 67 72 30	24 02 94 08 63	38 32 36 66 02	69 36 38 25 39	48 03 45 15 22
50 44 66 44 21	66 06 58 05 62	68 15 54 35 02	42 35 48 96 32	14 52 41 52 48
22 66 22 15 86	26 63 75 41 99	58 42 36 72 24	58 37 52 18 51	03 37 18 39 11

续表

96 24 40 14 51	23 22 30 38 57	95 67 47 29 83	94 69 40 06 07	18 16 36 78 86
31 73 91 61 19	60 20 72 93 48	98 57 07 23 69	65 95 39 69 58	56 80 30 19 44
78 60 73 99 84	43 89 94 36 45	56 69 47 07 41	90 22 91 07 12	18 35 34 08 72
84 37 90 61 56	70 10 23 98 05	85 11 34 76 60	76 48 45 34 60	01 64 18 39 96
36 67 10 08 23	98 93 35 08 86	99 29 76 29 81	33 34 91 58 93	63 14 52 32 52
07 28 59 07 48	89 64 58 89 75	83 85 62 27 89	30 14 78 56 27	86 63 59 80 02
10 15 83 87 60	79 24 31 66 56	21 48 24 06 93	91 98 94 05 49	01 47 59 38 00
55 19 68 97 65	03 73 52 16 56	00 53 55 90 27	33 42 29 38 87	22 13 88 83 34
53 81 29 13 39	35 01 20 71 34	62 33 74 82 14	53 73 19 09 03	56 54 29 56 93
51 86 32 68 92	33 98 74 66 99	40 14 71 94 58	45 94 19 38 81	14 44 99 81 07
35 91 70 29 13	80 03 54 07 27	96 94 78 32 66	50 95 52 74 33	13 80 55 62 54
37 71 67 95 13	20 02 44 95 94	64 85 04 05 72	01 32 90 76 14	53 89 74 60 41
93 66 13 83 27	92 79 64 64 72	28 54 96 53 84	48 14 52 98 94	56 07 93 89 30
02 96 08 45 65	13 05 00 41 84	93 07 54 72 59	21 45 57 09 77	19 48 56 27 44
49 33 43 48 35	82 88 33 69 96	72 36 04 19 76	47 45 15 18 60	82 11 08 95 97
84 60 71 62 46	40 80 81 30 37	34 39 23 05 38	25 15 35 71 30	88 12 57 21 77
18 17 30 88 71	44 91 14 88 47	89 23 30 63 15	58 34 20 47 89	99 82 93 24 98
79 69 10 61 78	71 32 76 95 52	87 00 22 58 40	92 54 01 75 25	43 11 71 99 31
75 93 36 57 83	56 20 14 82 11	74 21 97 90 65	96 42 68 63 86	74 54 13 26 94
38 30 92 39 03	06 28 81 39 38	62 25 06 84 63	61 29 08 93 67	04 32 92 08 09
51 29 50 10 34	31 57 75 95 80	51 97 02 74 77	76 15 48 49 44	13 55 63 77 09
21 31 38 86 24	37 79 81 53 74	73 24 16 10 33	52 83 90 94 76	70 47 14 54 36
29 01 23 87 88	58 02 39 37 67	42 10 14 20 92	16 55 23 42 45	54 96 09 11 06
95 32 95 22 00	18 74 72 00 18	38 79 58 69 32	81 76 80 26 92	82 80 84 25 39
90 84 60 79 80	24 36 59 87 38	82 07 53 89 35	96 35 23 79 18	05 98 90 07 35
46 40 62 98 82	54 97 20 56 95	15 74 80 03 32	16 46 70 50 80	67 72 16 42 79
20 31 89 03 43	38 46 82 68 72	32 14 82 99 70	80 60 47 18 97	63 49 30 21 30
71 59 73 05 50	08 22 23 71 77	91 01 93 20 49	82 96 59 26 94	66 39 67 98 60

附录四　反应率–概率单位表

反应率–概率单位表见附表 4–1。

附表 4-1 反应率-概率单位表

反应率	0	1	2	3	4	5	6	7	8	9
0	—	2.67	2.95	3.12	3.25	3.36	3.45	3.52	3.60	3.66
10	3.72	3.77	3.83	3.87	3.92	3.96	4.01	4.05	4.09	4.12
20	4.16	4.19	4.23	4.26	4.29	4.33	4.36	4.39	4.42	4.45
30	4.48	4.50	4.53	4.56	4.59	4.62	4.64	4.67	4.70	4.72
40	4.75	4.77	4.80	4.82	4.85	4.87	4.90	4.93	4.95	4.98
50	5.00	5.03	5.05	5.08	5.10	5.13	5.15	5.18	5.20	5.23
60	5.25	5.28	5.31	5.33	5.36	5.39	5.40	5.44	5.47	5.50
70	5.52	5.55	5.58	5.61	5.64	5.67	5.71	5.74	5.77	5.81
80	5.84	5.88	5.92	5.95	5.99	6.04	6.08	6.13	6.18	6.23
90	6.28	6.34	6.41	6.48	6.56	6.65	6.75	6.88	7.05	7.33

附录五 相当于反应率 0 和 100%的概率单位

相当于反应率 0 及 100%的概率单位见附表 5-1。

附表 5-1 相当于反应率 0 及 100%的概率单位

每组动物数	反应率		每组动物数	反应率	
	0	100%		0	100%
2	3.85	6.15	12	2.97	7.03
3	3.62	6.38	13	2.93	7.07
4	3.47	6.53	14	2.90	7.10
5	3.36	6.64	15	2.87	7.13
6	3.27	6.73	16	2.85	7.15
7	3.20	6.80	17	2.82	7.18
8	3.13	6.87	18	2.80	7.20
9	3.09	6.91	19	2.78	7.22
10	3.04	6.96	20	2.76	7.24
11	3.00	7.00			

附录六 实验动物中毒表现观察项目

实验动物中毒表现观察项目见附表 6-1。

附表 6-1 实验动物中毒表现观察项目

器官系统	观察及检查项目	中毒后一般表现
中枢神经系统及神经肌肉系统	动作行为	体位异常，叫声异常，不安或呆滞，反复抓挠口周，反复梳理，转圈，痉挛，麻痹，震颤，运动失调，甚至倒退行走或自残
	各种刺激的反应	易兴奋，知觉过敏或缺乏知觉
	大脑及脊髓反射	减弱或消失
	肌肉张力	强直，迟缓
植物神经系统	瞳孔大小	扩大或缩小
	分泌	流涎，流泪
呼吸系统	鼻孔	流液，鼻翼翕动
	呼吸性质利速率	深缓，过速
心血管系统	心区触诊	心动过缓，心律不齐，心跳过强或过弱
消化系统	腹形	气胀或收缩，腹泻或便秘
	粪便硬度和颜色	粪便不成形，黑色或灰色
泌尿生殖系统	阴道，乳腺	膨胀
	阴茎	脱垂
	会阴部	污秽，有分泌物
皮肤和被毛	颜色，张力	发红，皱褶，松弛，皮疹血
	完整性	竖毛
黏膜	黏膜	流粘液，充血，出血性紫绀，苍白
	口腔	溃疡
眼	眼睑	上睑下垂
	眼球	眼球突出或震颤，结膜充血，角膜混浊
	透明度	混浊
其他	直肠或皮肤温度	降低或升高
	一般情况	消瘦

附录七　急性毒性（LD_{50}）剂量分级

急性毒性（LD_{50}）剂量分级见附表 7-1。

附表 7-1　急性毒性（LD_{50}）剂量分级表

级别	大鼠口服（LD_{50}）/（mg/kg 体重）	相当于人的致死量	
		mg/kg 体重	g/人
极毒	<1	稍尝	0.05
剧毒	1~50	500~4 000	0.5
中等毒	51~500	4 000~30 000	5
低毒	501~5 000	30 000~250 000	50
实际无毒	>5 000	250 000~500 000	500

参考文献

［1］孙震. 简明食品毒理学［M］. 北京：化学工业出版社，2009.

［2］史志诚. 毒物简史［M］. 北京：科学出版社，2014.

［3］周志俊. 基础毒理学：第2版［M］. 上海：复旦大学出版社，2014.

［4］周宗灿，付立杰. 现代毒理学简明教程［M］. 北京：军事医学科学出版社，2012.

［5］李宁，马良. 食品毒理学：第2版［M］. 北京：中国农业大学出版社，2016.

［6］刘宁，沈明浩. 食品毒理学［M］. 北京：中国轻工业出版社，2017.

［7］李建科. 食品毒理学［M］. 北京：中国计量出版社，2007.

［8］张爱华，蒋义国. 毒理学基础：第2版［M］. 北京：科学出版社，2016.

［9］高金燕. 食品毒理学［M］. 北京：科学出版社，2017.

［10］霍奇森. 现代毒理学：第3版［M］. 江桂斌，汪海林，吕雪飞，戴家银，邵晶，译. 北京：科学出版社，2011.

［11］沈明浩，易有金，王雅玲. 食品毒理学［M］. 北京：科学出版社，2014.

［12］张立实，李宁. 食品毒理学［M］. 北京：科学出版社，2017.

［13］袁晶，蒋义国. 分子毒理学［M］. 北京：人民卫生出版社，2017.

［14］姜岳明，唐焕文，刘起展. 毒理学：第2版［M］. 北京：人民卫生出版社，2017.

［15］黄吉武，童建. 毒理学基础：第2版［M］. 北京：人民卫生出版社，2016.

［16］沈明浩，宫志勇，王雅玲. 食品毒理学［M］. 郑州：郑州大学出版社，2017.

［17］赵文. 食品安全性评价［M］. 北京：化学工业出版社，2013.

［18］严卫星，丁晓雯. 食品毒理学［M］. 北京：中国农业大学出版社，2009.

［19］朱模忠. 肉制品毒理学［M］. 上海：上海科学技术出版社，1992.

［20］Rasooly L，Rose N R. Food toxicology and immunity［M］. Humana Press，2000.

［21］廖敏，潘凡，马骥，等. 茶树精油对高等动物的急性毒性评价［J］. 安徽农业大学学报，2018，45（4）：730-734.

［22］王未名，裘纪莹，刘孝永，等. 银杏花粉及其发酵饮料对小鼠的急性毒性评价［J］. 安徽农业科学，2017，45（5）：77-78.

［23］袁媛，邱霞. 急性毒性试验研究进展［J］. 海军医学杂志，2013，34（5）：360-361.

［24］Erhirhie EO，Ihekwereme CP，Ilodigwe EE. Advances in acute toxicity testing：strengths，weaknesses and regulatory acceptance［J］. Interdiscip Toxicol，2018，11（1）：5-12.

［25］Parigger J，Zwaan CM，Reinhardt D，Kaspers GJL. Dose-related efficacy and toxicity of gemtuzumab ozogamicin in pediatric acute myeloid leukemia［J］. Expert Review of Anticancer Therapy，2016，16（2）：137-146.